Delank · Neurologie

4. Auflage

ENKE REIHE ZUR AO [Ä]

Heinz-Walter Delank

NEUROLOGIE

4., überarbeitete und ergänzte Auflage

93 Einzeldarstellungen

Ferdinand Enke Verlag Stuttgart

Prof. Dr. med. Heinz-Walter Delank
Direktor der Neurologischen Universitätsklinik
der Berufsgenossenschaftlichen Krankenanstalten „Bergmannsheil", Bochum

CIP-Kurztitelaufnahme der Deutschen Bibliothek

Delank, Heinz-Walter:
Neurologie / Heinz-Walter Delank. – 4., überarb.
u. erg. Aufl. – Stuttgart : Enke, 1985.
(Enke-Reihe zur AO, (Ä))
ISBN 3-432-89914-9

Wichtiger Hinweis

Medizin als Wissenschaft ist ständig im Fluß. Forschung und klinische Erfahrung erweitern unsere Kenntnisse, insbesondere was Behandlung und medikamentöse Therapie anbelangt. Soweit in diesem Werk eine Dosierung oder eine Applikation erwähnt wird, darf der Leser zwar darauf vertrauen, daß Autoren, Herausgeber und Verlag größte Mühe darauf verwandt haben, daß diese Angabe genau dem Wissensstand bei Fertigstellung des Werkes entspricht. Dennoch ist jeder Benutzer aufgefordert, die Beipackzettel der verwendeten Präparate zu prüfen, um in eigener Verantwortung festzustellen, ob die dort gegebene Empfehlung für Dosierungen oder die Beachtung von Kontraindikationen gegenüber der Angabe in diesem Buch abweicht. Eine solche Prüfung ist besonders wichtig bei selten verwendeten Präparaten oder solchen, die neu auf den Markt gebracht worden sind.

Geschützte Warennamen (Warenzeichen) werden nicht besonders kenntlich gemacht. Aus dem Fehlen eines solchen Hinweises kann also nicht geschlossen werden, daß es sich um einen freien Warennamen handelt.

Printed in Germany
Zeichnungen: W. Irmer, Bonn
Satz u. Druck: Maisch + Queck
Schrift: 10 Punkt Times, System 4
5 4 3 2

Vorwort zur 4. Auflage

Bei dieser 4. Auflage, die schon knapp 2 Jahre nach der dritten erforderlich geworden ist, sollte die Möglichkeit zu einer erneuten Überarbeitung nicht ungenutzt bleiben. Dankenswerte Anregungen zu textlichen Verbesserungen kamen wiederum mit zahlreichen Hinweisen aus dem Leserkreis, insbesondere von studentischer Seite. Die zur Vermeidung einer wesentlichen Umfangserweiterung knapp gehaltenen Ergänzungen haben neuere apparative Untersuchungsverfahren, aber auch klinische Erkenntnisse und Erfahrungen aus den letzten Jahren einzubeziehen versucht, um auch die aktuellen Entwicklungen auf unserem Fachgebiet für den Studenten verständlich zu machen. Einige zusätzliche Abbildungen, Tabellen und Skizzen – wiederum in bewährter Zusammenarbeit von Herr W. Irmer (Bonn) angefertigt – möchten vor allem als weitere didaktische Hilfen dienlich sein.

Bewußt erhalten bleiben sollten aber Charakter und Zielsetzung des Buches: Ein vor allem didaktisch bemühter Leitfaden, der dem Studenten die neurologischen Grundkenntnisse vermitteln kann und dem praktizierenden Arzt eine rasche Informationsquelle bietet.

Wie bei allen bisherigen Auflagen soll auch an dieser Stelle der mahnende Hinweis nicht unterbleiben, daß ein Kurzlehrbuch im klinischen Unterricht weder einen Ersatz für praxisbezogene Lehrveranstaltungen geben kann noch die Lektüre weiterführender Literatur überflüssig machen darf. Denn klinische Unterweisung und Ausbildung können letztlich nur am Krankenbett erfolgen, Erfahrungen und ärztliche Fähigkeiten nur in der Begegnung mit dem kranken Mitmenschen wachsen.

Wiederum gilt den Mitarbeitern meiner Klinik mein herzlicher Dank für ihre gewissenhafte und sorgfältige Hilfe bei den Korrekturarbeiten. Frau Dr. Kuhlmann und die Mitarbeiter des Enke Verlages sind erneut allen Wünschen des Autors mit großem Verständnis entgegengekommen und haben für eine rasche Fertigstellung dieser Auflage Sorge getragen.

So möge das Buch weiterhin seinen vom Verfasser angestrebten Zweck erfüllen und wie bisher eine konstruktiv kritische Aufnahme finden.

Bochum, Sommer 1985 Heinz-Walter *Delank*

Vorwort zur 1. Auflage

Wenn in Anbetracht der zahlreichen, z. T. hervorragenden neurologischen Lehrbücher, die dem deutschsprachigen Studenten seit Jahren zur Verfügung stehen, nun in der „Enke-Reihe" ein weiteres Kurzlehrbuch der Klinischen Neurologie erscheint, bedarf es einer kurzen Erläuterung und Begründung. Die Notwendigkeit hierzu besteht um so mehr, als Arbeitstexte für das klinische Studium zweifelsohne ein gewisses Wagnis sind und in mannigfacher Weise gefahrenträchtig sein können.

Insbesondere ein Kompendium, welches wie dieses – der Zielsetzung der „Enke-Reihe" zur AO(Ä) entsprechend – den im Gegenstandskatalog aufgelisteten Prüfungsstoff straff gegliedert und didaktisch übersichtlich zu vermitteln versucht, läuft Gefahr, das Bemühen der Studenten um einen breit fundierten Wissenserwerb einzuengen. Bei der Nutzung auch dieses Kurzlehrbuches bleibt daher zu beachten, daß es nicht zum Verzicht auf das unerläßliche, gewiß oft mühevollere Studium anderer Lehrbücher und weiterer Literatur berechtigt oder hierzu verleiten möchte.

Mißverstanden werden könnte der Sinn eines vom Gegenstandskatalog geprägten Lehrbuches auch von seiten der Lehrenden. Keineswegs darf ihm ein normativer Anspruch für das Lehrprogramm oder die Absicht unterstellt werden, einer weiteren Reglementierung und Schablonisierung des klinischen Unterrichtes Vorschub leisten zu wollen. Wenn auch die mit der Approbationsordnung vom 28. 10. 70 vereinheitlichte Durchführung der Prüfungen eine harmonisierte Ausrichtung der Lehre erforderlich gemacht hat, muß dennoch die Forderung nach einer freien Lehre bestehen bleiben. Nur mit dieser läßt sich das in Praxis und Forschung gewachsene klinische Erfahrungsgut von Generation zu Generation weiter vermitteln, nur die anschauliche Unterweisung am Krankenbett vermag ärztliche Denk-, Verhaltens- und Handlungsweisen vorzuleben und zu lehren.

Es sei schließlich nicht verschwiegen, daß auch der Autor eines am Lernprogramm orientierten Lehrbuches nicht unerheblichen Zwängen ausgesetzt wird. Da diese vom Gegenstandskatalog sowohl für den strukturellen Aufbau als auch für den Inhalt des Buches vorgegeben sind, muß es dort zu Schwierigkeiten kommen, wo es dem Autor unvermeidbar erscheint, eigene Akzentsetzungen oder gar widersprüchliche Vorstellungen einzubringen.

Wenn ich mich trotz dieser grundsätzlichen Gefahrenträchtigkeit und nicht geringer Bedenken bereit gefunden habe, ein „GK-Lehrbuch: Neurologie" zu erarbeiten, so vornehmlich deshalb, weil erfahrungsgemäß gerade das immens gewachsene Stoffgebiet der klinischen Neurologie dem Anfänger oft verwirrend unübersichtlich erscheint und ihn nicht selten vor erhebliche Schwierigkeiten beim Studium stellt. Der Student bedarf hier einer besonderen Orientierungshilfe, gewissermaßen wie Theseus eines Ariadne-Fadens, um sicher durch das Labyrinth unseres Fachgebietes geleitet zu werden.

Sicherlich wird der erste Versuch dieses neurologischen Leitfadens nicht ohne Mängel sein. Sowohl Lernende als auch Lehrende werden manches vermissen oder hier und dort die Darstellung zu kurz oder zu einfach finden. Für jede kritische Anregung werde ich Dank wissen.

Zu Dank verbunden ist der Autor schon heute seinen Studenten, die ihm bereits während der Fetalphase des Buches mit ihrer kritisch-interessierten Resonanz im klinischen Unterricht wertvolle Hilfen gegeben haben.

Besonders zu danken habe ich in meinem Mitarbeiterkreis der Klinik den Herren: Dr. *G. Francke,* OA Dr. *A. Freischmidt* und OA Dr. *M. Kutzner,* die mit Fleiß und Sorgfalt ihr Fachwissen in die Manuskriptkorrektur mit eingebracht haben; sowie den Damen: Frau *B. Kuldszun,* Frau *A. Sobolewski* und Frau *M.-Th. Wrede* für ihre mühsamen und zeit-, häufig freizeitaufwendigen Schreibarbeiten und das gewissenhafte Lesen der Fahnenabzüge.

Bei der Erstellung der Abbildungen haben mir in sehr dankenswerter Weise das zeichnerische Talent und die einschlägigen Erfahrungen von Herrn *W. Irmer* (Bonn) zur Seite gestanden. Last not least gebührt ein wesentlicher Dank dem Verleger für die Ausstattung des Buches sowie ganz besonders Frau Dr. *M. Kuhlmann,* die als ständig hilfsbereite Geschäftsführerin des Verlages dem Autor so manche Mühe und Arbeit erleichtert hat.

Sommer 1978 Heinz-Walter *Delank*

Inhalt

1. Teil: Neurologische Untersuchung

Mit der neurologischen Untersuchung wird der Funktions- und Leistungszustand des Nervensystems geprüft, ein neurologischer Status erstellt und dabei vor allem nach Normabweichungen, sogenannten neurologischen *Symptomen* gefahndet. Das Zusammentragen verschiedener Symptome zu bestimmten Symptomgruppierungen, sogenannten *Syndromen,* eröffnet die Möglichkeit zu lokalisatorischen Rückschlüssen, also zu einer topischen Bestimmung des Krankheitsgeschehens. Darauf aufbauend müssen dann anamnestische Daten, weitere allgemeine Krankheitserscheinungen und die Befunde gezielt eingesetzter, spezieller Untersuchungsmethoden den Weg zur ätiologisch-pathogenetischen Erfassung des Krankheitsbildes führen.

So stellt die gewissenhafte Erarbeitung eines subtilen Neurostatus den ersten grundlegenden Schritt in dem stets dreistufigen Aufbau *(Symptomerfassung – Lokalisationsdiagnose – Artdiagnose)* der neurologischen Diagnostik dar. Eine neurologische Untersuchung, die Vollständigkeit, d. h. Anwendung aller Tests anstrebt, würde außerordentlich zeitaufwendig sein. Der Arzt wird daher notgedrungen die bunte Palette der zur Verfügung stehenden neurologischen Funktionsprüfungen in jedem Einzelfall einer gewissen Auswahl unterziehen müssen. Gestützt auf seine klinische Erfahrung wird er bemüht sein, den Untersuchungsgang, wo möglich, zu straffen, wo nötig, aber zielstrebig auszuweiten. Dennoch bleibt ein ausreichend informierender allgemeiner, d. h. ganzer Neurostatus in jedem neurologischen Krankheitsfall unerläßlich, auch dort, wo vom Patienten nur eng umschrieben „lokale“ Störungen geklagt werden.

Die neurologische Untersuchung sollte möglichst in einer bestimmten Reihenfolge ablaufen und sich an ein bestimmtes Schema halten. So kann sich der *Untersuchungsgang* entweder an den verschiedenen Funktionssystemen (z. B. Motorik, Sensibilität, Reflexverhalten usw.) orientieren, oder aber nach Körperregionen erfolgen, indem man mit der neurologischen Prüfung am Kopf beginnt und an den Füßen endet. Meist wird mit gewissen Abwandlungen der letztgenannte Weg gegangen.

Das zur neurologischen Untersuchung erforderliche *Handwerkszeug* ist nicht aufwendig. Es werden benötigt: ein Reflexhammer (der einen relativ schweren, nicht zu harten Kopf und einen nicht zu kurzen Stiel haben soll), eine Taschenlampe, ein Augenspiegel, ein Wattebausch, eine nicht zu spitze Nadel, eine neurologische Stimmgabel (64 oder 128 Hz), 2 Reagenzgläser für kaltes und warmes Wasser, ein Mundspatel, einige Riech- und Geschmackstoffe, ein Stethoskop und ein Blutdruckapparat.

1. Anamnese

An den Anfang jeder neurologischen Untersuchung ist mit besonderer Sorgfalt eine ausführliche *Anamneseerhebung* zu stellen, denn in kaum einem anderen Fach der Medizin hat die Krankheitsvorgeschichte für die Diagnostik einen so eminenten Stellenwert wie in der Neurologie. Zunächst sollte dem Patienten ausreichend Gelegenheit gegeben werden, seine Beschwerden, Probleme und den Anlaß zur Konsultation ausführlich zu schildern. Man eröffnet dazu das Gespräch mit einer möglichst allgemein gefaßten Frage, etwa: „Nun, was führt Sie zu mir?" Schon diese ersten, tunlichst durch Zwischenfragen nicht unterbrochenen Darlegungen des Patienten geben dem geduldig und aufmerksam zuhörenden Arzt sowohl Gelegenheit, die vordergründigen Beschwerden kennenzulernen, als auch die Möglichkeit, einen ersten Eindruck von der Persönlichkeitsstruktur des Patienten zu gewinnen. Erst allmählich wird dann vom Untersucher mit nachfassenden, zunehmend gezielteren Fragen das weitere Gespräch gesteuert, um alle wesentlichen Daten zur Entwicklung und Art des gesamten Beschwerdekomplexes, zu evtl. Vorerkrankungen sowie zur persönlichen, beruflichen, familiären und wirtschaftlichen Biographie zu erfassen. Eine solchermaßen sorgfältig erarbeitete *Eigenanamnese* ist dem ganzen bisherigen Lebensweg des Patienten nachgegangen, hat alle möglicherweise relevanten Ereignisse festgehalten und endlich die aktuellen Beschwerden bezüglich ihres Erscheinungsbildes, ihres zeitlichen Auftretens, ihres Verlaufscharakters und ihrer Abhängigkeiten aufgezeichnet. Abschließend sollten dann behutsam auch Fragen nach familiären Krankheitsdispositionen oder Erbkrankheiten gestellt werden (Familienanamnese).

Die Führung und Gestaltung dieses ersten Gesprächs zur Anamneseerhebung, welches nicht nur eine umfassende Krankheitsvorgeschichte ermitteln soll, sondern gleichzeitig auch der vertrauensvollen Kontaktbildung zwischen Arzt und Patient zu dienen hat, ist eine schwierige und viel Erfahrung voraussetzende Aufgabe. In nicht wenigen Fällen wird es erforderlich, die *Eigenanamnese* durch eine sog. *Fremdanamnese* zu ergänzen oder z. B. bei bewußtseinsgestörten Patienten zu ersetzen. Hierzu müssen Angehörige, Mitarbeiter oder auch Augenzeugen, die Auskunft über auffällig gewordene Krankheitserscheinungen des Patienten (z. B. Verhaltensstörungen, Anfälle) oder über Beobachtungen am Unfallort zu geben vermögen, eingehend gehört werden.

2. Allgemeiner Untersuchungsbefund

Der eigentlichen neurologischen Untersuchung vorausgehen sollte stets eine *allgemeine* Untersuchung mit wenigstens orientierender Überprüfung der übrigen Organfunktionen. Denn für die diagnostische Beurteilung neurologischer Störungen können insbesondere internistische Erkrankungen und hier vor allem Störungen der Atmung (Abnormitäten ihrer Frequenz und ihrer Periodik, Einsatz der Atemhilfsmuskulatur) und der Herzkreislauffunktionen (Herzrhythmusstörungen, Herzgeräusche, Blutdruck, Pulsverhalten) schon frühzeitig richtungweisende Hinweise bringen. Besonders wichtig ist eine Pulsuntersuchung der extrakraniellen Gefäße mit Suche nach Strömungsgeräuschen. Zur Allgemeinuntersuchung gehören unbedingt auch die Auskultations- und Perkussionsbefunde der Lunge, der Palpationsbefund von Leber, Milz und Lymphknoten, die Fahndung nach Störungen der Blasen- und Mastdarmfunktionen (Inkontinenz oder Entleerungsstörungen) sowie die Suche nach Skelett- und Gelenkveränderungen (z. B. dysrhaphische Zeichen, Wirbelmißbildungen, Fußdeformitäten, akromegale Wachstumsstörungen, gelenkabhängige Bewegungseinschränkungen). Sehr sorgfältig sollte auch die Haut inspiziert werden und hier auf trophische Störungen (Glanzhaut, Hyperkeratosen, Nagelveränderungen, gehäufte Brand- und Verletzungsnarben, trophische Ulzera) und Mißbildungen (Teleangiektasien, Naevi, Adenoma sebaceum, Hauttumoren) als mögliche Hinweise auf neurokutane Syndrome geachtet werden. Nur stichwortartig sei schließlich noch hingewiesen auf weitere, auch bei neurologischen Erkrankungen u. U. sehr bedeutungsvolle Allgemeinbefunde wie Fieber, Erbrechen, Schweißanomalien, Kachexie, Adipositas, pathologische Urin- und Blutbefunde, Stoffwechselstörungen (Diabetes!) und allgemeine Intoxikationserscheinungen (Alkohol- und Medikamentenabusus!).

3. Untersuchung von Kopf und Gesicht

Die *Inspektion und Palpation* des Kopfes soll zunächst die Schädelform des Patienten erfassen und auf Deformitäten, wie Mikrokranie, hydrozephale Kopfumfangsvergrößerungen, Turmschädel, Schädelasymmetrien und umschriebene Wachstumssteigerungen an der Kalotte achten sowie evtl. vorhandene äußere Verletzungen, Narben, Impressionsfrakturen oder alte Knochenlücken mit darunter mehr oder weniger tastbaren Pulsationen des Gehirns feststellen. Auch das Gesicht, an welchem vor allem Hautbeschaffenheit, Gefäßzeichnung und Mimik zu beobachten sind, kann eine deutliche Asymmetrie (z. B. Hemiatrophia facialis) oder Verformungen, z. B. durch dislozierte Kiefer-, Nasenbein- und Jochbeinbrüche aufweisen. Gesichtsschädelbrüche geben sich aber nicht selten lediglich mit Niveauverschiebungen im Bereich der Kauebene, Schleimhautverletzungen im Mund, Verlagerung von Zahnreihenabschnitten oder umschriebenem Druckschmerz zu erkennen. Zu beachten ist weiterhin ein ein- oder doppelseitiges Hervortreten der Augäpfel (Exophthalmus) oder ein Eingesunkensein eines Augapfels (Enophthalmus). Alsdann ist die Schädelkalotte abzuklopfen, um einen möglicherweise bestehenden diffusen oder umschriebenen Klopfschmerz zu prüfen. Gelegentlich ist bei der Perkussion des Schädels auch eine einseitige Schallverkürzung (z. B. über einem Meningeom oder einem subduralen Hämatom) festzustellen. Die Austrittspunkte der drei Trigeminusäste (N. supra- und N. infraorbitalis und N. mentalis) sowie diejenigen der Nn. occipitalis major et minor sind hinsichtlich ihrer Druckdolenz abzutasten. Dabei bleibt zu beachten, daß eine umschriebene subokzipitale Druckschmerzhaftigkeit auch schon bei druckempfindlichen Ansätzen der Nackenmuskulatur anzutreffen ist. Andererseits können bei bewußtseinsgestörten Patienten hoch druckempfindliche Nervenaustrittspunkte im Gesicht und Nacken zu einem schmerzhaften Gesichtsverziehen führen und damit auf eine intrakranielle Drucksteigerung bzw. einen meningealen Reizzustand hindeuten. Seitendifferenzen dieser sog. Kehrerschen Schmerzreflexe bringen mitunter sogar seitenlokalisatorische Hinweise. Auch die *Auskultation* des Schädels kann wichtig sein und mit dem Befund eines pulssynchronen Geräusches ersten Verdacht auf ein intrakranielles arteriovenöses Aneurysma bringen. Eingehend zu prüfen sind dann *Haltung und* (aktive und passive) *Beweglichkeit* des Kopfes. Krankhafte Prozesse im okzipitozervikalen Übergangsbereich haben fast stets eine deutliche Schiefhaltung mit schmerzhafter Einschränkung auch der passiven Drehbewegungen des Kopfes zur Folge. Große Bedeutung hat der Befund einer *Nackensteife,* den man bei Beugung des Kopfes nach vorn erhebt. Dabei auftretender Widerstand der Nackenmuskulatur wird als Meningismus bezeichnet. Bei schwerer Nackensteife kann es zu hochgradiger Rückwärtsneigung des Kopfes mit Überstreckung von Rumpf und Extremitäten (Opisthotonus) kommen. Ein Brudzinskisches Zeichen liegt vor, wenn bei passiver Kopfbeugung nach vorn eine reflektorische Beugung der Beine in den Knien erfolgt. Werden beim Versuch einer passiven Beugung der gestreckten Beine des liegenden Patienten im Hüftgelenk aktive Beugungen im Kniegelenk (positives Kernigsches Zeichen) oder heftige Schmerzen im Kreuz, Gesäß und Bein (positives Lasèguesches Zeichen) ausgelöst, so bringen diese Befunde ebenfalls Hinweise auf einen meningealen Reizzustand. Reizungen der Rückenmarkshäute im zervikalen Abschnitt können ein Nacken-Beuge-Zeichen nach Lhermitte auslösen, bei welchem eine starke Kopfneigung nach vorn kribbelnde Mißempfindungen am Rumpf und an den Gliedmaßen verursacht. Häufigste Ursache für eine Nackensteifigkeit und andere meningeale Reizzeichen sind Meningitiden, Radikulopathien, Subarachnoidalblutungen und Tumoren der hinteren Schädelgrube.

4. Untersuchung der Hirnnerven

4.1. N. olfactorius (I)

Während der Patient die Augen geschlossen hält, wird der Geruchssinn auf jeder Nasenseite isoliert mit aromatischen Stoffen (Vanille, Kaffee, Pfefferminze u. a.) geprüft. Eine Anosmie liegt vor, wenn auch geruchsintensive Substanzen nicht wahrgenommen werden. Doch kann eine echte Riechstörung erst dann als erwiesen gelten, wenn der Patient bei einer anschließenden Prüfung mit Trigeminusreizstoffen (Salmiak) reagiert; andernfalls – d. h. wird weder auf Geruchs- noch auf Trigeminusreizstoffe reagiert – besteht eine Affektion der Nasenschleimhäute, die dann eine Störung des Geruchssinns (rhinogene Anosmie) vortäuscht.

Häufigste Ursache einer Anosmie sind fronto-basale Schädelhirntraumen sowie Prozesse in der vorderen Schädelgrube mit Läsionen der Fila olfactoria, des Bulbus oder Tractus olfactorius.

Unter Parosmien und Kakosmien versteht man spontane, oft anfallartige, meist unangenehme Geruchsmißempfindungen. Sie werden gelegentlich nach grippalen Infekten und Rhinitiden beobachtet, können aber auch als Unzinatuskrisen Hinweis auf ein Geschehen in der fronto-basalen Schläfenlappenregion geben. Geruchsmißempfindungen kommen des weiteren als Halluzinationen gelegentlich bei Psychosen zur Beobachtung.

4.2. N. opticus (II)

Im Rahmen jeder neurologischen Untersuchung ist das Sehvermögen *(Visus)* wenigstens orientierend, und zwar getrennt für jedes Auge, zu prüfen. Insbesondere ist eine Untersuchung des Gesichtsfeldes *(Perimetrie)* als Funktionsprüfung von Netzhaut, Sehnerv, Sehbahn und Sehzentrum unerläßlich. Eine genauere Gesichtsfeldprüfung ist Aufgabe des Ophthalmologen. Die Aufdeckung von gröberen Gesichtsfelddefekten gelingt aber auch bei der neurologischen Untersuchung meist ohne besondere Hilfsmittel mit der sog. Fingerperimetrie (Konfrontationstest). Dabei sitzt der Patient in etwa 1 m Entfernung genau dem

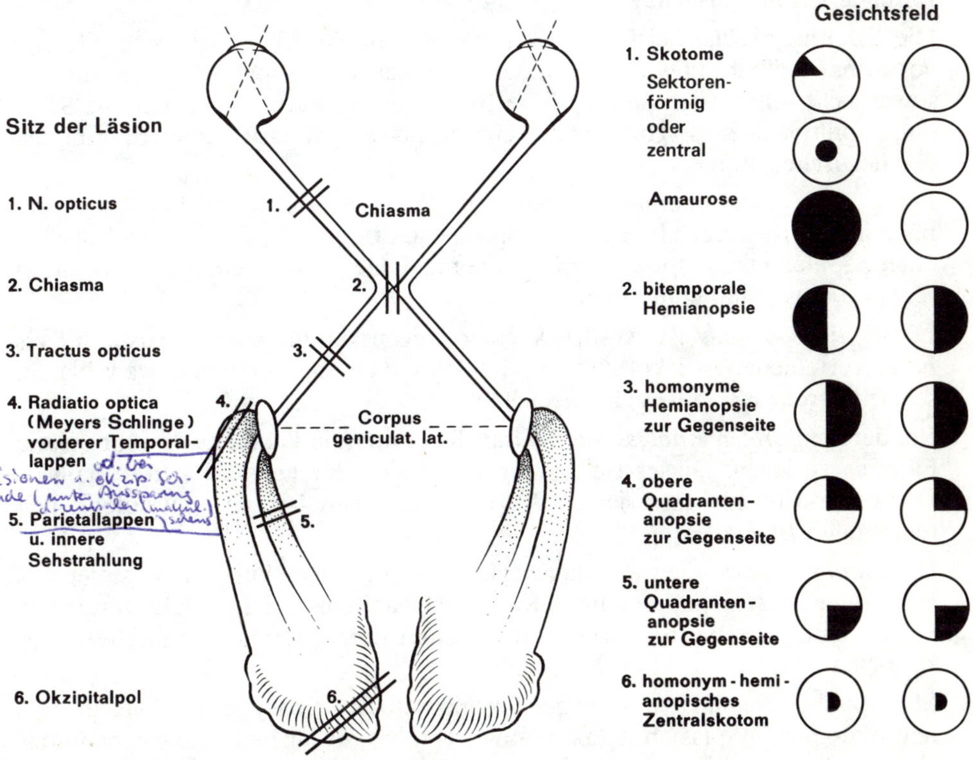

Abb. 1 Synopsis typischer Gesichtsfelder bei verschiedenen Sehleitungsläsionen

Untersucher gegenüber, hält jeweils ein Auge geschlossen und fixiert mit dem anderen die Nase des Untersuchers. Dieser führt dann seine Hände unter Fingerbewegungen von verschiedenen Punkten der Peripherie in das Gesichtsfeld des Patienten, welcher angeben muß, wann er die Fingerbewegungen sieht.

Aus Art und Ausprägung von Gesichtsfeldeinbußen lassen sich wertvolle Hinweise auf den Ort der Läsion im Bereich der Sehleitung herleiten (s. Abb. 1). Allerdings bleibt zu betonen, daß eine topische Zuordnung der verschiedenen Gesichtsfeldausfälle oft nur unter Verwertung neurologischer Begleitsymptome ausreichend sicher gelingt. So können z. B. homonyme Hemianopsien nicht nur bei Schädigungen im Tractus opticus-Bereich, sondern auch bei Läsionen der okzipitalen Sehrinde (hier häufig unter Aussparung des zentralen, d. h. makulären Sehens) auftreten. Gerade die Defektmuster bei Sehrindenschädigungen sind in Abhängigkeit von der Läsionslokalisation und -ausdehnung sehr verschiedenartig, so daß dann sowohl Quadrantenanopsien als auch Hemianopsien mit oder ohne Aussparung des temporalen Halbmondes und hemianopische Skotome zur Beobachtung kommen.

Schließlich gehört zur neurologischen Prüfung des II. Hirnnerven auch die Spiegelung des *Augenhintergrundes*. Am Fundus zu beachten sind die Papillengrenzen, die Papillenfarbe und die Augenhintergrundgefäße. Im Normalfall ist die Papilla nervi optici scharf begrenzt, rund-oval und von rötlich-gelber, im temporalen Bereich meist weniger kräftiger Färbung. Wichtige pathologische Befunde am Fundus sind:

Die *Stauungspapille*, bei welcher die Papille, unscharf begrenzt, sich pilzartig vorwölbt (meßbar in Dioptrien) und die Netzhautvenen hochgradig gestaut sind sowie nicht selten auch peripapilläre Blutungen beobachtet werden. Die Stauungspapille besitzt als Hinweis auf eine intrakranielle Drucksteigerung hohen diagnostischen Rang.

Die *Papillitis* zeigt ebenfalls verwaschene Papillengrenzen und Papillenprominenz mit Verlust der vitalen Färbung. Sie stellt den typischen Befund dar bei einer papillennahen Optikusneuritis, die regelmäßig mit einem rasch fortschreitenden Visusverfall einhergeht.

Die *Optikusatrophie* ist Ausdruck einer Degeneration von Optikusfasern als Folge verschiedener Erkrankungen des Sehnerven und durch eine weiß-blasse, scharf begrenzte Papille gekennzeichnet.

Bei der *temporalen Abblassung* hat nur die temporale Papillenhälfte ihre vitale Färbung verloren. Dieser Befund weist auf eine durchgemachte retrobulbäre Optikusneuritis hin (schwierige Abgrenzung gegenüber der physiologischen temporalen Blässe!).

Der *Fundus hypertonicus,* welcher zur Beurteilung von vaskulären Prozessen von Bedeutung ist, wird geprägt durch Kaliberschwankungen der Gefäße, vermehrte Schlängelung und verbreiterte Reflexstreifen der Arterien, Gunnsche Kreuzungsphänomene und Mikroblutungen.

Mit typischen *Retinaveränderungen* (Angiomatosis retinae) geht eine Reihe von neurokutanen Dysplasien (Phakomatosen) einher, so daß hier dem Augenhintergrundsbefund wegweisende Bedeutung zukommen kann.

4.3. N. oculomotorius (III) – N. trochlearis (IV) – N. abducens (VI)

Diese drei Hirnnerven wirken bei der Augenmotorik zusammen. Darüber hinaus haben die parasympathischen Fasern des N. oculomotorius (ausgehend von seinem Westphal-Edingerschen Kern) antagonistische Funktionen gegenüber den vom Halssympathikus kommenden sympathischen Nervenfasern bei den Pupillenreaktionen.

Bei der **Pupillenprüfung** sind zu untersuchen:

• • *Ausgangslage*
Zu unterscheiden ist zwischen Miosis (Verengung) und Mydriasis (Erweiterung). Zu beachten sind weiterhin Seitenunterschiede der Pupillenweite (Anisokorie) und Pupillenentrundungen (bei iritischen Prozessen und bei der Lues).

Eine einseitige Miosis in Verbindung mit einer mäßigen Ptosis (Herabhängen) des Oberlids und einem Enophthalmus wird als Hornersches Syndrom bezeichnet. Ihm liegt eine Sympathikusschädigung, welche peripher oder auch zentral lokalisiert sein kann, zugrunde.

• • *Lichtreaktion*
Sie wird bei dem in die Ferne blickenden Patienten mit seitlich in die Pupille auf die Retina einfallendem Lichtstrahl geprüft. Man beobachtet und bewertet dann die Pupillenverengung auf dem belichteten Auge (direkte Lichtreaktion) und gleichfalls auf dem kontralateralen Auge (konsensuelle Reaktion).

• • *Konvergenzreaktion*
Bei Konvergenzbewegung der Augen, die durch Fixation eines nahe vor die Augen gehaltenen Gegenstandes ausgelöst wird, kommt es physiologischerweise zu einer reflektorischen Engstellung der Pupillen. Die Konvergenzreaktion wird als Funktion des Nucleus caudalis centralis (Perlia) des III. Hirnnerven im Mesenzephalon aufgefaßt.

Bei krankhaften Störungen der Pupillenreaktionen werden unterschieden:

• *Absolute Pupillenstarre*
Licht- und Konvergenzreaktionen der Pupille sind aufgehoben.

Der absoluten Pupillenstarre liegt ein Schaden im N. oculomotorius oder in dessen Kerngebiet zugrunde. Als Ursache kommen die Lues cerebri, Traumata, vaskuläre Prozesse und Intoxikationen in Betracht. Sie tritt ein- und beidseitig auf und ist von einer mehr oder weniger ausgeprägten Mydriasis begleitet (Mydriasis paralytica).

• *Amaurotische Pupillenstarre*
Bei einseitiger Amaurose ist die direkte Lichtreaktion erloschen, jedoch die konsensuelle Lichtreaktion – nach Lichteinfall in das gesunde Auge – und die Konvergenzreaktion erhalten, sofern die Läsion vor dem Reflexzentrum liegt.

• *Reflektorische Pupillenstarre* (Argyll-Robertson)
Hier bleibt die Konvergenzreaktion der oft entrundeten Pupillen bei erloschener direkter und konsensueller Lichtreaktion intakt. Sie findet sich ebenso wie die absolute Pupillenstarre bei allen Formen der Neurolues.

• *Pupillotonie* (Adie)
Ätiologisch ungeklärte Anomalie ohne Krankheitswert. Das meist einseitige Phänomen ist dadurch gekennzeichnet, daß sich sowohl Licht- als auch Konvergenzreaktion der meist mydriatischen Pupille (dadurch Anisokorie) erst auf langanhaltenden Reiz einstellen und nur langsam tonisch zurückbilden. Zur Differenzierung kann die Empfindlichkeit gegenüber einer 2%igen Mecholyl-Lösung beitragen: Bei Pupillotonie kommt es zur Verengung der betroffenen Pupille, während die Pupillen von Normalpersonen und bei einer reflektorischen Pupillenstarre unverändert bleiben (Adler-Scheie-Test). Häufig ist die Pupillotonie verbunden mit Reflexverlust an den unteren Extremitäten (Adie-Syndrom), so daß Fehldeutungen als luische Pupillenstörung nicht selten vorkommen.

Zur Prüfung und Beurteilung der *Augenbeweglichkeit* ist die Kenntnis der Innervationsverhältnisse an den Augenmuskeln erforderlich (s. Abb. 2).

Außer dem M. obliquus superior (N. trochlearis) und dem M. rectus lateralis (N. abducens) werden alle äußeren Augenmuskeln und die inneren Augenmuskeln, M. sphincter pupillae und M. ciliaris, vom N. oculomotorius innerviert.

Zur Prüfung der Augenmotilität wird der Patient bei fixierter Kopfhaltung aufgefordert, dem Finger des Untersuchers zu folgen, der in zwei horizontale und vier vertikale Richtungen wandert. Zu achten ist nun auf gegebenenfalls auftretende Bewegungsausfälle des Bulbus sowie gleichzeitig auf vom Patienten wahrgenommene Doppelbilder (Diplopie).

Augenmuskelparesen sind periphere Lähmungen. Die jeweils paretischen Muskeln müssen aus der Einschränkung der Bulbusbeweglichkeit, der Art der Doppelbilder und evtl. aus einer abnormen Bulbusruhestellung (Übergewicht des Antagonisten!) analytisch ermittelt werden. Störungen der verschiedenen Augenmuskelnerven bedingen recht typische Lähmungsbilder:

• *Okulomotoriuslähmung*
Sind alle vom N. oculomotorius versorgten äußeren Augenmuskeln gelähmt (Ophthalmoplegia externa), steht der Bulbus beim Blick geradeaus nach außen und unten, das Oberlid hängt herab und das Auge kann nicht nach innen und oben gedreht werden. Auch die mit dem N. oculomotorius zu den inneren Augenmuskeln verlaufenden parasympathischen Fasern können isoliert geschädigt sein und zu einer mydriatischen Pupille mit fehlender Licht- und Konvergenzreaktion führen (Ophthalmoplegia interna). Bei der Ophthalmoplegia externa et interna sind sämtliche vom N. oculomotorius versorgten Augenmuskeln gelähmt.

• *Abduzenslähmung*
Bei einer kompletten Abduzenslähmung bestehen ein Einwärtsschielen durch den intakten M. rectus medialis und eine Unfähigkeit, das Auge nach außen zu wenden.

• *Trochlearislähmung*
Eine isolierte Trochlearislähmung ist oft schwierig zu erkennen und führt zu Doppelbildern, vor allem beim Blick nach unten, z. B. beim Hinabsteigen einer Treppe.

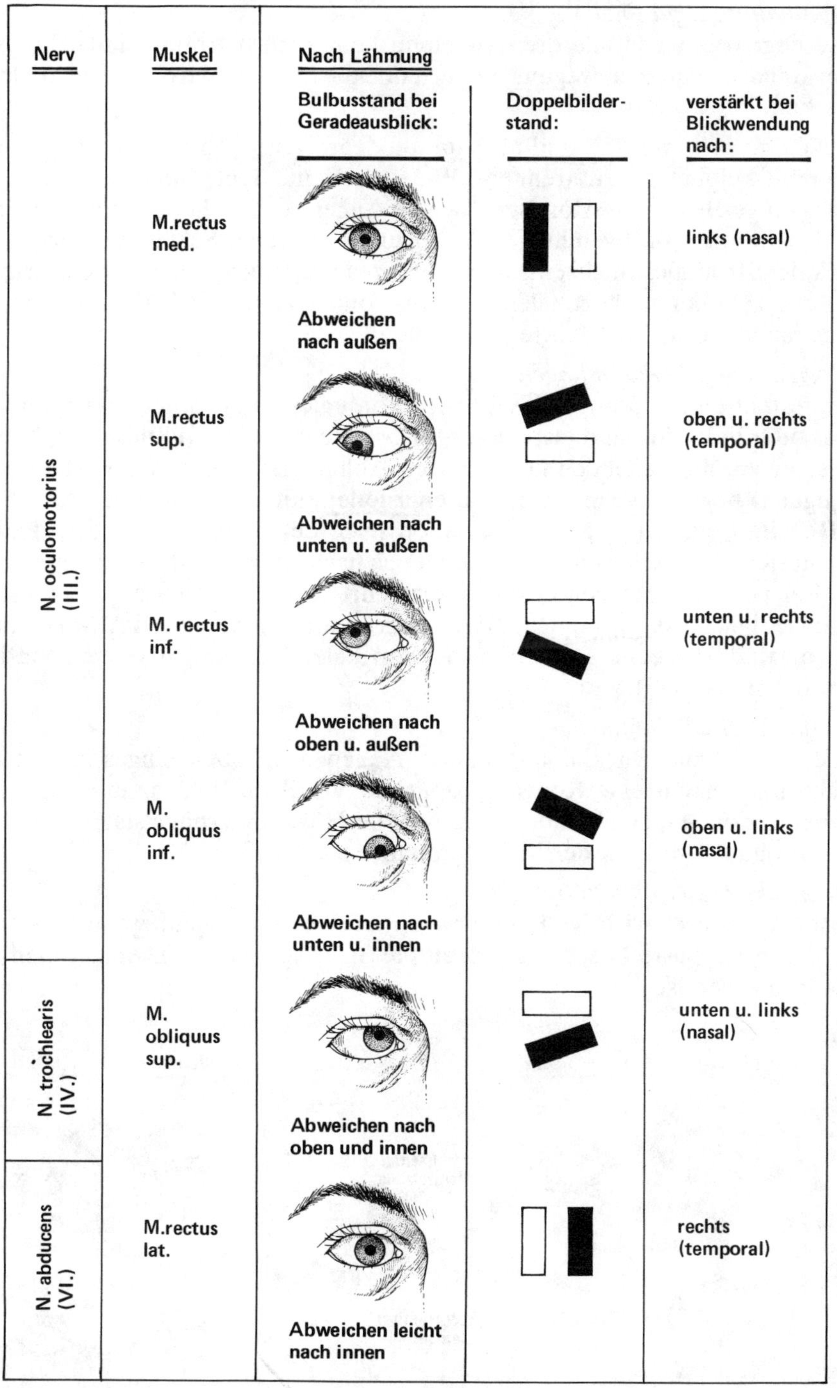

Abb. 2 Bulbus- und Doppelbilderstand bei Lähmungen der einzelnen Augenmuskeln, dargestellt für das *rechte* Auge

- *Ophthalmoplegia totalis*

Diese liegt vor, wenn alle drei Augenmuskelnerven betroffen sind. Daher ist dabei keinerlei Augenbewegung möglich und die Licht- und Konvergenzreaktion erloschen.

Konjugierte Blickparesen sind als supranukleäre Läsionen von den peripheren Augenmuskelparesen zu trennen. Wie der Name sagt, handelt es sich um gleichsinnige Bewegungsstörungen beider Augen, d. h. beide Augen sind unfähig, bestimmte Blickwendungen durchzuführen. Der Schädigungsort ist in kortikalen (frontales Blickzentrum in der Area 8 und okzipitales Blickzentrum in der Area 18) oder subkortikalen (Tr. corticonuclearis, ob. Vierhügelplatte und Nc. paraabducens) Blickzentren zu suchen.

- *Horizontale Blicklähmungen*

Hier besteht eine Störung der seitlichen konjugierten Augenbewegungen nach rechts oder links. Sie sind fast immer (insbesondere bei bewußtlosen Patienten) von einer vorübergehenden konjugierten Ablenkung beider Augen (Déviation conjuguée) begleitet. Bei Hemisphärenläsionen mit Zerstörung der Area 8 gilt als Regelfall eine anfängliche Deviation nach der Seite des Herdes (Patient „schaut sich die Bescherung an"), die jedoch nach einiger Zeit wieder verschwindet. Bei pontinen Herden erfolgt umgekehrt eine Deviation zur Gegenseite. Liegen lediglich Reizzustände (z. B. eine Irritation der Area 8 bei Adversivanfällen) vor, findet sich eine Deviation vom kortikalen Herd weg bzw. zum pontinen Herd hin (s. Abb. 3).

- *Vertikale Blicklähmungen*

Bei diesen ist die Blickhebung beider Augen nach oben eingeschränkt und gleichzeitig besteht eine Konvergenzparese. Vertikale Blicklähmungen finden sich bei Läsionen im Gebiet der vorderen vier Hügel (Vierhügelstarre, Syndrom von Parinaud, Syndrom der Mittelhirnhaube).

- *Internukleäre Ophthalmoplegie*

Sie ist eine klinisch wichtige Form der supranukleären Augenbewegungsstörungen, deren häufigste Ursache die Multiple Sklerose neben Enzephalitiden und Gefäßprozessen ist.

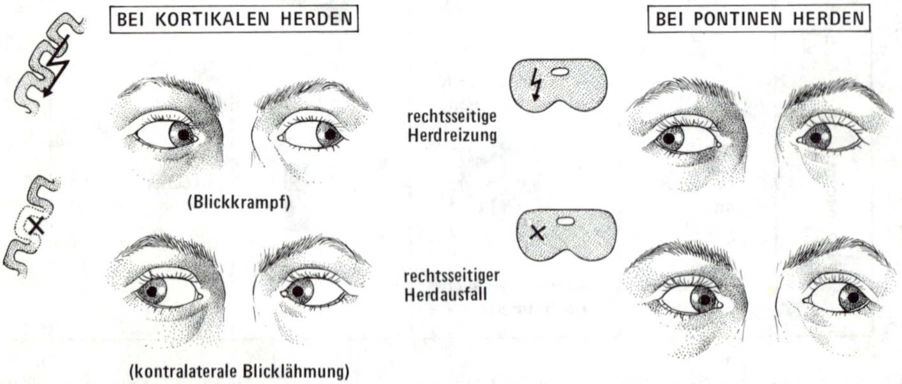

Abb. 3 Déviation conjuguée

Internukleäre Augenmuskellähmungen entstehen, wenn das hintere Längsbündel, das die Augenmuskelkerne verbindet und Impulse zu konjugierten Bewegungen vermittelt, geschädigt wird. Am häufigsten liegt eine beidseitige Läsion zwischen Abduzens- und Okulomotoriuskernen vor (s. Abb. 4).

Erscheinungsbild: bei Seitenblick kann das kontralaterale Auge nicht über die Mittellinie hinaus bewegt werden (M. rectus medialis-Schwäche). Gleichzeitig zeigt das ipsilaterale, vom N. abducens innervierte Auge einen monookulären Nystagmus. Bei Konvergenzbewegung jedoch erweisen sich beide Mm. recti mediales als voll funktionsfähig.

- *Das Puppenaugenphänomen*

Es kommt durch kompensatorische Augenbewegungen bei passiver Kopfdrehung zustande (Augen gehen nicht mit, sie bleiben in Ausgangsstellung fixiert) und findet sich verbunden mit weitgehender Limitierung aller willkürlichen Blickbewegungen bei internukleären Prozessen im Hirnstamm, z. B. nach Enzephalitiden.

- *Okulogyre Krisen*

Hierunter versteht man spastische Blickabweichungen, meist nach oben (Krampf, Schauanfall, „tonic eye fits"), welche ebenso wie der Opsoklonus (rasche, chaotische Augenbewegungen, „dancing eye") bei Erkrankungen (z. B. Enzephalitiden) des striären Systems vorkommen.

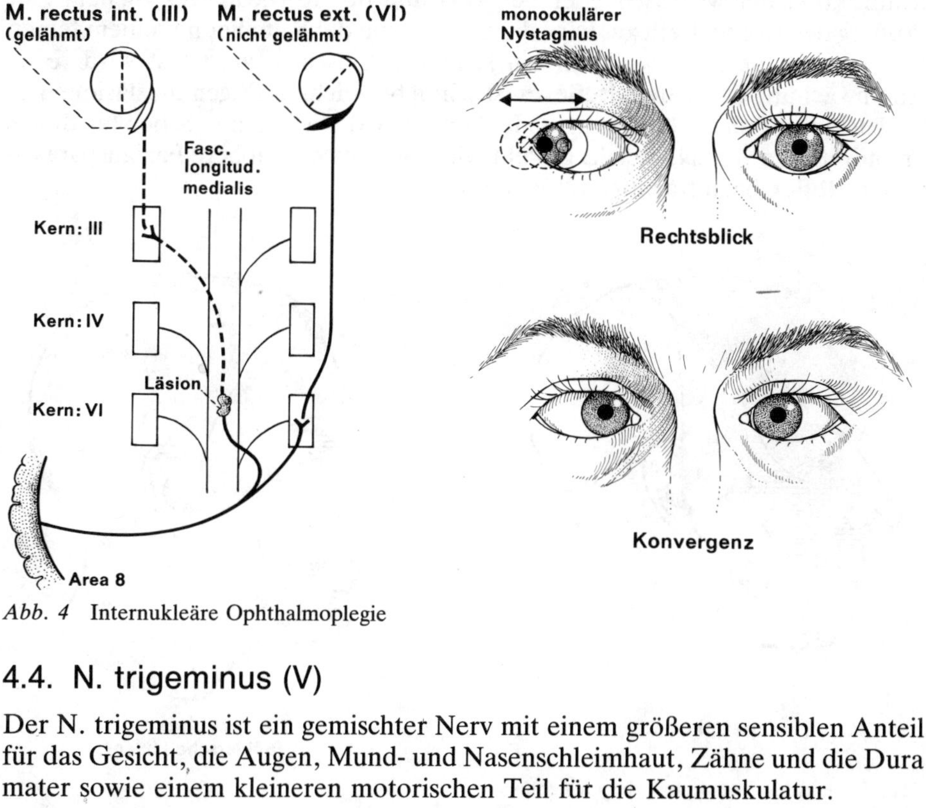

Abb. 4 Internukleäre Ophthalmoplegie

4.4. N. trigeminus (V)

Der N. trigeminus ist ein gemischter Nerv mit einem größeren sensiblen Anteil für das Gesicht, die Augen, Mund- und Nasenschleimhaut, Zähne und die Dura mater sowie einem kleineren motorischen Teil für die Kaumuskulatur.

Außerdem können Trigeminusstörungen auch zu einer Beeinträchtigung der Geschmacksempfindung in den vorderen Teilen der Zunge führen. Die Sensibilität des Gesichts wird am besten mit einem Wattebausch geprüft. Gefühlsstörungen bei Läsionen der peripheren Trigeminusäste oder des Ganglion Gasseri betreffen ziemlich gleichmäßig alle sensiblen Qualitäten und sind den Versorgungsarealen der drei Trigeminusäste zuzuordnen.

Bei Läsionen des Nucleus tractus spinalis V in der Medulla oblongata entspricht die Begrenzung der sensiblen Ausfälle jedoch den zwiebelschalenförmig angeordneten Sölderschen Linien (s. Abb. 5) und findet sich eine dissoziierte Empfindungsstörung hauptsächlich mit Beeinträchtigung des Schmerz- und Temperaturempfindens.

Die motorischen Fasern zur Versorgung der Kaumuskeln (Mm. masseter und temporalis) und der Mundöffner (Mm. pterygoidei, mylohyoideus und digastricus) ziehen mit dem III. Trigeminusast. Eine einseitige Masseterlähmung, die vom Patienten oft nicht bemerkt wird, läßt sich bei fest zusammengebissenen Zähnen durch den auf den Muskel gelegten Finger des Untersuchers unschwer ertasten. Bei einseitiger Lähmung der Pterygoidei weicht beim Mundöffnen der Unterkiefer nach der paretischen Seite ab.

Zur Objektivierung von Trigeminusläsionen können fernerhin der Masseterreflex (Eigenreflex, bei welchem das abwärtsgerichtete Beklopfen des Kinnes eine Kontraktion der Mundschließer bewirkt) und der Kornealreflex dienen. Zur Prüfung des Kornealreflexes wird die Kornea von der Seite her mit einem feinen Wattebausch berührt, wodurch ein schneller Lidschlag ausgelöst wird. Eine Abschwächung des Kornealreflexes ist schon bei leichten Trigeminusläsionen zu beobachten. Jedoch bleibt zu bedenken, daß der efferente Schenkel dieses Fremdreflexes vom N. facialis gestellt wird, also auch periphere Fazialisparesen diesen Reflex beeinträchtigen können.

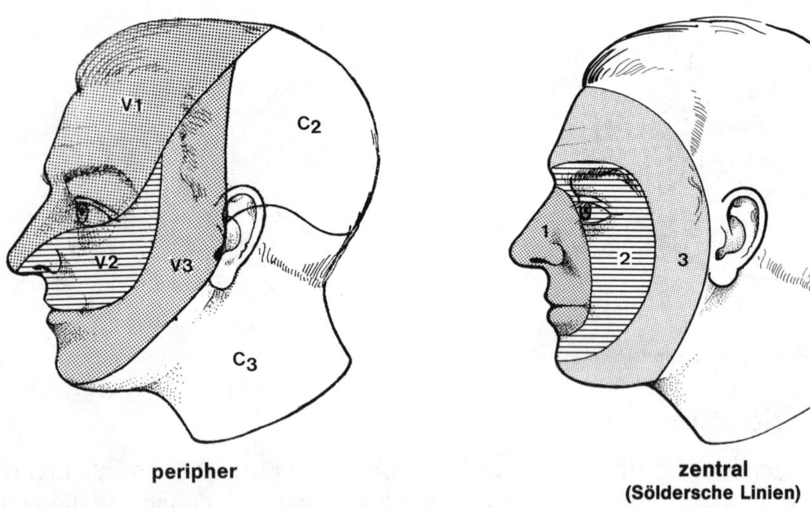

Abb. 5 Sensible Versorgung des Gesichtes

4.5. N. facialis (VII)

Der N. facialis versorgt die gesamte Gesichtsmuskulatur sowie den M. stapedius, den M. stylohyoideus und den M. digastricus (hinterer Anteil). In seinem sehr langen Verlauf wird er teilweise auch von sensiblen und streckenweise von sekretorischen (parasympathischen) Fasern (N. intermedius) begleitet. Da die Stirnmuskeln supranukleär von beiden Hemisphären versorgt werden, kann der Patient bei einer zentralen Fazialisparese immer die Stirn runzeln und das Auge schließen, während die Mundpartie deutlich, aber niemals total paretisch ist.

Demgegenüber kommt es bei einer kompletten peripheren Fazialisparese zu einer fehlenden Innervation aller Gesichtsmuskeln auf der gelähmten Seite, zu fehlendem Augenschluß (Lagophthalmus) und zur Platysmalähmung. Beim Versuch, das Auge zu schließen, erfolgt eine physiologische Vertikaldrehung des Auges nach oben, so daß dann nur das Weiß der Skleren sichtbar bleibt (Bellsches Phänomen) (s. Abb. 6).

Der Abschnitt, in welchem der Läsionsort bei einer peripheren Fazialisparese liegt, läßt sich durch Feststellung einer Mitbeteiligung des N. petrosus superfic. major (Verminderung der Tränensekretion), des M. stapedius (Hyperakusis) und der Chorda tympani (Verminderung der Speichelsekretion und Geschmacksstörungen) vielfach ziemlich genau ermitteln (s. Abb. 7).

Bei Defektheilungen nach peripheren Fazialisparesen sind häufig pathologische Mitbewegungen (Synkinesien) zu beobachten. Diese sind dadurch gekennzeichnet, daß die mimischen Gesichtsmuskeln nicht mehr einzeln innerviert werden können. Ebenfalls aus Fehlregenerationen resultieren die sog. Krokodilstränen, d. h. beim Essen kommt es auf der Seite der Fazialislähmung nicht nur zur Speichelsekretion, sondern gleichzeitig auch zum Tränenfluß. Schließlich kommt

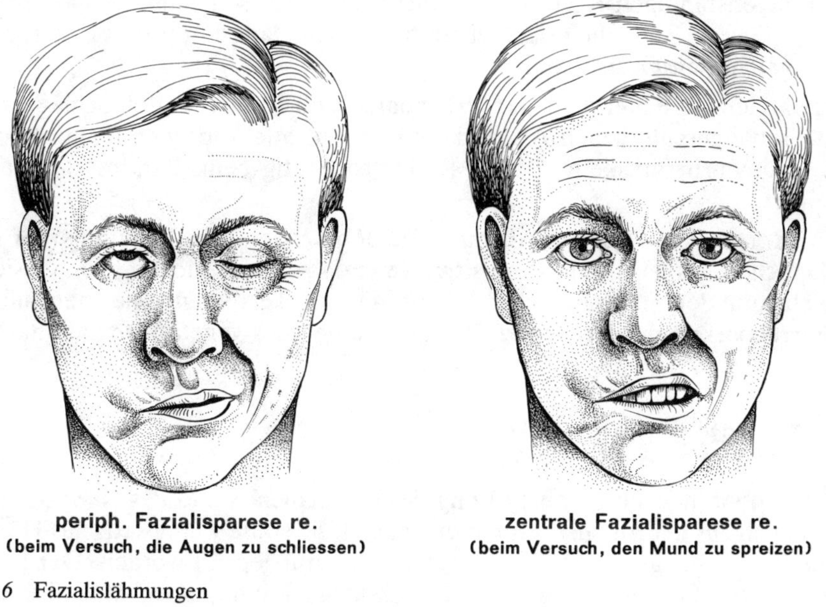

Abb. 6 Fazialislähmungen

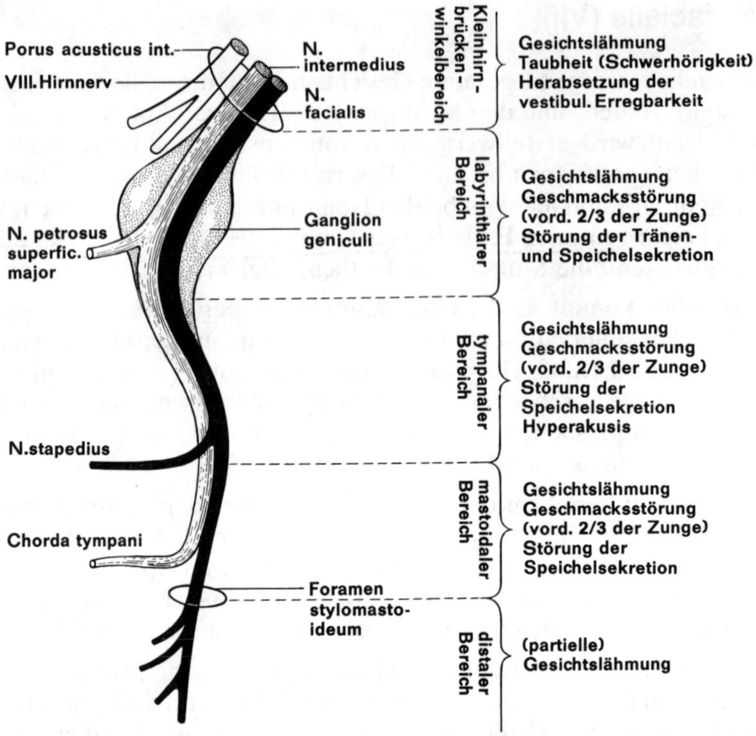

Abb. 7 Symptomatik der peripheren Fazialisparesen in Abhängigkeit von der Lokalisation der Läsion

es bei unvollständigen Restitutionen nicht selten zur sogenannten Fazialiskontraktur. Dieses Bild entspricht einer tonischen Dauerkontraktion der zuvor schlaff gelähmten Gesichtsmuskeln.

Zu erwähnen wäre hier noch der Orbicularis oculi-Reflex: Durch Schlag auf die Glabella bei geschlossenen Augen kommt es zu reflektorischen Kontraktionen beider Augenringmuskeln. Dieser Reflex ist häufig beim Parkinson-Syndrom gesteigert.

Das Chvostek-Phänomen wird durch Beklopfen des Fazialisstamms vor dem Ohrläppchen ausgelöst und ist positiv, wenn dabei eine Zuckung von Gesichtsmuskeln auf der gleichen Seite auftritt. Dieser Test zeigt eine mechanische Übererregbarkeit des Nerven (z. B. bei Tetanie oder vegetativer Labilität) an.

4.6. N. statoacusticus (VIII)

Eine orientierende Funktionsprüfung des N. cochlearis und des N. vestibularis gehört auch zur neurologischen Untersuchung. So sollte wenigstens das Hörvermögen für Umgangs- und Flüstersprache monaural geprüft werden. Der Rinne-Versuch (mit Stimmgabel wird zuerst Knochenleitung über Mastoid, dann

Luftleitung, die etwa 30 Sekunden länger dauern muß, geprüft) gibt die Möglichkeit zur groben Erfassung von Schalleitungs- d. h. Mittelohrschwerhörigkeit (negativer Rinne). Der Weber-Versuch (auf den Scheitel gesetzte Stimmgabel wird vom Gesunden auf beiden Ohren gleich gut gehört) zeigt eine Schallempfindungs-, d. h. Innenohrschwerhörigkeit an, wenn dabei der Ton auf die hörgesunde Seite „lateralisiert" wird. Lateralisierung zur schlecht hörenden Seite spricht für eine Schalleitungsschwerhörigkeit.

Die Rezeptoren des vestibulären Systems sind die Bogen- und Otolithenorgane im Felsenbein. Durch diese Rezeptoren werden statische Impulse, die die Lage des Kopfes im Raum anzeigen, zentralwärts zum vestibulären Kernkomplex (vier Kerne, benannt nach Deiters, Bechterew, Schwalbe und Roller) in der Medulla oblongata am Boden des IV. Ventrikels geleitet. Das vestibuläre Kerngebiet steht durch Afferenzen und Efferenzen in Verbindung mit dem Kleinhirn, den motorischen Vorderhornzellen im Rückenmark und dem Hirnstamm, der Formatio reticularis, dem Nc. ruber (extrapyramid. System) und über den Fasc. longit. med. mit den Augenmuskelkernen. Außerdem bestehen Verbindungen zu bestimmten kortikalen Arealen.

Das wesentliche subjektive Vestibularissymptom ist der Drehschwindel (systematischer Schwindel), der unabhängig vom Öffnen und Schließen der Augen auftritt und meist begleitet wird von vegetativen Symptomen wie Schweißausbruch, Erbrechen und Vasomotorenkollaps.

Das objektive Leitsymptom jeder Erkrankung des Vestibularapparates ist der **Nystagmus** als Reaktionsform des vestibulo-okulären Systems. Man versteht darunter unwillkürliche, meist beidseitig rhythmische Bulbusbewegungen (Augenzittern). Die erwähnten weitverzweigten Verbindungen des vestibulären Kerngebietes zu anderen zentralen Bereichen und Kerngebieten machen verständlich, daß aus den quantitativ und qualitativ unterschiedlichen Nystagmusformen nur sehr zurückhaltend topisch-diagnostische Folgerungen gezogen werden können. Nicht jeder Nystagmus ist pathologisch. Bei Veränderungen der Körperlage oder raschen Bewegungsabläufen im Blickfeld besitzt der Organismus die Fähigkeit, mit einem optischen Orientierungsvorgang, eben einem physiologischen Nystagmus, die Blickfixation zu erhalten. Auch beim extremen Seitenblick kommt gelegentlich (bis zu 20% der Erwachsenen) ein geringgradiger erschöpflicher, horizontaler Endstellnystagmus als physiologischer Befund zur Beobachtung.

Der Nystagmus hat allermeist eine rasche und eine langsame Phase (Rucknystagmus). Obwohl die langsame Komponente das eigentliche Reizsymptom darstellt und die rasche nur die reflektorische Rückführung der Bulbi, wird allgemein die rasche Phase für die Nystagmusrichtung angegeben.

Die Ruckbewegungen beim Nystagmus können horizontal (Horizontalnystagmus), vertikal (Vertikalnystagmus) oder rotierend (rotatorischer Nystagmus) verlaufen.

Die Interpretation eines Nystagmus ist nicht immer leicht, doch lassen sich – von seltenen Nystagmusformen abgesehen – im wesentlichen folgende Unterscheidungen treffen:

• *Spontannystagmus*

Ein Spontannystagmus ist immer pathologisch. Er kann angeboren oder erworben sein. Der kongenitale Nystagmus hat meist gleich schnelle Phasen (sog. Pendelnystagmus), wird beim Fixieren stärker und geht ohne Schwindel einher. Sonst wird in der Regel jeder Spontannystagmus durch Fixieren gehemmt, so daß er bei der Untersuchung oft erst unter der Frenzel-Brille gefunden werden kann. Diese Brille, die mit Lupengläsern ausgestattet ist und temporal bds. ein Lämpchen zur Beleuchtung der Bulbi hat, verhindert das Fixieren.

Spontannystagmus kann durch eine periphere (N. vestibularis, Labyrinth) Läsion oder auch vom Hirnstamm und Kleinhirn zentral ausgelöst werden. Der periphere Nystagmus ist fast regelhaft von Schwindel begleitet. Starker Nystagmus ohne Schwindel ist immer zentral. Allerdings kann auch ein zentraler Nystagmus mit heftigem Schwindel einhergehen.

Ein rotatorischer Spontannystagmus kann in der Regel als Hinweis auf eine Verstibulariskernschädigung in der Medulla oblongata gewertet werden und ist z. B. beim Wallenberg-Syndrom anzutreffen.

• *Blickrichtungsnystagmus*

Dieser tritt erst dann auf, wenn das Auge aus der Mittelstellung geführt wird und schlägt mit seiner raschen Phase stets in die jeweilige Blickrichtung.

Der bereits erwähnte physiologische Endstellnystagmus ist ein derartiger erschöpflicher Blickrichtungsnystagmus. In unerschöpflicher und seitendifferenter Ausprägung ist der Blickrichtungsnystagmus jedoch Ausdruck einer Läsion im Hirnstammbereich (Formatio reticularis) und besonders häufig bei Multipler Sklerose und Medikamentenintoxikation anzutreffen.

• *(peripherer) Lagerungsnystagmus*

Er tritt nach einem raschen Lagewechsel (Flachlagerung aus dem Sitzen heraus mit Kopf in Seitenlage) mit einigen Sekunden Latenz auf, ist kurzzeitig-transitorisch, immer mit einem nur Sekunden anhaltenden Schwindel verbunden und hat eine horizontale Richtung zum unten liegenden Ohr, meist mit rotatorischer Komponente. Lagerungsnystagmus kommt häufig nach stumpfen Schädelhirntraumen aber auch bei sog. benignem paroxysmalen Lageschwindel zur Beobachtung.

• *(zentraler) Lagenystagmus*

Dieser wird durch Seitenlagerung im Liegen geprüft, tritt sofort ohne Latenz auf, ist lang anhaltend, nicht transitorisch, hat keinen oder nur schwachen Begleitschwindel und eine horizontale oder auch (in Kopfhängelage) vertikale Richtung zum oben liegenden Ohr. Anzutreffen ist dieser Lagenystagmus vorwiegend bei Tumoren der hinteren Schädelgrube, Kleinhirnläsionen und auch bei Intoxikationen.

• *Blickparetischer Nystagmus*

ist, wie der Name sagt, Folge einer, allerdings nicht immer klinisch manifesten, Blickparese. Er ist meist grobschlägig und langsam. Ein Beispiel für einen blickparetischen Nystagmus ist der bereits erwähnte monookuläre Nystagmus bei der internukleären Ophthalmoplegie.

Schließlich dient der Vestibularisprüfung auch die weiter unten zu besprechende Untersuchung der koordinativen Leistungen.

4.7. N. glossopharyngeus (IX) – N. vagus (X)

Diese Nerven versorgen sensibel den oberen Pharynxbereich, das Mittelohr und den äußeren Gehörgang. Sensorisch leiten sie (N. glossopharyngeus) vom hinteren Zungendrittel die Geschmacksempfindungen und innervieren die Muskeln des weichen Gaumens und Pharynx sowie über den N. recurrens vagi die Kehlkopfmuskeln. Schließlich führt der N. vagus parasympathische Fasern zu den Eingeweiden des Brust- und Bauchraumes. Das Berührungsempfinden an Gaumen und Rachen wird mit dem Tupfer geprüft, durch Spatelreiz wird der Würgreflex (reflektorische Kontraktion des Gaumensegels) ausgelöst.

Bei einseitiger Gaumensegelparese hängt das Gaumensegel auf der kranken Seite und weicht das Zäpfchen zur gesunden Seite ab (Kulissenphänomen, s. Abb. 8). Ein ähnlicher Befund kann aber auch Folge eines Narbenzugs nach Tonsillektomie sein!

Bei doppelseitiger Gaumensegelparese ist das Zäpfchen unbeweglich, und im Rachen ist starke Schleimansammlung sowie beim Trinken Flüssigkeitsaustritt aus der Nase zu beobachten.

Leichtere Schlucklähmungen lassen sich am besten durch röntgenologische Prüfung des Schluckaktes nachweisen. Eine Stimmbandlähmung durch Ausfall des N. recurrens führt einseitig zur Heiserkeit, die nach Wochen oft gut kompensiert wird, doppelseitig zur Aphonie.

4.8. N. accessorius (XI)

Dieser rein motorische Nerv versorgt den M. sternocleidomastoideus und den oberen und mittleren Teil des M. trapezius. Die Funktion des M. sternocleidomastoideus wird geprüft durch Kopfseitendrehung gegen den Widerstand der Hand des Untersuchers, die des M. trapezius durch Emporziehen der Schultern, ebenfalls gegen Widerstand. Bei mageren Patienten kann sich eine N. accessorius-Parese oft gut durch Atrophie der genannten Muskeln zu erkennen geben.

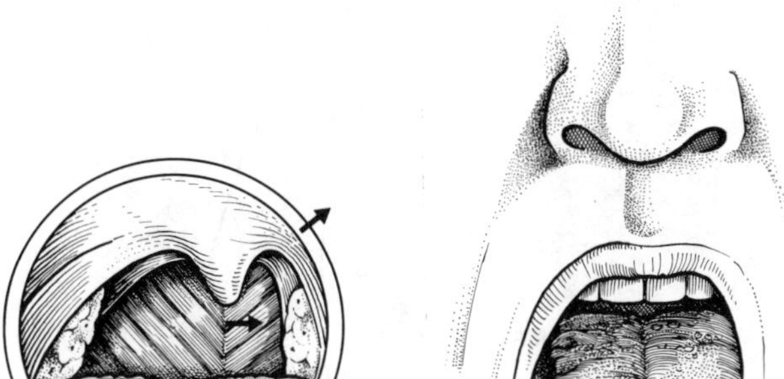

Abb. 8 Lähmungen des X. und XII. Hirnnerven

4.9. N. hypoglossus (XII)

Dieser Nerv innerviert die Zungenmuskulatur. Bei Lähmung weicht die herausgestreckte Zunge nach der gelähmten Seite ab durch Überwiegen der gesunden Zungenmuskeln.

Ältere periphere Paresen zeigen deutliche Atrophie der Zungenhälfte in Form walnußartiger Runzelung (s. Abb. 8) und gelegentlich fibrilläre Zuckungen.

5. Untersuchung der Motorik

Aus didaktischen Gründen wird zur Darstellung der nervalen Steuerung der Willkürmotorik an der Unterteilung in ein *„peripher-motorisches"* und ein *„zentral*-motorisches" System festgehalten. Das anatomische Substrat des peripher-motorischen Systems ist das periphere Motoneuron (= „lower neuron" = zweites motorisches Neuron), welches aus Vorderhornzelle im Rückenmark oder

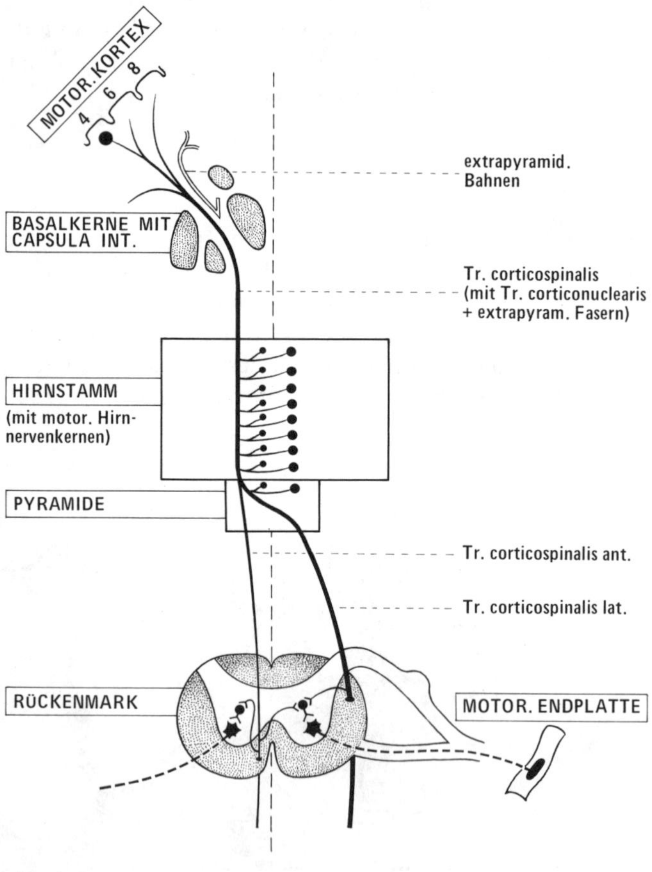

Abb. 9 Pyramidenbahnsystem

Hirnstamm, Axon und motorischer Endplatte besteht und als Endstrecke der Impulsübermittlung zum Skelettmuskel dient.

Die Vorderhornzelle erhält ihre wesentlichen – nicht ausschließlichen – Impulse aus kortikalen und subkortikalen Bereichen des zentral-motorischen Systems. In diesem zentral-motorischen System werden traditionsgemäß ein „pyramidales" (mit Bahnen, die absteigend durch die Pyramide ziehen) und ein „extrapyramidales" (mit Bahnen, die nicht durch die Pyramide verlaufen) motorisches System unterschieden. Unter neurophysiologischen und auch klinischen Aspekten hat diese Unterteilung jedoch nur noch geringe Berechtigung, weil zahlreiche und enge räumliche und funktionelle Verflechtungen zwischen beiden Fasersystemen bestehen.

a) Das *„pyramidal-motorische"* System führt lange Nervenfasern („upper motor neuron" = erstes motorisches Neuron) von den Betzschen großen Pyramidenzellen des motorischen Kortex (Gyrus praecentralis; Area 4, 6, 8) als Pyramidenbahn hinunter zu den Vorderhornzellen im Spinalmark (Tr. corticospinalis) und den motorischen Hirnnervenkernen (Tr. corticonuclearis). Diese Pyramidenbahn verläuft zunächst durch die Capsula interna abwärts. In Höhe des Mittelhirns verläßt ein Teil der Fasern die Hauptmasse der Pyramidenbahn, um gekreuzt, aber auch ungekreuzt zu den motorischen Hirnnerven zu gelangen. So ergibt sich eine bilaterale Innervation der motorischen Hirnnerven mit Ausnahme des für den unteren Gesichtsbereich zuständigen Fazialiskernes. Die Fasern des Tr. corticonuclearis, die zu den Nervenkernen für die Augenmuskeln führen, entspringen in der Area 8, die für alle anderen motorischen Hirnnervenkerne in der Area 4. Im weiteren Verlauf

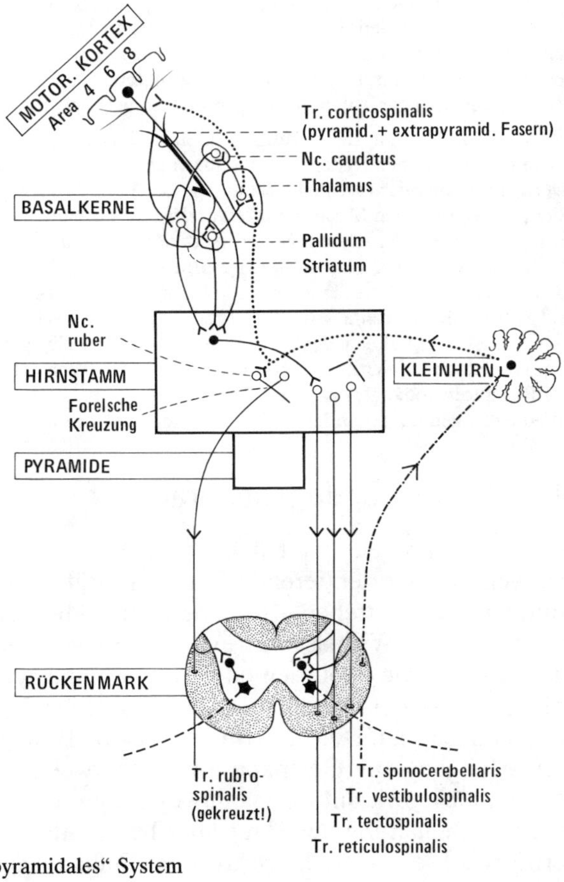

Abb. 10 „Extrapyramidales" System

zieht der Tr. corticospinalis durch die Pyramide, wo sein größerer Teil auf die Gegenseite kreuzt (Decussatio pyramidum) und als Tr. corticospinalis lateralis durch den Seitenstrang abwärts läuft. Der Rest (Tr. corticospinalis anterior) verläuft ungekreuzt im Vorderstrang weiter, kreuzt dann allerdings später im jeweiligen spinalen Segment durch die vordere weiße Kommissur. Die Fasern des Tr. corticospinalis enden schließlich an Schaltstellen, die die Verbindung zu den Vorderhornzellen bringen.

Schon früh, d. h. vor Eintritt in die Capsula interna, treten extrapyramidale Fasern zur Pyramidenbahn und begleiten sie in ihrem weiteren Verlauf. So ergibt sich, daß lediglich im Ursprungsgebiet (Area 4) und im Bereich der Pyramide die Fasern der Pyramidenbahn ohne Beimischung von extrapyramidalen Bahnen verlaufen. Hieraus folgt klinische Relevanz insofern, als nur bei Läsionen in der Area 4 und in der Pyramide schlaffe zentrale Paresen resultieren, während Pyramidenbahnschädigungen in allen anderen Bereichen wegen der gleichzeitig mitgeschädigten extrapyramidalmotorischen Fasern zu spastischen Paresen führen.

b) Zum *„extrapyramidal-motorischen“* System zählt eine heterogene Gruppe von motorischen Fasern, die ihren Ursprung in den Basalganglien (Nc. lentiformis, Nc. caudatus, Nc. ruber, Nc. subthalamicus und Substantia nigra), aber auch im zerebralen Kortex (u. a. Area 6) haben, untereinander durch einen Komplex von auf- und absteigenden Fasern verbunden sind und nach mehrfachen Umschaltungen und über verschiedene Zwischenneurone als extrapyramidale Bahnen (Tr. tectospinalis, Tr. rubrospinalis, Tr. reticulospinalis, Tr. vestibulospinalis und Tr. olivospinalis) zu den motorischen Vorderhornzellen ziehen, um hier erregende oder hemmende Einflüsse auf die spinale Motorik zu nehmen.

Schließlich nimmt auch das *Kleinhirn* mit zahlreichen Efferenzen wesentlichen Einfluß auf die Motorik. Die Hauptbahnen, über welche das Kleinhirn mehrfache Regelkreise und Interaktionen mit dem pyramidalen und extrapyramidalen System entwickelt, ziehen zur Formatio reticularis, zur Olive, zum Thalamus (und von dort weiter zum motorischen Kortex) sowie zum kontralateralen Nc. ruber. Jedoch wirken sich die zerebellären Aktivitäten stets ipsilateral aus, weil der Tr. rubrospinalis unmittelbar nach Austritt aus dem Nc. ruber zur Gegenseite kreuzt (Forelsche Kreuzung).

Aus *neurophysiologischer Sicht* bleibt in Erinnerung zu rufen, daß die synaptische Reizübertragung stets, so auch im gesamten motorischen System, durch Überträgerstoffe (Neurotransmitter) erfolgt. Diese Substanzen werden präsynaptisch synthetisiert und gespeichert, durch Nervenimpulse freigesetzt, entfalten an der postsynaptischen Membran ihre kurzfristige Wirkung und werden dann nach Erreichen der subsynaptischen Region schnell wieder inaktiviert. Bekanntlich kann vereinfachend von inhibitorischen und exzitatorischen Transmittern gesprochen werden. So dienen die Glutaminsäure, Glycin, Gamma-Aminobuttersäure, Dopamin und Serotonin vorwiegend der inhibitorischen, das Azetylcholin und Adrenalin der exzitatorischen Reizübermittlung. Nach dem auch heute noch anerkannten Daleschen Gesetz entfaltet jedes Neuron nur mit einem einzigen Transmitter seine synaptische Wirkung. Da jedoch die Wirkungsweise des Transmitters auch von der Beschaffenheit des postsynaptischen Rezeptors abhängt, kann derselbe Transmitter bei einigen Neuronen bzw. in einigen Hirnarealen eine erregende, bei anderen eine hemmende Wirkung ausüben.

5.1. Inspektion des Bewegungsapparates

Am Beginn einer neurologischen Untersuchung der Willkürmotorik sollte eine Betrachtung und wenigstens orientierende Funktionsprüfung der Wirbelsäule und der Extremitätengelenke stehen. Besonders zu achten ist dabei auf die Krümmungsverhältnisse der Wirbelsäule (evtl. vorhandene unphysiologische Kyphosen und Lordosen sowie Skoliosen oder Gibbusbildungen), auf abnorme Haltungen oder Lagerungen der Gliedmaßen (mit evtl. Hinweisen auf Knochenfrakturen oder Lähmungen), auf Deformierungen, passive Bewegungseinschränkungen und Schwellungen von Gelenken (möglicherweise Ausdruck einer neurogenen Arthropathie) sowie auf sogenannte dysrhaphische Zeichen (z. B. in Form einer abnormen Behaarung der Haut über bestimmten Wirbelsäulenabschnitten [Hypertrichose], einer Trichterbrust oder Fußdeformitäten).

5.1.1. Muskelatrophien

Eine eingehende Betrachtung erfordert die Rumpf- und Extremitätenmuskulatur, wobei vornehmlich auf einen lokalen oder generalisierten Muskelschwund (durch Seitenvergleich der Muskelmasse) zu achten ist. Die Feststellung derartiger *Muskelatrophien* kann bei Paresen schon erste diagnostische Hinweise bringen insofern, als Muskelatrophien nicht zum Bild einer zentralen Lähmung gehören, sondern nur peripher (neurogen oder myogen) bedingt sein können.

5.1.2. Bewegungsunruhe

Gelegentlich ist eine *Bewegungsunruhe der Muskulatur* ohne eigentliche Bewegungseffekte zu beobachten. Hierbei lassen sich unterscheiden:

- *Myokymie*

Muskelwogen, ein kurzes feines Undulieren über wechselnden, aber ausgedehnten Muskelgebieten. Myokymien haben oft keine pathologische Bedeutung.

- *Faszikuläre Zuckungen*

Hierunter versteht man unwillkürliche, unregelmäßige Kontraktionen in einzelnen Muskelfaserbündeln. Sie haben oft keinen Krankheitswert (benignes Faszikulieren). Doch in Verbindung mit Myatrophien haben sie hohe diagnostische Bedeutung, weil sie in dieser Kombination nur bei neurogenen Paresen bzw. Myatrophien vorkommen.

- *Fibrillieren*

Dieses entsteht durch kurze phasische Kontraktionen von einzelnen Muskelfasern und ist mit bloßem Auge nur an der Zunge sichtbar, sonst im EMG nachzuweisen.

5.2 Prüfung des Muskeltonus

Der Spannungszustand der Skelettmuskulatur, der Muskeltonus, soll am entspannten, möglichst liegenden Patienten geprüft werden, wobei passive Bewegungen der Extremitätengelenke und des Kopfes unter Beachtung des muskulären Widerstandes durchgeführt werden. Der Muskeltonus kann krankhaft vermindert (Hypotonus), z. B. bei Kleinhirnerkrankungen oder peripheren Lähmungen, oder auch gesteigert (Hypertonus) sein. Beim pathologischen Muskelhypertonus unterscheidet man:

5.2.1. Spastik

zeichnet sich durch einen federnden Dehnungswiderstand aus, der bei steigender passiver Dehnung zunächst zunimmt, bei weiterer Dehnung aber rasch abnehmen kann (sog. Taschenmesserphänomen durch Aktivierung der Golgi-Rezeptoren). Die spastische Tonuserhöhung ist typisch für eine Pyramidenbahnläsion, jedoch hat sie eine gleichzeitige Schädigung extrapyramidaler Bahnen zur Voraussetzung. Denn aus dieser resultiert u. a. eine Überempfindlichkeit der intrafusalen Dehnungsrezeptoren, so daß die Muskelspindeln auf Dehnung

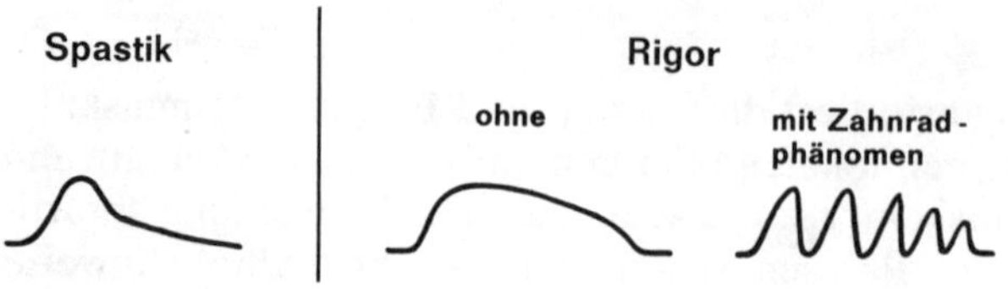

Abb. 11 Dehnungswiderstände bei erhöhtem Muskeltonus (schematisch)

empfindlicher reagieren, vor allem bei den Armbeugern und Beinstreckern. Spastische Lähmungen sind immer zentral, im Gegensatz zu den schlaffen Lähmungen bei Läsionen des peripheren Motoneurons.

5.2.2. Rigor

zeichnet sich durch einen wechselnden Dehnungswiderstand aus, der bei steigender passiver Dehnung nicht zu-, sondern eher abnimmt. Der Dehnungswiderstand des Rigor kann während der Prüfung immer wieder ruckartig etwas nachlassen, sakkadieren, so daß man dann auch von einem „Zahnradphänomen" spricht. Der Rigor ist Ausdruck einer extrapyramidalen Erkrankung und kann durch das Nebeneinander einer gesteigerten Bahnung und Hemmung des Aktivitätsniveaus der spinalen Motoneurone erklärt werden, während sich bei der Spastizität alle Phänomene auf eine abnorme Bahnung zurückführen lassen. Da nach tierexperimentellen Modellversuchen beim Rigor die Entladungsfrequenz nur an den α-Motoneuronen zunimmt, an den γ-Motoneuronen aber eher absinkt, wird – speziell beim Parkinson-Syndrom – auch von einer „α-Rigidität" gesprochen.

5.3. Prüfung der Muskelkraft

Die wichtigsten aktiven Extremitätenbewegungen und, wo erforderlich, auch einzelne Muskelfunktionen müssen systematisch untersucht und die dabei erbrachte Kraftentfaltung im Seitenvergleich geprüft werden. Für die Beurteilung der hier erhobenen Befunde ist eine exakte Kenntnis der physiologischen Muskelinnervationsverhältnisse (peripher und segmental) unerläßliche Voraussetzung. Die Motilitätsprüfung soll vor allem das Vorliegen, die Verteilung und die Intensität von Lähmungen aufdecken. Als Parese wird jede inkomplette, als Paralyse jede totale Lähmung bezeichnet. Im Bemühen um eine Quantifizierung der Lähmungen hat sich folgende Bewertungsskala der muskulären Kraftentfaltung (Vorschlag des British Medical Research Council) bewährt.

0 = völlige Lähmung (Paralyse ohne jede Kraftentfaltung)
1 = sichtbare Kontraktion ohne motorischen Effekt
2 = Bewegung bei Ausschaltung der Schwerkraft möglich
3 = Bewegung gegen die Schwerkraft möglich
4 = Bewegung gegen Widerstand, jedoch kraftgemindert möglich
5 = normal

Die Beobachtung des Verteilungsmusters bei Lähmungsbildern kann zur Lokaldiagnose beitragen. So spricht eine Halbseitenlähmung von Gesicht, Arm und Bein (Hemiparese oder, wenn sie total ist, Hemiplegie) für eine zentrale Läsion, eine Lähmung beider Beine (Paraparese bzw. Paraplegie) oder aller vier Extremitäten (Tetraparese bzw. Tetraplegie) eher für eine Rückenmarks- oder periphere Schädigung. Proximale Lähmungstypen finden sich besonders bei Myopathien, distal betonte sind bei zentralen Prozessen oder Polyneuropathien vermehrt anzutreffen.

Leichtere zentrale Paresen lassen sich häufig durch Halteversuche sichtbar machen: Beim Armhalteversuch, bei dem der Patient mit geschlossenen Augen beide Arme gestreckt in Supinationsstellung vorhält, zeigt der paretische Arm eine langsame Absinktendenz und Pronationsneigung. Beim Beinhalteversuch, bei dem der Patient in Bauchlage seine Kniegelenke leicht beugt, sinkt das paretische Bein vorzeitig langsam zur Horizontallage ab.

5.4. Beobachtung von Hyperkinesen

Insbesondere extrapyramidalmotorische Störungen können durch unwillkürliche, nicht unterdrückbare abnorme Bewegungen bei wachem Bewußtsein geprägt sein. Nach ihrem Erscheinungsbild unterscheidet man bei diesen Hyperkinesen:

5.4.1. Tremor

Dieser entsteht durch rhythmische Bewegungen von Fingern, Händen, Füßen oder Kopf. Er verschwindet im Schlaf und wird – wie alle Hyperkinesen – durch Affekte und Aufmerksamkeit gesteigert. Die Tremorfrequenz kann unterschiedlich sein, sie beträgt beim Parkinson-Tremor 4–7/sec. Nach den Bedingungen, unter denen der Tremor verstärkt auftritt, unterscheidet man Ruhe-, Haltungs- und Intentionstremor (siehe Tabelle 1). Als „Flapping-Tremor" (Flügelschlagen) wird ein distal betontes, ziemlich langsames (1–3/sec.) Halte- und Aktionszittern, vorwiegend der Hände und Füße, bezeichnet.

Zur Prüfung des „Flapping-Tremor" wird der Patient aufgefordert, die Hand mit gestreckten Fingern geradezuhalten (Stellung 1 in Abb. 12). Es treten dann – bedingt durch vorübergehende, sehr kurzfristige Hemmungen der Handextensoren – ziemlich regelmäßige plötzliche Flexionen im Handgelenk auf (Stellung 2). Diese werden sofort von Extensionen auf die ursprüngliche Stellung korrigiert (Bewegung 3).

Der Parkinson-Tremor beruht auf supraspinalen, über die Pyramidenbahn geleiteten Einflüssen, wodurch die Erregbarkeit des α-Motoneurons dauernden Schwankungen unterworfen ist. Als „Schrittmacher" des Parkinson-Tremors gelten Neurone des ventromedialen Thalamus, durch die der Kortex stimuliert wird. Von dort werden dann über die Pyramidenbahn die Vorderhornzellen – über Zwischenneurone – rhythmisch gebahnt und gehemmt. So wird verständlich, daß der Parkinson-

Tabelle 1 Ruhe-, Haltungs- und Intentionstremor

Tremorformen	*Besonderheiten*
Ruhetremor (tritt in der Ruhe auf).	
Parkinsontremor (initial)	Frequenz 4–7/sec. zunächst meist isoliert an einer Extremität. Sistiert in Schlaf und Narkose, verstärkt sich unter emotionaler Belastung.
psychogener Tremor	Frequenz 8–12/sec. oft alternierendes Auftreten, kann den ganzen Körper erfassen.
Haltungstremor (bei angespannter Haltung, jedoch keine Zunahme bei Zielbewegungen – z. B. beim Finger-Nasenversuch – im Gegensatz zum Intentionstremor).	
Parkinsontremor (fortgeschrittenes Stadium)	Kombination von Ruhe- und Haltungstremor.
benigner essentieller Tremor	kommt sporadisch oder familiär vor. Meist auf obere Extremitäten begrenzt, jedoch können auch Lippen, Zunge, Unterkiefer und Kopf betroffen sein. Beginnt meist in Jugend oder frühem Erwachsenenalter. Im höheren Alter Progredienz möglich, bleibt jedoch stets ohne andere extrapyramidale Symptome wie Rigor und Akinese – im Gegensatz zum Parkinsontremor.
hyperthyreoter Tremor	Behandlungserfolg mit Beta-Blocker (z. B. Propranolol).
Tremor bei chronischem Alkoholismus	
Flapping-Tremor	bei Leber-, Nieren-Insuffizienz und schweren Lungenfunktionsstörungen sowie bei Malabsorptionssyndromen.
Intentionstremor (bei zielgerichteten Bewegungen, z. B. Finger-Nasenversuch. Zugrunde liegt eine Läsion im Brachium conjunctivum, durch das die meisten vom Kleinhirn fortführenden Bahnen laufen).	
Multiple Sklerose-Tremor	
Kleinhirn-Tremor	bei vaskulären, toxischen, degenerativen und tumorösen Kleinhirnprozessen.
Mischformen	
Tremor bei Morbus Wilson	als Ruhe-Haltungs-Intentions- und Flapping-Tremor. Typisch ist „Flügeltremor" der Schultergelenke, da besonders die proximale Schultermuskulatur betroffen. Behandlungserfolg mit Penicillamin.
Tremor bei Vergiftungen	als Ruhe- und Haltungstremor, kann bei vielen Vergiftungsarten (z. B. Kohlenmonoxyd, Mangan, Arsen, Blei) auftreten, besonders häufig bei Quecksilbervergiftungen.
Tremor bei schweren akuten Infektionskrankheiten	entspricht einem Ermüdungstremor.

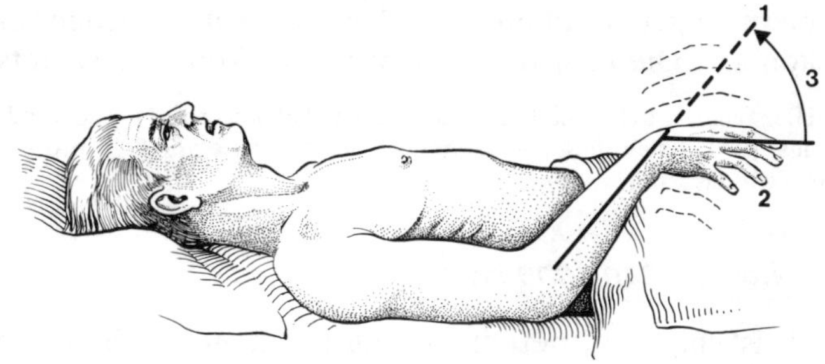

Abb. 12 Der Mechanismus des „Flapping-Tremor“

Tremor durch Läsionen sowohl im Nc. ventrolateralis des Thalamus als auch im Kortex und im Pyramidenbahnverlauf unterbrochen werden kann. Doch führen stereotaktische Koagulationen im Thalamus wahrscheinlich nur dann zur Tremorunterbrechung, wenn gleichzeitig Fasern der Pyramidenbahn mitgeschädigt werden.

Anderer Natur sind die physiologischen Tremortypen, die bei Ermüdung, Kälte und Aufregungen zu beobachten sind. Sie haben ein breites Frequenzspektrum (am häufigsten zwischen 6–15/sec.) und werden vermutlich im γ-Schleifen-Bereich des Dehnungsreflexes (s. S. 29) ausgelöst und durch supraspinale Zentren beeinflußt.

Der Tremor bei Thyreotoxikose entspricht in der Frequenz dem physiologischen Tremor mit einer allerdings meist größeren Amplitude.

5.4.2. Chorea

Unter einer choreatischen Bewegungsunruhe versteht man dauernde, schnelle Kontraktionen, die regellos in wechselnden Muskeln und Muskelgruppen mit gewisser distaler Betonung auftreten. Sie können sehr diskret sein und wie „Verlegenheitsbewegungen“ aussehen, im Gesicht als Schmatzen und Grimassieren imponieren, oder auch als sehr grob ausfahrende Bewegungsstörungen sich auswirken.

5.4.3. Athetose

Sie ist gekennzeichnet durch langsame, nicht rhythmische wurm- oder schraubenartige Bewegungen, vor allem im distalen Extremitätenbereich, also an Händen und Füßen. Oft werden dabei die Gelenke hyperflektiert und hyperextendiert. Nicht selten sind choreatisch-athetotische Mischhyperkinesen (Choreoathetose). Als Hemiathetose bzw. Hemichorea werden halbseitige Ausprägungen dieser Bewegungsstörungen bezeichnet.

Chorea und Athetose entwickeln sich bei Schädigungen des Striatums durch Ausfall der striären Hemmung des nächsttieferen Neuronensystem, also insbesondere der Subst. nigra. Der in der Subst. nigra resultierende Erregungsüberschuß führt pathologische Impulse via Thalamus zum motorischen Kortex, der dann die Erregung über efferente kortikale Neurone weiterleitet. Diese Hyperkinesen sind somit das Resultat einer durch das Striatum ungehemmten Entladung des kortikalen extrapyramidalen Systems an den motorischen Hirnnervenkernen und den Vorderhornzellen.

5.4.4. Ballismus

Wie bei der Chorea handelt es sich auch hierbei um schnelle Kontraktionen wechselnder Muskelgruppen, jedoch proximal betont, so daß grobe Schleuderbewegungen resultieren, bei denen die Patienten den Halt verlieren und hinfallen können. Die ballistische Hyperkinese kommt fast stets als Hemiballismus vor.

Hier fallen durch Schädigung des Nc. subthalamicus die regulierenden Einflüsse auf den Nc. ruber aus, so daß sich dieser ungehemmt und stoßweise via Tr. rubrospinalis auf die Vorderhornzellen auswirken kann.

5.4.5. Dystonische Hyperkinese

Sie ist charakterisiert durch lang anhaltende tonische Kontraktionen sowie durch zähflüssige Drehbewegungen des Kopfes und des Rumpfes. Die beiden wichtigsten Erscheinungsformen sind der Torticollis spasticus, bei dem der Kopf langsam zu einer Seite gedreht wird, und die Torsionsdystonie, deren Drehbewegungen sich auf den ganzen Rumpf und die proximalen Extremitätenabschnitte ausdehnen.

Auch hier finden sich Veränderungen im Striatum, zumeist im Putamen, aber auch in anderen Stammganglienbereichen.

5.4.6. Tic

Dies sind stereotyp sich wiederholende, nicht-rhythmische tonische Bewegungsabläufe, vor allem in der Augen- und Stirnregion (Stirnrunzeln, Blinzeltic oder auch generalisiertes Grimassieren).

5.4.7. Myoklonie

Ebenfalls nicht-rhythmische Zuckungen, die plötzlich in einzelnen oder mehreren Muskelgruppen auftreten und besonders gern beim Übergang vom Wachzustand zum Schlaf auftreten. In komatösen Zuständen können polytope Myoklonien als prognostisch ungünstiges Zeichen beobachtet werden. Sie sind hier durch hypoxische zerebrale Schädigungen bedingt und nicht spezifisch extrapyramidale Symptome. Als Myorhythmien werden hingegen rhythmische Zuckungen, die immer in derselben Muskelgruppe auftreten, bezeichnet. Hierzu zu rechnen ist auch der Singultus (Zwerchfellkrampf) und der sogenannte Gaumensegelnystagmus (= rhythmische Zuckungen des Gaumensegels, die bei Hirnstammprozessen sichtbar werden können).

6. Koordinationsprüfungen

An der Koordination, die das Zusammenspiel der verschiedenen Leistungen des Bewegungsapparates abstimmt, sind weite Bereiche des Nervensystems beteiligt. Vielfältig sind daher die Störungsmöglichkeiten der Koordination, wobei neben Großhirn und peripheren Nerven vor allem zerebellare, extrapyramidale, auch spinale Bereiche und der Vestibularapparat in Betracht zu ziehen sind. Eine ungeordnete Koordination wird allgemein als Ataxie bezeichnet. Zur Erfassung von Koordinationsstörungen dienen bei der klinischen Untersuchung folgende Prüfungen, die in der Regel zunächst bei offenen, dann bei geschlossenen Augen des Patienten durchgeführt werden:

6.1. Finger-Nase-Versuch

Dabei soll der Patient in weit ausholender Bewegung die Spitze seines Zeigefingers langsam auf seine Nasenspitze führen. Im Finger-Finger-Versuch soll der Patient die Zeigefingerspitzen beider Hände zusammenführen. Bei diesem Test kann besonders gut ein Intentionstremor deutlich werden, wenn in der Endphase die Fingerbewegungen zunehmend ausfahrend werden und am Ziel vorbeiführen. Auch kann eine grobe Fehleinschätzung des Ziels (Dysmetrie) beobachtet werden, und zwar entweder durch einen zu kurzen (Hypometrie) oder einen überschießenden Bewegungsablauf (Hypermetrie).

6.2. Baranyscher Zeigeversuch

Den Zeigefinger des hochgehobenen und gestreckten Armes soll der Patient nach vorausgegangenen Zielübungen unter Augenkontrolle, dann nach Augenschluß langsam von oben her senkrecht auf ein Ziel hin senken. Bei peripheren Vestibularisstörungen wird dabei ein Vorbeizeigen nach der kranken Seite als Auswirkung einer gestörten Koordination gesehen.

6.3. Knie-Hacken-Versuch

Hierbei soll der Patient die Ferse des einen Beines exakt auf die Kniescheibe des anderen Beines setzen und dann langsam an der Schienbeinkante entlang herunterfahren.

6.4. Diadochokineseprüfung

Hierzu wird der Patient aufgefordert, rasch aufeinanderfolgende Pro- und Supinationsbewegungen der vorgehaltenen Unterarme bei Beugung im Ellenbogengelenk durchzuführen (Bewegungen wie beim „Glühbirneneinschrauben"). Bei Einschränkung dieser Fähigkeit wird von A- oder Dysdiadochokinese, einem frühzeitigen Hinweis auf eine dysmetrische Störung, gesprochen (s. Abb. 45).

6.5. Prüfung des Rebound-Phänomens

Dieses Rückschlagphänomen stellt das überschießende Zurückschnellen einer gegen Widerstand gedrückten Extremität bei plötzlichem Wegfall dieses Widerstandes dar und ist ebenfalls Ausdruck einer zerebellaren Asynergie (s. Abb. 45).

6.6. Stehprüfung

Hierzu dient der Rombergsche Versuch, bei welchem der Patient unter Augenschluß mit nach vorn gestreckten Armen und zusammengestellten Füßen ruhig stehen bleiben soll. Eine hierbei auftretende stärkere Standataxie oder gar Astasie (= Unfähigkeit zu stehen) kann auf eine Vestibularisstörung oder auf eine gestörte Tiefensensibilität hinweisen.

6.7. Prüfung des Unterbergerschen Tretversuchs

In der Ausgangsstellung des Romberg-Versuchs soll der Patient einige Zeit auf der Stelle treten. Dabei darf es im Normalfall nur zu einer langsamen, geringeren Drehtendenz kommen. Bei vestibulären Erkrankungen kommt es zu einem stärkeren Drehen nach der kranken Seite.

6.8. Gangprüfung

Der Gang soll sowohl als freier Gang als auch als Blindgang und als sogenannter Seiltänzergang (Gehen auf einer Geraden mit voreinandergesetzten Füßen) geprüft werden. Beim Hüpfen können recht gut auch leichtere Paresen hervortreten. Völlige Gangataxie wird als Abasie bezeichnet.

Zur Unterscheidung der zerebellaren von der spinalen oder peripheren Ataxie ist grundsätzlich zu merken, daß sich die spinal-peripheren Ataxien unter Augenschluß fast regelhaft verstärken, weil sie meist auf einer Tiefensensibilitätsstörung beruhen, die durch optische Kontrolle oft noch gut kompensiert wird.

Schließlich sei darauf hingewiesen, daß auch das Schriftbild und ebenso die Sprache ataktische Störungen aufweisen können. Aus einer Dysmetrie der Sprache resultiert eine verlangsamte, abgehackte und falsch akzentuierte, sog. skandierende Sprache.

7. Reflexprüfungen

Ein Reflex ist die unwillkürliche stereotype Reaktion des Nervensystems auf einen Reiz. Zu jedem Reflex gehört ein bestimmter Reflexbogen, der sich zusammensetzt aus einem Rezeptor, einer afferenten Bahn, einer oder mehreren zentralen Synapsen (Umschaltstellen), einer efferenten Bahn und einem Erfolgsorgan. Die Kenntnis dieses für jeden Reflex spezifischen Reflexbogens bedingt den hohen lokaldiagnostischen Stellenwert der Reflexbefunde im Neurostatus. Klinisch sind vor allem drei Reflextypen von Bedeutung:

(Muskel-)Eigenreflexe, bei denen Reizort und Erfolgsorgan der gleiche Muskel sind und die einen monosynaptischen Reflexbogen haben. – *Fremdreflexe,* deren Rezeptoren meist in der Haut liegen und deren Erfolgsorgan die benachbarte Muskulatur ist. Ihr Reflexbogen ist polysynaptisch, d. h. umgreift mehrere

Rückenmarkssegmente. – *Pathologische Reflexe,* die alle Fremdreflexe sind und nur bei Pyramidenbahnschädigung auftreten.

7.1. Eigenreflexe

7.1.1. Muskeldehnungsreflexe

Bei den monosynaptisch propriozeptiven Muskeleigenreflexen, die sämtlich Muskeldehnungsreflexe sind, liegt der Rezeptor in der Muskelspindel in Form der anulospiralen Dehnungsrezeptoren.

Jede Muskeldehnung aktiviert diese Rezeptoren, die über sog. Ia-Fasern Impulse zu den großen Alphamotoneuronen leiten und somit eine reflektorische Muskelverkürzung bewirken. Gleichzeitig hemmen die Ia-Fasern aber über Zwischenneurone die antagonistische Muskulatur (wegen dieser polysynaptisch hemmenden Wirkung auf Antagonisten ist der sog. monosynaptische Reflex strenggenommen nicht monosynaptisch!). Gebremst wird die Erregung der Alphamotoneurone zunächst durch die intraspinale Feed-back-Hemmung der Renshaw-Zellen. Des weiteren wird eine übermäßige Muskelkontraktion verhindert durch die Golgischen Sehnenkörperchen, die als Spannungsre-

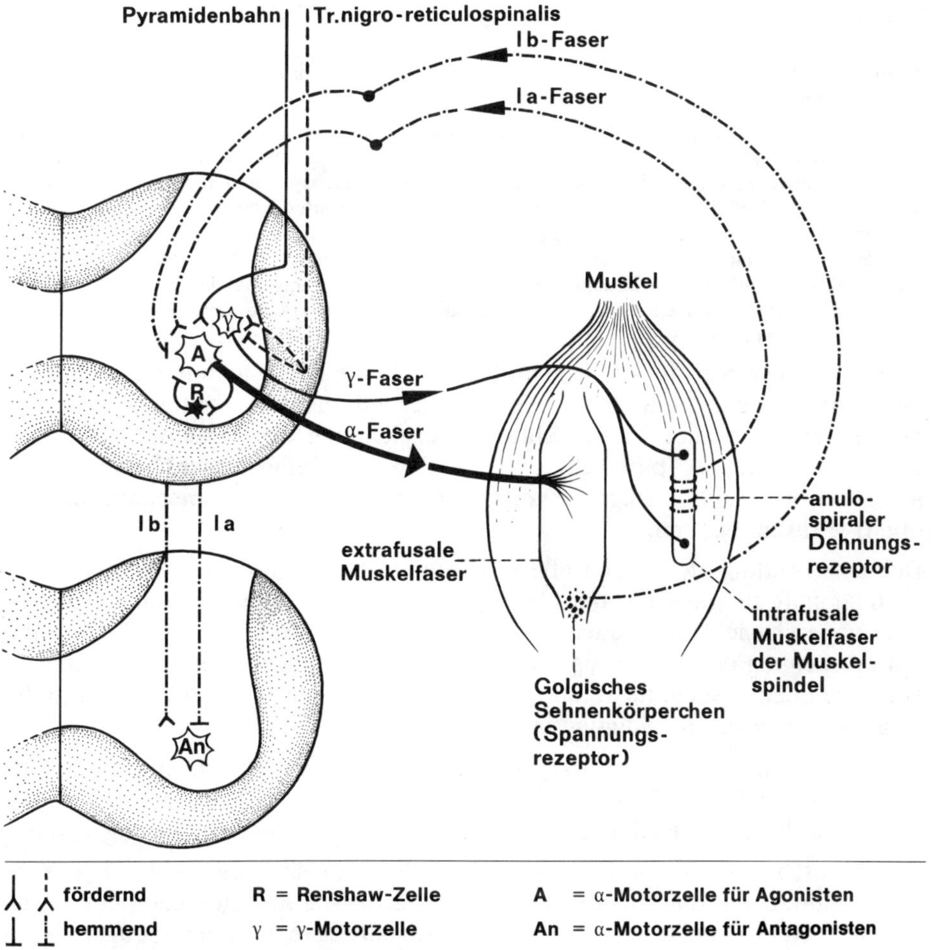

Abb. 13 Spinaler Regelkreis der Motorik

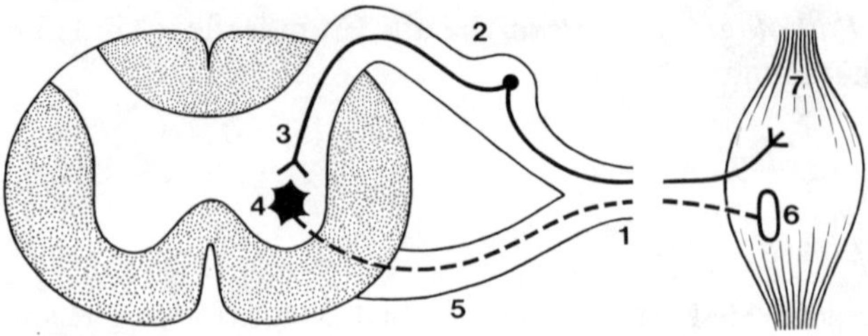

1. peripherer Nerv	z. B. bei	periph. Nervenverletzungen und Polyneuropathien
2. Hinterwurzeln, Spinalganglion	z. B. bei	Tabes dorsalis
3. intramedullär	z. B. bei	Syringomyelie und intramedullärem Tumor
4. Vorderhornzelle	z. B. bei	Poliomyelitis
5. Vorderwurzel	z. B. bei	Diskusprolaps und extramedullärem Tumor
6. motor. Endplatte	z. B. bei	Myasthenie
7. Muskulatur	z. B. bei	Myopathien

Abb. 14 Möglichkeiten der Reflexbogenunterbrechung bei Muskeldehnungsreflexen (modifiziert nach *Mumenthaler* und *Schliack*)

zeptoren über die Ib-Fasern erregungsbegrenzend auf die Muskeln und auch wiederum auf deren Antagonisten – jedoch hier fördernd – wirken.

Eingestellt wird die Empfindlichkeit der Muskelspindeln, also der primären Rezeptoren bei den Eigenreflexen, durch die Gammaefferenz, welche ihrerseits von peripheren und zentralen erregenden und hemmenden Zuflüssen geregelt wird. Über dieses Gammasystem, deren sog. Gammaschleifenmechanismus Willkürbewegungen modifiziert und feiner abstuft, dürfte auch im wesentlichen die Bahnung erfolgen, die man bei den Eigenreflexen an den unteren Extremitäten durch den sog. Jendrassikschen Handgriff erzielen kann. Hierzu soll der Patient bei der Reflexprüfung die verschränkten Hände kräftig auseinanderziehen. Nicht selten kann mit diesem Jendrassikschen Handgriff ein zunächst nicht auszulösender Quadrizeps- oder Triceps surae-Reflex doch noch darstellbar werden.

Der auslösende Reiz für die Eigenreflexe, d. h. die Muskeldehnung, wird durch einen kurzen Schlag mit dem Reflexhammer auf einen Muskelteil oder auf die Sehne gesetzt (daher die fälschliche Bezeichnung als Sehnenreflexe). Die Reizsetzung muß so plötzlich erfolgen, daß die Reflexantwort, nämlich die Muskelkontraktion, erfolgt, bevor die gegenläufigen Regelmechanismen (s. oben) wirksam werden.

Bei der Prüfung der Eigenreflexe ist festzustellen, ob diese normal, d. h. mittellebhaft auszulösen, oder ob sie gesteigert sind, Seitendifferenzen aufweisen, abgeschwächt sind oder fehlen. Hypo- bzw. Areflexie ist Folge einer Unterbrechung des Reflexbogens des Muskeldehnungsreflexes. Diese kann an verschiedenen Stellen auftreten (s. Abb. 14). Begleitsymptome verraten in der Regel den Sitz der Schädigung im Reflexbogen.

Ein wesentliches Kennzeichen der pathologisch gesteigerten Eigenreflexe ist die Verbreiterung ihrer reflexogenen Zonen. Das richtige Auslösen, vor allem aber die Beurteilung von Reflexbefunden, setzt viel Übung und Erfahrung voraus.

Die klinisch wichtigsten propriozeptiven Reflexe sind der Abb. 15 a–e zu entnehmen. Ergänzend zu erwähnen sind noch die sog. Handreflexe (Knips- und Trömner-Reflex) (s. Abb. 16), welche als Eigenreflexe der Fingerbeuger aufzufassen sind und bei seitengleicher Auslösbarkeit lediglich eine lebhaftere Reflex-

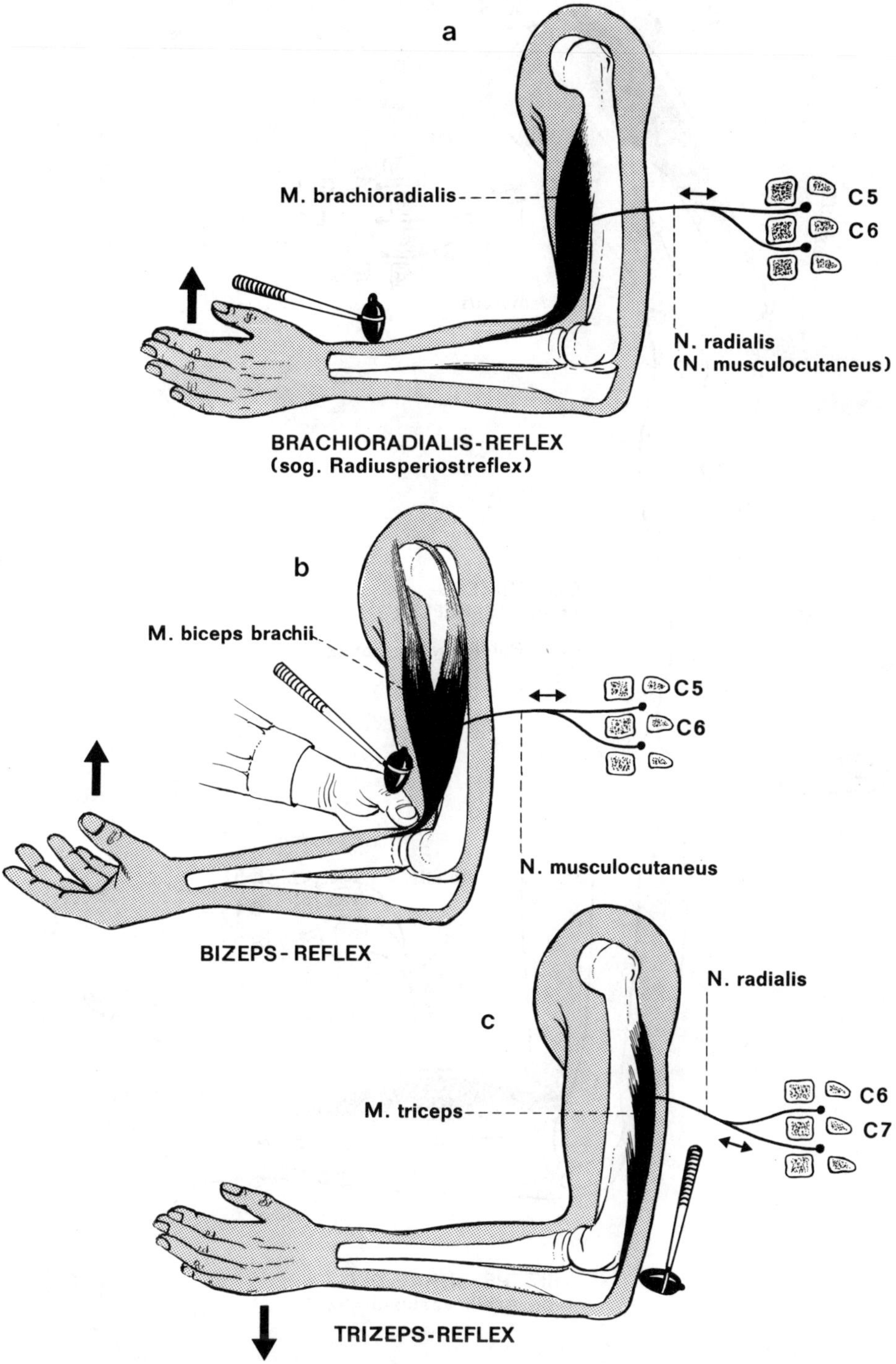

Abb. 15 a)–e) Die klinisch wichtigsten Eigenreflexe (schematisch). Auslösung – Reflexbogen – Reflexerfolg

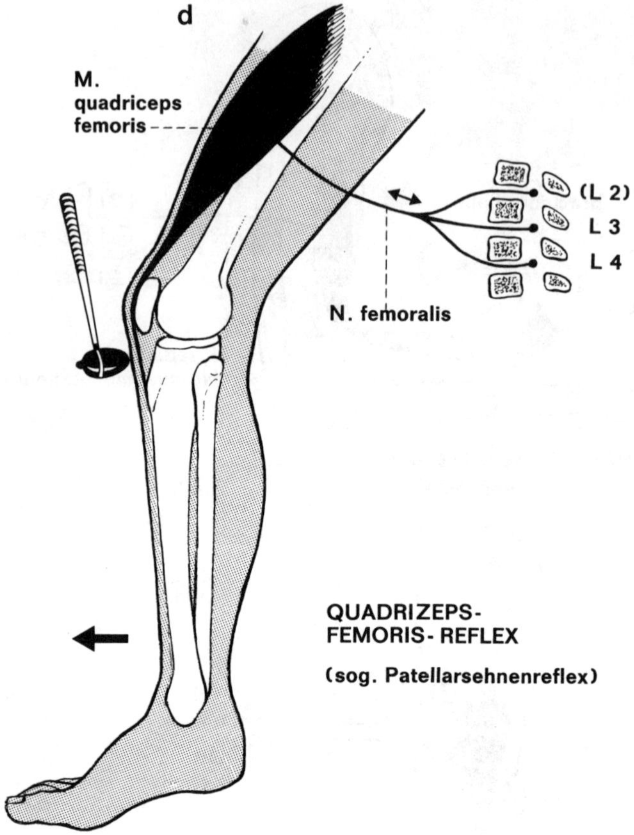

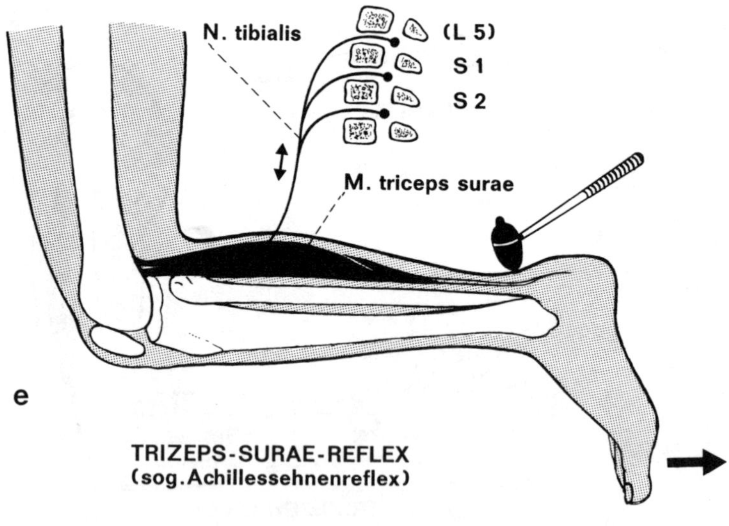

Abb. 15 Erläuterung auf S. 31

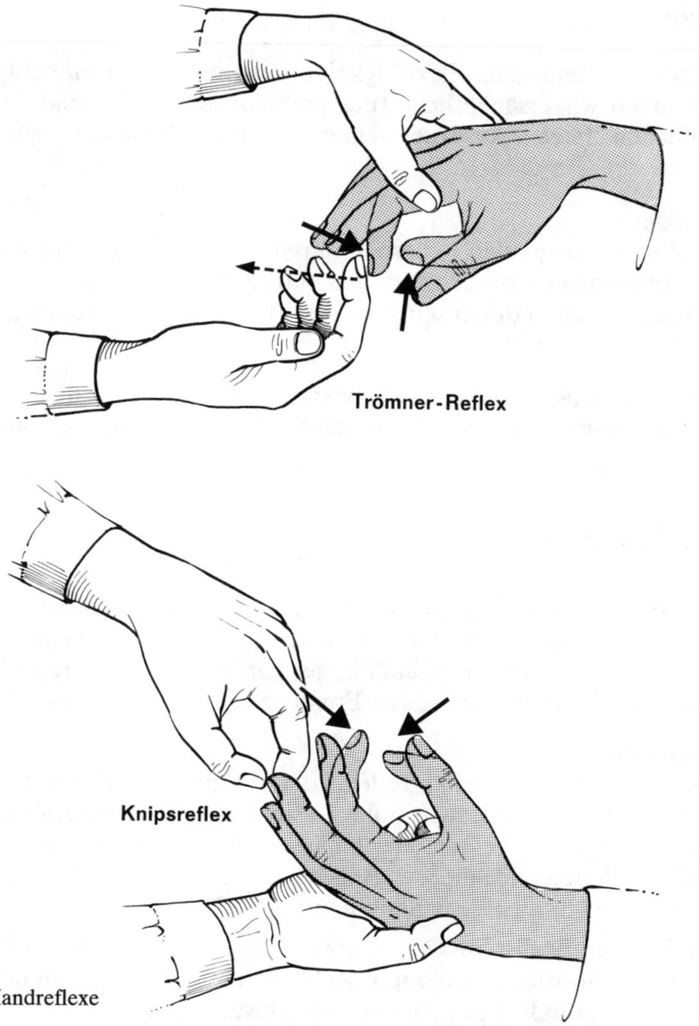

Abb. 16 Handreflexe

erregbarkeit anzeigen, also dann nicht pathologisch sein müssen. Ihre einseitige Betonung ist ein Pyramidenbahnzeichen.

Auch bei wiederholter Prüfung sind Eigenreflexe nicht ermüdbar, laufen also nach dem Alles-oder-Nichts-Gesetz ab. Abschwächung oder Aufhebung von Eigenreflexen weisen in der Regel auf eine periphere Nervenschädigung hin, können aber auch bei akuten Pyramidenbahnläsionen (z. B. frischer Querschnittslähmung) oder bei bewußtlosen Patienten gesehen werden. Steigerung der Muskeleigenreflexe zeigt sich bei Pyramidenbahnschädigung, weil die Eigenreflexe physiologischerweise unter dem Einfluß hemmender retikulospinaler Bahnen, die mit den Pyramidenbahnen ziehen (jedoch eigentlich „extra"-pyramidal sind!), stehen. Zwischen sehr lebhaft auslösbaren und gesteigerten Reflexen bestehen fließende Übergänge, so daß zur Beurteilung stets ein Seitenvergleich und die Suche nach „pathologischen" Reflexen unerläßlich sind.

7.1.2. Kloni

Ausdruck gesteigerter Eigenreflextätigkeit mit permanenter Reflexfolge sind die *Kloni,* bei denen wir erschöpfliche (nur pathologisch bei Seitendifferenz) von unerschöpflichen (stets Ausdruck einer Pyramidenbahnschädigung) unterscheiden.

- *Patellarklonus*

Wird ausgelöst am liegenden Patienten durch ein ruckartiges Distalwärtsschieben und Festhalten der zwischen Daumen und Zeigefinger gefaßten Patella. Der Klonus äußert sich dann durch selbständiges Hin- und Herbewegen der Patella.

- *Fußklonus*

Wird bei leicht gebeugtem Knie durch ruckartige passive Dorsalflexion des Fußes ausgelöst. Es kommt dann zu wiederholten Kontraktionen der Suralmuskulatur.

7.2. Fremdreflexe

Fremdreflexe sind pathologisch, wenn sie (evtl. seitendifferent) erloschen, abgeschwächt oder rasch ermüdbar sind, und signalisieren dann eine Pyramidenbahnläsion. Zu ihrer Auslösung sind nur geringfügige, oft aber repetierte Reize erforderlich. Die klinisch wichtigsten Fremdreflexe sind (s. Abb. 17 a–d):

- *Bauchhautreflexe*

Der Reflexbogen der Bauchhautreflexe umfaßt spinale (Th7–12), aber auch zerebrale Bereiche, so daß auch hohe Läsionen der Pyramidenbahnen ihren Niederschlag in abgeschwächten oder fehlenden Bauchhautreflexen finden können. Bei sehr schlaffen und adipösen Bauchdecken sind die Bauchhautreflexe oft schwer oder gar nicht auslösbar ohne neurogene Ursache.

Der Bauchdeckenreflex ist, im Gegensatz zum Bauchhautreflex, ein Eigenreflex der Bauchmuskulatur und wird durch Reflexhammerschlag gegen den Rippenrand (auch Rippenrandreflex genannt) ausgelöst.

- *Kremasterreflex*

der beim Mann große Bedeutung besitzt, hat seine spinale Lokalisation bei L1 und L2 und läuft efferent über den N. genitofemoralis.

- *Analreflex*

hat seine spinale Segmenthöhe bei S3–S5 und ist daher bei Kauda-Konus-Schädigungen bedeutungsvoll.

- *Plantarreflex*

hat einen Synapsenverlauf bei S1 und S2. Ein fehlender Plantarreflex (sog. stumme Fußsohle) kann bei beidseitigem Vorhandensein gelegentlich ohne pathologischen Wert sein.

Unter den Fremdreflexen wären weiterhin aufzuführen die bereits besprochenen *Pupillen-* und *Korneal-* sowie *Würgreflexe* und der *Mayersche Grundgelenksre-*

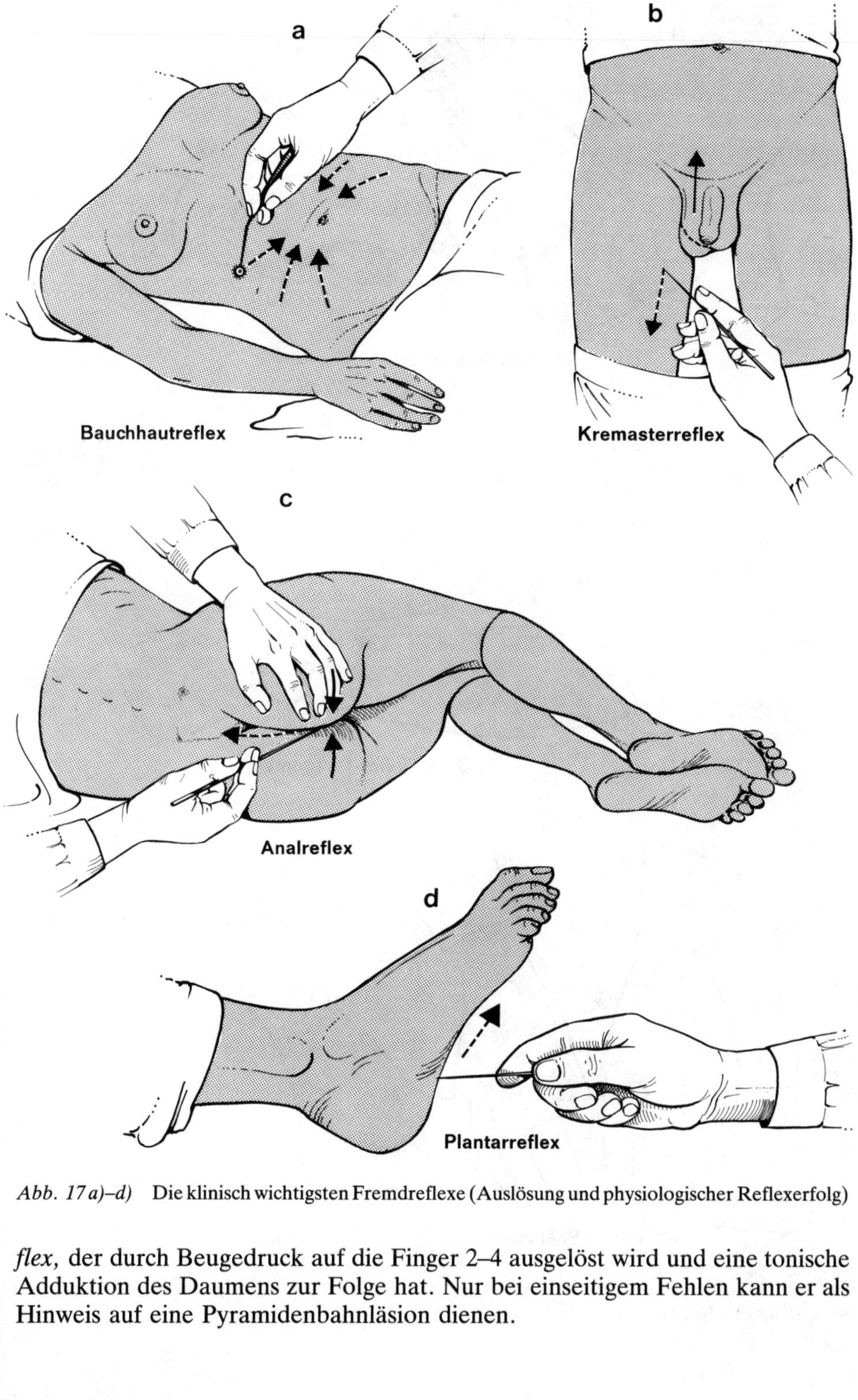

Abb. 17 a)–d) Die klinisch wichtigsten Fremdreflexe (Auslösung und physiologischer Reflexerfolg)

flex, der durch Beugedruck auf die Finger 2–4 ausgelöst wird und eine tonische Adduktion des Daumens zur Folge hat. Nur bei einseitigem Fehlen kann er als Hinweis auf eine Pyramidenbahnläsion dienen.

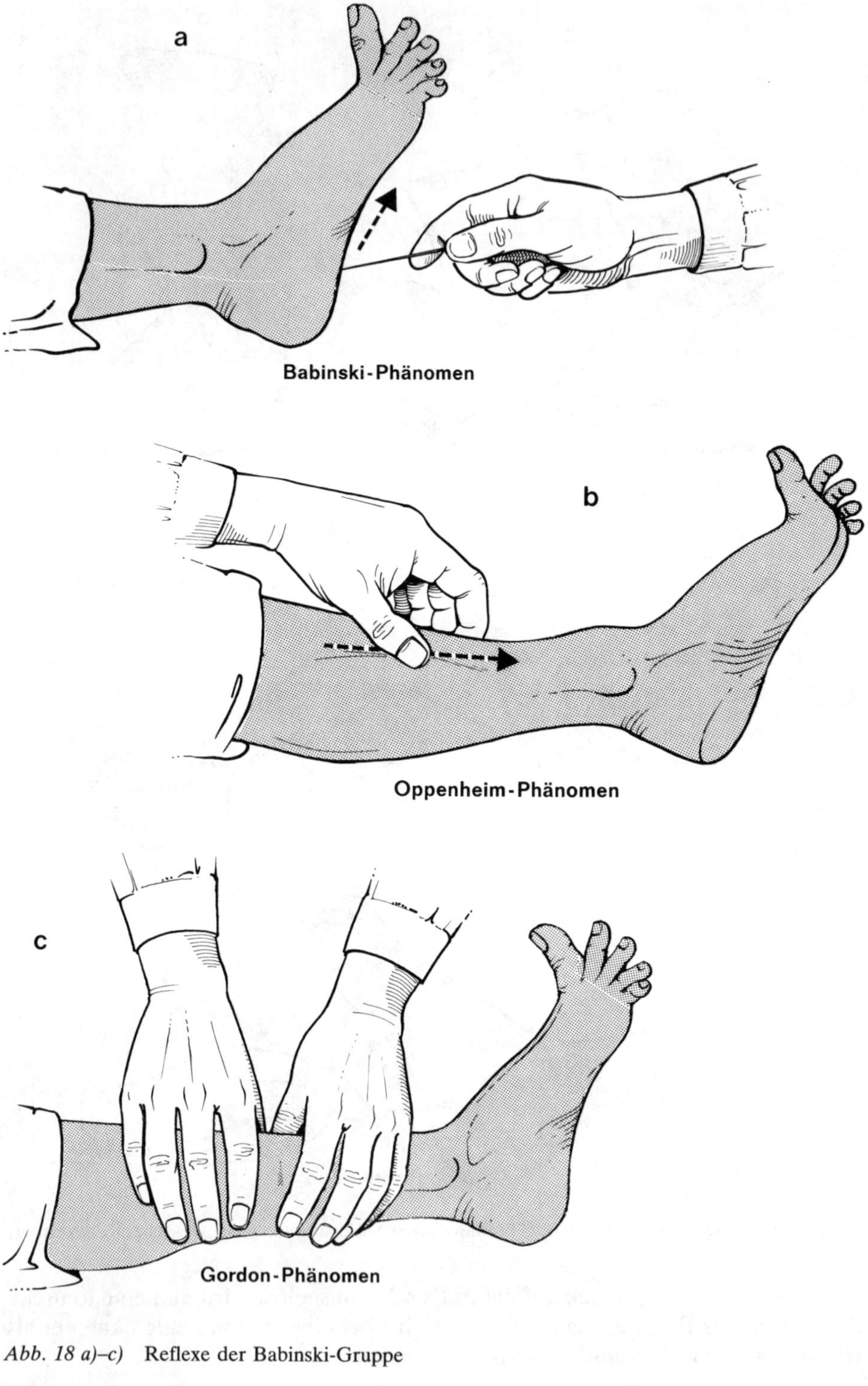

Abb. 18 a)–c) Reflexe der Babinski-Gruppe

7.3. Pathologische Reflexe

sind Fremdreflexe, die normalerweise fehlen und nur bei Nachweis als „Pyramidenbahnzeichen" gelten. Die wichtigste Bedeutung haben die *Reflexe der sog. Babinski-Gruppe* (s. Abb. 18 a–c).

Der entsprechende Befund bei den Reflexen der Babinski-Gruppe ist die Dorsalflexion der Großzehe („Großzehenphänomen") bei gleichzeitigem Verharren aller übrigen Zehen in Ausgangsstellung. Die Zehen 2–5 können sich dabei auch fächerförmig spreizen („Spreizphänomen"), doch ist ein isoliertes Spreizphänomen noch kein eindeutiges Pyramidenbahnzeichen.

Nur angeführt werden sollen noch als weitere pathologische Reflexe der *Palmomentalreflex* und der *Greifreflex,* deren positiver Ausfall bei diffusen Hirnschädigungen zu beobachten ist.

7.4. Übersicht

Periphere Parese:	*Zentrale Parese:*
1. Herabsetzung der Muskelkraft mit peripherem Verteilungsmuster und Paresegrad-entsprechender Beeinträchtigung der Feinmotorik	1. Herabsetzung der Muskelkraft mit Einbuße der Feinmotorik
2. Muskelhypotonie	2. Spastische Tonuserhöhung
3. Hypo- oder Areflexie bei den Eigenreflexen	3. Gesteigerte Eigenreflexe
4. Fremdreflexe fallen nur aus, wenn der Erfolgsmuskel gelähmt ist	4. Abgeschwächte bzw. fehlende Fremdreflexe
5. Keine pathologischen Reflexe	5. Pathologische Reflexe
6. Neurogene Muskelatrophie	6. Keine neurogenen Muskelatrophien

8. Prüfung der Sensibilität

Als *sensibles System* werden diejenigen Teile des Nervensystems bezeichnet, die Reize von der Körperoberfläche und aus dem Körperinnern aufnehmen, weiterleiten und verarbeiten. Die Vorgänge im sensiblen System führen nur teilweise zu einer bewußten Wahrnehmung, spielen sich vielmehr auch außerhalb des Bewußtseins ab.

Die Aufnahme und Transformation von Reizen durch das sensible System erfolgt durch spezifische Rezeptoren. Jeder Rezeptor spricht auf eine bestimmte Reizform besonders leicht an. Von den Exterozeptoren werden Schmerz-, Temperatur-, Druck- und Berührungsreize an der Körperoberfläche aufgenommen. Zu den Enterozeptoren gehören die Propriozeptoren in den Sehnen, Muskeln und Gelenken, welche Auskünfte über Lage und Bewegung des Organismus sowie das Vibrationsempfinden und tiefen Druckschmerz vermitteln und ferner die Viszerozeptoren, welche von Vorgängen in den Eingeweiden und an den Blutgefäßen Reize entgegennehmen.

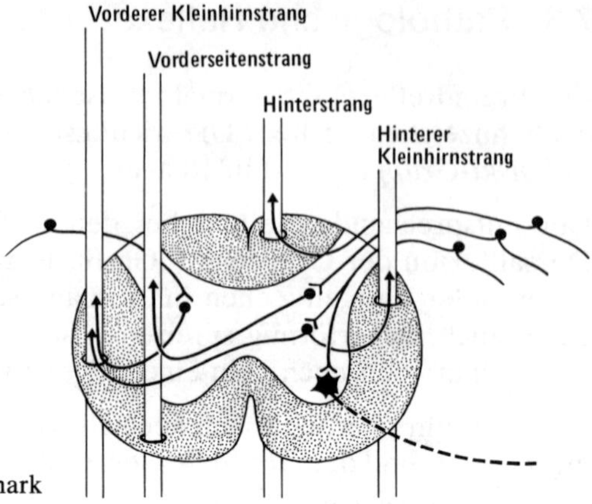

Abb. 19 Aufsteigende Bahnen im Rückenmark

Der periphere Teil des sensiblen Systems besteht aus den Rezeptoren, den afferenten sensiblen Nervenfasern und den pseudounipolaren Spinalganglienzellen bzw. den sensiblen Hirnnervenkernen. In das Rückenmark treten die sensiblen Fasern durch die Hinterwurzeln ein. Dort kommt es recht bald zu einer Verzweigung der Neuriten. Neben Verbindungen zu motorischen Efferenzen auf segmentaler Ebene finden die sensiblen Fasern teils gekreuzt, teils ungekreuzt Anschluß an afferente Bahnen, die zum Gehirn führen. Die wichtigsten dieser Bahnen sind der Hinterstrang (Fasciculus gracilis [Goll] und Fasciculus cuneatus [Burdach]), der Vorderseitenstrang und der vordere und hintere Kleinhirnstrang (s. Abb. 19). Innerhalb dieser aufsteigenden Bahnen bleiben die aus einem bestimmten Segment kommenden Neuriten benachbart. Da die neu hinzukommenden Neuriten sich immer von der Seite her anlagern, entsteht eine Schichtung der Bahnen, eine exzentrische Lagerung (s. Abb. 46).

Die verschiedenen sensiblen Qualitäten werden im sensiblen System unterschiedlich geleitet. Den zum Verständnis klinischer Syndrome wichtigen Verlauf der Leitungsbahnen für Schmerz und Temperatur, Druck und Berührung sowie für die Propriozeption soll die schematische Übersicht in Abb. 20 in Erinnerung rufen.

8.1. Sensible Reizzustände

Bereits bei der Anamnese soll die Klage von *sensiblen Reizzuständen* sorgfältig festgehalten und deren Charakter möglichst genau beschrieben werden. Hier lassen sich unterscheiden:

8.1.1. Parästhesien

Spontane Mißempfindungen, die nicht als Schmerzen, sondern vielmehr als „Kribbeln", „pelziges Gefühl", „Brennen" oder „Ameisenlaufen" geklagt werden. – Von Dysästhesien spricht man dort, wo Reizqualitäten entstellt empfunden werden, also z. B. Wärme als Kälte oder Berührung als Schmerz.

8.1.2. Schmerzsyndrome

Unter den Schmerzsyndromen können differenziert werden: *Neuralgien,* das sind periodisch auftretende, anfallartige Schmerzen mit Beschränkung auf das Ver-

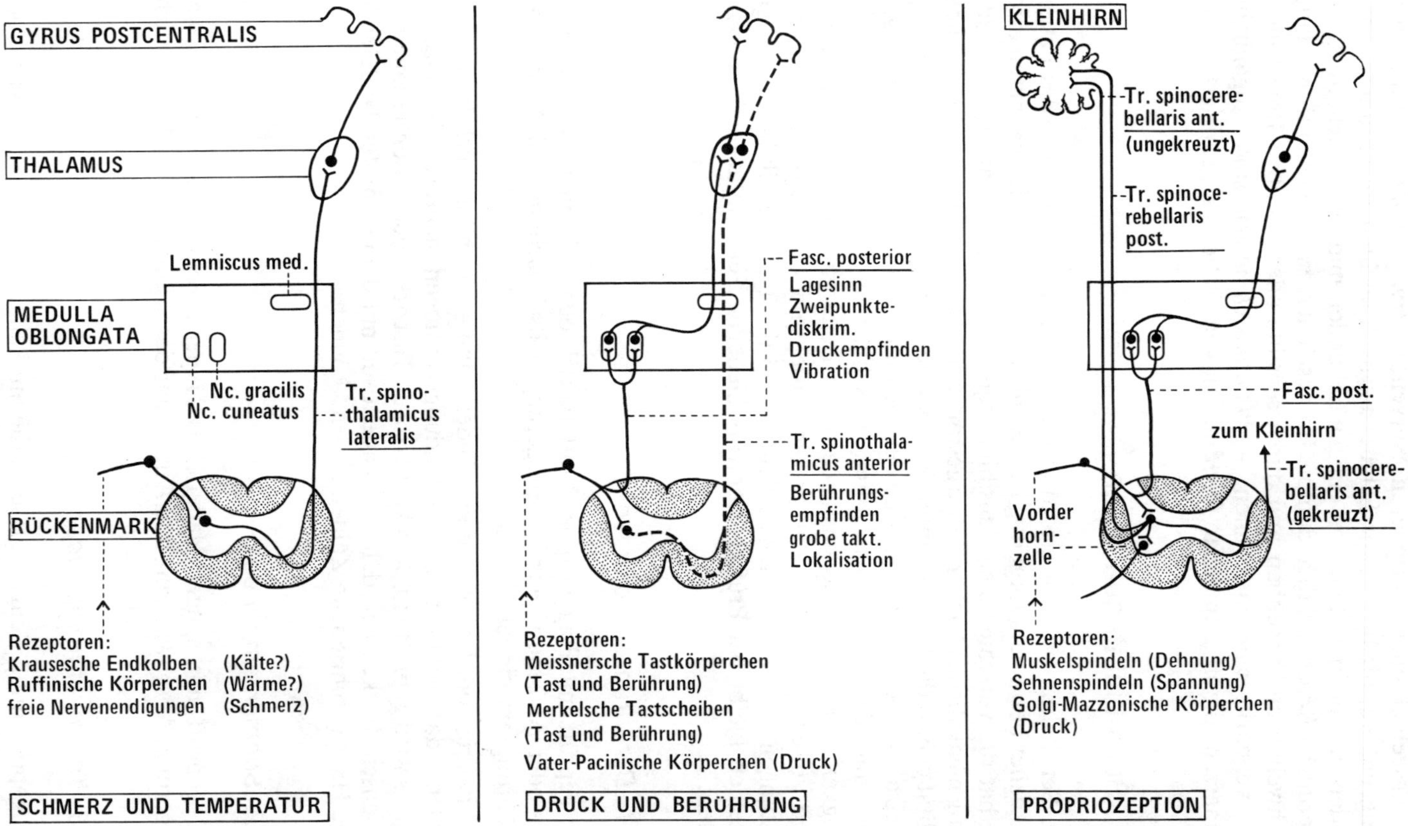

Abb. 20 Leitungen im sensiblen System

sorgungsgebiet eines peripheren Nerven. – *Hyperpathie,* hierunter werden unangenehme, oft brennende Schmerzen nach leichten Berührungsreizen verstanden, mit einer Latenz von einigen Sekunden und einer leichten Reizüberdauerung. – *Kausalgie,* d. h. dumpfe Brennschmerzen, die wellenförmig langsam anschwellen und verebben und durch sensible oder affektive Reize ausgelöst bzw. verstärkt werden können. – *Phantomschmerzen* sind langanhaltende Schmerzen, die in amputierte Gliedmaßen vom Patienten projiziert werden.

8.2. Sensibilitätsqualitäten

Jede Sensibilitätsprüfung erfordert die aufmerksame Mitarbeit des Patienten, muß daher besonders sorgfältig bei geschlossenen Augen des Patienten erfolgen und hat die verschiedenen Sensibilitätsqualitäten einzeln zu prüfen, weil sehr häufig nicht alle in gleicher Weise gestört sind. Zur sogenannten Oberflächensensibilität gehört die Wahrnehmung kutaner Berührungs-, Schmerz- und Temperaturreize. Als besondere Leistung der Tiefensensibilität gelten das Bewegungs-, Lage- und das Vibrationsempfinden. Schließlich wird als Stereognosie die Fähigkeit bezeichnet, Gegenstände durch Betasten ohne Kontrolle durch das Auge zu erkennen. An der Stereognosie sind differenzierte (epikritische) Leistungen der Oberflächensensibilität und die Tiefensensibilität beteiligt. Im einzelnen bleibt bei Prüfung der verschiedenen Sensibilitätsqualitäten zu beachten:

8.2.1. Berührungsempfinden

wird geprüft mit Fingerkuppe, Wattebausch oder feinem Pinsel. Als Hyper-, Hyp- oder Anästhesie werden Steigerung, Abschwächung und Aufhebung des Berührungsempfindens bezeichnet.

Unabhängig vom Berührungsempfinden kann – besonders auch bei zerebralen Herden – das räumliche Unterscheidungsvermögen mehrerer Tastreize gestört sein. Es wird geprüft mit dem Weberschen Tastzirkel oder orientierend mit dem Zahlenschrifterkennen, d. h. der Patient soll mit dem stumpfen Nadelende auf seine Haut geschriebene Zahlen „lesen“ können.

8.2.2. Schmerzempfinden

wird geprüft mit spitzer Nadel. Als Hyper-, Hyp- und Analgesie werden Steigerung, Abschwächung und Aufhebung des Schmerzempfindens bezeichnet.

8.2.3. Temperaturempfinden

wird geprüft mit 2 Reagenzgläsern, die mit kaltem und warmem Wasser gefüllt sind. Als Thermhyp- und Thermanästhesie werden Abschwächung und Aufhebung des Temperaturempfindens bezeichnet.

8.2.4. Bewegungsempfinden

wird geprüft an distalen Gelenken der Hände und Füße, wobei vom Untersucher die Endphalangen seitlich gefaßt und dann passive Beuge- und Streckbewegungen durchgeführt werden. Die Richtung der jeweils vollzogenen Bewegung hat der Patient dann anzugeben.

8.2.5. Lageempfinden

wird geprüft dadurch, daß der Kranke mit geschlossenen Augen eine vom Untersucher an der Gegenseite vorgegebene Extremitätenhaltung nachzuvollziehen hat.

8.2.6. Vibrationsempfinden

auch Pallästhesie genannt, wird geprüft durch Aufsetzen einer schwingenden neurologischen Stimmgabel auf hautnahe Knochen. Normalerweise werden die Schwingungen als „Surren" oder „Schwirren" wahrgenommen. Störungen des Vibrationsempfindens nennt man Pallhyp- bzw. Pallanästhesie.

8.2.7. Stereognosie

wird geprüft durch verschiedene Münzen oder Schlüssel, Sicherheitsnadel usw., die dem Kranken in die Hohlhand gegeben werden und die er erkennen soll. Das Unvermögen hierzu wird als Astereognosie (besser: Stereoagnosie) bezeichnet.

8.3. Druck- und Dehnungsschmerz der Nerven

Schließlich gehört zur Sensibilitätsprüfung auch die Palpation der peripheren Nervenstämme (druckschmerzhaft?) und die Prüfung eines evtl. Nervendehnungsschmerzes (s. oben: positives Lasèguesches Zeichen).

8.4. Dissoziierte Empfindungsstörung

Ist nicht die gesamte Oberflächensensibilität gestört, sondern etwa nur die Schmerz- und Temperaturempfindung bei erhaltenem Berührungsempfinden, wird von einer *dissoziierten Empfindungsstörung* gesprochen, die häufig Folge einer Schädigung im kontralateralen Verlauf des Tractus spinothalamicus lat. ist.

8.5. Verteilung von Sensibilitätsstörungen

Von großer Wichtigkeit ist, die *Verteilung* von *Sensibilitätsstörungen* genau zu registrieren, vor allem festzustellen, ob und welchem peripheren oder segmentalen Versorgungsgebiet (s. Abb. 21a + b) die Störungen zuzuordnen sind.

Sensibilität

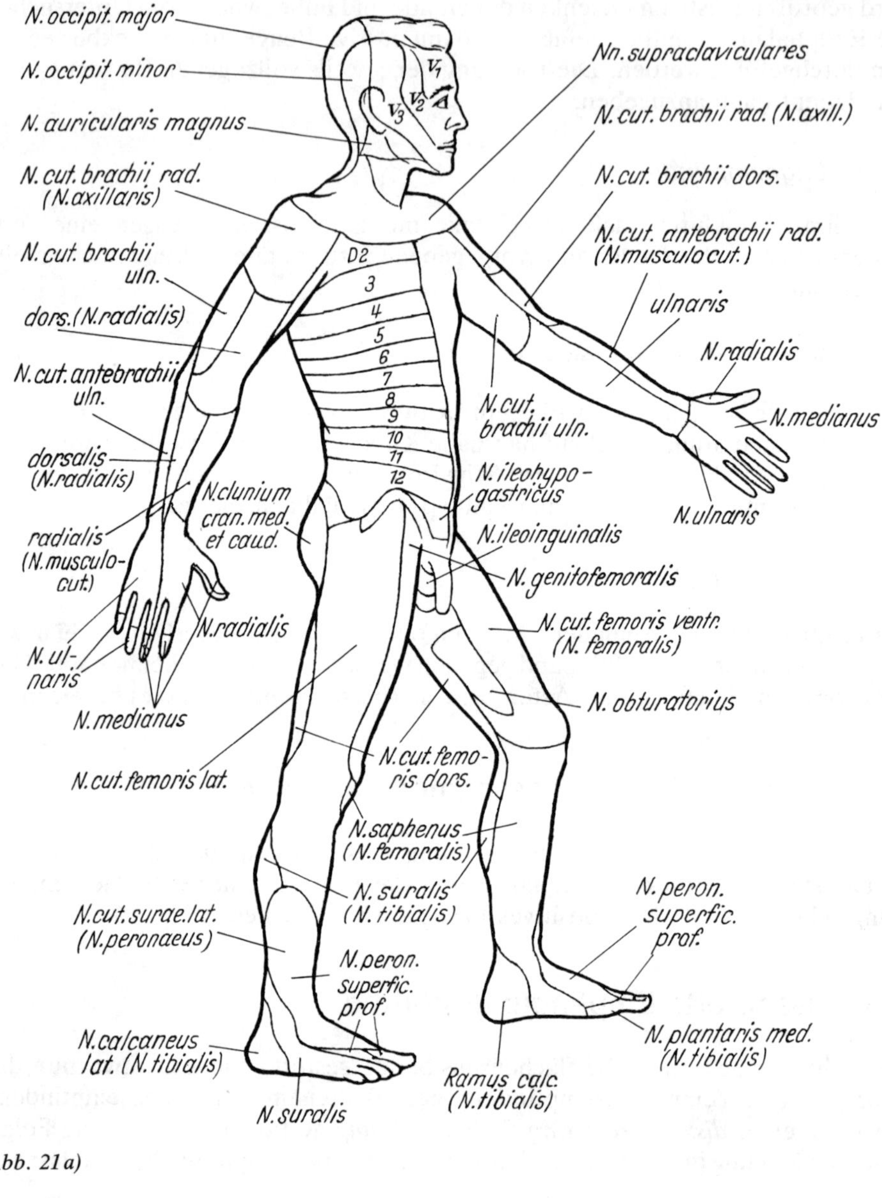

Abb. 21 a)

Abb. 21 a) Schema der peripheren sensiblen Innervation (aus: *Poeck,* Neurologie, 3. Aufl., Springer, Berlin – Heidelberg – New York 1974 [nach *Foerster*])

b) Schema der segmentalen sensiblen Innervation (aus: *Poeck,* Neurologie, 3. Aufl., Springer, Berlin – Heidelberg – New York 1974 [nach *Foerster*])

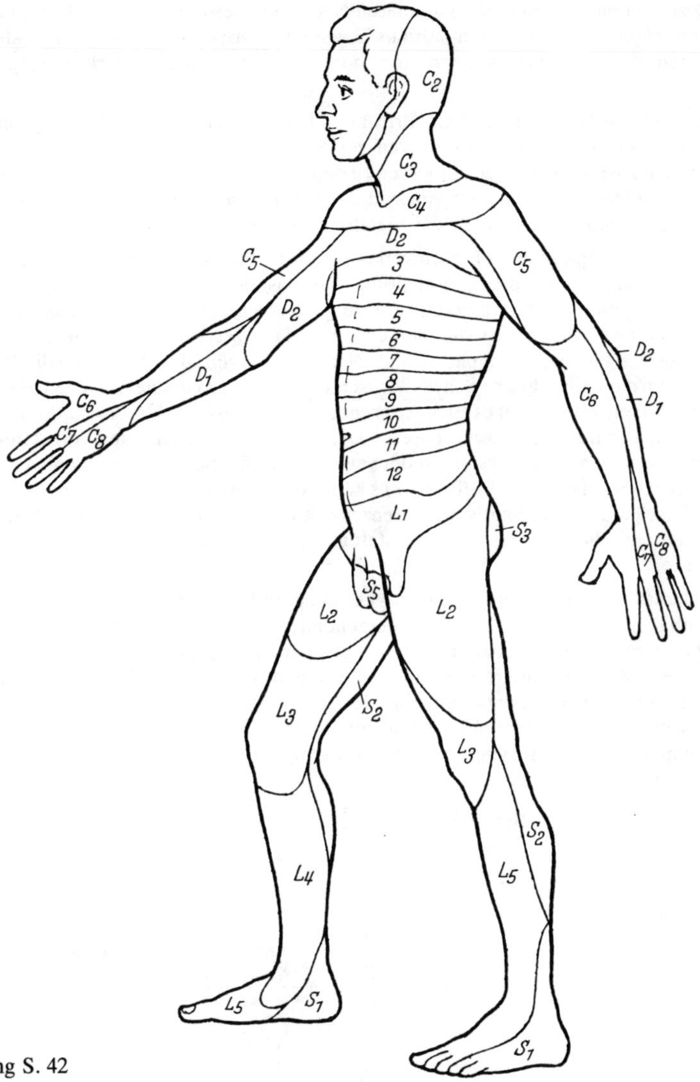

Abb. 21 b)
Erläuterung S. 42

9. Prüfung der vegetativen Funktionen

Das *vegetative* (autonome, unwillkürliche) *Nervensystem* innerviert die glatte Muskulatur aller Organe, das Herz und die Drüsen und regelt die lebenswichtigen Funktionen der Atmung, des Kreislaufs, der Verdauung, des Stoffwechsels, der Sekretionen, der Körpertemperatur und der Fortpflanzung. Es besteht aus zwei funktionell verschiedenen Systemen: dem Sympathikus und dem Parasympathikus. Die Endneurone (postganglionäre Neurone) beider Systeme liegen außerhalb des zentralen Nervensystems und haben ihre Ganglienzellen entweder im Grenzstrang (sympathische Endneurone) oder in der Nähe des innervierten Organs (parasympathische Endneurone). Das vorgeschaltete Neuron, dessen Zellkörper im ZNS liegt, nennt man präganglionäres Neuron. Es ist im Gegensatz zu den marklosen postganglionären Neuronen meist myelinisiert. Die Ursprünge der präganglionären Neurone des Parasympathikus liegen im Hirnstamm und in den sakralen Rückenmarksabschnitten, die des Sympathikus in den thorakolumbalen Rückenmarkssegmenten Th1–L2 (s. Abb. 22).

Die parasympathischen Neurone aus dem Hirnstamm laufen im N. vagus zu den Organen im Brust- und Bauchraum sowie in anderen Hirnnerven zur Kopfregion. Aus dem Kreuzmark ziehen die parasympathischen Fasern in den Beckennerven zu den Organen des Beckenraums. Alle parasympathisch innervierten Organe werden auch von sympathischen Fasern innerviert, jedoch sind nicht alle sympathisch innervierten Organe (z. B. das Gefäßsystem!) auch parasympathisch versorgt.

Die präganglionären sympathischen Fasern verlassen das Rückenmark über die Vorderwurzeln und ziehen zum Grenzstrang, wo die Umschaltung auf das postganglionäre Neuron erfolgt. Als synaptische Überträgerstoffe im peripheren vegetativen Nervensystem dienen im gesamten parasympathischen Bereich und in den sympathischen Ganglien das Azetylcholin („cholinergische Fasern") und an den postganglionären sympathischen Nervenendungen das Noradrenalin („adrenerge Fasern"). Lediglich die sympathische Schweißdrüseninnervation ist cholinerg. Neben den Efferenzen des vegetativen Nervensystems gibt es auch Afferenzen, allerdings ohne Unterscheidungsmöglichkeit in sympathische und parasympathische Fasern. Die einfachste Verschaltung von Afferenzen und Efferenzen im vegetativen Nervensystem ist der vegetative Reflexbogen auf segmentaler Ebene. Der afferente Schenkel des vegetativen Reflexbogens kann sowohl viszeral als auch somatisch sein. Diese segmentalen Verschaltungen vegetativer Efferenzen mit viszeralen und somatischen Afferenzen sind das funktionsanatomische Substrat für vielgestaltige viszero-kutane, viszero-somatische und kutiviszerale Reflexe.

Das übergeordnete Steuerungszentrum für das gesamte periphere vegetative Nervensystem befindet sich im Hypothalamus, von dem über das deszendierende retikuläre System im Mittelhirn die zentralen Impulse zu den verschiedenen Anteilen des parasympathischen sowie des sympathischen Systems gelangen. Zwar resultiert aus einer Reizung des rostralen Hypothalamusanteils eine vermehrte parasympathische Aktivität, aus einer Reizung des kaudalen Anteils hingegen vorwiegend eine sympathische Aktivität. Dennoch besteht im Gehirn – im Gegensatz zur Peripherie – keine strenge Trennung zwischen parasympathischen und sympathischen Aktivitäten.

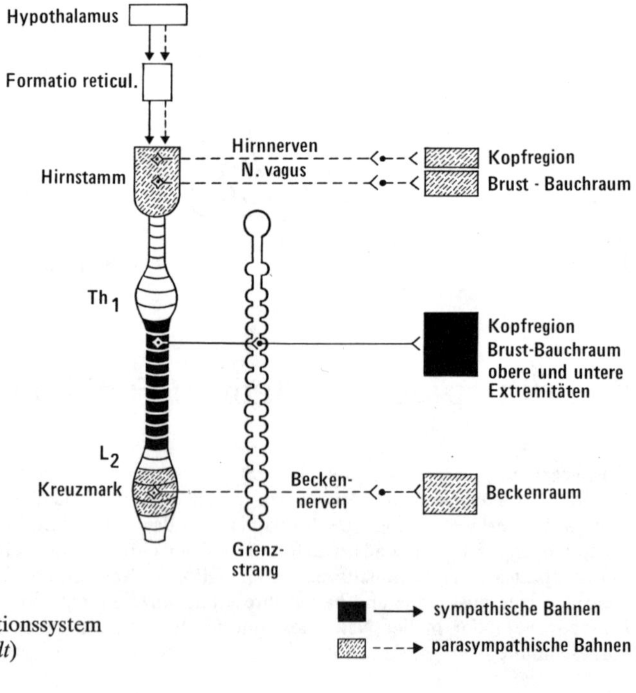

Abb. 22 Vegetatives Innervationssystem (modifiziert nach *R. F. Schmidt*)

Anzumerken bliebe noch, daß auch das sogenannte „limbische System“, zu dem meist die Hippokampusformation, Nc. amygdalae, Gyrus cinguli (auch Gyrus limbicus genannt), Fornix und die Area subcallosa gezählt werden, in die zentral-vegetativen Regulationen eingeschaltet ist. Dieses weder geschlossene, noch topisch geordnete, noch in funktioneller Hinsicht einheitliche Bahnensystem gilt vor allem als anatomisches Substrat für die Affektgestaltung, für triebgebundene Stimmungen und für Ausdrucksmechanismen, wird daher auch als „viszerales“ oder „emotionales“ Gehirn bezeichnet.

Bei der orientierenden *Prüfung der vegetativen Funktionen* kann man sich im allgemeinen zunächst beschränken auf eine genaue Erfragung der Blasen- und Mastdarmfunktionen, eine orientierende Kreislaufuntersuchung (Puls, Blutdruck), eine Beobachtung der Atmung und auf eine kurze Prüfung der vegetativen Funktionen der Haut (Dermographismus, Schweißsekretion). Gelegentlich, vor allem bei der Unterscheidung von radikulären und peripheren Läsionen im zervikalen und lumbosakralen Bereich, kann eine genauere Erfassung der Schweißsekretion hilfreich sein, weil die sudorimotorischen Fasern aus den Segmenten Th2–L2 stammen und im zervikalen bzw. lumbalen Bereich erst distal von den Wurzeln den peripheren Nerven zufließen. Demzufolge sind an Armen und Beinen Schweißsekretionsstörungen nur bei Plexus- oder peripheren Nervenläsionen, nicht aber bei Wurzelschädigungen zu erwarten.

Zur Prüfung der *Sudorimotorik* stehen zur Verfügung:

- *Minorscher Schweißversuch,*
der sich insbesondere zur Schweißsekretionsprüfung an Rumpf, Kopf und proximalen Extremitätenabschnitten eignet. Es wird hierzu die betreffende Körperregion mit einer Jodlösung eingepinselt, der Patient durch Lindenblütentee und Lichtkasten zum Schwitzen angeregt und anschließend mit Stärkepulver bestreut. Die Intensität und Ausbreitung der Schweißbildung ist dann deutlich an einer dunklen Verfärbung des Stärkepuders (Jod-Stärke-Reaktion) zu erkennen. Anhidrotische Hautbezirke bleiben weiß.

- *Ninhydrintest nach Moberg,*
mit dem die spontane Schweißsekretion insbesondere an Händen und Füßen zu prüfen ist. Der Patient drückt seine Handflächen oder Fußsohlen auf einen Bogen Schreibmaschinenpapier, welches anschließend mit einem Ninhydrin-Spray besprüht wird. Da Ninhydrin ein Aminosäurenfarbstoff ist, färben sich auf dem Papier die Stellen, auf denen der Schweiß seine Spuren (mit Aminosäuren) hinterlassen hat, violett. Anhidrotische Bezirke bleiben ungefärbt.

10. Psychischer Befund

Jede neurologische Untersuchung hat abzuschließen mit einer Feststellung des psychischen Befundes. Beschreibend festzuhalten sind dabei vor allem die Bewußtseinslage, die Orientiertheit, evtl. Störungen der Merkfähigkeit und des Konzentrationsvermögens, der spontane Antrieb, Stimmung, affektives Verhalten und das Denkvermögen.

Nicht minder wichtig sind aber auch, und zwar nicht nur für die Beurteilung des psychischen Erscheinungsbildes, die Biographie des Patienten und die sozialen Aspekte seiner Erkrankung.

Bei *Vigilanzstörungen* werden abgestuft: Benommenheit, bei der die Reaktionen des Patienten unpräzise und verlangsamt sind; – Somnolenz, aus der der Patient durch äußere Reize immer wieder geweckt werden muß; – Sopor, ein schlafähnlicher Zustand, aus dem der Patient nur durch starke Schmerzreize kurzfristig erweckbar ist; – Koma, aus dem der Patient durch äußere Reize nicht weckbar ist.

10.1. Neuropsychologische Störungen

Besondere Beachtung hat in diesem Rahmen auch die Ermittlung spezieller psychischer Leistungseinbußen zu finden, die heute unter dem Begriff der neuropsychologischen Störungen zusammengefaßt werden. Hierbei handelt es sich vorwiegend um zentral-organische Störungen der Sprache, des Erkennens und des Handelns (Aphasie, Agnosie, Apraxie) sowie um Beeinträchtigungen der Vigilanz und um Gedächtnisstörungen (s. S. 130ff.).

10.1.1. Aphasie

Bei der Aphasieprüfung sind die sprachliche Ausdrucksfähigkeit (spontanes Sprachverhalten, Nachsprechen, Benennen von vorgehaltenen Gegenständen) und ebenso das Sprachverständnis (Erkennen von Sätzen, Zeigen von benannten Objekten) zu testen.

Zur Bewertung der Spontansprache des Patienten (nach dem Aachener Aphasietest) und zur Differenzierung der einzelnen Aphasieformen sind verschiedene sprachliche Merkmale möglichst sorgfältig zu beobachten und zu beschreiben:

- *Kommunikationsverhalten.* Es wird bestimmt durch die Fähigkeit, ein Gespräch zu führen und sprachliche Informationen sowohl aufzunehmen, als auch mitzuteilen. Störungsmerkmale: Minderung der Sprachflüssigkeit, der Sprachproduktion bis zu unvollständigen bzw. unverständlichen Sprachäußerungen.
- *Artikulation und Prosodie.* Hierbei werden Störungen des Sprechens und nicht sprachsystematische Störungen erfaßt. Zu achten ist auf die Genauigkeit, Flüssigkeit und Geschwindigkeit des Sprechens sowie auf die metrisch-rhythmische Behandlung der Sprache (Prosodie = Betonung). Störungserscheinungen: Dysarthrie, Dysprosodie.
- *Automatisierte Sprache.* Hier sind im Gesprächsverlauf mehrfach und formstarr wiederkehrende Sprachäußerungen zu beobachten, und zwar als Sprachautomatismen, sprachliche Stereotypien oder Echolalie.
- *Semantische Struktur.* Diese wird geprägt durch die Wortfindung, Wortwahl, Kombination von Wörtern und durch die Differenzierung von Wortbedeutungen. Störungsmerkmale: Wortfindungsstörungen, inhaltsleere Redefloskeln, semantische Paraphasien, sprachliche Stereotypien.
- *Phonematische Struktur.* Hier wird die Folge und Anordnung von sprachlichen Lauten in Wörtern erfaßt, nicht aber deren artikulatorische und phonatorische Realisierung. Störungsmerkmale: phonematische Paraphasien, Neologismen.
- *Syntaktische Struktur.* Hier werden die Komplexität von Satzgebilden sowie Anzahl und Stellung von Satzteilen erfaßt. Störungsmerkmale: Satzverschränkungen, fragmentarische Sätze, sog. Telegrammstil (Agrammatismus).

Folgende Aphasieformen werden unterschieden:

- *Motorische Aphasie* (Broca-Aphasie),
die bei Läsionen im frontalen Anteil der Sprachregion auftritt, ist durch eine Störung des Sprachentwurfs bei erhaltenem Sprachverständnis gekennzeichnet. Die Kranken sprechen spontan fast gar nicht, nach Aufforderung nur mühsam im Telegrammstil und mit phonematischen Paraphasien, d. h. mit Wörtern, in denen Laute oder Silben entstellt oder umgestellt sind. Auch das Lesen, Schreiben und Rechnen kann in mehr oder weniger ausgeprägter Form mitbetroffen sein (Alexie – Agraphie – Akalkulie). Bislang wurde die Broca-Aphasie strikt einer umschriebenen Hirnläsion am Fuß der 3. Stirnwindung der sprachdominanten Hemisphäre zugeordnet. Nach neueren CCT-Untersuchungen dürfte der einer Broca-Aphasie zugrundeliegende Läsionsort aber mehr dorsalwärts im Marklager des Stirnhirns, meist mit Übergreifen auf die Insel zu suchen sein. Die Läsionsregion befindet sich im Versorgungsgebiet der A. praerolandica, so daß die Broca-Aphasie ein typisches Gefäßsyndrom ist, ähnlich wie die Wernicke-Aphasie, doch im Gegensatz zur amnestischen Aphasie, der man keine Durchblutungsstörungen in einem bestimmten Gefäßterritorium zuordnen kann.

- *Sensorische Aphasie* (Wernicke-Aphasie),
die bei Läsionen im Schläfenlappen der dominanten Hemisphäre zu beobachten ist, wird durch ein gestörtes Sprachverständnis geprägt. Hier ist die spontane Sprache kaum gestört, bisweilen bieten die Kranken sogar eine überschießende Sprachproduktion mit Kauderwelsch, Wortneubildungen (Neologismen) und Wortdeformierungen (phonematische und/oder semantische Paraphasien). Die Kommunikationsfähigkeit ist stark eingeschränkt. Aber Sprachmelodie und Artikulation sind meist gut erhalten. Gewöhnlich ebenfalls gestört sind Schreiben und Lesen in Form einer Paragraphie bzw. Paralexie.

Die der Wernicke-Aphasie zugrundeliegende Läsionsregion im rückwärtigen Anteil des Schläfenlappens bezieht immer die erste Temporalwindung mit ein und entspricht dem Versorgungsgebiet der A. temporalis posterior, einem Ast der A. cerebri media.

- *Amnestische Aphasie,*
die bei kleineren temporoparietalen Herden auftritt, zeigt eine zögernde Sprechweise, welche durch ausgeprägte Wortfindungsstörungen beeinträchtigt ist. Der Kranke versucht, diese Störungen mit allgemeinen Redensarten oder Umschreibungen zu kompensieren. Sonst sind Spontansprache und auch das Sprachverständnis weitgehend ungestört.

- *Globale Aphasie,*
die bei Störung der gesamten Sprachregion als schwerste Aphasieform, meist verbunden mit deutlichen Halbseitensymptomen, auftritt, bringt einen mehr oder weniger völligen Verlust der sprachlichen Verständigung mit dem Patienten. Dieser globalen Aphasie liegt nicht nur eine gleichzeitige Läsion der Broca- und der Wernicke-Region, sondern eine weitere Schädigung von Stammganglienbereichen zugrunde, wie z. B. bei ausgedehnten Mediainfarkten.

Die klassische Aphasielehre kennt noch eine Reihe weiterer, aber seltenerer Aphasieformen, von denen die subkortikale motorische Aphasie (Wortstummheit bei erhaltenem Schreibvermögen), die subkortikale sensorische Aphasie (reine Worttaubheit), die transkortikalen Aphasien (Nachsprechen und Lesen bleiben erhalten) und die Leitungs-Aphasie (mit starker Beeinträchtigung des Nachsprechens) genannt seien. Nach den Vorstellungen der neueren Aphasieforschung können jedoch alle hier aufgeführten Aphasiebegriffe nur zu einer groben klinischen Orientierung dienen und besitzen keine verbindliche wissenschaftliche Relevanz.

10.1.2. Apraxie

ist die Unfähigkeit zu zweckmäßigen zielbewußten und situationsgerechten Handlungen. Der Kranke ist bei intakten automatischen Bewegungen nicht in der Lage, Teile seines Körpers sinnvoll nach einem bestimmten Plan zu bewegen.

Apraktische Störungen werden vom Patienten selbst meist nicht bemerkt, sondern müssen durch gezielte Untersuchungen aufgedeckt werden. Typisch sind oft Bewegungen, die zwar richtig, aber in falscher Reihenfolge ausgeführt werden (Parapraxien). Bei den Apraxien können unterschieden werden:

- *Ideomotorische Apraxien*
  Hierbei ist der Patient in der Auswahl der motorischen Elemente, die eine Bewegung konstituieren und in der korrekten sequentiellen Anordnung dieser Elemente beeinträchtigt. Sowohl Zielbewegungen als auch Gestik sind betroffen. Als typisches Symptom der ideomotorischen Apraxie resultieren Entstellungen der Bewegungsabläufe, die als Parapraxien bezeichnet werden.
- *Ideatorische Apraxien*
  Hierbei besteht eine Unfähigkeit, komplexe Handlungsfolgen zu vollziehen, obwohl der Patient Einzelbewegungen richtig ausführen kann. Er ist unfähig zu mehrteiligen Handlungen in logischer Reihenfolge. Die ideatorische Apraxie ist seltener als die ideomotorische Apraxie, doch werden die von ihr betroffenen Patienten bereits im täglichen Leben auffällig, während die ideomotorische Apraxie regelhaft erst durch die Untersuchung festgestellt wird.
- *Konstruktive Apraxien*
  Hierbei gelingt es dem Patienten nicht, einzelne Elemente zu einer Gestalt zusammenzusetzen, obwohl eine Apraxie der einzelnen Bewegungen nicht vorliegt.

10.1.3. Agnosie

Hier handelt es sich um Störungen des Erkennens trotz weitgehend intakter Sinnesleistungen. Am häufigsten sind optisch-agnostische Störungen (visuelle Agnosie, „Seelenblindheit“), sehr selten akustische Agnosien („Seelentaubheit“). Die Diagnose einer visuellen Agnosie hat zur Voraussetzung, daß vom Patienten Gegenstände nicht erkannt werden, obwohl sie visuell ausreichend wahrgenommen werden. Weiterhin muß die Störung ausschließlich an die visuelle Sinnesmodalität gebunden sein und das Erkennen, nicht aber das Benennen betreffen – es muß also eine Aphasie ausgeschlossen sein. Der Patient kann somit Objekte nicht erkennen, solange er diese ausschließlich visuell wahrnimmt. Nach Betasten gelingt ihm jedoch sofort eine Identifizierung und Benennung des Objektes. Bei visuellen Agnosien werden in der parieto-okzipitalen Region der rechten Hemisphäre oder beidseitig Läsionen mit meist erheblicher Ausdehnung gefunden. Daher sind isolierte visuelle Agnosien nur äußerst selten anzutreffen.

Als Agnosien im weiteren Sinne läßt sich eine Reihe von verschiedenartigen Störungen des Erkennens zusammenfassen, die keine eindeutige Beziehung zu einer bestimmten Sinnesmodalität haben. Hier sind zu nennen: die räumlichen Agnosien, die Prosopagnosie (Störung, die das physiognomische Erkennen betrifft) und die Autotopagnosie (Orientierungsstörung am eigenen Körper).

Eine Kombination von Fingeragnosie mit Akalkulie, Agraphie und Rechts-Links-Verwechslungen wird als Gerstmann-Syndrom bezeichnet und – nicht unumstritten – einer Läsion im Gyrus angularis der temporoparietalen Region in der dominanten Hemisphäre zugeordnet (s. S. 83).

Bei einer Anosognosie wird ein eigener krankhafter Zustand, d. h. eine umschriebene neurologische Funktionsstörung, wie Halbseitenlähmung, Blindheit oder Taubheit nicht erkannt (s. S. 83). Die Phänomene der halbseitigen Vernachlässigung (sog. motorischer, sensibler oder sensorischer Neglect), oft als Körperschemastörung interpretiert, werden heute eher als neurophysiologische Störungen, d. h. als geringgradige Paresen bzw. als leichte Beeinträchtigungen der Afferenzen oder deren Verarbeitung im parietalen Assoziationskortex aufgefaßt.

11. Labortechnische Hilfsuntersuchungen (kurze Übersicht)

11.1. Elektroenzephalographie (EEG)

Beim EEG, das 1929 von *Berger* (Jena) in die klinische Neurologie eingeführt worden ist, werden von Ganglienzellen des Gehirns ausgehende, spontan auftretende Potentialschwankungen mit an die Kopfhaut gepreßten Elektroden abgeleitet und registriert. Die Ableitung erfolgt entweder bipolar, wobei die Potentialdifferenzen zwischen zwei Elektroden registriert werden, oder unipolar, meist unter Verwendung einer Ohrelektrode als indifferenter Elektrode. Der Frequenzbereich der hauptsächlich vorkommenden EEG-Wellen (s. Abb. 23) liegt zwischen 0,5–30/sec, die Amplitude zwischen 20 und 300 μV.

Im normalen EEG (s. Abb. 24) des wachen Erwachsenen mit geschlossenen Augen herrschen Alphawellen vor mit deutlichster Ausprägung okzipital. Sinnesreize mit Aufmerksamkeitszuwendung, z. B. bei offenen Augen, verändern

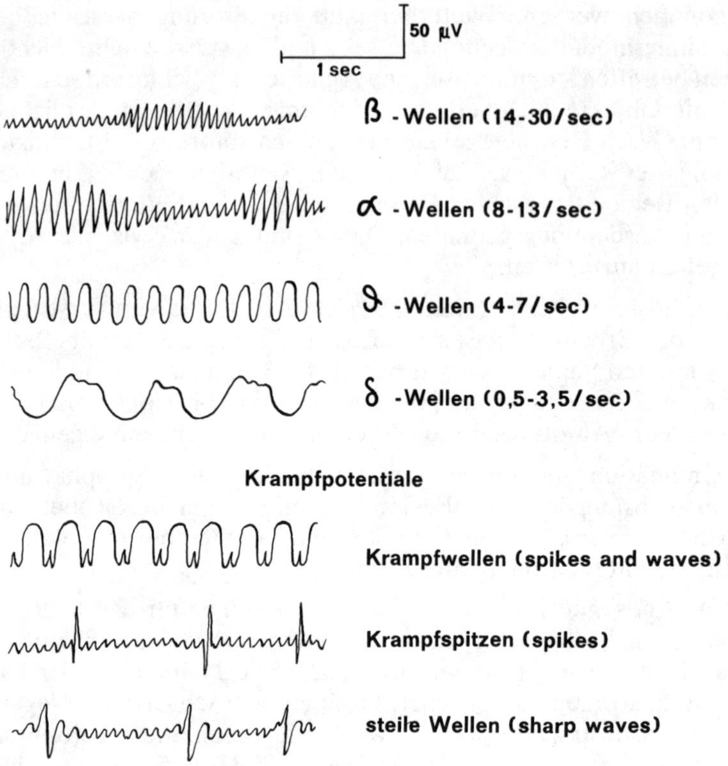

Abb. 23 Hauptwellenarten des EEG

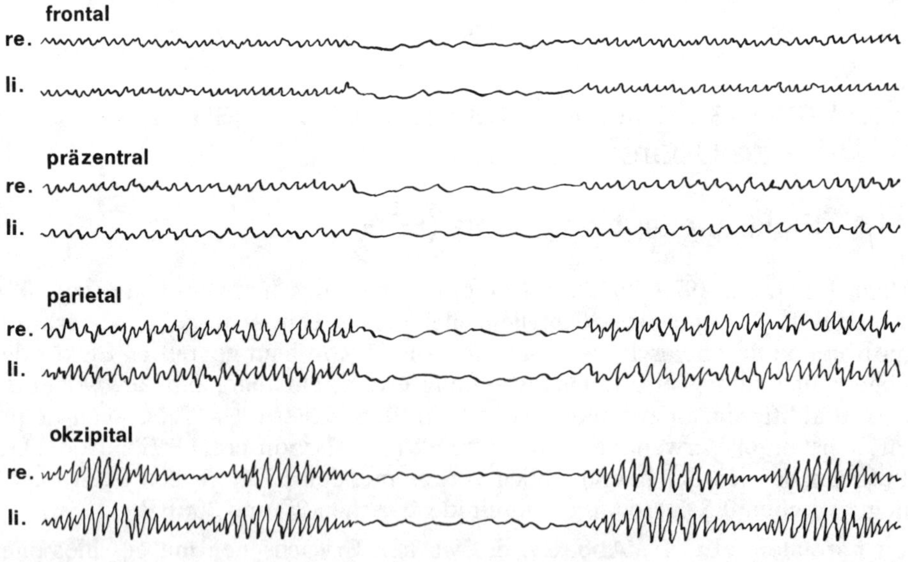

Abb. 24 Normales EEG

das EEG durch Abschwächung oder vorübergehende Unterdrückung des Alpharhythmus (Alphablockierung). Im Schlaf, etwa entsprechend der Schlaftiefe, kommt es zu einer zunehmenden Frequenzverlangsamung. Auch im Kindesalter ist das EEG langsamer und unregelmäßiger als beim Erwachsenen.

Die wichtigsten pathologischen EEG-Veränderungen sind:

11.1.1. Allgemeinveränderungen,

worunter man eine generalisierte, über allen Ableitungspunkten nachweisbare Frequenzänderung, meist Verlangsamung der Wellen, versteht. Eine Allgemeinveränderung ist bei verschiedenartigsten Zuständen mit pathologischem Hirnstoffwechsel, z. B. Hirnödem, hypoxämischen Zuständen, Komata, Enzephalitiden und nach epileptischen Anfällen, zu beobachten. Allgemeinveränderungen mit Beschleunigung der Rhythmen (frontale oder generalisierte Betawellentätigkeit) sieht man nicht selten unter der Einwirkung verschiedener Pharmaka (z. B. Barbituraten).

11.1.2. Herdbefunde

kommen mit abgestufter Intensität als umschriebene Alphawellenreduktion, als lokale Zwischenwellentätigkeit oder als Deltawellenfokus vor. Auch fokale Betawellen- oder Krampfwellentätigkeit kann einen Herdbefund kennzeichnen.

11.1.3. Krampfpotentiale

Als solche werden besondere Wellenformen bezeichnet, die bei epileptischen Erkrankungen auftreten. Bei den Krampfpotentialen unterscheidet man vor allem *Krampfspitzen* („spikes"), steile kurze Potentiale von weniger als 80 Millisekunden Dauer und mehr als 150 µV-Amplitude, – *steile Wellen* („sharp wave"), steil ansteigende, flacher abfallende, oft mehrphasige Potentiale von 80–200 Millisekunden Dauer, – *Krampfwellen* („spikes and waves"), feste, sich wiederholende Komplexe von Krampfspitze und direkt anschließender langsamer Welle. Krampfpotentiale sind bei Epilepsiekranken in etwa 70% der Fälle auch im anfallsfreien Intervall zu registrieren. Jedoch beweist ein normales EEG nicht, daß keine Epilepsie vorliegt.

Zur Provokation von Krampfpotentialen und auch von Herdbefunden dienen die Hyperventilation, die Stimulation mit Flackerlicht (sog. Fotostimulation), der Schlafentzug und der Schlaf.

11.1.4. Klinische Bedeutung

Die wesentliche klinische Bedeutung hat das EEG bei der Lokalisationdiagnose zerebraler Prozesse und bei der Beurteilung von Anfällen. Aber auch bei der Erkennung und Verlaufskontrolle von Hirnstoffwechselstörungen, Intoxikationen, vaskulären Erkrankungen und traumatischen Schäden leistet es gute

Dienste. Eine artdiagnostische Aussage erlaubt das EEG jedoch grundsätzlich nicht.

11.2. Elektromyographie (EMG) und Elektroneurographie (ENG)

Die Zahl der motorischen Nervenfasern, die einen Muskel innervieren, ist kleiner als die Zahl seiner Muskelfasern. Es wird also durch Erregung einer Nervenfaser über deren Verzweigungen jeweils eine Gruppe von Muskelfasern gleichzeitig erregt. Man nennt die motorische Nervenfaser zusammen mit den von ihr innervierten Muskelfasern eine motorische Einheit.

Die Erregungen der motorischen Einheit können im *Elektromyogramm* (EMG) registriert werden, und zwar entweder über Hautelektroden oder über Elektroden, die in den Muskel (extrazellulär) eingestochen werden.

Abgeleitet wird einmal bei völliger Entspannung, zum anderen bei Willkürinnervation. Sowohl Spontanaktivitäten, die bei Ruhe nach Abklingen der Einstichaktivität in der Regel pathologisch sind, als auch das Aktivitätsmuster bei Willkürinnervation, als auch der Aufbau des Einzelpotentials lassen wesentliche diagnostische Rückschlüsse zu (s. Abb. 25).

Der klinische Wert der Elektromyographie liegt in der Differenzierung von neurogenen und myogenen Paresen bzw. Muskelatrophien. Darüber hinaus kann das EMG gewisse diagnostische Hilfen bei den Myopathien und bei der Verlaufsbeobachtung von peripheren Nervenverletzungen erbringen.

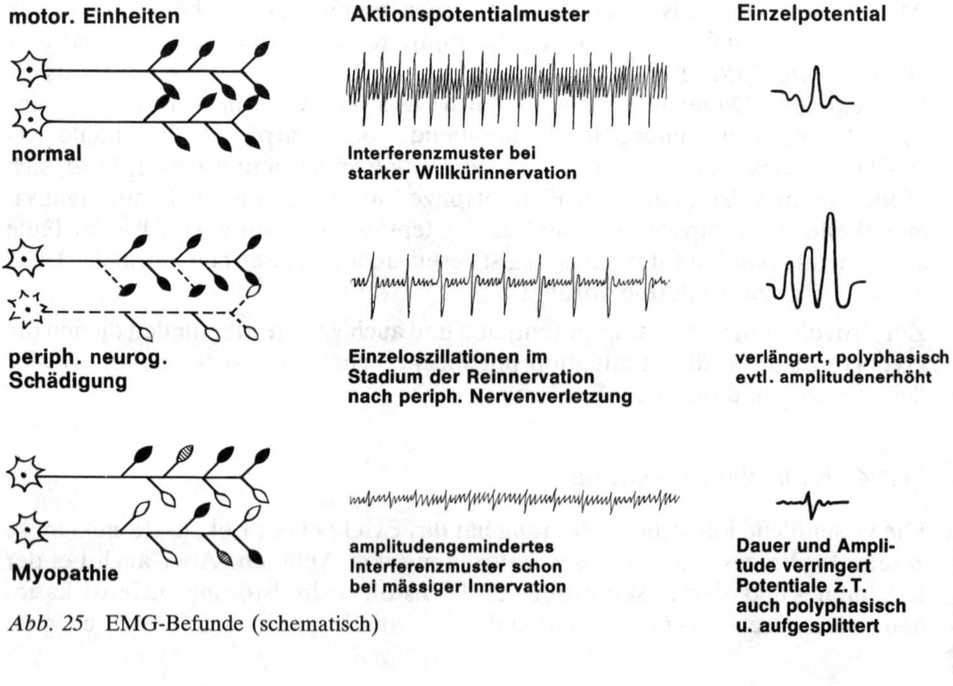

Abb. 25 EMG-Befunde (schematisch)

Unter klinischer *Elektroneurographie* versteht man die Messung der Nervenleitgeschwindigkeit im peripheren Nerven. Diese (motorische NLG) beträgt normalerweise an den großen Armnerven ungefähr 50 m/sec, an den Beinnerven ungefähr 40 m/sec. Methodisch beruht die Messung der motorischen Nervenleitgeschwindigkeit auf der supramaximalen Elektrostimulation eines Nerven an einem proximalen und an einem distalen Punkt und der elektromyographischen Ableitung der jeweiligen Summenantwortpotentiale im innervierten Muskel. Mit Feststellung der Zeitdifferenz bei proximaler und distaler Reizung und der Weglänge zwischen den beiden Reizpunkten läßt sich dann nach der Formel: Geschwindigkeit = Weg : Zeit die Nervenleitgeschwindigkeit berechnen. Die klinische Bedeutung der NLG-Bestimmung liegt in der Lokalisationsbestimmung von umschriebenen, z. B. durch Kompression ausgelösten Schäden an peripheren Nerven sowie in der Unterscheidung zwischen primär-axonalen und primär-markscheidenbedingten Nervenschäden. Denn frühzeitige Verlangsamungen der NLG bei Neuropathien sind dort zu erwarten, wo die Markscheiden, über die im wesentlichen die Impulsleitung läuft, geschädigt sind. Mit dem Prinzip der Stimulationsmyographie, das der Elektroneurographie zugrunde liegt, lassen sich auch Überleitungsstörungen an der motorischen Endplatte (z. B. bei myasthenischen Reaktionen) aufdecken.

11.3. Echoenzephalographie

Das Prinzip der Echoenzephalographie beruht auf der Reflexion von Ultraschallwellen an den Grenzflächen von Medien verschiedener Dichte und Schalleitungsgeschwindigkeit. Die „Beschallung" bei Echoenzephalographien erfolgt mit Prüfköpfen, welche gleichzeitig Sender und Empfänger der Schallreflexionen sind, an den einigermaßen planen Temporalschuppen. Die wesentliche Schallreflexion erfolgt als sog. Mittelecho durch die Strukturen des 3. Ventrikels und im Bereich der Epiphyse. Wichtig als Bezugspunkte sind weiterhin das Initialecho,

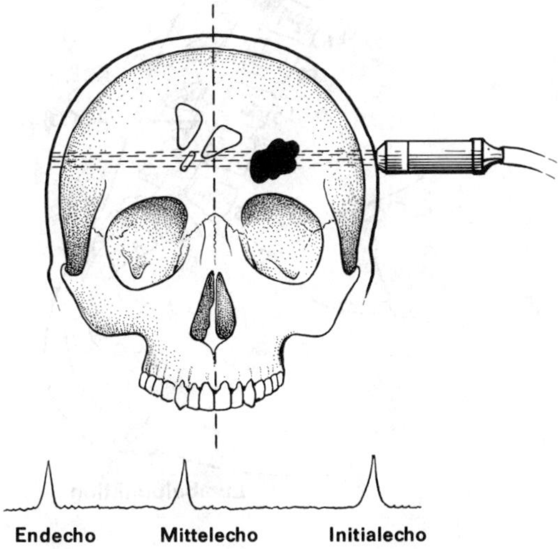

Abb. 26 Mittelechoverlagerung (schematisch) bei raumforderndem intrakraniellen Prozeß

das beim Schalleintritt in die Weichteile und die Schädelkalotte gebildet wird, und das Endecho, welches von der gegenüberliegenden Dura mater kommt.

Supratentoriell gelegene raumfordernde Prozesse mit Verschiebung der Hirnmittelstrukturen führen im Echoenzephalogramm zu einer Mittelechoverschiebung (s. Abb. 26). Besonderen Wert kann – allerdings nur bei guter Beherrschung der Methodik – die wiederholte Echoenzephalographie in der Überwachung von frischen Schädel-Hirn-Traumen haben, da die Entwicklung von intrakraniellen Hämatomen sich frühzeitig durch eine Mittelechoverschiebung und evtl. sogar durch ein zusätzliches „Hämatomecho" zu erkennen gibt. Auch kann die Weite des 3. Ventrikels echoenzephalographisch gemessen werden. Insgesamt aber ist der klinische Wert der zwar risikolosen und den Patienten nicht belastenden Echoenzephalographie nach Einführung der kranialen Computertomographie sehr gering geworden.

11.4. Liquoruntersuchung

Die Liquorentnahme geschieht entweder lumbal oder zisternal, jedoch sollte die Subokzipitalpunktion wegen des Risikos einer Gefäß- oder Medulla oblongata-Verletzung nur nach strenger Indikationsstellung erfolgen (s. Abb. 27). Grundsätzliche Kontraindikation für eine Liquorentnahme, wegen der Gefahr einer Einklemmung von Hirnteilen infolge eines Liquordruckabfalls, ist jede Hirndrucksteigerung, insbesondere bei infratentoriellen Raumforderungen.

Besonderer Wert kommt der Untersuchung des Liquor cerebrospinalis bei entzündlichen Erkrankungen des ZNS und Subarachnoidalblutungen, aber auch bei Raumforderungen mit Beeinträchtigung der freien Liquorpassage zu (s. Tab. 2).

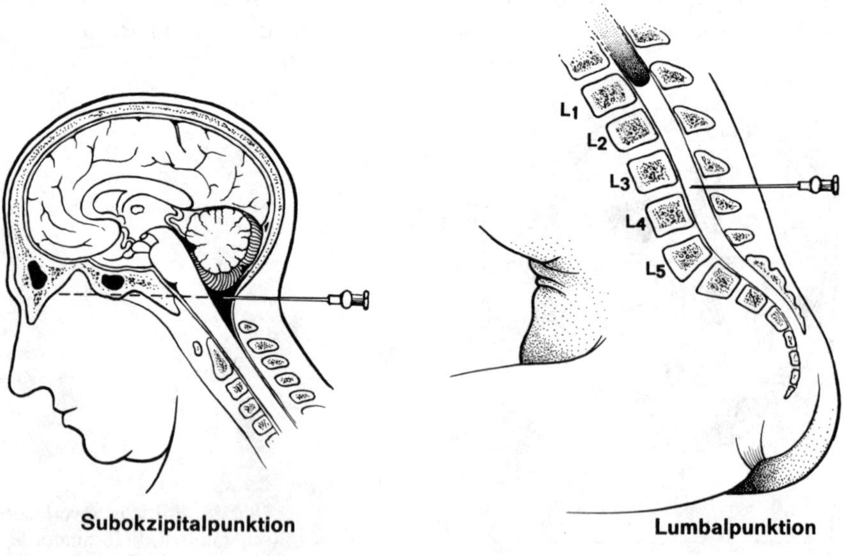

Abb. 27 Wege zur Liquorentnahme

Der normale Liquor ist wasserklar und farblos, hat einen geringen Zellgehalt (geringer als $^{12}/_{3}$ Zellen, gezählt in der sog. Fuchs-Rosenthal-Kammer mit einem Rauminhalt von 3,2 mm^3) und einen Eiweißgehalt von ungefähr 25 mg/100 ml. Der Gesamteiweißgehalt kann zunächst am Krankenbett rasch mit der Pandy-

Tabelle 2 Richtlinien für optimale klinische Liquoranalysen

Bestimmung	*Labormethode*	*Zielsetzung (Ermittlung patholog. Liquorbefunde)*
1. Aussehen der Liquorprobe (Farbe, Trübung, Blutbeimengung)	3-Gläser-Probe (S. 123) Zentrifugieren	optische Erfassung von „blutigem Liquor" (S. 123) Xanthochromie, „eitriger" Zellvermehrung, Nonne-Froin-Syndrom (S. 123)
2. Zellzählung (Leukozyten und Erythrozyten)	Fuchs-Rosenthal-Kammer	quantitative Erfassung von Pleozytosen
3. Differenzierung des Liquorzellbildes	mikroskopisch nach Anreicherung mit Zytozentrifuge oder Sayk-Sedimentier-Kammer	Ermittlung verschiedener Zellreaktionstypen: – Vermehrung von Monozytoidzellen – Auftreten von segmentkernigen Leukozyten (exsudatives Liquorsyndrom!) (S. 122) – Auftreten von Plasma- und Lymphoidzellen (bei zellulärer oder humoraler Immunreaktion) – Auftreten von Phagozytosen Erfassung von Tumorzellen
4. Totalprotein	nach Kafka nach Biuret nach Lowry	quantitative Erfassung von Liquorhyperproteinosen seltener von Liquorhypoproteinosen
5. Quantitative und qualitative Immunglobulin-Bestimmung	(Agar)-Elektrophorese radiale Immundiffusion (Mancini) Laser-Nephelometrie Immunelektrophorese	Erfassung eines immunaktiven Liquorsyndroms (S. 123) Erfassung von monoklonalen Immunopathien
6. Quantitative Bestimmung verschiedener Proteine (Albumin, Alpha-2-Makroglobulin, Immunglobuline (evtl. κ/λ-Quotient der Immunglobuline)	radiale Immundiffusion (Mancini) Laser-Nephelometrie Delpech-Quotient Reiber-Diagramm	Erfassung von Störungen der Blut-Liquor-Schranke (transsudatives Liquorsyndrom S. 122) Erfassung von autochthoner (intrathekaler) Ig-Produktion

bzw. Nonne-Reaktion grob bestimmt werden, sollte dann aber exakt mit der Biuret-Methode oder mit der Methode nach Kafka oder der nach Lowry untersucht werden.

Zur qualitativen Untersuchung von Liquordysproteinosen (d. h. Verschiebungen im physiologischen Spektrum der verschiedenen Liquorproteine) dienen die sog. Kolloid-Reaktionen (z. B. Mastix- oder Goldsol-Reaktion), die Elektrophorese, die Immunelektrophorese und eine quantitative Bestimmung einzelner Proteine mittels immunochemischer Verfahren (z. B. radiale Immundiffusionsmethode nach *Mancini*, immunturbidimetrische Messung und immunnephelometrische Messung).

Der normale Liquorzuckergehalt beträgt 50–70% des Blutzuckerwertes. Bei entzündlichen ZNS-Erkrankungen können bakteriologische Liquoruntersuchungen erforderlich werden.

Auch eine differenzierte Untersuchung des Liquorzellbildes – zu welcher allerdings eine schonende Zellanreicherung, z. B. in Sedimentierkammern, Voraussetzung ist –, kann diagnostisch wertvolle Befunde bringen.

Bei Verdacht auf Behinderung der Liquorpassage im Wirbelkanal kann der Queckenstedtsche Versuch dienlich sein. Er wird am besten am liegenden Patienten nach kombinierter Lumbal- und Subokzipitalpunktion durchgeführt. Kompression der Vv. jugulares muß bei freier Passage des Liquors dann an beiden Punktionsstellen den Liquordruck, der in angeschlossenen Steigrohren gemessen wird, rasch und gleichmäßig ansteigen lassen. Bei Aufhebung der Passage im Wirbelkanal bleibt der Anstieg im lumbalen Steigrohr jedoch aus oder erfolgt verzögert.

11.5. Muskelbiopsie – Nervenbiopsie

Die Entnahme eines Muskelstückchens zur histologischen und histochemischen Untersuchung sollte nach Möglichkeit aus einem Muskelareal erfolgen, in welchem zuvor auffällige EMG-Befunde registriert werden konnten. Dann kann der bioptische Befund eine wertvolle diagnostische Ergänzung zum Ergebnis der elektrischen Untersuchung bringen, insbesondere auch bei Verdacht auf entzündliche oder degenerative Primärerkrankungen des Muskels.

Zur Nervenbiopsie, welche zur diagnostischen Klärung bei generalisierten Erkrankungen des peripheren Nervensystems gelegentlich hilfreich sein kann, steht ausschließlich der rein sensible N. suralis lateralis zur Verfügung, da hier der bleibende sensible Defekt relativ geringfügig ist.

11.6. Neuroradiologische Untersuchungen

Radiologische Untersuchungen stellen heute eine unerläßliche Hilfe bei der Diagnostik von Erkrankungen des zentralen und auch des peripheren Nervensystems dar. Es werden unterschieden: Nativ- oder „Leer"-Aufnahmen von sog.

Kontrastuntersuchungen, bei welchen Luft, Gase oder andere im Röntgenbild kontrastgebende Mittel verwandt werden.

11.6.1. Nativaufnahmen des Schädels und der Wirbelsäule

sollen vor allem knöcherne Verletzungsfolgen, knochendestruierende Prozesse und Mißbildungen aufdecken. Bei den Röntgen-Leeraufnahmen des Schädels ist außerdem zu suchen nach intrazerebralen Verkalkungen (Plexus-, Falxverkalkungen, verkalkte A. carotis interna) und Sekundärerscheinungen einer chronischen Schädelinnendrucksteigerung (vertiefte Impressiones digitatae, destruierte und entkalkte Sella, Nahtsprengungen). Eine nicht streng mittelständige verkalkte Epiphyse kann ersten Hinweis auf einen raumfordernden Hemisphärenprozeß bringen. Zur röntgenologischen Darstellung besonderer Schädelbereiche dienen Spezialeinstellungen, z. B. Stenvers-Aufnahmen, die eine gute Abbildung des Felsenbeines mit Porus acusticus internus (wichtig bei Verdacht auf Kleinhirnbrückenwinkeltumoren!) und des Labyrinthes bringen, oder die Rhese-Aufnahme, die den Canalis fasciculi optici heraushebt. Feinere knöcherne Strukturveränderungen können durch Schichtuntersuchungen (Tomographie) oft besser deutlich gemacht werden.

Auch bei der röntgenologischen Feststellung von Wirbel- bzw. Wirbelgelenkveränderungen leistet die Tomographie wertvolle Dienste. Bei den Übersichtsaufnahmen der Wirbelsäule – insbesondere der HWS – ermöglichen spezielle Schrägeinstellungen eine gute Darstellung der Foramina intervertebralia.

11.6.2. Neuroradiologische Kontrastmitteluntersuchungen

Hierbei werden bestimmte kontrastgebende Stoffe in die Liquorräume oder in das Gefäßsystem gegeben. Als positive Kontrastmittel dienen jodhaltige Substanzen in wäßriger oder öliger Lösung, als negative Kontrastmittel Luft oder selten andere Gase.

Die Indikationsstellung zu allen neuroradiologischen Kontrastmitteluntersuchungen muß wegen der damit verbundenen mehr oder weniger starken Belastung des Patienten streng mit gezielter Fragestellung erfolgen.

Als wesentliche Untersuchungsverfahren stehen zur Verfügung:

11.6.2.1. Pneumenzephalographie

1919 von *Dandy* entwickelt. Hierbei wird nach Lumbal- oder Subokzipitalpunktion Liquor gegen Luft ausgetauscht. Es kommt dann auf den Röntgenbildern (möglichst tomographisch!) zu einer Kontrastdarstellung der inneren und äußeren Liquorräume (also Ventrikelsystem, Zisternen und Subarachnoidalspalten) (s. Abb. 28 a). Indikationsstellung für eine Pneumenzephalographie ergibt sich bei Verdacht auf diffuse hirnatrophische Prozesse, umschriebene zerebrale Substanzdefekte und gewisse Lokalisationen von raumfordernden Prozessen. Doch ist durch die kraniale Computertomographie die den Patienten stets erheblich belastende Pneumenzephalographie heute fast völlig überflüssig geworden.

11.6.2.2. Ventrikulographie

Sie ist ein neurochirurgischer Eingriff, bei welchem durch zwei okzipitale Bohrlöcher ein Kontrastmittel oder Luft in das Ventrikelsystem gebracht wird. Eine Ventrikulographie ist indiziert, wenn wegen stärkeren Hirndrucks mit Stauungspapille eine erforderliche Pneumenzephalographie nicht durchführbar ist. Auch diese Methode ist durch das CCT weitgehend verdrängt worden.

11.6.2.3. Zerebrale Angiographie

Die *zerebrale Angiographie,* erstmals 1927 von *Monitz* beschrieben, ist die Röntgendarstellung des zerebralen Gefäßsystems nach Injektion eines positiven

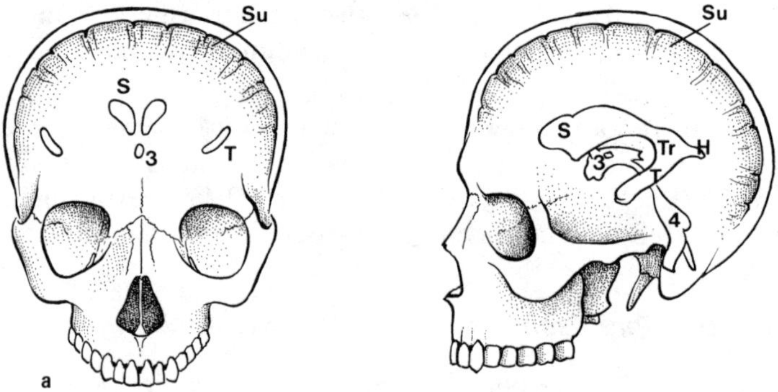

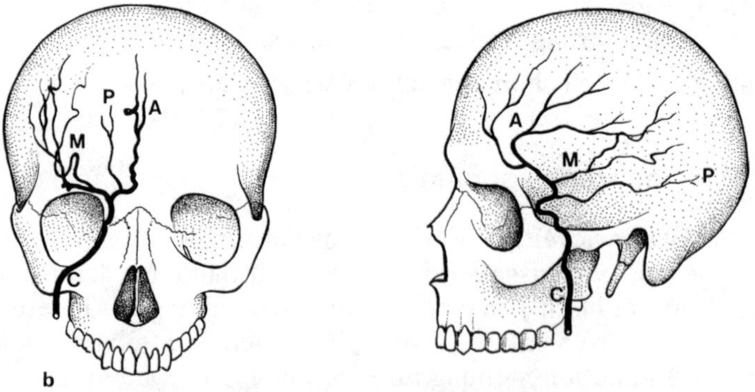

Abb. 28 a) Normales Pneumenzephalogramm *b)* Normales Karotisangiogramm

Kontrastmittels. Mit automatischem Filmwechsler wird eine Serie von Röntgenbildern aufgenommen, auf denen dann der Kontrastmitteldurchfluß in der arteriellen, kapillären und venösen Phase zu beobachten ist. Das Kontrastmittel wird entweder durch perkutane Gefäßpunktion oder durch Femoraliskatheter, der zur Aorta hochgeschoben wird (Seldinger-Methode), oder als Überdruck- bzw. Gegenstromangiographie von der A. brachialis aus eingebracht. Die derzeitig gebräuchlichsten Kontrastmittel sind das Urografin (60%ig) und das Angiografin.

Voraussetzung für das Beurteilen von Angiogrammen ist die Kenntnis der normalen Gefäßverhältnisse im Karotis- und Vertebralis-Basilaris-Kreislauf mit ihren Normvarianten (s. Abb. 28b).

Indikationsstellung zur Angiographie geben intrakranielle Hämatome, Hirntumoren, Gefäßmißbildungen, stenosierende Gefäßprozesse und der Verdacht auf eine Sinusthrombose. Mit der Karotisangiographie lassen sich die supratentoriellen Prozesse, mit der Vertebralisangiographie die Prozesse der hinteren Schädelgrube und am kranio-vertebralen Übergang erfassen. Raumfordernde Prozesse können sich im Angiogramm durch Gefäßverlagerungen und auch (bei gefäßreichen Tumoren) durch pathologische Gefäßzeichnungen („Tumorgefäßzeichnung") zu erkennen geben.

Da die Angiographie auch in der Hand des Geübten durch die Gefahr von Komplikationen (z. B. Kontrastmittelallergie oder Lumeneinengung durch intramurale Kontrastmittelinjektionen) mit einer Rate bis zu 5% belastet ist, sollte heute auch diese Methode in der Regel nur dort Verwendung finden, wo zuvor das CCT keine ausreichende diagnostische Klärung bringen konnte (z. B. bei Angiodysplasien).

Als Ergänzung zur Serienangiographie kann die Angiotomographie – eine Methode, mit der ausgewählte Ebenen im zerebralen Angiogramm herausgeschichtet werden – zusätzliche diagnostisch wichtige Informationen bringen. Insbesondere im Bereich der hinteren Schädelgrube und am kraniozervikalen Übergang, wo die Gefäße angiographisch durch die Überlagerung von dichten Knochenstrukturen meist nicht ausreichend zu beurteilen sind, können angiotomographisch Aneurysmen, Tumorgefäße oder kleine Gefäßstenosen besser erkannt und lokalisiert werden.

Bei der *digitalen Substraktionsangiographie (DSA)* werden störende, nicht gefäßbedingte Bildelemente von einem Angiographiebild substrahiert. Dieses Verfahren, bei dem vor allem die Verabreichung des Kontrastmittels intravenös möglich ist, entwickelte sich aus Fortschritten der Bildverstärker-Fernsehketten und der Computer-Technik.

11.6.2.4. Myelographie

Die neuroradiologische Kontrastuntersuchung des Spinalkanals dient der exakten topographischen Diagnostik von raumfordernden spinalen Prozessen. Auch traumatisch bedingte zervikale Nervenwurzelausrisse lassen sich auf diesem Wege eindrucksvoll nachweisen. Es werden hierzu nach Lumbal- bzw. Subokzipitalpunktion Luft, jodhaltige Kontrastmittel in öliger Lösung oder wasserlösliche Kontrastmittel intrathekal eingebracht und die Passage des Kontrastmittels verfolgt. Bei Verwendung öliger Kontrastmittel ist es wichtig, diese nach der Untersuchung oder bei der anschließend durchgeführten Operation möglichst restlos zu entfernen, weil diese Mittel nicht resorbiert werden und bei intrathekalem Verbleiben oft zu sehr schmerzhaften Arachnopathien führen. Einen Fortschritt in der Myelographie stellen die wasserlöslichen, rasch resorbierbaren Kontrastmittel dar, welche aber bedenkenlos nur im unteren Spinalbereich zur Anwendung kommen dürfen.

Bei der Diagnostik der spinalen Gefäßprozesse kann als ergänzendes Verfahren zur Myelographie die Spinalarteriographie (selektive Katheterangiographie der das Rückenmark versorgenden Gefäße) dienen.

11.6.2.5. Diskographie

Die Kontrastdarstellung der Bandscheiben mit geringen Mengen eines wasserlöslichen Kontrastmittels (60%iges Urografin) durch Anpunktieren der zu untersuchenden Bandscheibe im lumbalen und vor allem zervikalen Bereich dient insbesondere der diagnostischen Bestätigung und präoperativen Höhenlokalisation einer (zervikalen) Bandscheibenschädigung.

11.6.3. Szintigraphische Untersuchungen

Bei der den Patienten nicht belastenden Hirnszintigraphie werden radioaktive Isotopen (vorwiegend Gammastrahler mit möglichst kurzer Halbwertzeit, z. B. ^{131}J-Albumin oder ^{99}Tc-Pertechnetat) intravenös gegeben und einige Stunden später deren Verteilung im Schädelbereich mit einem Scanner (Szintillationszähler) als elektronische Impulse in der sagittalen und in der Frontalebene registriert. Die Intensität der „Funken“ (Scintilla = Funke) wird in gedruckte Strichsignale, evtl. mit unterschiedlichen Farben (Farbszintigraphie), umgewandelt. Lokale Störungen der Blut-Hirn-Schranke bewirken eine pathologische Anreicherung der Radionuklide, so daß vor allem stark vaskularisiertes Fremdgewebe, aber auch Hämatome und frische Hirninfarkte gut zur Darstellung kommen.

Auch zur Darstellung der Liquorräume bzw. zur Beurteilung der Liquorzirkulation können szintigraphische Untersuchungen dienen. Hierzu wird ^{131}J-Albumin subokzipital oder lumbal appliziert und die intrakranielle Aktivitätsverteilung nach 2, 6 und 24 Stunden gemessen. Etwa 2 Stunden nach lumbaler Injektion des Isotops füllt sich die Cisterna magna. Von hier gelangt die Aktivität über die basalen Zisternen bis zur Konvexität. Eine Füllung der Ventrikel erfolgt normalerweise nicht.

Das Verfahren liefert wertvolle Aufschlüsse bei der Differenzierung von Hydrozephalusformen (so kommen beim aresorptiven Hydrozephalus vorübergehend die Seitenventrikel als positives Ventrikuloszintigramm zur Darstellung) und bei verschiedenartigen Liquorresorptions- und Passagestörungen. Es dient fernerhin zum Nachweis und zur Lokalisation von Liquorrhoen, da auf in die Nase und die Ohren eingefügten Zellstofftupfern auch kleinste Aktivitätsausscheidungen erkennbar sind.

Mit der Myeloszintigraphie lassen sich Passagebehinderungen im Bereich der spinalen Liquorräume darstellen und somit im diagnostischen Vorfeld intraspinale Raumforderungen nachweisen.

11.6.4 Kraniale Computertomographie (CCT)

Mit dieser 1969 von dem englischen Physiker *G. N. Hounsfield* entwickelten Methode werden Röntgenstrahlen nach ihrem axialen Durchtritt durch den Schädel hinsichtlich der erfolgten Schwächung ihrer Intensität durch ein Detektorsystem gemessen und quantitativ mit einem Computer analysiert. Bei tomographischer Abtastung verschiedener Schädelebenen lassen sich auch minimale Dichteunterschiede innerhalb des Hirngewebes in axialen Schichtbildern zur Darstellung bringen (s. Abb. 29a u. b). Aufgrund dieser verschiedenen Dichten oder Absorptionseigenschaften können Rückschlüsse auf die unterschiedlichen intrakraniellen Strukturen gezogen werden. So kann differenziert werden zwischen Knochen und intrakraniellen Verkalkungen, grauer Substanz, Marksubstanz, Ödem, Liquor, Wasser, fetthaltigem Gewebe, Luft und letztlich auch Fremdkörpern. Eine zusätzliche intravenöse Kontrastmittelgabe nach einer ersten computertomographischen Nativuntersuchung bringt oft wesentliche weitere Beiträge zur Diagnose und Differentialdiagnose pathologischer Prozesse. Mit dieser hoch leistungsfähigen und vor allem – abgesehen von einer evtl. bestehenden Kontrastmittelunverträglichkeit – gefahrlosen Untersuchungsmethode können Hämatome, Erweichungen, Hirnödeme, Erweiterungen der Liquorräume und insbesondere alle neoplastischen Strukturen außerordentlich treffsicher (95% und mehr) erfaßt werden, so daß die epochale Bedeutung dieses Verfahrens in der klinischen Neurologie schon heute kaum mehr bezweifelt wird.

Die Interpretation von computertomographisch erhobenen Befunden setzt stets eine umfassende klinisch-neurologische Befunderhebung, vor allem auch Kenntnis der Anamnese voraus, sollte also nie isoliert erfolgen. Weiterhin bleibt grundsätzlich zu bedenken, daß funktionelle Störungen im CT nicht erfaßbar sind und auch morphologische Veränderungen erst ab einer bestimmten Größe sichtbar werden.

Wesentliche diagnostische Hinweise im CCT:

- bei *Tumoren*
  Direkte Zeichen eines Tumors im CCT sind hypo- oder hyperdense Zonen bzw. deren Kombination, ein perifokales Hirnödem, das sich oft fingerförmig in das Marklager ausbreitet und – bei gefäßreichen Geschwülsten – pathologisch vaskularisierte Zonen im Kontrastmittel-Scan. Als indirekte Tumorzeichen können eine Verlagerung von Mittellinienstrukturen, Dislokalisation des Plexus chorioideus, Kompression und Deformierung der Seitenventrikel sowie ein okklusiver Hydrozephalus zur Darstellung kommen.

– bei *vaskulären Prozessen*
Der ischämische Hirninfarkt stellt sich durch ein meist unscharf begrenztes hypodenses Areal in einem bestimmten Gefäßgebiet dar, allerdings in der Regel erst nach Stunden bis zu 4 Tagen (daher evtl. Kontrolluntersuchungen erforderlich!). Initial kann ein ausgeprägtes Ödem bestehen, das die Ausdehnung des Infarktbezirkes zunächst größer erscheinen läßt. Im Infarkt können vorübergehend auch Einblutungen mit hyperdensen Zonen sichtbar werden. Eine intrazerebrale Blutung, z. B. eine Massenblutung mit Ventrikeleinbruch läßt sich im CCT durch ein scharf begrenztes hyperdenses Areal unschwer lokalisieren.

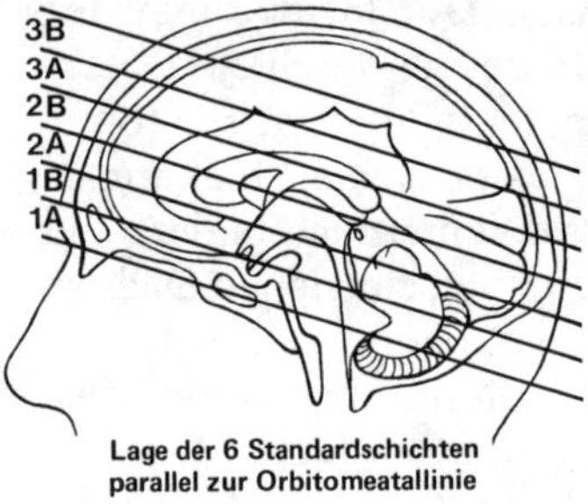

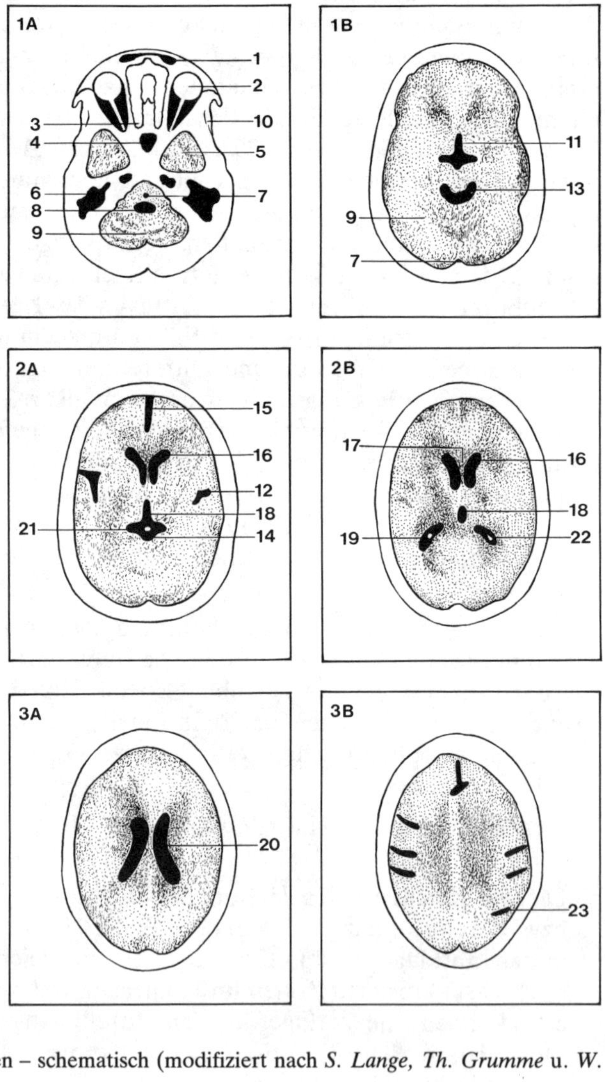

In der Regel erkennbare Strukturen:

1.) Sinus frontalis
2.) Bulbus mit Sehnerv
3.) Kleiner Keilbeinflügel
4.) Sinus sphenoidalis
5.) Temporallappen
6.) Pyramide mit pneumatisiertem System
7.) Pons
8.) Vierter Ventrikel
9.) Kleinhirnhemisphären
10.) Fossa temporalis
11.) Basale Zisterne
12.) Cisterna insularis
13.) Cisterna ambiens
14.) Cisterna V. Galeni
15.) Cisterna interhemisphaerica
16.) Vorderhorn
17.) Septum pellucidum
18.) Dritter Ventrikel
19.) Trigonum
20.) Cella media
21.) Corpus pineale
22.) Plexus chorioideus
23.) Sulci

Abb. 29a CCT-Standardschichten – schematisch (modifiziert nach *S. Lange, Th. Grumme* u. *W. Meese*)

Zum Nachweis der Blutungsquelle bei einer spontanen Subarachnoidalblutung ist das CCT im Vergleich zur zerebralen Angiographie von geringer Bedeutung, insbesondere bei basal gelegenen und kleinen Aneurysmen.

- bei *Schädel-Hirn-Traumen*
  In der Akutphase ist ein sub- oder epidurales oder ein intrazerebrales Hämatom als hyperdense Zone gut und rasch zu diagnostizieren. Ebenso sichtbar werden ein posttraumatisches Hirnödem, Knochenimprimate, eingetretene Luft- und Fremdkörper.
  In der Spätphase kommt ein chronisches Subduralhämatom als ein vom Gehirn gut abgegrenzter hypodenser Bereich etwa mit Liquordichte zur Darstellung. Ebenfalls nachweisbar werden Kontusionen mit umschriebenen fokalen hypodensen Bezirken, sowie hydrozephale Ventrikelerweiterungen.

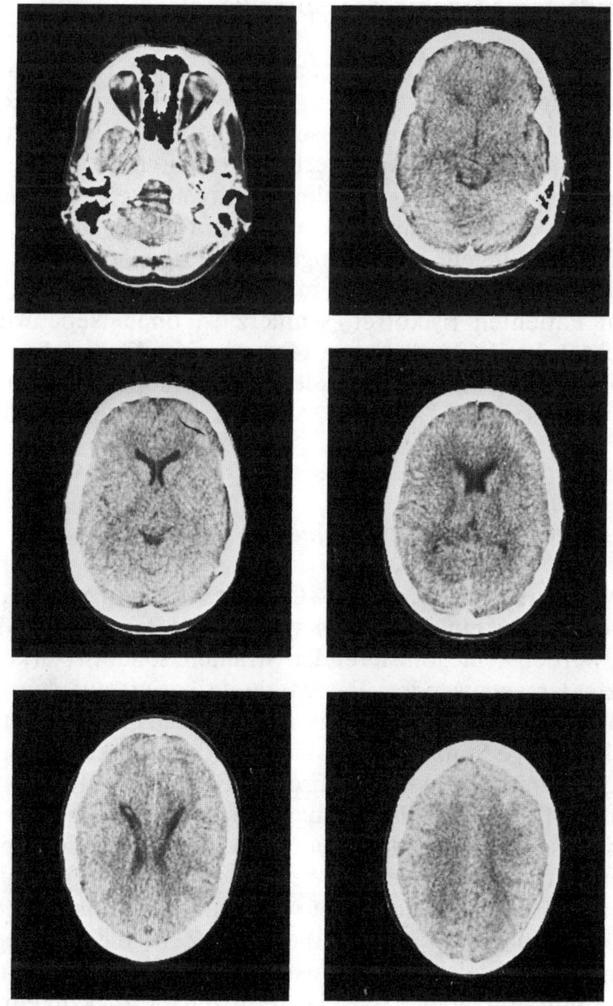

Abb. 29b CCT-Standardschichten – original

- bei *entzündlichen Erkrankungen*
  Ein Hirnabszeß stellt sich in der Regel als hypodense Läsion mit einer ringförmigen Kontrastmittelaufnahme dar. Häufig wird dabei auch ein starkes Hirnödem nachweisbar sein.
  Bei einer Multiplen Sklerose kann der Nachweis einer oder mehrerer Plaques im CCT möglich sein, jedoch findet sich wesentlich häufiger nur der Befund einer mehr oder weniger multilokulären Atrophie.
- bei *degenerativen Erkrankungen*
  Hierbei können im CCT nur deren Folgen in Form umschriebener oder generalisierter Atrophien gesehen werden. Zur Artdiagnose der degenerativen Prozesse kann der CCT-Befund in der Regel kaum beitragen.

11.6.5. Computertomographie des Spinalkanals

Außerhalb des zerebralen Bereiches hat die Computertomographie für den Neurologen vor allem bei Untersuchungen des Spinalkanals wesentliche Fortschritte gebracht. Alle Wirbelsäulenabschnitte sowie der paravertebrale Raum und das Rückenmark können computertomographisch gut dargestellt werden. Im Nativ-Scan, evtl. nach intrathekaler Kontrastmittelgabe, lassen sich auf diesem Wege sehr verschiedenartige Krankheitsprozesse, u. a. Tumoren, intramedulläre Höhlenbildungen, Verengungen des Wirbelkanals und insbesondere auch Bandscheibenläsionen, sichtbar machen. Da die einfache CT-Untersuchung für den Patienten risikofrei, schmerzlos, ohne Nebenwirkungen und ambulant durchführbar ist, wird man mit fortschreitenden Erfahrungen in dieser CT-Methode in Zukunft auch und gerade bei der präoperativen Diagnostik von Bandscheibenerkrankungen auf die Myelographie weitgehend verzichten können.

11.6.6. Kernspinresonanztomographie

Bei diesem neuen, erstmals 1973 von P. C. Lauterbur beschriebenen, diagnostischen Verfahren, das auf einer *n*uklear*m*agnetischen *R*esonanz (NMR-Tomographie) aufbaut, werden keine ionisierenden Strahlen, sondern starke Magnet- und Hochfrequenzfelder angewendet. Die Methode basiert auf den magnetischen Eigenschaften von Atomkernen. Protonen richten sich in einem starken, äußeren Magnetfeld wie winzige Stabmagneten aus. Ein dann senkrecht dazu angreifender Radiofrequenzimpuls einer spezifischen Frequenz („Resonanzfrequenz“) vermag diese Protonen aus ihrem magnetischen Gleichgewichtszustand zu bringen. Nach Abschalten des Hochfrequenzfeldes kehren die Protonen in ihre alten Positionen zurück. Dabei geben sie ein Radiofrequenzsignal ab, das nun zur Erzeugung des NMR-Bildes verwendet wird und eine Funktion von Protonendichte und Relaxationszeit – das ist diejenige Zeit, die angeregte Protonen benötigen, um in den Gleichgewichtszustand mit ihrer Umgebung (T_1-Relaxationszeit) oder untereinander (T_2-Relaxationszeit) zurückzukehren – ist. Da Wasser die in biologischen Strukturen am häufigsten auftretende Substanz ist, geben Wasserstoffatomkerne das stärkste Signal. Doch ergeben auch chemische Elemente im Gewebe (z. B. Phosphor oder Natrium) durch ihre jeweils spezifische Eigenresonanz Spindichtebilder und durch ihre unterschiedlichen Resonanzzeiten auch sog. Relaxationszeitbilder. – Im Wesentlichen bergen die NMR-Bilder einen ähnlichen Informationsgehalt in sich wie die CT-Bilder. Ihr Vorteil ist aber darin zu sehen, daß sie ohne Strahlenrisiko sowohl anatomische Darstellungen als auch einen Einblick in den Metabolismus der untersuchten Region liefern können. Nachteilige Wirkungen auf den Menschen sind bei der NMR-Tomographie bislang nicht bekannt geworden. Einer breiten Nutzung der Kernspin-Tomographie steht aber gegenwärtig noch der relativ hohe Preis – das Gerät ist etwa doppelt so teuer wie ein moderner Computertomograph – entgegen.

Erste klinische Erfahrungen sprechen dafür, daß infratentorielle und spinale Prozesse mit der NMR-Tomographie wegen fehlender Überlagerung durch benachbarte Knochenstrukturen besser zu erfassen sind und daß vor allem auch kleinere Entmarkungsherde bei Multipler Sklerose deutlicher erkennbar sind. Zur Darstellung von Schädelfrakturen sind aber die konventionellen Röntgentechniken überlegen, weil NMR-tomographische Untersuchungen des Knochens wegen der geringen Protonendichte in diesem Gewebe unergiebig sind.

Zukünftig dürften durch Untersuchungen mit hohen Magnetfeldern und mit Einsatz magnetisch wirksamer Kontrastmittel weitere Einblicke in den normalen und pathologischen Hirnstoffwechsel und in die Störungen der Blut-Hirn-Schranke möglich werden.

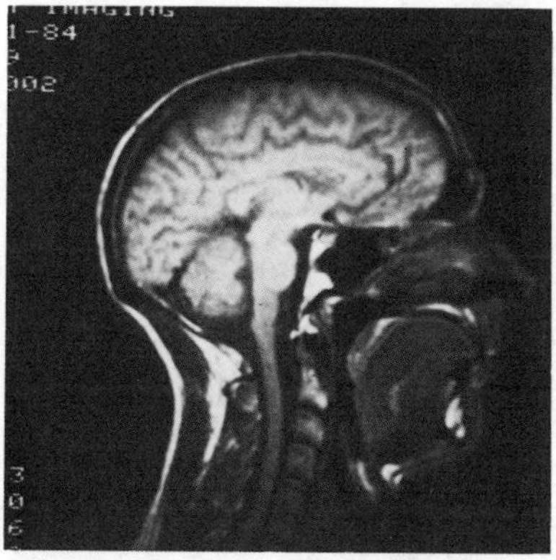

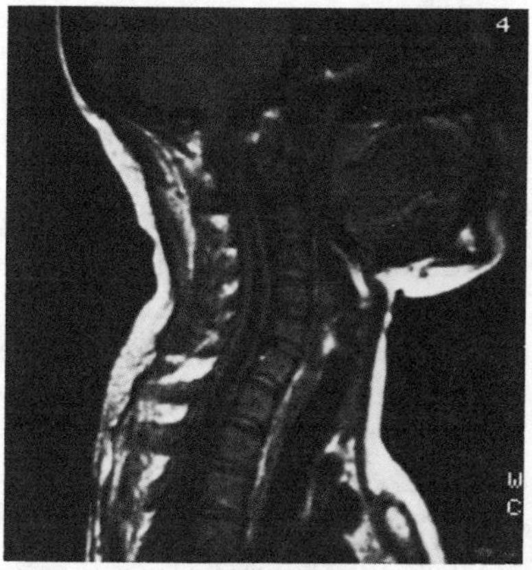

Abb. 30 Normales NMR-Bild — Syringomyelie im NMR-Bild
Die Bilder stellte in dankenswerter Weise die Fa. Siemens – Erlangen zur Verfügung.

11.6.7. Messung der Hirndurchblutung

Für die Messung der globalen Hirndurchblutung hat lange Zeit die Stickoxydulmethode von *Kety* und *Schmidt* große Bedeutung gehabt. 1961 haben dann *Lassen* und *Ingwar* sowie *Glass* und *Harper* unter Verwendung des stoffwechselinaktiven Gammastrahlers Xenon 133, der nach Applikation in die Carotis

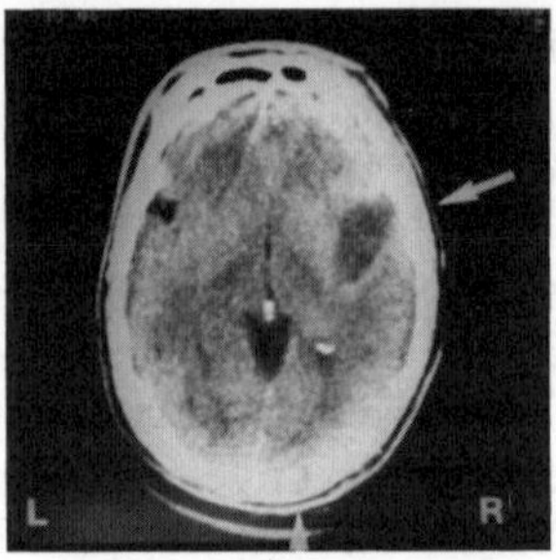

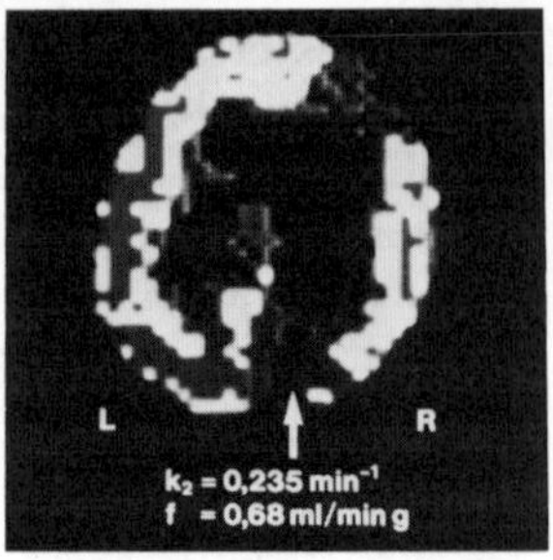

Abb. 31
A. cerebri media-Infarkt im CCT im PET

Die Bilder wurden in dankenswerter Weise von Herrn Prof. Dr. L. E. Feinendegen (Institut für Medizin der Kernforschungsanlage Jülich) zur Verfügung gestellt.

interna oder nach Inhalation in das Hirngewebe diffundiert und dann durch das nachfließende Blut in wenigen Minuten wieder hinausgewaschen wird, eine Clearancemethode zur quantitativen Bestimmung der regionalen zerebralen Durchblutung entwickelt. Ein Multidetektorsystem, das bis zu 35 Sonden besitzt und mit welchem an verschiedenen Stellen der Schädelhälfte die Gammastrahleraktivität laufend gemessen wird, ermöglicht, von vielen Regionen des Hirns quantitative Werte der Hirndurchblutung zu erhalten. Allerdings erfordert der sich ergebende große Datenanfall eine kostspielige elektronische Datenverarbeitung, so daß diese Methode bislang zwar schon wesentliche wissenschaftliche Erkenntnisse gebracht hat, jedoch noch keine breitere klinische Verwendbarkeit besitzt.

Im Forschungsbereich wird wahrscheinlich der z. Z. noch extrem kostenaufwendigen Positronen-Emissions-Tomographie (PET), mit welcher neben einer dreidimensionalen Bestimmung der Hirndurchblutung auch quantitative Stoffwechseluntersuchungen durchführbar sind, zukünftig wesentliche Bedeutung zukommen. Bei dieser Methode, die eine computergesteuerte Tomographie-Variante der klassischen Szintigraphie darstellt, werden Substanzen, die an dem interessierenden (zerebralen) Stoffwechselprozeß beteiligt sind und mit Positronenemittierenden Nukleiden markiert wurden, in den Körper eingeschleust. Die beim Zerfall der Positronenstrahler freiwerdenden Gammaquanten werden Positronen-tomographisch registriert und damit der Stoffwechselweg dieser Substanzen sichtbar gemacht.

Mit diesem PET-Scanner läßt sich beispielsweise ein reduzierter Glukose-Stoffwechsel in den Basalganglien bei der Chorea Huntington schon Jahre vor der Erstmanifestation von klinischen Krankheitssymptomen nachweisen. Ebenso können epileptische Herde durch ihren eingeschränkten Metabolismus im PET sichtbar werden, auch bei (noch) völlig unauffälligen CCT- und NMR-Befunden. Eindrucksvoll gibt bei diesem A. cerebri media-Infarkt (s. Abb. 31) der PET-Befund zu erkennen, daß über das im CCT sich abzeichnende hypodense Areal hinaus auch in frontalen und occipitalen Bereichen der Glukose-Stoffwechsel hochgradig beeinträchtigt ist. So kann auch bei cerebrovaskulären Störungen der PET-Befund geeignet sein, gelegentlich bestehende Diskrepanzen zwischen CCT-Befund und klinischer Symptomatik zu interpretieren.

11.6.8. Doppler-Ultraschallsonographie

Diese Methode basiert auf Aussendung und Wiederempfang eines Ultraschallstrahls, der von fließenden Blutkörperchen reflektiert wird. Dem sogenannten Dopplereffekt entsprechend ist die Frequenzänderung zwischen ausgestrahltem und vom Empfängerteil der Sonde aufgefangenem reflektiertem Ultraschall der Strömungsgeschwindigkeit proportional. Mit diesem Verfahren lassen sich die Bewegungen des Blutes in Arterien (Pulsform und -richtung) hörbar und sichtbar machen, somit Aussagen über Strömungsrichtung und Strömungsgeschwindigkeit in einem Gefäß gewinnen (s. Abb. 32). Die Ultraschall-Doppler-(USD-) Sonographie hat sich als leistungsfähige Methode zur nichtinvasiven Vorfelddiagnostik bei Gefäßstenosen und -verschlüssen auch und besonders im extrakraniellen Hirnarterienbereich erwiesen. In geübter Hand lassen sich hämodynamisch signifikante Strömungsbehinderungen mit einer mindestens 50%igen Gefäßlumeneinengung sehr treffsicher nachweisen, so daß durch die USD-Sonographie die Indikation zur zerebralen Angiographie wesentlich eingeengt werden kann. Außerdem erlaubt die USD-Sonographie der A. supratrochlearis am medialen Augenwinkel wichtige Aussagen über die Ophthalmika-Kollateralzirkulation zu machen. Wenn sich nämlich bei höhergradigen, extrakraniellen Stenosen der A. carotis interna ein Kollateralkreislauf über Äste der A. carotis externa entwickelt hat, läßt sich dopplersonographisch in der A. supratrochlearis, in der normalerweise der Blutstrom vom Schädelinneren nach außen gerichtet ist, eine retrograde Durchströmung feststellen. Bestätigt werden kann ein solcher Kollateralfluß noch durch eine sonographische Untersuchung nach Kompression der zuführenden A. carotis externa-Äste.

Schließlich sei erwähnt, daß die USD-Sonographie in der extra-intrakraniellen Bypass-Chirurgie (S. 216), bei der Abklärung der Kollateralzirkulation, bei der Auswahl des Spendergefäßes und zur intra- bzw. postoperativen Flußmessung eine wesentliche diagnostische Hilfe darstellt.

11.6.9. Evozierte kortikale Potentiale

Der Funktionszustand leitender Strukturen im peripheren und zentralen Nervensystem kann dadurch geprüft werden, daß sensible oder sensorische Reize in der Peripherie gesetzt und deren kortikale Antworten (evozierte Potentiale) abgeleitet und mit einem Averager registriert werden. Form und Latenz dieser evozierten Potentiale ermöglichen Rückschlüsse auf die Reizleitungsfunktion. Für die klinisch-neurophysiologische Diagnostik haben in letzter Zeit visuell (VEP), somatosensibel (SEP) und akustisch (AEP bzw. BAEP) evozierte Hirnpotentiale zunehmende Bedeutung erlangt. Bei den einzelnen Sinnesmodalitäten sind unterschiedliche Bereiche der gesamten evozierbaren Hirnpotentialantwort in spezifischer Weise aussagekräftig und zur Messung der Reizleitungsfunktion besonders geeignet: So haben sich für das akustische System die sehr frühzeitig (nach < 10 ms) auftretenden Hirnstammpotentiale, für das somatosensible Leitungssystem die frühen kortikalen Potentialkomponenten (nach 20–50 ms) und für das visuelle System die relativ späten Rindenpotentiale (nach 20–200 ms) als sehr stabil erhältlich und kennzeichnend erwiesen (s. Abb. 33).

Normalbefunde

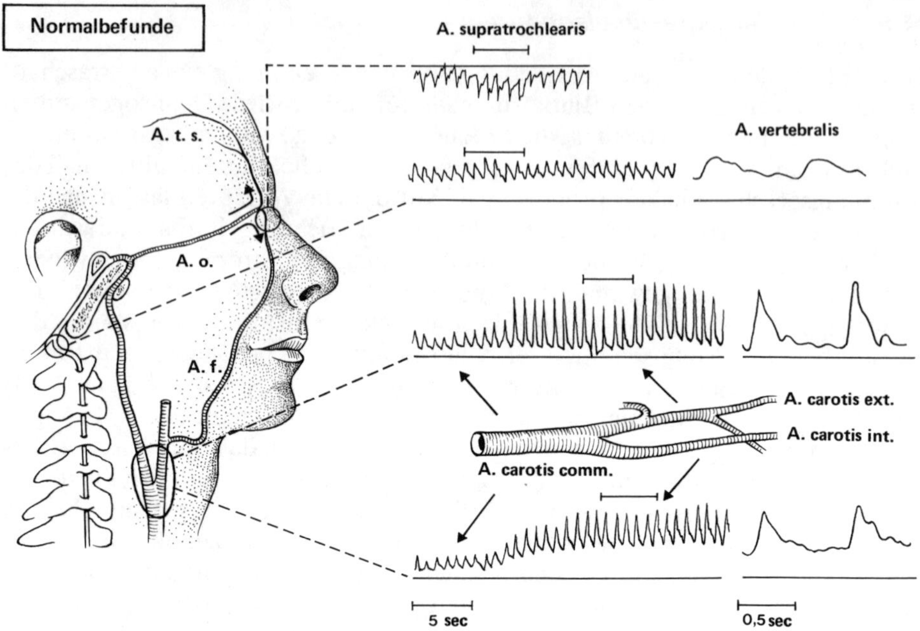

Befunde bei hochgradiger A. carot. interna – Abgangsstenose (> 80 %)

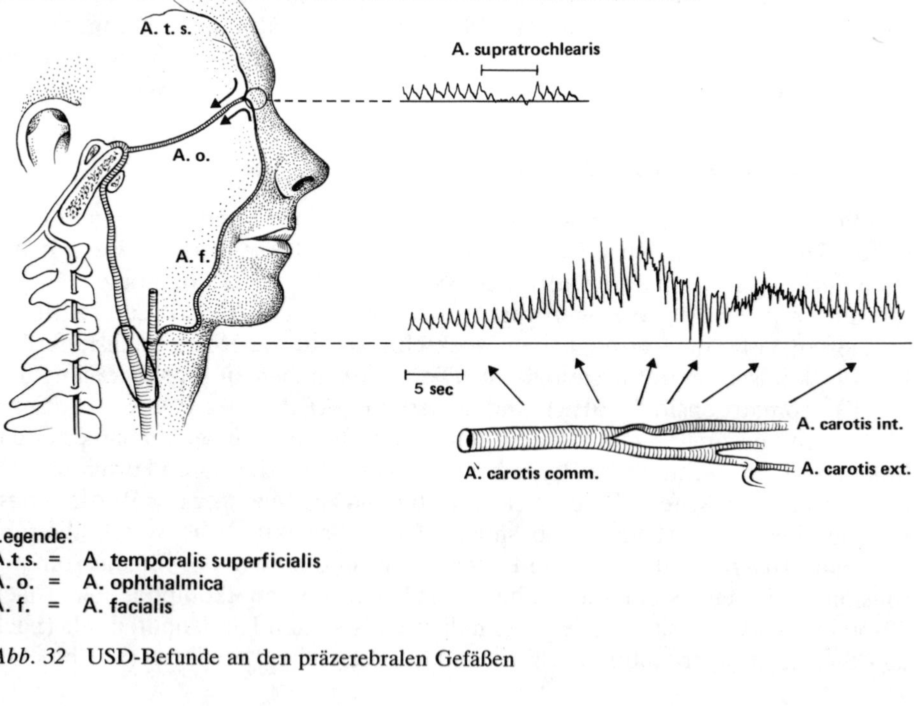

Legende:
A.t.s. = A. temporalis superficialis
A. o. = A. ophthalmica
A. f. = A. facialis

Abb. 32 USD-Befunde an den präzerebralen Gefäßen

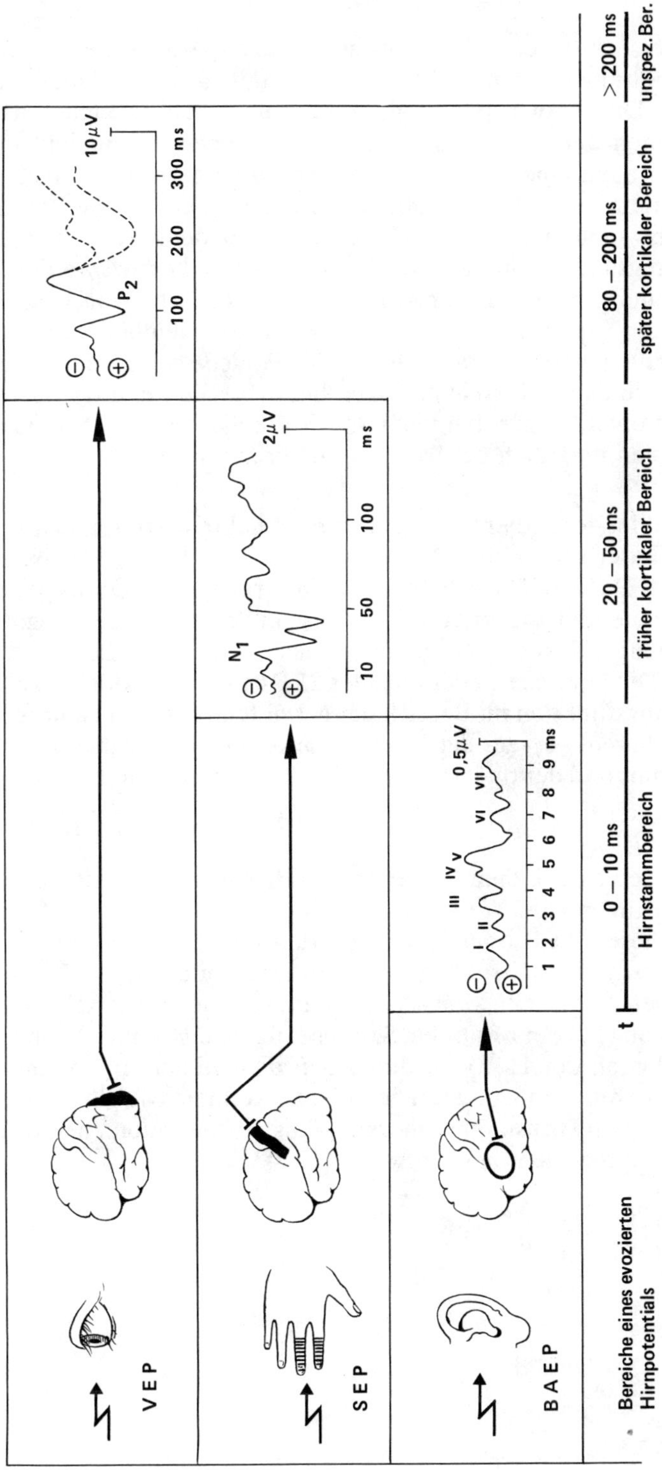

Abb. 33 Evozierte Potentiale

- *VEP*
  Zur Untersuchung der VEP verwendet man als visuelle Reize Lichtblitze oder Schachbrettmuster eines TV-Monitors mit abwechselnder Hell-Dunkel-Umkehr. Die Antwortpotentiale werden über dem Okzipitalhirn abgeleitet. Die Formen der VEP zeigen eine beträchtliche interindividuelle Varianz, jedoch ist allen eine positive, d. h. nach unten gerichtete, spitze Phase nach einer Latenzzeit von etwa 100 ms gemeinsam, so daß die Latenzzeit dieser Hauptschwankung (P_{100} oder P_2 genannt) in dem VEP als Meßpunkt für Reizleitungsuntersuchungen im visuellen System benutzt werden kann. VEP-Untersuchungen dienen klinisch vor allem zur Erfassung von Sehnervenerkrankungen, speziell einer abgelaufenen Retrobulbärneuritis. Doch sind Verlängerungen der Latenzzeit der VEP nicht spezifisch für die Multiple Sklerose, finden sich vielmehr auch bei luetischen und degenerativen Optikusaffektionen, sogar bei neuraler Muskelatrophie, beim Glaukom, bei Amblyopien und auch bei Parkinson-Erkrankungen.
- *SEP*
  Als sensibler Reiz dient hier ein kurzer elektrischer Impuls, der an einem sensible Fasern führenden Nerven, meist N. medianus oder N. tibialis appliziert wird. Danach läßt sich über dem kontralateralen Gyrus postcentralis ein Antwortpotential registrieren, welches mit einer stabilen negativen Initialkomponente (N_{20} oder N_1 genannt) nach einer Latenzzeit von etwa 20 ms beginnt. Die klinische Bedeutung der SEP liegt in der Möglichkeit, Störungen der Leitungsfunktion im Bereich der gesamten sensiblen Neuronenkette, also der peripheren Nerven, der Rückenmarksbahnen, der medialen Schleife des Hirnstamms und der thalamokortikalen Projektionsbahnen zu erfassen und zu messen.
- *AEP (BAEP)*
  Nach kurzen akustischen Reizen treten Hirnantwortpotentiale innerhalb von 9 ms in Form von 5–7 Wellen mit sehr kleinen Amplituden auf. Die einzelnen Wellen dieses AEP oder BAEP („brainstem acoustic evoked potentials") werden bestimmten Strukturen der Hörbahn vor allem im Hirnstammbereich zugeordnet. Die größte klinische Bedeutung haben die BAEP, ähnlich wie die VEP, bislang bei der Multiplen Sklerose, da sie eine – meist klinisch stumme – Mitbeteiligung der Hörbahn durch den disseminierten Entmarkungsprozeß dokumentieren können. Darüber hinaus können BAEP bei der klinischen Diagnostik von Hirnstammtumoren, Akustikusneurinomen und auch anderen Hirnstammprozessen dienlich sein.

2. Teil: Neurologische Syndrome

1. Syndrome des peripheren Nervensystems

Nicht jede Bewegungsstörung ist eine Lähmung, d. h. durch Funktionsbeeinträchtigungen im zentralen oder peripheren Nervensystem bedingt. Auch Knochen-, Sehnen- und Gelenkerkrankungen, narbige Hautverziehungen und primäre Muskelerkrankungen können motorische Leistungen oder Leistungseffekte behindern. Des weiteren muß bei motorischen Störbildern stets auch an die Möglichkeit einer schmerzreflektorischen oder psychogenen Verursachung gedacht werden.

Die Syndrome des peripheren Nervensystems werden in Abhängigkeit von Lokalisation und Ausdehnung des Nervenschadens durch unterschiedliche Verteilungsmuster der Lähmungen sowie der sensiblen und vegetativen Störungen geprägt.

1.1. Syndrom der peripheren Nervenläsion

Schädigungen peripherer Nerven ergeben sich bei Schnitt-, Stich-, Zug-, Schuß- und Druckverletzungen und sind sehr häufig Begleitverletzungen bei Frakturen und Luxationen. Die Nerven können bei einem Trauma primär lädiert werden, oder aber es entwickelt sich erst mit einer Verzögerung von Wochen, Monaten und selbst Jahren nach dem Trauma eine sog. Spätlähmung als sekundärer Nervenschaden durch Kallus- oder Narbenbildung. Nicht selten führen auch therapeutische Maßnahmen, z. B. Osteosyntheseoperationen, falsche Extremitätenlagerungen nach Knochenbrüchen oder während einer Narkose und schlecht applizierte intramuskuläre Injektionen zu peripheren Nervenschäden. Schließlich gibt es chronische Druckschädigungen peripherer Nerven in deren physiologischen Engpässen (Tunnelsituationen) (s. „Nervenkompressionssyndrome“ S. 260). Gelegentlich ist die Manifestation eines peripheren Nervenschadens nicht nur durch mechanische Faktoren, sondern zusätzlich durch einen latenten toxischen Nervenschaden (z. B. alkoholische oder diabetische Polyneuropathie) bedingt.

Wenn ein einzelner peripherer Nerv eine umschriebene Schädigung (also fast immer durch mechanische Faktoren) erleidet, resultieren Ausfallserscheinungen, die streng auf das distal vom Schädigungsort gelegene Versorgungsgebiet beschränkt sind. Diese Ausfallserscheinungen betreffen sowohl motorische als auch sensible und häufig vegetative Leistungen, weil periphere Nerven in der Regel gemischte Nerven sind, also afferente und efferente Fasern gebündelt führen. Beim Syndrom der peripheren Nervenläsion findet sich demzufolge im distalen Versorgungsareal ein Nebeneinander von schlaffer Lähmung, von beeinträchtigter Oberflächen- und Tiefensensibilität und von vegetativen Störungen, deren Intensität abhängig ist von dem sehr unterschiedlichen Reichtum der einzelnen Nerven an vegetativen Fasern. Regional anzutreffen sind fernerhin Reflexausfälle, gelegentlich Schmerzen bzw. schmerzhafte Parästhesien, elektrophysiologische Störungen und etwa 3–4 Wochen nach der Läsion bemerkbar werdende Muskelatrophien (s. Abb. 34).

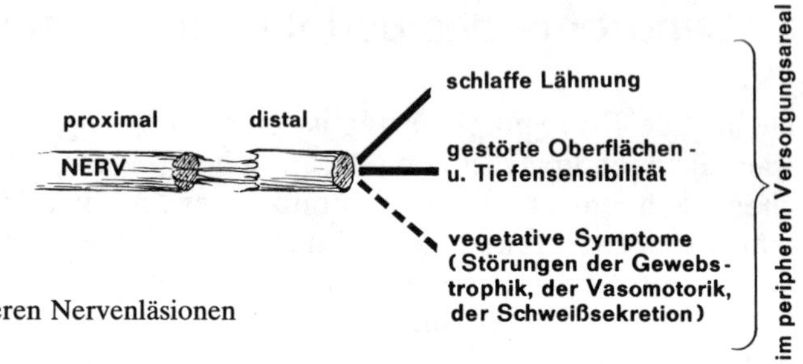

Abb. 34 Syndrom der peripheren Nervenläsionen

Das Ausmaß aller Ausfallserscheinungen ist abhängig vom Schweregrad der Nervenläsion, zu dessen Beurteilung sich klinisch die von Seddon gegebene Einteilung in Neurapraxie, Axonotmesis und Neurotmesis (s. S. 255) bewährt hat. Bei kompletten Schädigungen mit völlig gestörter Leitfähigkeit resultieren auch komplette motorische und sensible Ausfälle, während partielle Nervenläsionen durch unvollständige Ausfallserscheinungen gekennzeichnet sind.

Die Sensibilitätsbefunde nach Nervenverletzungen können allerdings wegen der sensiblen Zonenüberlappung benachbarter Nerven recht variabel sein.

Die vegetativen Störungen zeigen sich bei kompletter Nervendurchtrennung mit zyanotischer Hautblässe, Hauttemperaturabfall, Anhidrose, Haarausfall, Nageldeformierungen und knochendystrophischen Erscheinungen (Sudeck). Bei nur partieller Nervenläsion kann man Hautrötung, Hauttemperaturanstieg, Hyperhidrose und vermehrtes Haar- und Nagelwachstum finden.

Gelegentlich begegnet man bei partiellen Nervenläsionen auch sog. motorischen und sensiblen Reizerscheinungen. Zu betonen bleibt aber, daß der auslösende Ort für diese Reizerscheinungen keineswegs immer im Bereich des peripheren Motoneurons bzw. ersten sensiblen Neurons zu suchen ist. Einige besondere Formen dieser Reizerscheinungen seien hier erwähnt:

1.1.1. Motorische Reizerscheinungen

- *Faszikulationen*

sind motorische Reizerscheinungen mit bereits (S. 21) erwähnten unregelmäßigen Kontraktionen einzelner Muskelfaserbündel. Sie kommen insbesondere bei progredientem Vorderhornzelluntergang zur Beobachtung, können jedoch auch völlig unbedeutend, d. h. ohne Krankheitswert sein (benignes Faszikulieren). Bei peripheren Nervenläsionen kommen Faszikulationen in den gelähmten Muskeln nur ausnahmsweise vor.

• *Myotone Reaktion*
hat ihre Ursache in einer abnormen Eigenschaft der Muskelfaser und stellt sich als verzögerte Erschlaffung nach aktiver, elektrischer oder mechanischer Reizung dar. Im EMG: recht typische Serien von Aktionspotentialen nach mechanischer Muskelreizung (mit einem akustisch sehr charakteristischen Geräusch).

• *Krampussyndrom*
Eine besonders an Waden- und Fußmuskulatur sowie an der Becken- und Schultermuskulatur zu beobachtende sehr schmerzhafte Nachaktivität, die sich durch passive Dehnung lösen läßt. Der Entstehungsmechanismus dieser auf bestimmte Muskelgruppen begrenzten Muskelkontraktionen (vornehmlich bei Diabetes, Gicht, Niereninsuffizienz, Nikotin- und Alkoholabusus zu sehen) ist noch ziemlich unbekannt. Doch dürften hier periphere und zentrale Störungsfaktoren zusammentreffen.

1.1.2. Sensible Reizerscheinungen

In Ergänzung der hier nochmals aufzuführenden, bereits oben (S. 38 u. 40) besprochenen Parästhesien und verschiedenen Schmerzsyndrome sind noch einige besondere sensible Reizerscheinungen zu nennen:

• *Dolor translatus* („reffered pain")
Hierunter wird – im Gegensatz zum Dolor localisatus – ein von krankhaften Vorgängen in den Eingeweiden übertragener Hautschmerz verstanden. Dieser findet sich in bestimmten, den verschiedenen Eingeweiden zugeordneten Hautarealen (Headsche Zonen).

• *Anaesthesia/Analgesia dolorosa*
Eine in bestimmten Hautarealen auftretende Störung der Berührungs- oder Schmerzempfindung mit gleichzeitigen heftigen Schmerzen findet sich besonders häufig – aber nicht ausschließlich – im Trigeminusgebiet nach Herpes zoster, als besondere Form der Zosterneuralgie. Der Störungsort wird hierfür vornehmlich im Thalamus gesucht.

1.2. Syndrome der Plexusläsionen

In den Plexus (Plexus cervicobrachialis und Plexus lumbosacralis) werden jeweils Nervenwurzeln zunächst gebündelt und dann auf die verschiedenen peripheren Nerven aufgeteilt. Aus diesen anatomischen Verhältnissen erklären sich folgende

1.2.1. Charakteristika der Plexussyndrome

1. Schmerzausstrahlung und Sensibilitätsstörungen mit deutlicher Überlappung der Dermatome,
2. motorische Ausfälle mit wechselnder Kombination in mehreren benachbarten radikulären Innervationsbereichen,

3. Störung der Schweißsekretion in den betroffenen Dermatomen, weil die sympathischen Fasern für die Schweißdrüseninnervation im Plexusbereich bereits zugeflossen sind,
4. Abschwächungen der Reflexe, deren Reflexbogen im Plexusbereich unterbrochen worden ist.

1.2.2. Wichtige Plexussyndrome

- Bei den *Plexus brachialis*-Läsionen werden zwei Typen unterschieden:
  - Die häufigere obere Plexuslähmung (Erbsche Lähmung) mit Läsion von Fasern aus den Wurzeln C5–C6 zeigt eine Parese der Mm. deltoideus, supra- und infraspinatus, biceps brachii, brachialis und brachioradialis und Sensibilitätsstörungen über dem M. deltoideus und an der radialen Seite von Unterarm und Hand. Fehlen des Brachioradialis- und Bizepsreflexes. Der nach innen rotierte Arm hängt schlaff herunter, kann im Ellbogen nicht gebeugt und im Schultergelenk nicht angehoben werden.
  - Bei unterer Plexuslähmung (Klumpkesche Lähmung) mit Faserläsion C8–Th1 sind die kleinen Handmuskeln und die Fingerbeuger gelähmt, der TSR ist abgeschwächt und die Sensibilität an der ulnaren Seite von Unterarm und Hand beeinträchtigt. Häufig findet sich dabei auch ein Horner-Syndrom als Folge einer Schädigung des unteren Halsgrenzstranges.

Bei der kompletten Plexus brachialis-Lähmung ist der ganze Arm völlig gelähmt, anästhetisch und zeigt schwere trophische Störungen an Haut, Nägeln, Muskeln und Knochen.

- Läsionen des *Plexus lumbosacralis* zeigen in wechselhafter Anordnung motorische und sensible Ausfälle im Becken- und unteren Extremitätenbereich. Wegen der großen Ausdehnung des Plexus lumbosacralis wird er fast regelhaft nur partiell beschädigt. Bei Schädigungen im oberen Bereich des Beinplexus (Plexus lumbalis L1–L4) sind vor allem die Funktionen der Hüftbeuger, Kniestrecker und Adduktoren des Oberschenkels betroffen, bei Schädigungen des Plexus sacralis (L5–S4) resultieren vorwiegend Ausfälle des N. ischiadicus und der Glutäalnerven.

1.2.3. Ätiopathogenese der Plexusläsionen

Plexus brachialis-Schädigungen sind häufig Traumafolgen, z. B nach Motorradunfällen, Klavikulafrakturen, Stich- und Schußverletzungen, nach geburtstraumatischen Verletzungen oder durch Armzerrung bei Handeinklemmungen in rotierenden Maschinen. Ätiologisch weiterhin in Betracht zu ziehen sind verschiedenartige Druckläsionen z. B. infolge mangelhafter Armlagerung in der Narkose und im Schlaf, durch Krückendruck, Lastendruck auf den Schultern („Rucksacklähmung“) und auch nicht selten bedingt durch Nachbarschaftstumoren (z. B. Pancoast-Tumoren der Lungenspitze).

- Mit einem meist inkompletten, oberen Plexus brachialis-Ausfall tritt auch die sogenannte *neuralgische Schulteramyotrophie* auf, für die eine entzündliche

Genese angenommen wird. Diese Krankheit beginnt akut mit heftigen Schulter-Oberarm-Schmerzen, die meist nach wenigen Tagen abklingen und dann von Lähmungen und Atrophien in der gleichen Region abgelöst werden. Auch Zwerchfellparesen kommen dabei vor. Sensible Ausfälle fehlen in der Mehrzahl der Fälle. Die Prognose dieser „Armplexusneuritis" ist gut, auch wenn sich die Paresen manchmal erst nach einem halben bis einem Jahr langsam zurückbilden.

- Bei dem sogenannten *Skalenussyndrom* kann sich eine (untere) Armplexusschädigung durch Kompression von Plexussträngen in einer zu engen Skalenuslücke (diese wird begrenzt vom M. scalenus ant. und med. sowie der ersten Rippe) entwickeln. Ähnliche Plexusirritationen können durch Kompression in der kosto-klavikulären Enge hervorgerufen werden. Auslösung für diese Engpaßsyndrome ist oft eine Halsrippe. Im Vordergrund der Beschwerden stehen beim Skalenussyndrom Brachialgien, die häufig mit vasomotorischen Störungen im Arm verbunden sind, weil die A. subclavia mit ihrem sympathischen Geflecht ebenfalls in der Skalenuslücke behindert wird. Typisch ist der passagere und lageabhängige Charakter der Beschwerden. Bei Rückwärtsneigung des Kopfes und gleichzeitiger Kinnwendung zur kranken Seite (Adson-Manöver) können die Beschwerden ausgelöst und unter Umständen ein Verschwinden des Radialispulses beobachtet werden. Therapie: operative Entfernung der Halsrippe bzw. Erweiterung der Skalenuslücke nach, falls erforderlich, angiographischer Diagnosesicherung.

Für Plexus lumbosacralis-Schäden kommt eine Traumatogenese wesentlich seltener in Betracht, gelegentlich nach stumpfen Bauchtraumen oder schweren Beckenringfrakturen mit retroperitonealer Hämatomentwicklung. Häufiger ist die Ursache in tumorösen oder entzündlichen Prozessen im Retroperitonealraum zu suchen. Auch an spontane Hämatome unter Antikoagulantientherapie oder an eine Strahlenschädigung nach Tumorbestrahlungen im Beckenbereich ist zu denken.

1.3. Syndrom der Nervenwurzeln

Die Symptomatik der Läsionen und Irritationen der spinalen Nervenwurzeln unterscheidet sich vor allem infolge der differierenden Versorgungsareale in signifikanter Weise von der der peripheren Läsionen.

1.3.1. Charakteristika des Nervenwurzelsyndroms

1. Schmerzausstrahlung und Sensibilitätsausfälle entsprechen dem segmentalen Innervationsbereich (Dermatom der betroffenen Wurzel) (s. Abb. 21 b). Regelhaft ist bei radikulär bedingten Sensibilitätsausfällen – umgekehrt wie bei den sensiblen Störungen der peripheren Nervenläsionen – die hypalgetische Zone größer als die hypästhetische. Bei monoradikulären Schäden kann die Letztere sogar fehlen, so daß dann nur Störungen der Schmerzempfindung resultieren.

2. Motorische Ausfälle – und bei stärkerer Schädigung auch Myatrophien – treten (gemäß den radikulären Muskelinnervationsverhältnissen) in Kennmuskeln auf, die der betroffenen Wurzel entsprechen.
3. Reflexstörungen (Hypo-, Areflexie) finden sich bei den Reflexen, deren Reflexbogen durch die betroffene Wurzel (Wurzelsegmente) verläuft.
4. Fehlen von Störungen der Schweißsekretion und anderen vegetativen Ausfallerscheinungen bei Schädigungen der Wurzeln oberhalb Th2 und unterhalb L2 (s. S. 45).

1.3.2. Wichtige Wurzelsyndrome

Die klinisch wichtigsten Wurzelsyndrome mit ihren Kennmuskelausfällen, segmentalen sensiblen Störungen und Reflexabschwächungen sind in Abb. 35 als Übersicht zusammengestellt.

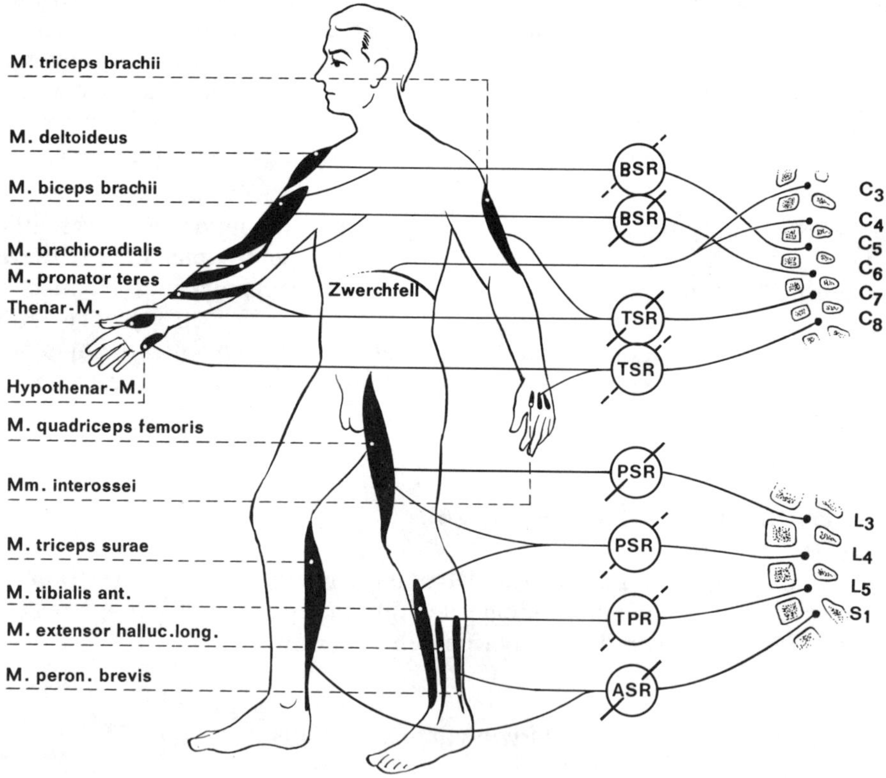

Abb. 35 Klinisch wichtige Wurzelsyndrome (Kennmuskeln und Eigenreflexverluste [∅ = erloschen, ∅ = abgeschwächt] – sensible Ausfälle s. Abb. 21)

1.3.3. Ätiopathogenese der Wurzelsyndrome

Die wohl häufigsten Ursachen von radikulären Syndromen im unteren Zervikalbereich sind degenerative HWS-Veränderungen, im unteren Lumbalbereich dorsolaterale bzw. mediolaterale Bandscheibenvorfälle. Als weitere Ursachen, und zwar im gesamten Wirbelsäulenbereich, kommen extramedulläre spinale Tumoren, insbesondere Wurzelneurinome, Meningeome, leukämische Infiltrate und Wirbelmetastasen in Betracht. Röntgennativaufnahmen der entsprechenden Wirbelsäulenabschnitte können mit der Feststellung von Wirbeldestruktionen das Vorliegen eines Malignoms meist rasch klären. Als röntgendiagnostischer Hinweis auf ein in Form einer Sanduhrgeschwulst wachsendes Neurinom finden sich Erweiterungen der Foramina intervertebralia oder isolierte Wirbelbogendefekte.

Als entzündliche Bedingung eines Wurzelsyndroms ist der Herpes zoster zu erwähnen. Bei der hier im Rahmen einer viralen Allgemeininfektion auftretenden Spinalganglienaffektion sind meist mehrere benachbarte Dermatome gleichzeitig befallen. Auch bei der durch Zeckenbiß übertragenen Arbo-Virus-Erkrankung treten häufig sehr schmerzhafte Radikulitiden, verbunden mit einem Erythema migrans, auf.

Traumatogene Wurzelschäden finden sich vor allem bei HWS-Schleudertraumen oder als zervikale Wurzelausrisse nach schweren Schulterprellungen, z. B. bei Motorradunfällen. Differentialdiagnostische Abgrenzung zum Plexus brachialis-Schaden kann ein blutiger Liquorbefund oder der myelographische Nachweis „leerer" Wurzeltaschen bringen. Außerdem finden sich bei Wurzelausrissen oft mehr oder weniger deutliche Zeichen einer Rückenmarksschädigung sowie bei Schädigung der Wurzeln C8 und Th1 ein Horner-Syndrom.

1.4. Polyneuropathisches Syndrom

Dem polyneuropathischen Syndrom liegt eine meist degenerative bzw. toxische, selten entzündliche, diffuse Erkrankung des peripheren Nervensystems zugrunde. Demzufolge sind die Ausfallerscheinungen dieser systemischen Schädigungen allermeist bilateral, und zwar mit distaler, selten proximaler Betonung anzutreffen. Fast regelhaft beginnen die Symptome zunächst an den unteren Extremitäten. In gewisser Abhängigkeit von den ätiologischen Faktoren stehen bei den Polyneuropathien manchmal mehr motorische, manchmal sensible oder auch vegetativ-trophische Störungen im Vordergrund. Die sensiblen Störungen sind weder segmental noch peripher angeordnet, sondern haben eine strumpf- oder handschuhförmige Ausbreitung. Bei den motorischen Ausfällen handelt es sich um schlaffe, ebenfalls distal betonte Paresen mit Hypo- oder Areflexie. Gelegentlich zeigt ein polyneuropathisches Syndrom eine asymmetrische Verteilung mit akzentuiertem Befall eines oder einiger weniger Nerven. Hier wird dann von einer Polyneuropathie vom Multiplex-Typ (Mononeuritis multiplex) gesprochen.

Aus morphologischer Sicht kommt es bei manchen Polyneuropathien vorwiegend und primär zu einer axonalen Degeneration, bei manchen zu einer im Vordergrund stehenden Demyelinisierung (primäre segmentale Entmarkung) der peripheren Nerven. Entsprechend ist im polyneuropathischen Syndrom mit unterschiedlichen elektrischen, vor allem elektromyographischen Befunden zu rechnen. Und zwar findet man bei Polyneuropathien mit primär axonalen Schäden lange normale Erregungsleitungsgeschwindigkeiten, bei demyelinisierenden Erkrankungen hingegen frühzeitig diffuse oder auch lokalisierte Verlangsamungen der Leitungsgeschwindigkeit.

Bei Übergreifen des Krankheitsprozesses auf die Nervenwurzeln oder gar auf das Rückenmark (Polyneuroradikulomyelitis) treten radikuläre, bzw. spinale Symptome hinzu. Dabei kann dann auch mit pathologischen Liquorveränderungen (häufig in Form eines „Guillain-Barréschen Syndroms“) gerechnet werden.

1.4.1. Klinische Typen

Aus klinischer Sicht hat es sich im Bemühen um ätiologisch-diagnostische Leitlinien als zweckmäßig erwiesen, beim polyneuropathischen Syndrom mit seinen sehr unterschiedlichen Schwerpunkten folgende Typen voneinander abzugrenzen (s. Abb. 36):

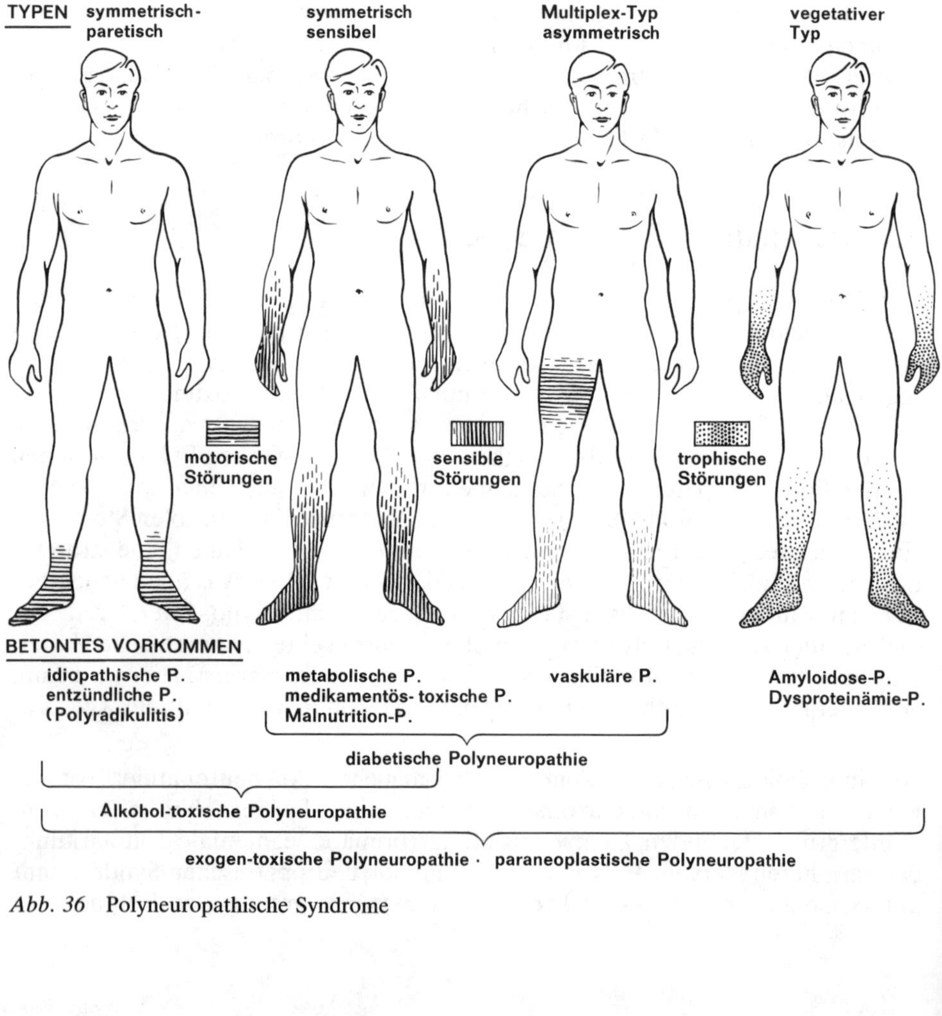

Abb. 36 Polyneuropathische Syndrome

- polyneuropathisches Syndrom mit *symmetrisch-sensiblen Störungen* (fast regelhaft distal und an den unteren Extremitäten lokalisiert),
- polyneuropathisches Syndrom mit *symmetrisch-paretischen Störungen* (betonter Befall der Fuß-Zehen-Extensoren),
- polyneuropathisches Syndrom mit *vegetativen Funktionsdefekten* (vasomotorisch-trophische Störungen mit langen, oft über Jahre sich hinziehenden Verläufen),
- polyneuropathisches Syndrom mit *asymmetrischen Ausfällen* (Mononeuritis multiplex).

1.4.2. Ätiologische Bedingungen

Unter ätiopathogenetischen Aspekten können die polyneuropathischen Syndrome wie folgt zugeordnet werden:
- *Entzündliche* Bedingungen. Polyneuropathische Syndrome können sich im Gefolge von Infektionskrankheiten (z. B. Diphtherie, Lues, Typhus, Fleckfieber und Virusinfekten) entwickeln und Begleiterscheinungen entzündlicher Gefäßerkrankungen (Vaskulitis, Periarteriitis nodosa, Wegenersche Granulomatose) sowie von Kollagenosen (Sklerodermie, Lupus erythematodes) sein. In diese Gruppe gehört auch die entzündlich-hyperergische Polyneuroradikulitis vom Typ Guillain-Barré.
- *Metabolische* Bedingungen. Als Ursachen kommen hier vor allem in Betracht: Diabetes, Dysproteinämien, Fettstoffwechselstörungen, Niereninsuffizienz und Porphyrie. Außerdem entwickeln sich polyneuropathische Syndrome als sogenannte Mangel-Neuropathien bei verschiedenartigen gastrointestinalen Erkrankungen. Hierher gehören wahrscheinlich auch die paraneoplastischen Polyneuropathien.
- *Exotoxische* Bedingungen. Sowohl medikamentös-toxische Einflüsse (z. B. Barbiturate, Zytostatika, Nitrofurantoin, Antibiotika, Hypnotika, orale Antidiabetika) als auch Alkohol, Blei, Thallium, Arsen und eine Reihe von organischen Lösungsmitteln (u. a. Methyl-äthyl-keton bei „Schnüfflern") können zu schweren polyneuropathischen Syndromen führen.

Ein nicht unerheblicher Anteil der polyneuropathischen Syndrome bleibt allerdings ätiologisch ungeklärt (idiopathische Polyneuropathien).

1.5. Grenzstrangsyndrome

Der Grenzstrang (Truncus sympathicus) liegt als eine strickleiterartig verbundene Kette von etwa 22 sympathischen Ganglien beidseits neben der Wirbelsäule. Seine präganglionären Zuflüsse kommen über die Rr. communicantes albi aus der Seitenhornsäule des Brust- und Lendenmarks in den Segmenten C8–L2. Seine postganglionären Efferenzen kehren als Rr. communicantes grisei zu den Spinalnerven zurück oder gelangen als periarterielle Geflechte in die Peripherie. Diese Topik macht verständlich, daß die Symptome einer Grenzstrangschädigung häufig mit anderen neurologischen (radikulären oder spinalen) oder auch viszeralen Ausfällen oder Störungen verbunden sind, unter Umständen von diesen überlagert werden. Doch auch isolierte Grenzstrangreizungen bzw. -ausfälle können klinisch beobachtet werden und sind nicht selten erste Zeichen eines Nachbarschaftprozesses. Klinisch faßbare Erscheinungen eines Sympathikusausfalls sind die Aufhebung der Schweißsekretion (Anhidrosis), Lähmung der Vasomotoren (Vasodilatation) und die Piloarrektorenlähmung.

1.5.1. Oberes Grenzstrangsyndrom

Affektionen des oberen (zerviko-thorakalen) Grenzstrangbereiches werden in besonderer Weise geprägt durch die Möglichkeit einer Beeinträchtigung der sympathischen okulopupillären Innervation. Als Ausdruck dieser Innervationsstörung findet sich klinisch ein Horner-Syndrom (s. S. 7). Zu unterscheiden sind ein zentrales Horner-Syndrom, bei dem es nach Einbringen von Kokain in den Konjunktivalsack zu einer starken Pupillenerweiterung kommt und dessen Krankheitsherd im hinteren Hypothalamus, im ipsilateralen Vorderseitenstrang oder im oberen Halsmark liegt, von einem peripheren Horner-Syndrom ohne Kokain-Reaktion der Pupille bei Läsionen vom Centrum ciliospinale an distalwärts.

Weitere bedeutsame topische Hinweise bei einem Horner-Syndrom ergeben sich durch die Prüfung der Schweißsekretion im ipsilateralen Hals-, Gesichts- und Armbereich. Eine mit einem Horner-Syndrom verbundene quadrantenförmige Anhidrose tritt auf bei Schädigungen des Ganglion stellatum (I in Abb. 37).

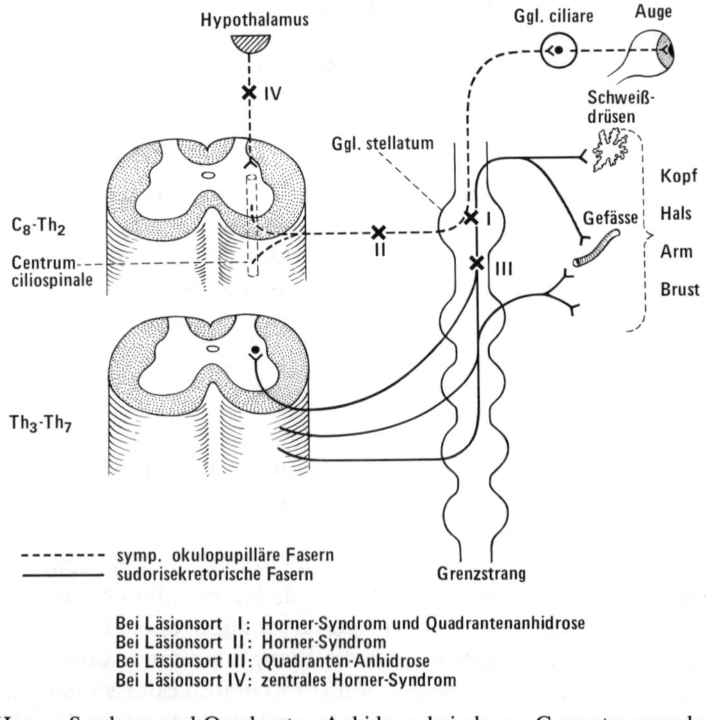

Abb. 37 Horner-Syndrom und Quadranten-Anhidrose bei oberen Grenzstrangsyndromen

Bei einem peripheren Horner-Syndrom ohne entsprechende Schweißsekretionsstörung muß hingegen der Läsionsort in den Wurzeln C8–Th2 proximal vom Grenzstrang gesucht werden (II in Abb. 37). Findet sich aber eine obere Quadranten-Anhidrose ohne Horner-Syndrom, liegt der Läsionsort im Grenzstrang unmittelbar kaudal vom Ganglion stellatum (III in Abb. 37). Die Erklärung für diese unterschiedlichen Symptomkonstellationen ergibt sich daraus, daß die okulopupilläre Innervation zum Ganglion stellatum aus C8–Th2 zufließt, die sudorisekretorischen Fasern aber erst von Th3 und abwärts aus dem Rückenmark austreten.

1.5.2. Unteres (lumbales) Grenzstrangsyndrom

Auch hierbei wird die klinische Symptomatik durch Ausfälle der Schweißsekretion und der Vasomotorik am Bein ohne sensible oder motorische Störungen geprägt, sofern nicht gleichzeitig radikuläre Irritationen bestehen. Subjektiv wird meist weniger die Anhidrose als ein Hitzegefühl der betroffenen Extremität empfunden. Die Prüfung der Schweißsekretion mit dem Ninhydrintest kann auch hier wichtige topische Hinweise geben, weil die sudorisekretorischen Fasern für die unteren Extremitäten alle das Rückenmark oberhalb L2 verlassen, somit kaudalwärts gelegene Wurzelläsionen (z. B. bei Diskopathien) keine Schweißsekretionsstörungen aufweisen können.

Ätiologisch liegt einem lumbalen Grenzstrangsyndrom nicht selten eine paravertebrale Tumorinfiltration zugrunde.

2. Zerebrale Syndrome

Im klinischen Erscheinungsbild der Hirnerkrankungen lassen sich, und zwar unabhängig von deren Ätiologie, allgemeine zerebrale Symptome von hirnlokalen, d. h. durch die Lokalisation des zerebral-organischen Geschehens geprägten Symptomen unterscheiden.

2.1. Zerebrale Allgemeinsyndrome

Als pathologische Grundphänomene der Hirnkrankheiten können ohne obligate Präsenz zur Beobachtung kommen:

- *Psychopathologische Symptome*

Die unspezifischen psychoorganischen Störungen können in Abhängigkeit von der Eigendynamik des zerebralen Prozesses reversibel oder irreversibel sein. Beeinträchtigungen psychischer Fundamentalfunktionen, etwa Antriebs-, Gedächtnis-, Konzentrationsstörungen sowie Verstimmungszustände, Verlangsamung der Denkprozesse, selbst Zustände mit Fehlen jeglicher körperlicher oder psychischer Aktivität (Stupor) oder aber psychomotorische Unruhezustände gehören nicht selten schon zu den Frühsymptomen hirnorganischer Krankheitsprozesse, können mit wechselnder Intensität den zerebralen Krankheitsablauf begleiten und werden, sofern sie eine Reversibilität erwarten lassen, als Durchgangssyndrome bezeichnet. Auch Bewußtseinsstörungen aller Intensitätsgrade von der leichten Bewußtseinstrübung bis zur tiefen Bewußtlosigkeit im Koma haben als prinzipiell rückbildungsfähig zu gelten. Demgegenüber handelt es sich bei den organischen Psychosyndromen, deren führende Symptome der Persönlichkeitsabbau und die Einschränkung der intellektuellen Leistungsbreite (Demenz) sind, in der Regel um irreversible Störungen, also psychoorganische Defektsyndrome.

Grundsätzlich sollte bedacht werden, daß mit dem Terminus „psychoorganisches Syndrom" oder „organisches Psychosyndrom" nur eine sehr globale, weder symptomatisch noch pathogenetisch differenzierende diagnostische Feststellung getroffen und belegt wird. Sie gründet sich oft letztlich auf einem psychiatrischen Eindruck, den Anamneseerhebung und Patientenverhalten während der Exploration hinterlassen haben. Im Einzelfall sollte aber bei jedem Hirnkranken, insbesondere auch unter den Aspekten einer Rehabilitation und Begutachtung, eine detaillierte Beschreibung der erlittenen psychischen Leistungseinbußen und der verbliebenen Leistungsfähigkeiten erfolgen. Hierbei können dann psychometrische Untersuchungsverfahren hilfreich sein.

- *Symptome der Hirndrucksteigerung*

Vor allem die ersten Zeichen einer intrakraniellen Drucksteigerung wie Übelkeit, Erbrechen und Kopfschmerzen sind zerebrale Allgemeinsymptome ohne hirnlokalen Charakter.

- *Zerebrale Anfälle*

Auch epileptische Anfälle treten nicht selten in einem zerebralen Allgemeinsyndrom in Erscheinung, obgleich der Anfallscharakter (z. B. fokaler Beginn eines generalisierten Anfalls) oft erste hirnlokale Hinweise bringen kann.

2.2. Hirnlokale Syndrome

Neben einem zerebralen Allgemeinsyndrom entwickeln viele Hirnerkrankungen mehr oder weniger ausgeprägte Lokalsymptome. Schon eine sorgfältige Analyse der neurologischen Symptomatik ergibt oft die Möglichkeit zu einer recht detaillierten Lokalisierung des zerebralen Krankheitsgeschehens, so daß es aus klinischer Sicht wichtig ist, diejenigen hirnlokalen Syndrome zu kennen, die sich bestimmten Hirnregionen zuordnen lassen.

2.2.1. Hemisphärensyndrome

2.2.1.1. Neurophysiologische Grundlagen

Die dominante Hemisphäre ist diejenige, in welcher die kortikalen Leistungen der Sprache, des Schreibens, des Rechnens, des Lesens und des mit der Sprache verbundenen Erkennens lokalisiert sind. Bei Rechtshändern ist es die linke

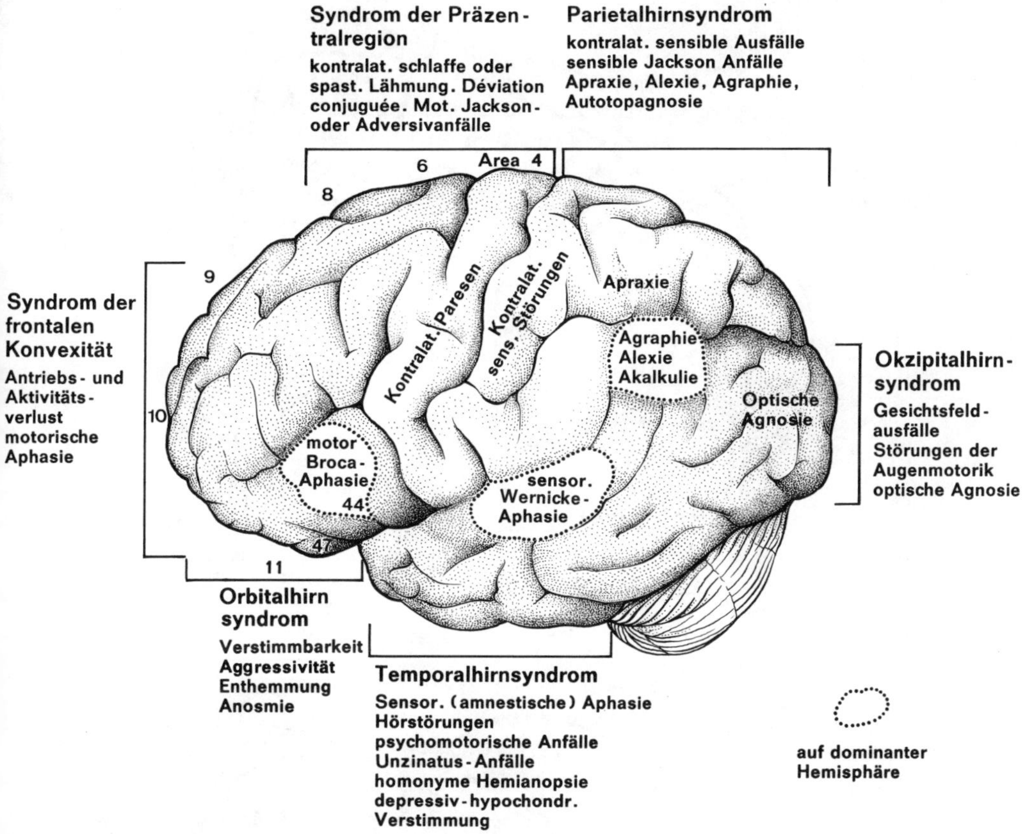

Abb. 38 Topische Zuordnung von Hirnrindenstörungen

Hemisphäre und nur bei unüberwindlicher Linkshändigkeit (bei etwa 10% der Menschen) die rechte. Auch wenn eine genaue topische Zuordnung dieser sehr komplexen Leistungen nicht ohne Schwierigkeiten möglich ist, so steht dennoch außer Zweifel, daß die Intaktheit bestimmter Areale in der dominanten Hemisphärenhälfte unerläßliche Voraussetzung ist für alle sprachlichen und sprachabhängigen Kommunikationen. Andernfalls kommt es zu mehr oder weniger umschriebenen neuropsychologischen Störungen (s. Abb. 38).

Auf die klinischen Erscheinungsbilder der verschiedenen Aphasieformen, der Apraxie und der Agnosie ist bereits auf S. 46–49 hingewiesen worden. Ergänzend hierzu sei noch angemerkt, daß die bei Läsionen im Gyrus angularis auftretende Akalkulie von einer Körperschemastörung mit Fingeragnosie und Rechts-Links-Störung im sog. Gerstmann-Syndrom begleitet sein kann. Die ebenfalls schon erwähnte Anosognosie ist Folge von Störungen in der unteren Parietalregion, vor allem der nicht dominanten Hemisphäre, so daß sie ganz vorwiegend bei linksseitiger Hemiplegie zu finden ist. Auch an die Parietalregion, allerdings der sprachdominanten, also meist linken Hemisphäre, gebunden sind die apraktischen Störungen, insbesondere eine konstruktive Apraxie (s. S. 48 u. 133).

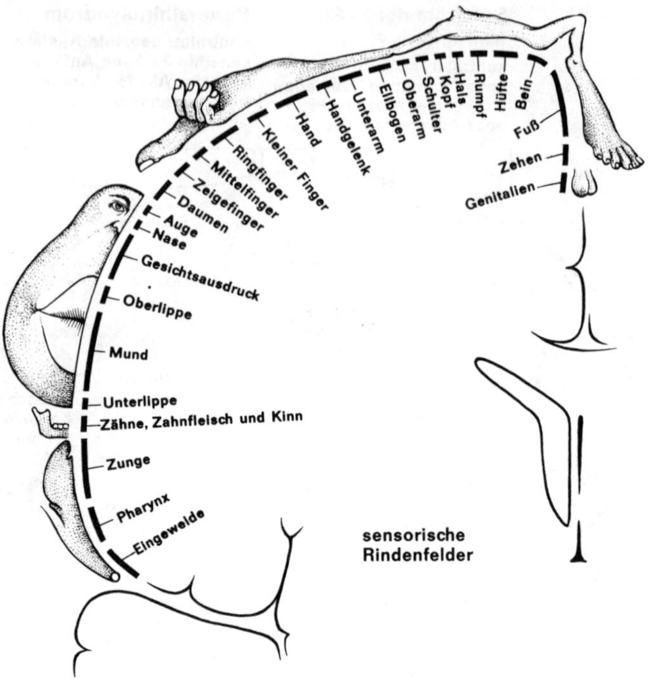

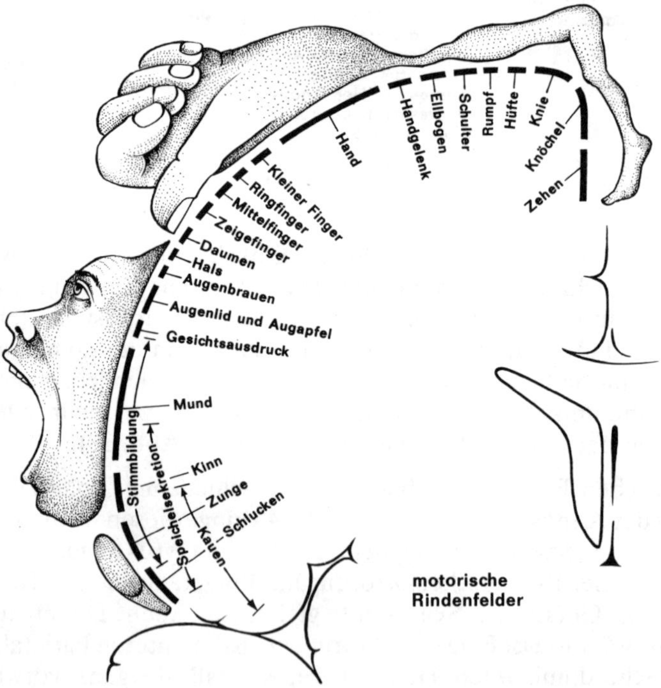

Abb. 39 Somatotope Gliederung der primären (sensorischen und motorischen) Rindenfelder. (*Penfield* and *Rasmussen*: The Cerebral Cortex of Man: A Clinical Study of Localisation of Function. Macmillan, 1950)

Unter den primär sensibel-sensorischen und den primär motorischen Rindenfeldern, welche zusammen nur etwa 20% der gesamten Kortexfläche ausmachen (die verbleibende, weitaus größere Fläche umfaßt die Assoziationsgebiete), sind von größter Bedeutung der Gyrus praecentralis und der Gyrus postcentralis. Schädigungen dieser Regionen führen zu kontralateralen Lähmungen bzw. Sensibilitätsstörungen. Die hier bestehende somatotopische Gliederung ist dem bekannten Schema von Penfield (s. Abb. 39) zu entnehmen. Zu beachten bleibt auch, daß eine isolierte Läsion in der Area 4 (Gyrus praecentralis) im entsprechenden kontralateralen Körperteil eine schlaffe, nicht spastische Parese zur Folge hat. Nur wenn die angrenzende prämotorische Region (Area 6), welche das kortikale Zentrum des extrapyramidalen Systems repräsentiert, mitgeschädigt ist – was bei ausgedehnteren Prozessen meist der Fall ist – kommt es infolge Unterbrechung auch extrapyramidaler Fasern zu einer spastischen Parese.

In der Area 8, die auch zur prämotorischen Rinde gerechnet wird, liegt das motorische Augenfeld, in welchem die willkürlichen Augenbewegungen gesteuert werden. Eine Irritation dieses Gebietes bewirkt eine Déviation conjuguée zur kontralateralen Seite, ein Ausfall dagegen zur ipsilateralen Seite infolge Überwiegens der kontralateralen Area 8.

Nach diesen orientierenden Hinweisen auf die Bedeutung bestimmter Rindenareale für die Hemisphärensyndrome sollen im folgenden die wesentlichen Störbilder bei Erkrankungen der verschiedenen Großhirnbereiche zusammengestellt werden. Ätiopathogenetisch sind für diese zu Hemisphärensyndromen führenden Erkrankungen sehr verschiedenartige Faktoren, vor allem Tumoren, Verletzungen, vaskuläre Störungen, seltener auch entzündliche und degenerative Prozesse in Betracht zu ziehen.

2.2.1.2. Stirnhirnsyndrom

Der Lobus frontalis umfaßt die Präzentralregion mit den motorischen Rindenarealen 4, 6 und 8, den Konvexitätsanteil der Präfrontalregion mit den Rindenfeldern 9, 10 und 44 (Broca-Sprachregion) und den orbitalen Anteil der Präfrontalregion (Area 11, 25 und 47).

Umschriebene Läsionen in diesen drei verschiedenen Stirnhirnbereichen führen zu sehr unterschiedlicher Symptomatik, so daß drei lokalisationsabhängige Stirnhirnsyndrome zu differenzieren sind:

- *Syndrom der Präzentralregion*

ist gekennzeichnet durch schlaffe oder spastische (abhängig vom Mitbefall der Area 6!) Lähmungen (Mono- oder Hemiparesen) auf der kontralateralen Körperseite und durch unwillkürliche Blickwendungen der Augen (bei Mitbefall der Area 8). Als Reizerscheinungen der präzentralen Rinde treten epileptische Anfälle auf, und zwar in Form von fokalen motorischen Jackson-Anfällen oder von sog. Adversivanfällen mit Augen-, Kopf- und Rumpfdrehung nach der kontralateralen Seite (Fokus in Area 6 und 8). Diese Herdanfälle können in generalisierte tonisch-klonische Krämpfe übergehen.

Ein sogenanntes Mantelkantensyndrom mit spastischer, distal betonter Paraparese der unteren Extremitäten, mit und ohne Sensibilitätsstörungen, tritt bei

Läsionen der Mantelkante durch Verletzungen oder Geschwülste (parasagittales Meningeom) auf, weil die motorischen und sensiblen Zentren für beide Beine hier eng benachbart liegen. Auch können dabei Jackson-Anfälle mit einem Anfallsbeginn am Fuß beobachtet werden. Differentialdiagnostisch ist eine Abgrenzung zu spinalen Prozessen in Betracht zu ziehen.

- *Frontales Konvexitätssyndrom*

Hierzu gehört vor allem eine allgemeine Antriebsstörung. Dieser Antriebs- und Aktivitätsverlust zeigt sich nicht nur als Mangel an spontaner motorischer Regsamkeit („frontale Akinese"), sondern auch als Antriebsminderung im Denken, in der Willensbildung und in der Aufmerksamkeit, letztlich in allen Lebensbereichen.

Ein erlahmter Verantwortungssinn führt diese Kranken zur Vernachlässigung ihrer früher gewissenhaft ausgeführten Pflichten. Die motorische Verarmung kann in schweren Fällen an einen katatonen Stupor („Pseudokatatonie") erinnern. Seltener, vor allem bei Schädigung beider Stirnlappen, lassen sich auch ataktische Störungen bis hin zur Astasie und Abasie beobachten, so daß Verwechslungen mit einem Kleinhirnprozeß durchaus möglich sind. Als weiterer wichtiger Befund im frontalen Konvexitätssyndrom kann – wenn es sich um die dominante Hemisphäre handelt und die Pars opercularis am Fuße der 3. Frontalwindung (Area 44) mitbetroffen ist – eine motorische (Broca-)Aphasie auftreten.

- *Orbitalhirnsyndrom*

Läsionen, vor allem beidseitige, in dem dem Orbitadach aufliegenden, basalen Stirnhirnanteil führen zu Störungen der Affektivität und des Gemütes. Diese Kranken werden kindlich-albern, witzelnd, takt- und schamlos, zu anderen Zeiten aber mißmutig, mißtrauisch und geraten durch Kleinigkeiten plötzlich in Wut. Diese recht kennzeichnenden Charakterveränderungen werden bei Progredienz des Prozesses (z. B. eines Olfaktoriusmeningeoms) immer mehr durch die Antriebsstörungen des Frontalhirngeschädigten verdeckt, so daß sie nicht selten bei der ersten ärztlichen Untersuchung nur noch fremdanamnestisch faßbar sind. Als neurologischer Befund bei Orbitalhirnprozessen ist oft schon frühzeitig eine Anosmie festzustellen.

2.2.1.3. Scheitelhirnsyndrom

Das Scheitelhirnsyndrom ist bei Läsionen im Bereich des Gyrus postcentralis gekennzeichnet durch kontralaterale Sensibilitätsausfälle. Reizzustände dieses Rindenbereichs führen zu sensiblen Jackson-Anfällen, die ebenfalls generalisieren können.

Zu den Störungssymptomen des unteren Scheitellappens gehören verschiedene Formen der Apraxie und, mit Hinweis auf eine Lokalisation in der dominanten Hemisphäre, auch Agraphie, Alexie und Akalkulie. Schädigungen in der parietookzipitalen Übergangsregion der sprachdominanten Seite bringen vorwiegend optisch-gnostische Orientierungsstörungen am Körper (Autotopagnosie). Als Sonderfall der Autotopagnosie kann die Fingeragnosie gelten, die bereits oben beim sog. Gerstmann-Syndrom Erwähnung gefunden hat.

2.2.1.4. Okzipitalhirnsyndrom

Da das Okzipitalhirn ganz im Dienste des Gesichtssinnes steht, ist das Okzipitalhirnsyndrom ausschließlich durch Gesichtsfeldausfälle (homonyme Hemianopsie oder Quadrantenanopsie) und Störungen der Augenmotorik sowie der höheren optischen Leistungen (optische Agnosie) geprägt.

2.2.1.5. Schläfenlappensyndrom

Bei Schädigungen im hinteren Bereich des Gyrus temporalis superior der dominierenden Hemisphäre findet sich eine sensorische (oder amnestische) Aphasie. Da eng benachbart in der Heschelschen Querwindung die zentrale Hörbahn endigt, sind damit nicht selten Hörstörungen verbunden, u. U. in Form einer akustischen Aura bei hier ausgelösten epileptischen Anfällen.

Epileptische Anfälle sind ein sehr häufiges Symptom im Schläfenlappensyndrom, da die temporalen Rindenpole und insbesondere das Ammonshorn sich durch eine sehr niedere Reizschwelle auszeichnen. Die im Schläfenhirn entstehenden Anfälle haben eine sehr spezifische Ausprägung als psychomotorische Anfälle.

Kontralaterale Gesichtsfeldstörungen entstehen, wenn Fasern der zentralen Sehbahn in der Temporalregion unterbrochen werden. Einseitige Herde im Uncus gyri hippocampi, der zum limbischen System gehört und auch als 5. Schläfenwindung bezeichnet wird, führen zwar nicht zu Ausfällen des Geruchssinnes, jedoch bewirken Reizzustände dieses Rindenbereichs passagere Geruchs- und Geschmackssensationen, die als „Unzinatus-Anfälle" bezeichnet werden und sich nicht selten zu typischen Temporallappenanfällen oder tonisch-klonischen Anfällen ausweiten können. Schließlich finden sich bei Prozessen im Temporallappen, insbesondere im medio-basalen, zum limbischen System gehörenden Rindenareal recht häufig mürrisch-depressive, hypochondrische Verstimmungen, die sich zu Wandlungen des Charakters ausweiten können und dann Ähnlichkeit mit den psychopathologischen Veränderungen des Orbitalhirnsyndroms haben.

2.2.1.6. Syndrom der inneren Kapsel

In der inneren Kapsel des Gehirns, Capsula interna, die zwischen Linsenkern (Pallidum und Putamen) und Thalamus liegt, hüllen die somatotopisch gegliederte Pyramidenbahn (begleitet von „extra"-pyramidalen Bahnen – s. auch S. 18 u. 19 –), Tractus thalamocorticalis sowie Gratioletsche Seh- und zentrale Hörbahn den Thalamus gewissermaßen wie eine Kapsel ein (s. Abb. 40).

In diesem relativ eng begrenzten Areal können somit für eine ganze Körperhälfte die zentrale Motorik und Sensibilität gestört werden, darüber hinaus auch Beeinträchtigungen des Sehens und Hörens erfolgen. Das klinische Erscheinungsbild des Capsula interna-Syndroms, dem häufig eine Zirkulationsstörung in den Arteriae lenticulostriatae zugrundeliegt, ist demzufolge geprägt durch:

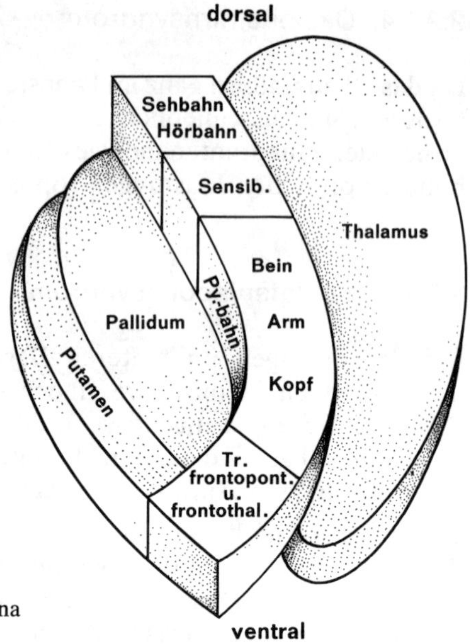

Abb. 40 Verlauf der Bahnen in der Capsula interna

- Kontralaterale spastische Hemiparese, -plegie. Dabei führt die Spastik zu einer recht typischen Gliedmaßenhaltung (Beugung im Ellenbogengelenk, Pronation des Unterarms, Streckhaltung des Beines, Spitzfußstellung) und einer nach auswärts gerichteten Zirkumduktion des Beines beim Gehen (sog. Wernicke-Mannscher Lähmungstyp, Abb. 65 S. 203).
- Kontralaterale zentrale Fazialis- und evtl. zentrale Hypoglossus- und Zwerchfellähmung;
- kontralaterale Hemihypästhesie;
- kontralaterale Hemianopsie;
- zentrale Hörstörung, die häufig nicht bemerkt wird.

Im akuten Stadium eines Capsula interna-Syndroms ist die kontralaterale Lähmung zunächst schlaff. Doch geht sie dann nach Stunden oder Tagen in eine spastische Lähmung über, da extrapyramidale Fasern, die die Pyramidenbahn begleiten, mitgeschädigt worden sind.

2.2.2. Hirnstammsyndrome

2.2.2.1. Neurophysiologische Grundlagen

Durch den Hirnstamm (Medulla oblongata, Pons und Mittelhirn) ziehen auf engstem Raum sämtliche afferenten und efferenten Bahnen, die teilweise hier zur Gegenseite kreuzen. Des weiteren liegen im Hirnstammbereich die Kerne des III.–XII. Hirnnerven in absteigender Folge. Und schließlich gibt es eine Reihe von Hirnstammzellen, unter denen die in der Formatio reticularis liegenden wichtigsten vegetativen Zentren vor allem Herz, Kreislauf und Atmung regulieren, und des weiteren motorische Zentren (Nucleus ruber, Brückenkerne, Olive), welche Schaltareale für motorische Bahnen von Kortex, Basalganglien und Kleinhirn sind und damit wichtige koordinative und tonusregulierende Aufgaben erfüllen. Auf dem Niveau des Pons und der Medulla oblongata werden die sog.

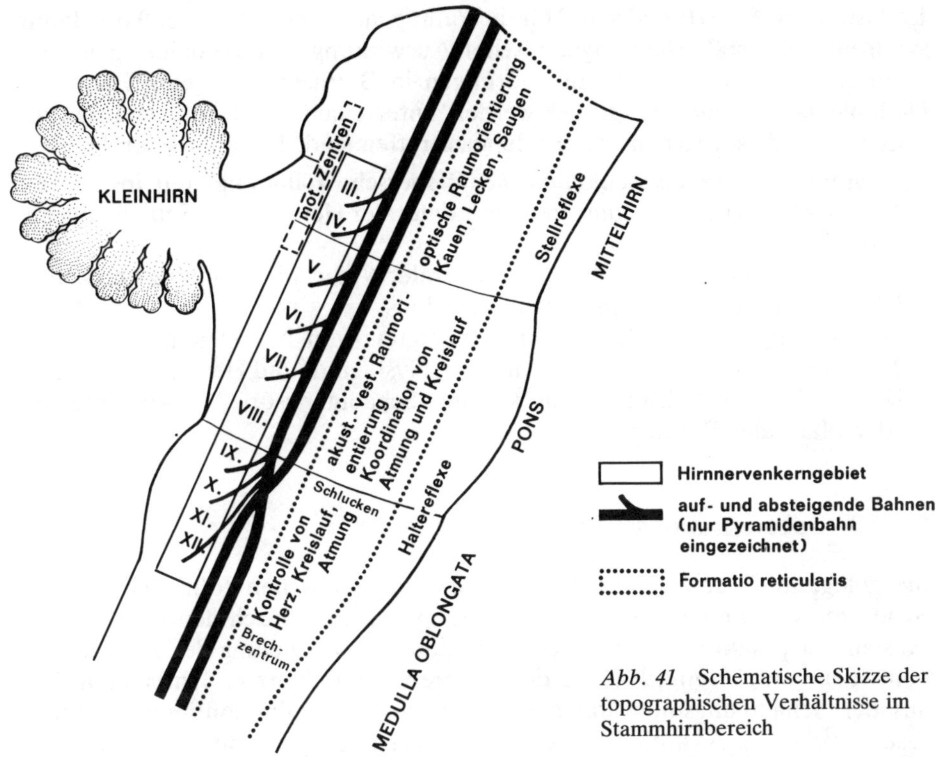

Abb. 41 Schematische Skizze der topographischen Verhältnisse im Stammhirnbereich

Haltereflexe geschlossen, die bei Lageänderungen des Kopfes zu einer Tonussteigerung der Streckmuskulatur an den Extremitäten führen mit dem Ziel, den stehenden Körper entgegen der Schwerkraft zu „halten“. Im Mittelhirnniveau liegen die sog. Stellreflexe, die mit Afferenzen aus dem Labyrinth und aus Rezeptoren der Halsmuskulatur es erlauben, die Tonusverteilung in den Flexoren und Extensoren so zu regulieren, daß auch nach Wegfall der (kortikalen) Möglichkeit zu Spontanbewegungen, normale Grundhaltungen des Körpers jederzeit reflektorisch wieder eingenommen werden können.

Die in Abb. 41 nur sehr vereinfachend skizzierten topographischen und physiologischen Grundgegebenheiten im Hirnstammbereich sind für das Verständnis der Hirnstammsyndrome wesentliche Voraussetzung. Sie machen insbesondere deutlich, daß bei Stammhirnläsionen der Hirnnervenbefund in Kombination mit ipsi-, vorwiegend jedoch kontralateralen Bahnsymptomen nicht nur die Seite der Störung, sondern auch deren Höhe anzeigen.

2.2.2.2. Hemiplegia alternans-Syndrome

Diese halbseitigen Hirnstammsyndrome erklären sich aus dem erwähnten engen Beieinander von Hirnnervenkernen und langen Bahnen im Stammhirn, so daß selbst kleine einseitige, meist vaskuläre Läsionen sowohl zu Ausfällen einzelner Hirnnerven (peripher-atrophische Lähmungen auf der Herdseite!) als auch zu Bahnstörungen (mit Lähmungen und Sensiblitätsstörungen auf der kontralateralen Körperseite!) führen. Häufiger als Thrombosen oder Stenosen in den

Endästen der A. vertebralis sind für die Pathogenese der gekreuzten Hirnstammsyndrome die distalen hämodynamischen Auswirkungen von proximal gelegenen vertebrobasilären Durchblutungsstörungen in Betracht zu ziehen. Zahlreiche Hemiplegia alternans-Syndrome werden unterschieden, obwohl viel häufiger Mischbilder dieser reinen Syndrome anzutreffen sind. Erwähnt seien hier:

- *Hemiplegia alternans oculomotoria* (Webersche Lähmung) mit ipsilateraler N. oculomotorius-Lähmung und kontralateraler Hemiparese. Schädigungsort: Mittelhirn.
- *Hemiplegia alternans facialis* mit ipsilateraler N. facialis-Lähmung und kontralateraler Hemiparese. Schädigungsort: Pons.
- *Wallenberg-Syndrom:* Ipsilateral: Schädigung von N. trigeminus, N. vagus, N. glossopharyngicus; Horner-Syndrom, Nystagmus und Hemiataxie. Kontralateral: dissoziierte Empfindungsstörung. Schädigungsort: Medulla oblongata (dorsolateraler Bereich).

2.2.2.3. Dezerebrationssyndrome,

die gelegentlich auch unter dem Begriff des apallischen (ohne Hirnmantel) Syndroms subsummiert werden, sind gekennzeichnet durch den weitgehenden Ausfall der gesamten Großhirntätigkeit durch Abkoppelung des Hirnstammes vom Hirnmantel. Je nach Höhe der Dezerebrationsebene im Hirnstamm, bzw. aus der Schädigungsintensität der Mittelhirn- und bulbopontinen Strukturen resultieren in der Akutphase unterschiedliche Erscheinungsbilder, die allerdings meistens sehr fließend ineinander übergehen und undulierende Verläufe nehmen können. Häufigste Ursache dieser Hirnstammschäden sind schwere Hirntraumen, und zwar vor allem sekundärtraumatische Hirndrucksteigerungen durch intrakranielle Hämatome und/oder Ödeme. Primär-traumatische Hirnstammblutungen oder -zerreißungen werden kaum länger als wenige Stunden überlebt. Auch Enzephalitiden, Intoxikationen, Tumoren und Hypoxien nach vorübergehendem Herzstillstand oder Narkosezwischenfällen können zu Dezerebrationssyndromen führen. Aus didaktischen, aber auch aus diagnostisch-prognostischen Erwägungen heraus sollten differenziert werden:

a) Akute Mittelhirnsyndrome

Das klinische Erscheinungsbild des akuten (traumatischen) Mittelhirnsyndroms ergibt sich aus einer Reihe von Symptomen, deren unterschiedliche Ausprägung eine Einteilung in vier verschiedene Schweregrade bzw. Phasen der Mittelhirnschädigung (s. Abb. 42) zuläßt:

- *Bewußtseinsstörungen* von der leichten Benommenheit bis zum Koma sind Folge einer Beeinträchtigung der Formatio reticularis im Hirnstamm.

- *Motorische Symptome* beginnen bei leichten Mittelhirnschädigungen mit Massen- und Wälzbewegungen, die oft als „psychomotorische Unruhe“ verkannt werden. Im voll ausgebildeten Mittelhirnsyndrom findet sich eine hochgradige Tonussteigerung der Streckmuskulatur mit Streckstellung der Extremitäten und des Rumpfes (nicht selten mit Opisthotonus), die durch haptische, optische oder

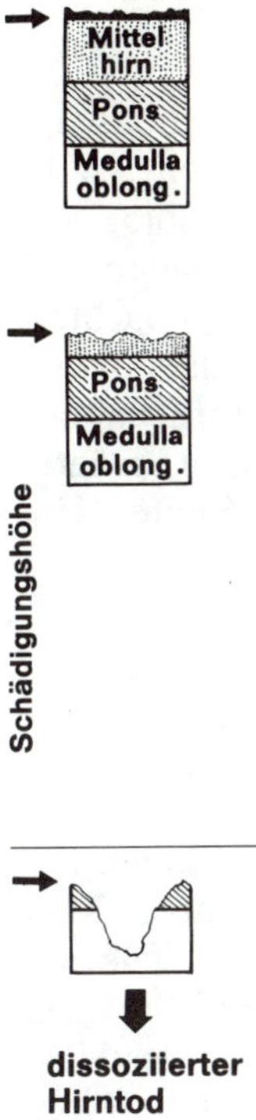

akute Mittelhirnsyndrome:	**Schweregrad**	**I**	**Benommenheit, Pupillen mittelweit, isokor mit normaler Lichtreaktion, pendelnde Bulbusbewegungen**
		II	**Somnolenz, Pupillen eng mit verzögerter Lichtreaktion, dyskonjugierte Bulbusbewegungen, Beine in Streckstellung, Atmung beschleunigt**
		III	**Bewußtlosigkeit, Pupillen eng mit träger Lichtreaktion, Bulbi in Divergenzstellung, Beugestellung der Arme, Streckstellung der Beine, Hyperreflexie – Pyramidenbahnzeichen, rhythmische Atmung, Temperatur-Blutdruck-Puls-Anstieg**
		IV	**Bewußtlosigkeit, Pupillen leicht erweitert mit herabgesetzter Lichtreaktion, Streckstellung aller Extremitäten und des Rumpfes, Hyperreflexie – Pyramidenbahnzeichen, maschinelle Atmung, gesteigerte Schweißsekretion**
akutes Bulbärhirnsyndrom:	**Vollbild**		**Bewußtlosigkeit, Pupillen maximal weit und reaktionslos, Bulbi in Divergenzstellung, atonische Körperhaltung – Areflexie, Puls- und Blutdruckabfall – Atemstillstand**

Abb. 42 Dezerebrationssyndrome

akustische Reize verstärkt werden kann (sogenannte Streckkrämpfe, nicht zu verwechseln mit epileptischen Krämpfen!). Diese auch als Enthirnungsstarre bezeichnete Symptomatik ist Folge eines Überwiegens der Haltereflextätigkeit bei Ausfall der Stellreflexe auf Mittelhirnniveau. Der hierbei zu erhebende Reflexbefund ist verständlicherweise abhängig vom Grad der Muskeltonuserhöhung. Fast stets findet sich aber bei schweren Mittelhirnsyndromen ein meist beidseitiges Babinski-Phänomen, gelegentlich schon in Form eines Spontan-Babinski, als Ausdruck einer Pyramidenbahnläsion.

- *Okulomotorische Symptome* ergeben sich anfänglich als Pupillenverengung (Okulomotoriusreizung), dann als Pupillenerweiterung mit verlangsamter oder erloschener Lichtreaktion (Okulomotoriuslähmung). Einseitige Mydriasis kann ebenso wie einseitige Beuge-Streck-Stellung der Extremitäten und einseitige Pyramidenbahnsymptomatik Hinweise auf ein einseitig akzentuiertes Mittelhirnsyndrom (sogenanntes akutes Mittelhirnsyndrom mit Lateralisation) geben. Eine Störung der Augenmotorik kann sich durch Pendelbewegungen der Augen und auch durch Divergenz- oder Konvergenzstellung der Augen zu erkennen geben.
- *Vegetative Symptome:* Die progrediente Entwicklung von Tachykardie, Hypertonie, Hyperthermie, Blasen-Mastdarm-Inkontinenz, gesteigerter Schweiß-

sekretion und Atemstörungen sind Ausdruck einer zunehmenden Enthemmung aller vegetativen Funktionen.

b) Akutes Bulbärhirnsyndrom

Im Vollbild des akuten (traumatischen) Bulbärhirnsyndroms, das sich bei schwerer beidseitiger Schädigung der tieferen Hirnstammregionen (Pons und Medulla oblongata) meist als Folge einer Kleinhirneinklemmung einstellt, ist der Muskeltonus völlig erschlafft, es besteht Areflexie und auch pathologische Reflexe sind nicht mehr zu finden. Da nun auch die Haltereflexe ausgefallen sind, ist keine Enthirnungsstarre, sind keine „Streckkrämpfe" mehr zu beobachten. Die Pupillen sind maximal erweitert und vollständig reaktionslos. Zunehmende Depression der vegetativen Funktionen führt zu Bradykardie, Blutdruckabfall, Temperaturerhöhung und Atemstillstand. Die Prognose des voll ausgeprägten Bulbärhirnsyndroms ist infaust, wenn nicht innerhalb weniger Minuten eine Druckentlastung erfolgt.

c) Coma vigile

Mit diesem Begriff (Synonyma: apallisches Syndrom, Coma prolongé, prolonged unconsciousness) wird im heutigen klinischen Sprachgebrauch ein Zustand beschrieben, der sich im Verlaufe von mehreren Wochen bis Monaten aus einem überlebten schweren Mittelhirn- und Bulbärhirnsyndrom entwickeln kann. Das apallische Syndrom (Coma vigile) kann ein Endstadium sein, jedoch ist in manchen Fällen (vor allem bei Kindern) unter optimaler Intensivpflege und Rehabilitation auch eine weitgehende Rückbildung möglich. Dieses Syndrom der „Rindenlosigkeit" wird als Folge einer mangelnden Stimulierung des Hirnmantels durch die im Hirnstammbereich geschädigte Formatio reticularis aufgefaßt. Morphologisch finden sich vor allem Läsionen in der rostralen Brückenhaube, oft aber auch ausgedehnte Läsionen des zerebralen Kortex und subkortikaler Strukturen.

Das klinische Bild des apallischen Syndroms wird geprägt durch eine parasomnische Bewußtseinslage. Der Patient liegt wach, jedoch völlig apathisch mit offenen Augen, die nicht fixieren, panagnostisch und panapraktisch im Bett. Sein Blick gleitet verständnislos hin und her („er blickt, aber er erblickt nicht"). Nur auf Schmerzreize zeigen sich unkoordinierte Reflexsynergien. Obwohl die primitiven Kau-, Saug- und Schmatzreflexe erhalten geblieben sind, wird in den meisten Fällen Sondenernährung erforderlich. Häufig bestehen auch ausgeprägte vegetative Störungen wie Tachykardie, Blutdruckkrisen, verstärkter Speichelfluß und Störungen des Schlaf-Wach-Rhythmus. Wechselhaft anzutreffen sind Störungen der Augenbewegungen, orale Reflexautomatismen, Blasen-Mastdarm-Störungen, extrapyramidale und pyramidale Symptome. In der angelsächsischen Literatur wird als *„persistent vegetative state"* ein dem Coma vigile klinisch sehr ähnliches Zustandsbild beschrieben, das durch stabile zentralvegetative Funktionen bei komatöser Bewußtseinslage mit Unfähigkeit zu irgendeiner Umweltkontaktbildung gekennzeichnet ist (s. Abb. 43).

Möglichkeit zur Verwechslung mit einem apallischen Syndrom kann auch ein sogenanntes „locked-in"-Syndrom geben. Hierbei ist der Patient völlig stumm

	Coma vigile (apallisches Syndrom) (Kretschmer 1940)	Akinetischer Mutismus (Cairns 1941)	locked-in-Syndrom (Plum u. Posner 1965)	persistent vegetative state (Jennett u. Plum 1972)
Hauptschädigungsort ▶	Kortex Subkortex	Meso-Dienzephalon	Pons	diffus-multilokulär
Klinisches Bild: ▼				
(extra-)pyramidale (A-)Hypokinese	+	∅	++	(+)
mutistisch-stuporöse (A-)Hypokinese	(+)	++	∅	∅
Vigilanzstörung	(+)/++	+	∅	++
EEG-Allgemein-Veränderung	+/++	+	(+)	+/++
Umweltkontakt über Augen „ocular-presence"	∅	+	++	∅
Störungen der vegetativen Elementarfunktionen	+	(+)	(+)	∅

Abb. 43 Sonderformen „komatöser Zustände“

und akinetisch, jedoch wach und bewußtseinsklar. Erhalten sind nur die Augenlid- und vertikalen Blickbewegungen, über die noch eine „Zeichensprache“ entwickelt werden kann. Dieser Zustand tritt als Folge einer transversalen Ponsschädigung in Höhe der Abduzenskerne mit völliger Unterbrechung der kortikobulbären und kortikospinalen Bahnen auf.

Als *akinetischer Mutismus* wird ein Zustandsbild bezeichnet, das ebenfalls dem Coma vigile verwandt ist und dem in der Regel multilokuläre Läsionen im Thalamus, Gyrus cinguli und betont im Mesenzephalon zugrunde liegen. Die Kranken sind hierbei akinetisch-stumm, aber nicht gelähmt, d. h. nicht völlig bewegungsunfähig. Ihr Bewußtsein ist gestört – daher findet sich im Gegensatz zum locked-in-Syndrom stets ein entsprechender pathologischer EEG-Befund – aber ihre psychische Kontaktfähigkeit nicht immer völlig erloschen. Dem *Klüver-Bucy-Syndrom* liegt eine Schädigung des limbischen Systems vor allem in der mediobasalen Temporallappenregion beiderseits zugrunde. Hierbei prägen ungehemmtes orales Betasten, orale Automatismen, Hypersexualität, allgemeine Enthemmung, Freßsucht und Euphorie das klinische Bild.

d) Hirntod

Unter Hirntod, der sich ebenso wie das apallische Syndrom als Folge eines akuten Mittel-Bulbärhirnsyndroms entwickeln kann, ist der irreversible Ausfall der gesamten Hirntätigkeit zu verstehen. Da dabei die Herzaktion noch längere Zeit fortbestehen kann, wird auch vom dissoziierten Hirntod (Coma depassé) gesprochen. Als klinische Zeichen des Hirntodes gelten irreversible Atemlähmung, maximal weite reaktionslose Pupillen, Areflexie und Ausfall der Kreislauf- und Temperaturregulation. Ferner stützt sich die Diagnose des Hirntodes auf das Fehlen jeglicher hirnelektrischer Aktivität im EEG („Nullinien-EEG") über 30 Minuten Dauer und eine fehlende Kontrastmittelfüllung der zerebralen Gefäße bei der Angiographie.

2.2.2.4. Syndrom der Bulbärparalyse und Pseudobulbärparalyse

Neben den beschriebenen Dezeberationssyndromen, die als weitgehend komplette „Hirnstammquerschnittssyndrome" aufgefaßt werden können, und denen man vor allem nach schweren Hirntraumen und bei progressiven Hirndrucksteigerungen verschiedenster Genese begegnet, kommen doppelseitige Hirnstammsyndrome auch bei partieller Transversalläsion zur Beobachtung. Zu unterscheiden sind:

- Die (echte) *Bulbärparalyse,* der eine progressive Systematrophie von motorischen Kernen in der Oblongata, vor allem des N. hypoglossus, N. vagus, N. facialis und N. trigeminus, nicht aber der Augenmuskelnerven zugrunde liegt. Das klinische Bild wird hierbei gekennzeichnet durch bulbäre Sprachstörungen, Schluckstörungen mit häufigem Verschlucken, starken Speichelfluß (da der Speichel auch nicht geschluckt werden kann) und durch Faszikulieren und Atrophie der Zungen- und Schlundmuskulatur.
- Die *Pseudobulbärparalyse,* die auf einer bds. supranukleären Schädigung der zu den kaudalen Hirnnerven ziehenden kortikobulbären Bahnen im Hirnstammbereich beruht und der meist multiple beidseitige Mikroinfarkte auf dem Boden einer zerebralen Arteriosklerose zugrunde liegen. Auch bei der Pseudobulbärparalyse prägen dysarthrische Sprachstörungen, Beeinträchtigungen der Zungenmotilität, Schluckstörungen und Heiserkeit das klinische Bild. Da es sich aber hier um eine „zentrale" Paraparese der Zungen-, Mund- und Schlundmuskulatur handelt, fehlen im Gegensatz zur echten Bulbärparalyse Zungenatrophien und Faszikulationen. Nicht selten sind bei der Pseudobulbärparalyse auch Zeichen einer Pyramidenbahnschädigung im Bereich der Extremitäten anzutreffen. Der Masseterreflex kann deutlich gesteigert sein.

2.2.3. Extrapyramidale Syndrome

Die aus entwicklungsgeschichtlicher Sicht beim Menschen durch die Hirnrinde zurückgedrängte Rolle der Basalganglien (Zentrum des sog. extrapyramidalen Systems) besteht in einer steuernden Einflußnahme, nicht nur auf die unwillkürliche Motorik, sondern auch auf die intendierten Bewegungsabläufe. Ein vielgestaltiger Regel- und Funktionskreis wird ermöglicht durch eine Vielzahl von Efferenzen und Afferenzen, durch die basalen Kerngebiete sowohl untereinander als auch mit dem Kortex, mit sensiblen Bahnen und dem Kleinhirn verbunden sind (s. auch S. 19f.). Die enge physiologische Verflechtung von pyramidalen und extrapyramidalen Strukturen – die sich definitionsgemäß lediglich dadurch unterscheiden, daß die einen ohne Umschaltungen vom Kortex durch die Pyramide zum Rückenmark laufen, die anderen jedoch nicht durch die Pyramide ziehen und mehrfach, insbesondere in den Stammganglien umgeschaltet werden – erlaubt heute nicht mehr von zwei verschiedenen „motorischen Systemen" zu sprechen. Dennoch kann man, selbst in Anbetracht der bislang erst lückenhaften Kenntnisse von den physiologischen und pathophysiologischen Vorgängen im Basalganglienbereich, bei den recht typischen Störbildern, die sich nach

Läsionen in den Stammganglien einstellen, von extrapyramidalen Syndromen bzw. Bewegungsstörungen sprechen. Aus klinischer Sicht werden zwei Grundtypen der Stammgangliensyndrome unterschieden:

2.2.3.1. Hypokinetisch-rigides Syndrom

Der Häufigkeit nach ist dieses auch als Parkinson-Syndrom bezeichnete Störbild, welches sich vorwiegend aus motorischen „Plus"-Symptomen (Rigor und Tremor) und „Minus"-Symptomen (Bewegungsarmut und Bradyphrenie) in unterschiedlicher Ausprägung zusammensetzt, an erster Stelle zu nennen. Im Vordergrund steht die Bewegungsarmut (Hypokinese), die sich sowohl auf die Willkürmotorik als auch auf die unwillkürlichen Ausdrucks- (Hypomimie!) und Mitbewegungen erstreckt. Daneben findet sich eine rigide Tonuserhöhung der Muskulatur. Aus diesen Störungen resultieren eine vornübergebeugte Körperhaltung, ein kleinschrittiger trippelnder Gang mit Schwierigkeiten bei der Abbremsung der Gangbewegung (Pro-, Retropulsion), eine Zähflüssigkeit und Verlangsamung aller Bewegungsabläufe und ebenso eine Sprachbehinderung (leise, monotone Sprache) sowie ein „krakeliges", kleines Schriftbild (Mikrographie).

Häufig, aber nicht obligat, ist dieses Syndrom auch verbunden mit einem recht typischen Ruhetremor der Finger (Münzenzählen, Pillendrehen) oder des Kopfes, der bei Intentionsbewegungen (z. B. Finger-Nase-Versuch) zunächst nachläßt und erst am Ziel wieder zunimmt. Die Frequenz dieses sehr gleichmäßigen extrapyramidalen Tremors beträgt 4–7 Schläge/sec und ergibt sich aus der Tätigkeit antagonistischer Muskeln (Antagonistentremor mit typischem „Lükkenmuster" im EMG).

Als vegetative Begleitsymptome finden sich, vor allem beim postenzephalitischen Parkinson-Syndrom, ein starker Speichelfluß (Hypersalivation) und eine verstärkte Schweiß- und Talgsekretion („Salbengesicht"). Psychische Störungen können völlig fehlen, doch sind häufig depressive Verstimmungen, Stimmungslabilität und Antriebsarmut (Bradyphrenie) anzutreffen. Als Hemiparkinsonismus wird die meist zu Beginn der Erkrankung einseitige Betonung der extrapyramidalen Störungen bezeichnet.

Der primäre Schaden beim Parkinson-Syndrom liegt in der Substantia nigra, wo es zu degenerativen Veränderungen der melaninhaltigen Zellen mit Schädigung der inhibitorischen, dopaminergen, nigro-striären Bahnen kommt. Im ungehemmten Striatum überwiegen dann die erregenden, cholinergen Neuronensysteme. Biochemisch betrachtet, liegt somit dem Parkinson-Syndrom eine Verschiebung des dopaminergen und cholinergen Gleichgewichtes im Striatum zugunsten der cholinergen (exzitatorischen) Einflüsse auf das motorische System zugrunde.

Ätiologisch kommen beim Parkinson-Syndrom in Betracht: meist ungeklärte, bisweilen genetisch determinierte degenerative Stammganglienprozesse (Morbus Parkinson); postenzephalitische und arteriosklerotische Parkinson-Formen; sowie seltener traumatisch oder toxisch (Kohlenmonoxyd, Mangan) induzierte Parkinson-Syndrome. Zunehmende Bedeutung hat der medikamentöse Parkinsonismus bekommen. So führt eine Reserpin-Medikation zu Dopaminmangel durch Entleerung der Dopaminvorräte oder die Therapie mit Phenothiazinen oder Butyrophenonen durch Blockade der Dopamin-Rezeptoren der Striatumzellen zum Parkinson-Syndrom.

2.2.3.2. Hyperkinetisch-hypotones Syndrom

Es ist gekennzeichnet durch unwillkürliche, unter emotionaler Belastung oft zunehmende Hyperkinesen, bei denen choreatische, athetotische, ballistische, myoklone und dystone Formen unterschieden werden (s. S. 25 u. 26). Diese Hyperkinesen sind bisweilen von einem Muskelhypotonus begleitet.

Trotz der sich überschneidenden Regelkreise im Stammganglienbereich besteht eine gewisse Berechtigung, die verschiedenen Syndrome bestimmten Basalganglien topisch zuzuordnen.

Dabei bleibt zu berücksichtigen, daß der Nucleus caudatus, das Putamen (beide zusammen wegen ihrer streifenförmigen Faserverbindungen auch Corpus striatum genannt) und das Pallidum das zentrale Basalgangliengebiet sind. Von großer Wichtigkeit sind aber vor allem auch die doppelläufigen Verbindungen zwischen dem Corpus striatum und der Substantia nigra, in denen Dopamin und Gamma-Aminobuttersäure als Transmittersubstanzen eine besondere Bedeutung haben, sowie die Bahnen zwischen Nucleus subthalamicus und Pallidum.

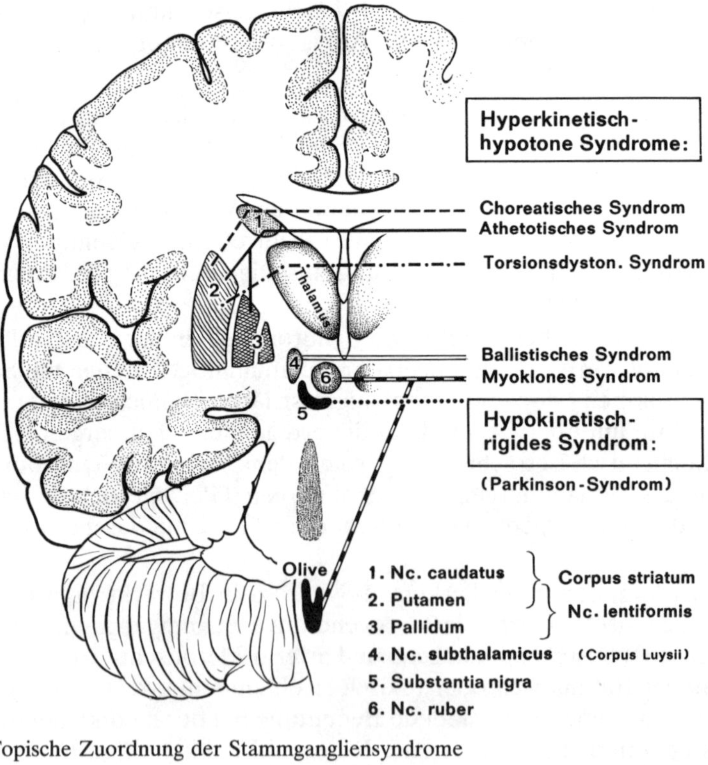

Abb. 44 Topische Zuordnung der Stammgangliensyndrome

a) Choreatisches Syndrom

Dieses hat seine Ursache in Läsionen des Corpus striatum und ist klinisch durch die choreatischen Hyperkinesen (s. S. 25) gekennzeichnet. Diese Hyperkinesen, die bereits in Ruhe bestehen, unter emotionaler Belastung aber deutlich zunehmen, können zu erheblichen Behinderungen beim Gehen, Essen und allen manuellen Tätigkeiten führen. Ätiologisch zu unterscheiden sind die Chorea minor („Veitstanz", Morbus Sydenham), welche im Zusammenhang mit rheumatischen Erkrankungen im Kindes- und Jugendalter zu beobachten ist und die chronisch progressive Chorea (Morbus Huntington), welche als autosomal-dominant erbliche Erkrankung ihre Manifestation im 4. und 5. Lebensjahrzehnt hat (s. S. 155). Des weiteren können choreatische Syndrome in der Schwangerschaft und im Gefolge von Enzephalitiden, Hirngefäßerkrankungen und auch nach CO-Vergiftungen beobachtet werden.

Die allen Choreasyndromen zugrunde liegende diffuse Erkrankung des Striatums führt zu einer Enthemmung der kortikalen extrapyramidalen Strukturen und auch zum Ausfall der Bremswirkung des Striatums auf die Substantia nigra (s. S. 25). Mit einem daraus resultierenden Übergewicht des Dopamingehaltes in den striären Synapsen ist die Chorea gewissermaßen ein Spiegelbild zum Parkinson-Syndrom.

b) Athetotisches Syndrom

Hierbei ist die Stammganglienläsion betont im Nucleus caudatus, Putamen und Pallidum zu suchen und zumeist Folge einer perinatalen Schädigung (Asphyxie). Klinisch findet sich die oben (s. S. 25) beschriebene athetotische Bewegungsunruhe. Auch hier – wie bei der Chorea – können Grimassieren, abnorme Zungenbewegungen und artikulatorische Sprachstörungen beobachtet werden. Das athetotische Syndrom tritt doppelseitig als Athétose double oder einseitig (Hemiathetose) auf. Pathophysiologisch liegt der Athetose ebenfalls eine Enthemmung der extrapyramidalen Rindenfelder zugrunde, und zwar infolge eines primären Ausfalls von Pallidum-Impulsen auf den Thalamus.

c) Dystone Syndrome

Morphologisch finden sich bei diesen Syndromen stets Veränderungen im Putamen, aber auch in anderen Stammganglienbereichen. Kennzeichnend für die dystonen Syndrome sind – wie oben (S. 26) ebenfalls dargelegt – tonische Kontraktionen einzelner rumpfnaher Muskeln oder Muskelgruppen, wodurch es zu Drehbewegungen des Rumpfes und des Kopfes kommt. Die wichtigsten Erscheinungsformen der dystonen Syndrome sind der Torticollis spasticus (tonische Krampfzustände im Bereich der Halsmuskulatur mit Dreh- und Neigebewegungen des Kopfes) und die Torsionsdystonie mit ausgedehnten Drehbewegungen des Rumpfes und der proximalen Gliedmaßenabschnitte. Die Torsionsdystonie kommt idiopathisch (familiär) oder symptomatisch nach Geburtstraumen, nach Kernikterus, postenzephalitisch und zu Beginn eines Morbus Wilson zur Beobachtung.

d) Ballistisches Syndrom

Diesem hyperkinetischen Störbild, das im allgemeinen halbseitig als Hemiballismus auftritt, liegt meist eine akute (vaskuläre) Schädigung des kontralateralen Nucleus subthalamicus zugrunde. Charakterisiert ist das ballistische Syndrom durch blitzartige schleudernde, ausfahrende Bewegungen, vor allem der Schulter-, Beckengürtel- und proximalen Extremitätenmuskulatur. Diese Hyperkinesen sind oft so wuchtig, daß Eigenverletzungen nicht selten beobachtet werden.

2.2.4. Kleinhirnsyndrome

Aufgabe des Kleinhirns ist es, die Tätigkeit der verschiedenen motorischen Zentren miteinander zu koordinieren und dabei insbesondere die zielgerechte Durchführung der vom Großhirn „entworfenen“ Willkürbewegungen und deren Koordination mit denjenigen motorischen Aktivitäten, die dem Tonus, der Haltung und dem Gleichgewicht dienen, zu gewährleisten.

Nach neueren Vorstellungen dürfte das Kleinhirn – neben anderen subkortikalen Ganglien – schon bei der Bewegungsprogrammierung des Kortex mitwirken. Um diese Aufgaben bei der Bewegungssteuerung zu erfüllen, liegt das Kleinhirn im Nebenschluß mit den anderen motorischen Zentren. Außerdem erhält das Kleinhirn afferente Meldungen aus praktisch allen Sinnesorganen.

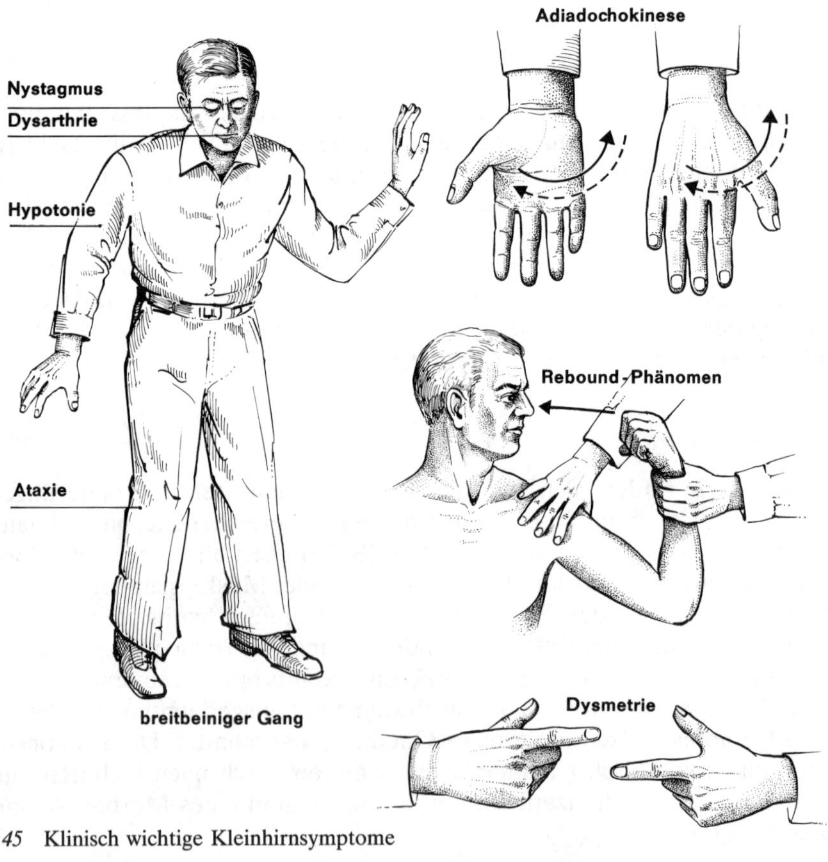

Abb. 45 Klinisch wichtige Kleinhirnsymptome

Diese vielfältigen Faserverbindungen laufen über die drei Kleinhirnstiele: Corpus restiforme zur Medulla oblongata, Brachium pontis zur Brücke und Brachium conjunctivum zum Mesenzephalon. Die Schaltkreise der Kleinhirnrinde sind durch Rückkoppelungsmechanismen recht kompliziert und noch nicht völlig geklärt. Dabei werden die Kleinhirneingänge aus der Sensorik über sog. Moos- und Kletterfasern der Kleinhirnrinde zugeführt. Die „outputs" gehen von den Purkinje-Zellen der Rinde über die Kleinhirnkerne zu den motorischen Zentren.

2.2.4.1. Grundstörungen im Kleinhirnsyndrom

Entsprechend den physiologischen Leistungen des Kleinhirns lassen sich im Kleinhirnsyndrom, also bei zerebellaren Erkrankungen (aber ebenso bei Läsionen der Kleinhirnbahnen im Hirnstamm oder Großhirn!), alle Symptome auf zwei Grundstörungen zurückführen (s. Abb. 45):

– *Zerebellare Ataxie*

Hierunter können alle Erscheinungen, die Folge einer im Kleinhirn gestörten Bewegungskoordination und Gleichgewichtsregulation sind, zusammengefaßt werden. Eine Ataxie, nämlich das ungeordnete Zusammenspiel der einzelnen Bewegungsabläufe zeigt sich entweder betont als *Rumpfataxie,* bei welcher der Kranke infolge der beeinträchtigten Rumpfmotorik vor allem nicht ruhig und aufrecht sitzen bleiben kann, oder mehr als *Stand-* und *Gangataxie,* bei denen die gestörte Extremitätenmotorik im Vordergrund steht. Im Ablauf von Zielbewegungen fällt die Unfähigkeit des richtigen Abmessens von Bewegungsimpulsen *(Dysmetrie)* und insbesondere deren Überschießen *(Hypermetrie)* auf. Deutlich kommt dieses Unvermögen beim plötzlichen Abbremsen von Bewegungen auch als sog. *Rebound*-Phänomen zur Beobachtung (s. S. 27). Gerade bei feineren Bewegungen ist das exakte Zusammenspiel verschiedener Muskelgruppen nicht möglich *(Asynergie).* Als *Dysdiadochokinese* zeigt sich, daß das rasche Zusammenwirken von antagonistischen Muskeln nicht gelingt. Durch Verlust der Kontrolle über die Bewegungen entsteht der *Tremor,* der ein ausgesprochener Intentionstremor (im Gegensatz zum Ruhetremor des Parkinson-Kranken!) ist. Als weitere typische Befunde der Kleinhirnataxie sind noch zu nennen:

Nystagmus, skandierende Sprache (langsam, stockend, ungleiche Silbenbetonung, schlechte Artikulation) aufgrund fehlender Synergie der Sprechmuskulatur und ein verwackeltes, großes Schriftbild *(Makrographie).*

Differentialdiagnostisch wichtig ist auch, daß die Kleinhirnataxie sich im Gegensatz zur spinalen (Hinterstrang-)Ataxie nicht durch Augenkontrolle verbessern läßt.

– *Muskelhypotonie*

Diese zeigt sich an der ipsilateralen Muskulatur und kann auch zu leichten Ermüdungserscheinungen der Muskeln (Asthenie) führen. Im Zusammenhang mit der zerebellaren Asthenie steht wahrscheinlich auch ein *Gewichtsverschätzen* mit der betroffenen, also herdseitigen Hand.

2.2.4.2. Topische Bezüge der Kleinhirnsymptomatik

Hier ist klinisch relevant:
- Kleinhirn*wurm*läsionen führen zu Rumpfataxie mit Fallneigung nach hinten und zu Muskelhypotonie.
- *Hemisphären*läsionen führen zu Ataxie und Hypotonie der ipsilateralen Gliedmaßen mit Fallneigung und Gangabweichung zur Herdseite.

Nur bleibt zu bedenken, daß Krankheitsprozesse des Kleinhirns selten auf einen Kleinhirnbezirk begrenzt sind und daß fernerhin bei langsam progredienten Prozessen die Symptomatik insgesamt auffallend lange gering ausgeprägt bleibt, weil Kleinhirnausfälle weitgehend durch andere Hirnteile kompensiert werden können. Lediglich bei Schädigungen der Kleinhirnkerne ist die Kompensationsmöglichkeit für die Funktionsstörungen gering.

3. Rückenmarkssyndrome

Die klinischen Rückenmarkssyndrome stehen in Abhängigkeit von der Höhenlokalisation und der transversalen Ausdehnung des spinalen Krankheitsgeschehens.

3.1. Neurophysiologische Grundlagen

Zu ihrem Verständnis sind einige wenige neurophysiologische Grundkenntnisse, die in Abb. 46 schematisch dargestellt sind, erforderlich.

A Der Tractus corticospinalis, die Pyramidenbahn, hat seinen Ursprung im motorischen Kortex, kreuzt mit dem überwiegenden Teil seiner Fasern im Hirnstamm und zieht dann als Tractus corticospinalis lateralis (Pyramidenseitenstrang) im postero-lateralen Quadranten des Rückenmarks kaudalwärts.

B Ein kleiner Teil der Pyramidenbahnfasern bleibt zunächst ungekreuzt und bildet den Tractus corticospinalis anterior (Pyramidenvorderstrang), der in der Regel nur bis zum oberen Thorakalmark reicht. Die Fasern aus diesem relativ unwichtigen Pyramidenvorderstrang kreuzen schließlich auch noch zum größeren Teil im jeweiligen Rückenmarkssegment auf die Gegenseite.

Die über die Hinterwurzeln ins Rückenmark eintretenden Afferenzen teilen sich in zahlreiche Äste. Neben einer segmentalen Verarbeitung von sensiblen Impulsen (im Schema symbolisiert durch die synaptische Verbindung einer Hinterwurzelfaser mit einer Vorderhornzelle) ordnen sich die Afferenzen zu einigen wichtigen aufsteigenden Strängen:

C In den Hinterstrang (Funiculus posterior) ziehen myelinisierte Afferenzen, die von niedrigschwelligen Mechanorezeptoren aus Muskeln, Haut und Gelenken kommen. Über die Hinterstränge werden Informationen über Berührung, Druck, Bewegung und Lageempfinden (taktile Sensibilität und Lagesinn) als bewußte Wahrnehmungen dem Hirn zugeleitet. Besondere Zeichen der Leitungsfunktionen der Hinterstränge sind das Wahrnehmen eines hohen räumlichen Auflösungsvermögens von taktilen Hautreizen und das Vibrationsempfinden.

Mechanische Reizungen der Hinterstränge (bei Operationen, durch Tumoren oder Arachnopathien) führen zu sog. Strangneuralgien, die je nach Reizort in bestimmte Gliedregionen projiziert werden. Störungen der Hinterstränge zeigen: Hypotonie sowie sog. Hinterstrang- oder spinale Ataxie, positiven Romberg-Versuch, Dysdiadochokinese, Astereognosie, Verlust des Lageemp-

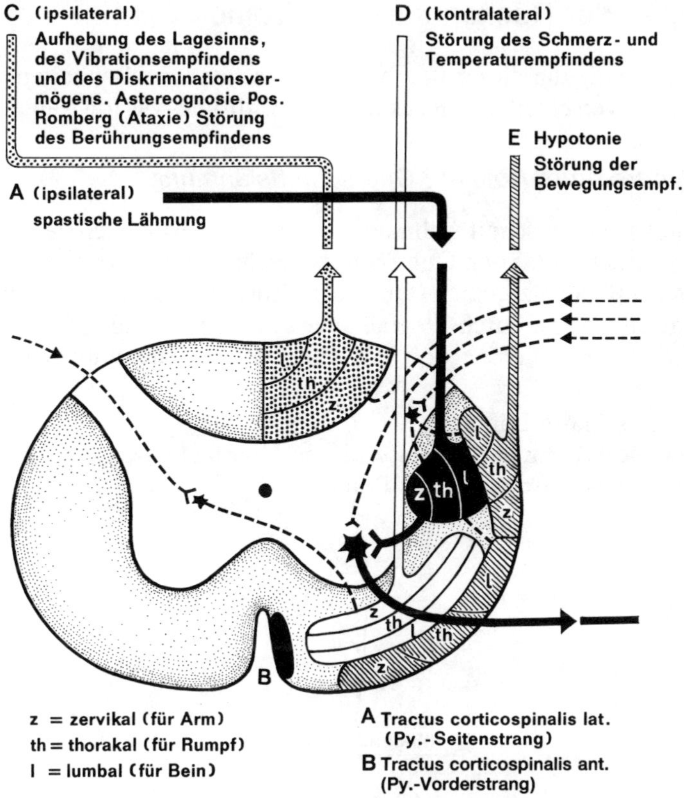

Abb. 46 Schematischer Rückenmarksquerschnitt (ob. Halsmark) und Topik der RM-Symptome

findens und des Vibrationsempfindens und (bei gleichzeitigem Hinterwurzelbefall) Abschwächung der Eigenreflexe.

D Der Tractus spinothalamicus (Vorderseitenstrang) erhält seine Afferenzen von der Gegenseite, also gekreuzt, und leitet vorwiegend Impulse aus hochschwelligen Rezeptoren (Schmerz) und aus Thermorezeptoren. Im Gegensatz zu der erwähnten Hinterstrangneuralgie treten bei Irritation des Tractus spinothalamicus keine Schmerzen auf. Bei ungestörtem Berührungsempfinden (intakter Hinterstrangfunktion) führt eine Vorderseitenstrangunterbrechung zu einer isolierten Beeinträchtigung der protopathischen Sensibilität (Schmerz- und Temperaturempfinden), einer sog. „dissoziierten Empfindungsstörung".

E Der Tractus spinocerebellaris, die Kleinhirnbahn, überträgt ipsilaterale Informationen, vorwiegend aus Mechanorezeptoren von Haut, Muskeln und Gelenken zum Kleinhirn. Der Tractus spinocerebellaris anterior erhält auch Fasern von der Gegenseite (in der Skizze nicht eingezeichnet). Das Kleinhirn regelt mit diesen nicht bewußt wahrgenommenen sensorischen Einflüssen (unbewußte Tiefensensibilität) die koordinative Motorik. Ausfälle der Kleinhirnbahn, die isoliert sehr selten bei Prozessen in der atlanto-okzipitalen Übergangsregion anzutreffen sind, führen zur Hypotonie der Muskulatur und zu Störungen des Bewegungsempfindens (beeinträchtigte Kinästhesie).

Von klinischer Wichtigkeit ist schließlich die somatotopische Anordnung der Fasern in den einzelnen Strängen. Diese Anordnung entspricht dem Prinzip der exzentrischen Lagerung der langen Bahnen im Rückenmark (s. Abb. 46).

3.2. Typen der Rückenmarkssyndrome

Bei Berücksichtigung dieser neurophysiologischen Gegebenheiten läßt sich die Symptomatik verschiedener Rückenmarkssyndrome wie folgt ableiten:

3.2.1. Syndrom der (totalen) Querschnittslähmung

Eine komplette Querschnittslähmung, bei der alle Strukturen des Rückenmarks innerhalb eines bestimmten Querschnitts geschädigt sind, tritt meistens traumatisch, gelegentlich entzündlich (Querschnittsmyelitis) auf. Bei plötzlicher spinaler Durchtrennung ist durch Wegfall aller zentral erregenden Impulse die akute Folge ein sog. *spinaler Schock* mit folgenden Erscheinungen unterhalb der Läsion:

- komplette schlaffe Lähmung,
- vollständige Lähmung der Blase (atone Überlaufblase, sog. Schockblase [s. Abb. 47]), des Darms und der Potenz,

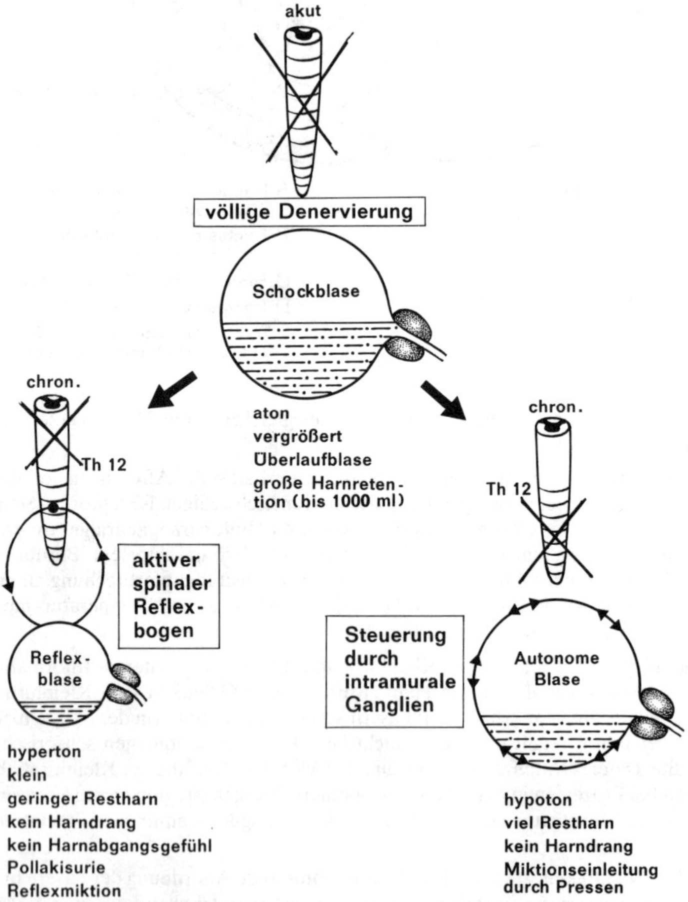

Abb. 47 Spinale Störung der Blasenentleerung (vereinfachendes Schema)

- Ausfall der Sensibilität für alle Qualitäten mit häufig oberer Begrenzung durch eine hyperalgetische Zone,
- Areflexie der Eigen- und Fremdreflexe,
- Ausfall der Gefäß- und Wärmeregulation.

Nach wenigen Tagen bis 8 Wochen kommt es unter Einwirkung sog. spinaler Automatismen zur Manifestation des eigentlichen *Querschnittsyndroms* mit:

- spastischer Para-(Tetra-)plegie bei Beugestellung der Glieder (Beugereflexsynergien, vor allem an den Beinen!),
- evtl. schlaffe Lähmung umschriebener Kennmuskeln als Folge einer Vorderhorn- bzw. Vorderwurzelschädigung,
- Entwicklung einer sog. „Reflexblase" (bei Läsion oberhalb Th12) oder einer „autonomen Blase" (bei Sitz der Läsion innerhalb oder unterhalb der spinalen Zentren) (s. Abb. 47),
- kompletter Sensibilitätsausfall,
- Reflexrückkehr, evtl. Hyperreflexie und pathologische Reflexe.

Selbstverständlich wird das Ausmaß der Ausfallserscheinungen bei dem Querschnittssyndrom ganz entscheidend von der Höhe des spinalen Schadens bestimmt. Als wesentliche höhenspezifische Besonderheiten der Querschnittssyndrome sind herauszustellen:

- Bei *Halsmarkläsionen,* die durch eine mehr oder weniger komplette Tetraparese gekennzeichnet sind, ist die reine oder vorwiegende Bauchatmung deshalb ein so wichtiges Leitsymptom, weil sie auch bei Bewußtlosen leicht erkennbar ist. Läsionen oberhalb C4 können wegen der resultierenden vollständigen Zwerchfellähmung ohne maschinelle Beatmung nicht überlebt werden. Weitere höhenlokalisatorische Hinweise ergeben sich durch Schädigung des Vorderhorns im Läsionsbereich, wodurch es zu peripheren Störungen mit schlaffen Lähmungen und Muskelatrophien kommt. Mittlere Halsmarksyndrome zeigen diese peripher-motorischen Ausfälle im Schultergürtel-Oberarm-Bereich, untere Halsmarksyndrome an den kleinen Handmuskeln.
- Der charakteristische Befund bei *Brustmarkläsionen* ist eine spastische Paraparese der Beine. Der Ausfall der Brust-, Rücken- und Bauchmuskeln ist von der Höhe des Thorakalmarkschadens abhängig.
- Hingegen ist der typische Befund bei einer *Lumbalmarkläsion* die schlaffe Lähmung der Beine. Bei Schäden unterhalb L3 kann wenigstens der M. quadriceps femoris bewegt werden.
- Bei *Konus-Kauda-Syndromen* (s. Abb. 48) bleibt zu beachten, daß hohe Kaudasyndrome in ihrem Erscheinungsbild völlig einem Lumbalmarksyndrom gleichen können. Konus und Kauda sind meist gemeinsam geschädigt, so daß in der Regel Mischbilder resultieren.

Wenn eine Querschnittslähmung nicht plötzlich, sondern allmählich, z. B. durch Tumorwachstum, sich entwickelt, kommt es zu keinem spinalen Schock und allermeist nur zu einer progredienten partiellen Querschnittssymptomatik. Wegen der exzentrischen Lagerung der langen Rückenmarksbahnen stehen dann bei extramedullär-komprimierenden Prozessen (auch im zervikalen Bereich) zunächst die Lähmungen und sensiblen Störungen an den Beinen im Vordergrund. Bei intramedullären Prozessen des Halsmarks hingegen finden sich die

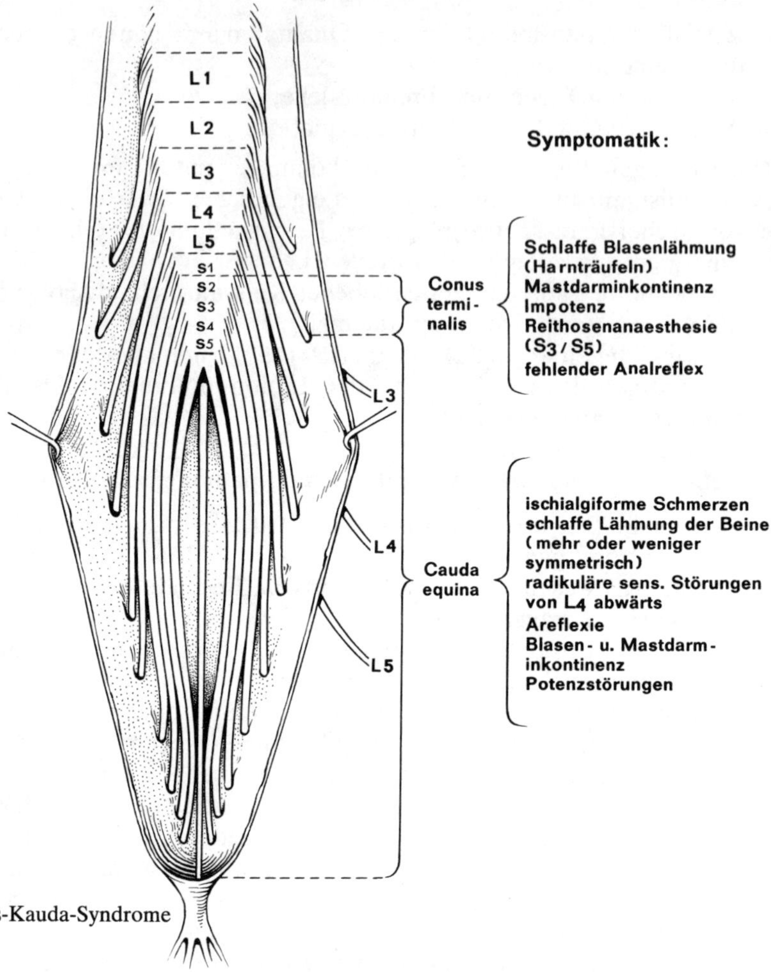

Abb. 48 Konus-Kauda-Syndrome

neurologischen Ausfälle anfänglich an den oberen Extremitäten mit dann deszendierender Progredienz.

3.2.2. Halbseitensyndrom des Rückenmarks (Brown-Séquard)

Dieses Syndrom kommt klinisch in reiner Form sehr selten vor, meistens inkomplett und dann als Folge traumatischer Einwirkungen. Aus Abb. 44 läßt sich die Symptomatologie schnell ableiten:

Prozeßseite:
Unter Umständen schlaffe Parese von Kennmuskeln und radikuläre Schmerzen an oberer Begrenzung des Prozesses (Vorderhornzelluntergang, Irritation der hinteren Wurzeln). Darunter spastische Parese und Aufhebung der Lageempfindung, der Vibrationsempfindung und der taktischen Diskrimination.

Gegenseite:
Störung der Schmerz- und Temperaturempfindung (dissoziierte Sensibilitätsstörung) unterhalb der Schädigungshöhe.

3.2.3. Zentrales Rückenmarkssyndrom

Dieses Syndrom, auch Syndrom der grauen Substanz genannt, findet sich bei Prozessen, die das zentrale Grau schädigen (Syringomyelie, intramedulläre Tumoren, Contusio spinalis und Durchblutungsstörungen in der A. spinalis anterior). Das klinische Bild, das sich ebenfalls aus Abb. 46 herleiten läßt, ist gekennzeichnet durch:

1. beiderseitig dissoziierte Empfindungsstörung, aber nur im erkrankten Bereich, weil die spino-thalamischen Fasern vornehmlich im vorderen Kommissurenbereich und zunächst weniger im Tractus spinothalamicus geschädigt werden,
2. schlaffe Lähmungen mit Myatrophien im Herdbereich, wenn Vorderhörner mitbefallen sind,
3. spastische (bei zervikalen Prozessen) armbetonte, beiderseitige Paresen, wenn Pyramidenseitenstränge geschädigt sind. Mit Verbreiterung des zentralen Rückenmarkprozesses kommt es zu absteigenden Lähmungen,
4. trophische Störungen im Herdbereich, weil meist die Seitenhörner mitgeschädigt sind.

3.2.4. Syndrom der Hinterstränge

Die Ausfallserscheinungen der Hinterstränge sind bereits oben ausführlich dargelegt worden. Als typisch seien nochmals wiederholt: Verlust des Lagesinns, der Vibrationsempfindung und der Diskrimination, die Astereognosie, die Ataxie bei Augenschluß und ein positives Rombergsches Zeichen. Reine Hinterstrangsyndrome sind vor allem bei degenerativen Spinalerkrankungen, posttraumatisch, bei der Tabes dorsalis und bei extramedullären Prozessen zu beobachten.

Zu trennen ist vom Hinterstrangsyndrom das Hinterhornsyndrom, das gewissermaßen als partielles Bild eines Syndroms der grauen Substanz gelegentlich (z. B. bei intramedullären Tumoren oder bei der Syringomyelie) zu sehen ist. Zwar ist auch hier die Sensibilitätsstörung, wie bei Erkrankungen der hinteren Wurzeln, segmental angeordnet, tritt jedoch nur als ipsilaterale, dissoziierte Empfindungsstörung, also als Analgesie und Thermanästhesie bei erhaltenen epikritischen und propriozeptiven Empfindungen auf, weil die Hinterstrangfunktion intakt geblieben ist.

3.2.5. Vorderhornsyndrom

Ursache sind entzündliche oder degenerative Erkrankungen, die isoliert die Vorderhornzellen befallen. Es resultieren bei isolierter Vorderhornschädigung rein motorische Ausfälle in Form von segmental angeordneten schlaffen Paresen mit Areflexie, ohne Sensibilitätsstörungen. Es kommt zur Muskelatrophie und bei schweren Schädigungen zum Muskelschwund und Muskelersatz durch Bindegewebe und Fett.

4. Neuroophthalmologische Syndrome

Die neurologisch relevanten ophthalmologischen Befunde und Syndrome sind im wesentlichen bereits bei der Untersuchung der Hirnnerven (S. 5–11) aufgeführt worden. So ist dort bei der Untersuchung des *visuellen Systems* vor allem der topisch-diagnostische Wert von Gesichtsfeldstörungen und ebenfalls der Augenhintergrundsbefund mit seinen möglichen Hinweisen auf Erkrankungen des ZNS herausgestellt worden. Bei der Untersuchung des *okulomotorischen Systems* wurden die verschiedenen peripheren Augenmuskellähmungen den zentralen Blickparesen gegenübergestellt und der jeweilige nervale Schädigungsort für diese Beeinträchtigungen besprochen. Auch die Störungen der *Pupillomotorik* mit ihren für den Neurologen wichtigen differentialdiagnostischen Hinweisen haben hier eine erste Erwähnung gefunden.

Insgesamt bleibt zu beachten, daß eine Vielzahl von neurologischen Syndromen auch und in signifikanter Weise durch ophthalmologische Befunde mitgeprägt wird, so daß eine subtile augenärztliche Untersuchung für die neurologische Diagnostik oft unerläßlich ist.

Als Ergänzung seien an dieser Stelle noch einige klinisch bedeutsame Syndrome besonders genannt, bei denen *ophthalmologische Störungen als Leitsymptome* im Vordergrund stehen oder zumindest stehen können:

- *Syndrom der Olfaktoriusrinne*

Prozesse am Boden der vorderen Schädelgrube – vorwiegend Meningeome – führen, vor allem wenn sie die hintere Olfaktoriusrinne erreichen, zu einer Chiasmaverdrängung nach hinten und unten. Die daraus resultierende fortschreitende primäre Optikusatrophie mit Minderung des Sehvermögens bis hin zur Erblindung ist anfänglich, d. h. bei einseitiger Tumorentwicklung zunächst auch nur einseitig zu finden. Die ersten Klagen des Patienten bestehen oft in Nebel- und Schattensehen sowie in einer konzentrischen Gesichtsfeldeinengung. Frühzeitig ist aber auch der N. olfactorius gestört, so daß eine erst einseitige, später doppelseitige Anosmie einen weiteren wichtigen Initialbefund darstellt. Schließlich gehören zum Syndrom der Olfaktoriusrinne auch psychopathologische Veränderungen in Form eines Orbitalhirnsyndroms (s. S. 86). Eine Stauungspapille als Ausdruck einer erheblichen Hirndrucksteigerung kann bei weit vorn in der Olfaktoriusrinne lokalisierten Tumoren angetroffen werden.

- *Syndrom des Keilbeinflügels*

Auch dieses Syndrom wird vorwiegend durch Meningeome ausgelöst. Dabei läßt sich, entsprechend der Tumorlokalisation, das mediale Keilbeinflügelsyndrom mit primärer Optikusatrophie, rascher Visusverschlechterung, nicht pulsierender Protrusio bulbi und Störungen der durch die Fissura orbitalis superior ziehenden Hirnnerven (N. oculomotorius, N. trochlearis, N. abducens und I. Trigeminusast) unterscheiden vom lateralen Keilbeinflügelsyndrom, bei welchem anfänglich oft nur der temporale Kopfschmerz, später erst der nicht pulsierende Exophthalmus und dann viel häufiger eine Stauungspapille als eine Optikusatrophie im Vordergrund stehen.

• *Syndrom der Orbitaspitze*
Die Orbitaspitze kann ziemlich umschrieben durch Tumoren, traumatische Einwirkungen oder Entzündungen beeinträchtigt werden. Es kommt dann zu einer Reihe typischer Ausfälle durch Betroffensein aller derjenigen Nerven, die durch den Orbitatrichter führen, also der drei Augenmuskelnerven, des I. Astes des N. trigeminus und des N. opticus. Das klinische Erscheinungsbild wird demzufolge geprägt durch migräneartige Schmerzen im Stirn-Schläfen-Nasenrücken-Bereich, eine mehr oder weniger totale Ophthalmoplegie und eine primäre Optikusatrophie mit fortschreitendem Visusverlust. Bei Traumen kommt es wesentlich schneller zur Amaurose als bei Tumoren oder Entzündungen, denen der Optikus länger als alle anderen Nerven in der Orbitaspitze Widerstand entgegensetzt. Das mediale Keilbeinflügelsyndrom gleicht nicht selten einem Orbitaspitzensyndrom.

• *Foster-Kennedy-Syndrom*
Zu diesem Syndrom gehört eine ipsilaterale Optikusatrophie und eine kontralaterale Stauungspapille. Dabei entwickelt sich zunächst durch unmittelbare Druckeinwirkung auf der Tumorseite die Optikusatrophie und später mit Einsetzen eines allgemeinen Hirndrucks die Stauungspapille auf der Gegenseite. Der lokaldiagnostische Wert des Foster-Kennedy-Syndroms wird aber überschätzt, wenn dieses Syndrom als pathognomonisch für Frontalhirntumoren angesehen wird.

• *Sinus cavernosus-Syndrom*
An der Wand des Sinus cavernosus liegen der N. oculomotorius, N. trochlearis, N. abducens und etwas unterhalb der N. trigeminus. Pathologische Prozesse des Sinus cavernosus, beispielsweise Aneurysmen, Thrombosen, arteriovenöse Shunt-Bildungen mit pulsierendem Exophthalmus und Tumoren führen zu einer Schädigung aller vier Hirnnerven, wobei im Anfangsstadium der N. abducens wegen seiner relativ dünnen Hülle am ehesten betroffen ist.

5. Schwindel und neurootologische Syndrome

Der Nystagmus, seine verschiedenen Erscheinungsformen und sein Stellenwert als vestibuläres Leitsymptom sind bereits bei der Untersuchung des VIII. Hirnnerven (S. 14–16) erwähnt worden.

5.1. Symptom: Schwindel

Neben dem Spontannystagmus und den bei den Koordinationsprüfungen (s. S. 26ff.) hervortretenden Gleichgewichtsstörungen gehört noch der Schwindel zu den vestibulären Grundsymptomen. Da jedoch jede Diskrepanz zwischen optischer, taktiler und vestibulärer Wahrnehmung Schwindelgefühl hervorruft, ist der von Patienten als eine sehr häufige Klage vorgebrachte „Schwindel“ ein vieldeutiges, keineswegs nur vestibuläres Phänomen. Grundsätzlich müssen zwei verschiedene Schwindelqualitäten unterschieden werden:

- Der *systematische Schwindel,* der sich in charakteristischer Weise als präzise geklagter Drehschwindel, aber auch als Schwankschwindel (Schiffsdeckgefühl), Liftgefühl oder als einseitige Fallneigung zeigt. Ein systematischer Schwindel kann durch Störungen in jedem Bereich des vestibulären Systems, vor allem aber peripher (labyrinthär) ausgelöst werden.
- Der *unsystematische Schwindel,* der vom Patienten oft nur schlecht beschrieben werden kann. Unter der Klage „Schwindel“ werden hier eine Vielzahl von Beschwerden wie uncharakteristische Gang- und Standunsicherheit, Torkel- und Taumelgefühl, Schwarzwerden vor den Augen, Angst oder auch Bewußtseinsstörungen vorgetragen. Der unsystematische Schwindel, der sehr allgemein auf einer gestörten Koordination der Afferenzen im ZNS beruht, kann seine Ursache in sehr verschiedenartigen kardiovaskulären (Hyper- und Hypotonie, Herzinsuffizienz, Herzrhythmusstörungen, zerebrale Gefäßsklerose, Anämie), neurologischen (z. B. epileptische Vertigo als Auraphänomen) und auch psychischen Erkrankungen haben. Auch der sogenannte okuläre Schwindel, der bei Brechungsanomalien der Augen und Augenmuskellähmungen oder bei retrobulbärer Neuritis geklagt wird und in kennzeichnender Weise nach Abdecken eines Auges verschwindet, ist eine unsystematische Schwindelform. So wird der unsystematische Schwindel in den meisten Fällen nicht vestibulär ausgelöst, kann aber auch bei Läsionen des (zentralen) vestibulären Systems zur Beobachtung kommen.

Eine wesentliche diagnostische Aufgabe besteht nicht nur in der Unterscheidung des vestibulären und des nicht-vestibulären Schwindels, sondern auch in der Differenzierung des vestibulären Schwindels nach seinem peripheren oder zentralen Auslösungsort. Daher ist bei jedem Patienten mit einer Schwindelsymptomatik eine HNO-ärztliche Vestibulometrie mit kalorischer Prüfung des Vestibularorgans und mit Anfertigung eines Audiogramms erforderlich. Klinisch bestehen folgende Unterscheidungsmerkmale:

- Der *peripher-vestibuläre* Schwindel wird von den peripheren Anteilen des vestibulären Systems (Labyrinth und erstes sensorisches Neuron bis zur Umschaltung seiner Axone in den Vestibulariskernen im Hirnstamm) ausgelöst. Er ist regelhaft ein intensiver, systematischer Attackenschwindel, d. h. die Schwindelanfälle beginnen plötzlich und klingen langsam wieder ab. Beispielhaft sei genannt der periphere Attackenschwindel beim Morbus Menière als Folge eines Endolymph-Hydrops des Labyrinths. Labyrinthärer Schwindel kann jedoch auch als Dauerschwindel auftreten, z. B. nach Felsenbeinfrakturen, bei Zoster oticus oder bei einer Apoplexia labyrinthi. Für einen peripher-vestibulären Ursprung der Schwindelattacken sprechen vor allem auch gleichzeitige Ohrgeräusche (Tinnitus), Diplakusis und vegetative Begleitsymptome wie Erbrechen, Schweißausbruch und Blutdruckabfall. Ferner findet sich beim peripher-vestibulären Schwindel allermeist ein gemeinsames Auftreten von Schwindel und Nystagmus, während bei einer zentralen Störung ein Nystagmus – vor allem in Form eines vertikalen oder rotatorischen Nystagmus – nicht immer mit subjektivem Schwindelerleben einhergehen muß.

Auch die Provozierbarkeit des Schwindels kann lokaldiagnostische Hinweise erbringen: Der Lagewechselschwindel, der durch Veränderungen der Körper- oder Kopflage auszulösen ist, ist bei peripherer Labyrinthläsion kurzdauernd und erschöpfbar, jedoch bei zentralvestibulärer Ursache unerschöpfbar, d. h. immer wieder zu reproduzieren (Beispiel: zervikal ausgelöster Schwindel).

• Der *zentral-vestibuläre* Schwindel hat seinen Auslösungsort im Zentrum des vestibulären Integrationsapparates, also in den vier Vestibulariskernen mit den hier zusammenlaufenden vestibulären, optischen, akustischen und somatopropriozeptiven Eingängen sowie den von hier ausgehenden auf- und absteigenden Bahnen zu Kleinhirn, Augenmuskelkernen, optischem Kortex (Area 17 bis 19), Blickzentren und Rückenmark. Der zentral-vestibuläre Schwindel ist vorwiegend ein eher mäßiger Dauerschwindel, kann sich aber auch in kurzen Attacken einstellen. Er ist seltener von vegetativen Symptomen begleitet als der peripher-vestibuläre Schwindel, doch häufiger mit Bewußtseinsstörungen verbunden. Die Schwindelqualität bei zentral-vestibulärer Auslösung kann sowohl einem systematischen, gelegentlich aber auch einem unsystematischen Schwindelbeschwerdebild entsprechen. Der zentral-vestibuläre Schwindel ist ein häufiges Symptom bei vestibulären Hirnstammläsionen, Multipler Sklerose, Syringobulbie, nach HWS-Schleudertraumen und bei Hirnstammtumoren.

Die wichtigsten Erkrankungen, die bei einer Schwindelsymptomatik differentialdiagnostisch in Erwägung zu ziehen sind, sind in dem folgenden Schema (Abb. 49) zusammengestellt:

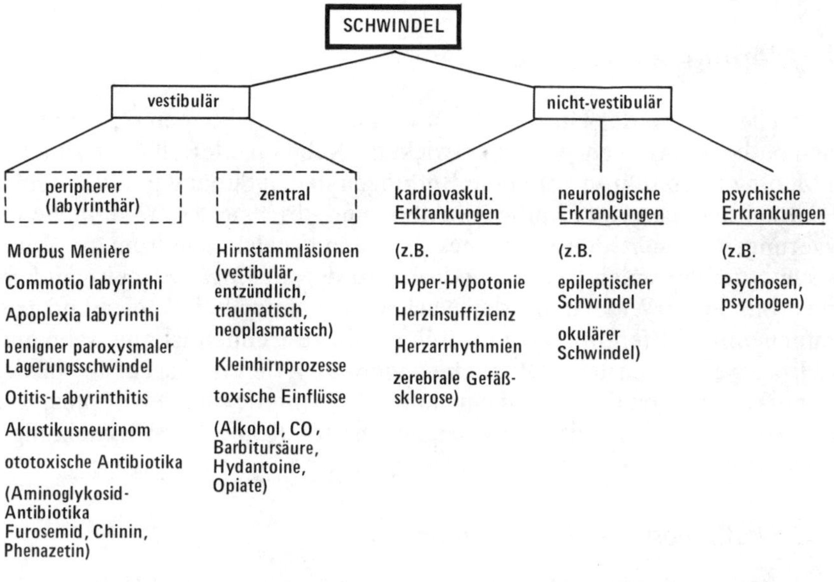

Abb. 49

5.2. Wichtige neurootologische Syndrome

Aus otoneurologischer Sicht müssen einige Syndrome mit lokal-diagnostischer Relevanz im Schädelbasisbereich besondere Erwähnung finden:

- *Das Syndrom der Pyramidenspitze (Gradenigo-Syndrom),*
welches vor allem bei fortgeleiteten Otitiden zu beobachten ist, wird geprägt durch herdseitige Abduzens- und Fazialisparese, Schwerhörigkeit und Schmerzen im Bereich des I. Trigeminusastes.

- *Das Kleinhirnbrückensyndrom*
dem allermeist ein Neurinom des VIII. Hirnnerven zugrunde liegt, beginnt mit Ohrgeräuschen, zunehmender Taubheit und Gleichgewichtsstörungen. Dazu treten später Ausfälle des N. trigeminus und des N. facialis sowie schließlich Kleinhirn- und Hirnstammsymptome mit progredienten Hirndruckzeichen. Im Liquor zeigt sich fast regelhaft eine Proteinvermehrung.

- *Das Syndrom des Foramen jugulare*
durch Schädigung der hier durchtretenden IX., X. und XI. Hirnnerven, zeigt Schluckstörungen, Gaumensegelparese, Heiserkeit (Rekurrensparese!) herdseitige Sensibilitäts- und Geschmacksstörungen am hinteren Zungendrittel und eine Lähmung der Mm. sternocleidomastoideus und trapezius. Prozesse im Foramen jugulare-Bereich können alsbald auch Druckwirkungen auf die Medulla ausüben und dadurch zu einer kontralateralen Hemiparese führen.

6. Meningeale Syndrome und Hirndrucksyndrome

6.1. Meningeale Syndrome

Reizerscheinungen der Hirn- und Rückenmarkshäute können sich auf verschiedenen pathogenetischen Wegen entwickeln. Neben bakteriell oder viral bedingten Meningitiden führen vor allem Blutungen in den Subarachnoidalraum sowie Beeinträchtigungen von Liquorzirkulation und -druck und intrakranielle Drucksteigerungen verschiedenster Genese zu meningealen Syndromen. Klinisches Leitsymptom der meningealen Syndrome ist der *Meningismus,* ein mit Schmerzen verbundener Widerstand der Nackenmuskulatur bei aktiver und passiver Kopfbeugung. Differentialdiagnostisch davon zu trennen ist eine schmerzhafte vertebragene Nackensteife *(Pseudomeningismus)*, deren Ursache in Halswirbelsäulenerkrankungen liegt und die nicht nur bei Anteflexion des Kopfes, sondern auch bei Dreh- und Seitwärtsbewegungen des Kopfes in Erscheinung tritt. Vorwiegend ätiologische Faktoren bedingen eine Unterteilung in:

6.1.1. Akute meningeale Syndrome

Diese plötzlich auftretenden, meist sehr ausgeprägten meningealen Reizzustände haben ihre häufigste Ursache in akuten, eitrigen oder nicht-eitrigen

Meningitiden oder aber in subarachnoidalen Blutungen. Neben einem deutlichen Meningismus, der in schweren Fällen mit einem Opisthotonus (S. 4) verbunden ist, finden sich klinisch positive Brudzinski-, Kernig- und Lasèguesche Zeichen (S. 4). Das Bewußtsein kann mit unterschiedlicher Intensität eintrüben, zerebrale Herdzeichen sind nicht die Regel. Bei meningitischer Ursache sind aber allermeist allgemeine Zeichen der Entzündung wie Fieber, Leukozytose und Linksverschiebung im Blutbild und eine beschleunigte BSG anzutreffen. Die wesentliche diagnostische Klärung bei akuten meningealen Syndromen bringt der Liquor. Hier zeigen sich bei Meningitiden – in Abhängigkeit von deren Ätiologie – verschiedengradige Pleozytosen und unterschiedliche Liquordysproteinosen, bei subarachnoidaler Blutung ein „blutiger Liquor"-Befund (s. S. 123 u. 162).

6.1.2. Chronische meningeale Syndrome

Auch chronisch sich entwickelnde meningeale Syndrome haben vorwiegend in entzündlichen Hirnhautprozessen ihre Ursache. Ätiologisch zu denken ist dabei an luische und tuberkulöse Prozesse, Hirnabszesse, aber auch an Toxoplasmose-, Leptospiren-, Brucellose- und Pilzinfektionen. Des weiteren sind bei chronischen meningealen Syndromen auch tumoröse Erkrankungen wie meningeale Karzinomatose, Sarkomatose, Morbus Hodgkin oder eine Boecksche Sarkoidose in Betracht zu ziehen. Nicht selten bleibt eine chronische Meningitis ätiologisch ungeklärt. Die klinische Symptomatik bei den chronisch verlaufenden meningealen Syndromen ist in der Regel blander ausgeprägt, d. h. der Meningismus ist weniger deutlich, die Liquorpleozytose geringgradiger, allerdings der Liquoreiweißgehalt oft stark erhöht.

Mit einer im Vordergrund stehenden Lokalsymptomatik finden sich chronische meningeale Syndrome bei Arachnopathien. So führt die Arachnitis opticochiasmatica, meist luischer Genese, zu Kompressionseffekten auf die Chiasmaregion. Eine spinale Arachnopathie, die bevorzugt im oberen Brustmark- und Kaudabereich anzutreffen ist, kann sich mit einer Druckwirkung auf das Rückenmark und die Nervenwurzeln langsam progredient nach Wirbelsäulentraumen und nach entzündlichen Prozessen in der Nachbarschaft der Rückenmarkshäute entwickeln. Bei Arachnoidalzysten, die eine Folge von Verklebungen von Arachnoidea und Pia (Arachnitis adhaesiva) mit umschriebener zystischer Erweiterung des Subarachnoidalraumes sind, erwächst die klinische Symptomatik aus der lokalen Raumforderung.

6.2. Hirndrucksyndrome

Die knöcherne Umgrenzung des Schädelinnenraums bedingt, daß Tumoren, Hämatome, Abszesse, Hirnödeme verschiedenster Genese oder eine Liquorvermehrung, z. B. bei einem Hydrocephalus internus occlusus, zu einem abnormen Anstieg des intrakraniellen Drucks führen müssen. In Abhängigkeit vom Ort des auslösenden Prozesses kommt es zu Verlagerungen der zerebralen Strukturen, zur Behinderung des venösen Blutabflusses, zur lokalen Drosselung der Blutzufuhr, zur Liquorzirkulationsstörung und schließlich zu einem Prolaps medialer Anteile des Temporallappens am Tentoriumsschlitz in die hintere Schädelgrube oder zu einem Einpressen der Kleinhirntonsillen in das Foramen occipitale magnum (s. Abb. 50).

Eine intrakranielle Drucksteigerung kann sich mit sehr unterschiedlicher Geschwindigkeit entwickeln. Bei akuten Drucksteigerungen, z. B. durch ein epidurales Hämatom, eine hypertonische Massenblutung oder eine Aneurysmarupturierung muß bereits in Stunden oder gar Minuten mit dem Auftreten tödlicher Einklemmungserscheinungen gerechnet werden, falls keine operative Entlastung durchgeführt wird. Andererseits kann bei sehr langsam fortschreitendem Druckanstieg die Zeit selbst zur Ausbildung ossaler Reaktionen am Schädel ausreichen. Solche radiologisch faßbaren Symptome einer chronischen intrakraniellen Drucksteigerung sind vermehrte Impressiones digitatae, Entkalkungen und Erweiterungen der Sellagrube, eine Wolkenzeichnung der Schädelkalotte oder bei Jugendlichen auch Sprengungen und Erweiterungen der Kranz- und Sagittalnähte.

Im klinischen Erscheinungsbild gehen dem Syndrom der intrakraniellen Drucksteigerung vielfach Lokalsymptome, die vom Ort des Prozesses bestimmt werden, voraus. Auch in entfernteren Hirnanteilen können derartige (sekundäre) Herdsymptome den initialen Befund prägen, wenn es durch Fernwirkung dort zur ersten lokalen Drucksteigerung kommt. Als Beispiel ist die Abschnürung der A. cerebri anterior und des Gyrus cinguli unterhalb der Falx bei raumfordernden Hemisphärentumoren zu nennen (sog. transfalxiale Einklemmung). Als allgemeine *Frühsymptome* des sich entwickelnden Hirndrucks stellen sich neben Kopfschmerz, Übelkeit, Erbrechen und Schwindel frühzeitig auch psychische Alterationen in Form einer affektiven Steuerungsschwäche, einer psychomotorischen Verlangsamung, Apathie oder Dysphorie und progredienten Vigilanzbeeinträchtigung ein. Auch häufigeres Gähnen oder ein Singultus sind dabei oft zu beobachten. Am Augenhintergrund findet sich bisweilen, aber keineswegs regelhaft, schon nach wenigen Stunden eine Stauungspapille, evtl. mit Blutun-

pathophysiolog. Vorgänge:

1. transfalxiale Einklemmung
2. Ventrikelverlagerung und -einengung
3. venöse Abflußbehinderung und Arterienabklemmung
4. Liquorzirkulationsstörungen
5. Einklemmung im Tentoriumschlitz
6. Einklemmung im Foramen occipitale magnum

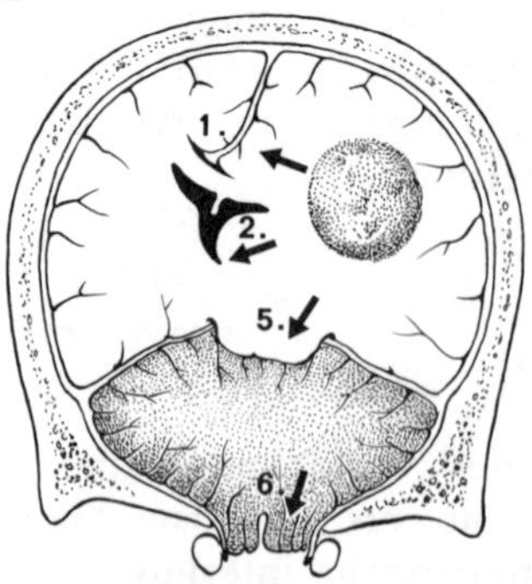

klinische Symptome:

a. hirnlokale Symptome
b. Kopfschmerz
c. Übelkeit - Erbrechen - Schwindel
d. Wesensänderung - Vigilanzstörung
e. Stauungspapille
f. Einklemmungserscheinungen
   Hirnnervenstörungen (III. u. VI.)
   konjugierte Blicklähmungen
   Sehstörungen (durch Abklemmung der A. cerebri post.)
   Anfälle von Enthirnungsstarre
   beidseitige Pyramidenbahnsymptome
   Atem-Kreislaufstörungen - Bradykardie
   Temperaturanstieg
   Hinterkopfschmerz - Opisthotonus
   Atemlähmung - Kreislaufzusammenbruch

Abb. 50 Entwicklung einer intrakraniellen Drucksteigerung

gen. Fortschreitender Hirndruck mit Entwicklung einer bedrohlichen oberen, (d. h. im Tentoriumschlitz lokalisierten) *mesenzephalen Einklemmungssymptomatik* gibt sich in der Regel zunächst durch eine einseitige Mydriasis als Ausdruck einer u. U. sich rasch komplettierenden Schädigung des N. oculomotorius zu erkennen. Auch eine Abduzenslähmung sowie konjugierte Blicklähmungen können erste Hinweise dafür geben, daß bereits das Mittelhirn in Mitleidenschaft gezogen ist. Als weitere Einklemmungssymptome entwickeln sich dann Extremitätenlähmungen, zunächst ipsilateral durch Quetschung der kontralateralen Hirnschenkel, und dann auch beidseitig bis zur Tetraplegie. Sehstörungen können sich einstellen, wenn die A. cerebri posterior an der Tentoriumkante abgedrückt wird. Zum voll ausgebildeten Mittelhirnsyndrom (s. S. 90) gehören dann als Zeichen der Enthirnungsstarre die „Streckspasmen" der Extremitäten, die oft an den Armen von Innenrotationsbewegungen begleitet sind und anfallsweise, nicht selten ausgelöst durch äußere Reizeinflüsse, auftreten. Die gefährlichen Störungen der Atem- und Kreislaufregulation, die zunächst mit Blutdruckanstieg, Bradykardie (sog. Druckpuls) und Cheyne-Stokesscher Atmung beginnen, sind die Auswirkungen einer Schädigung der vegetativen Zentren im Hirnstamm. Ein rasches Fortschreiten der Kreislauf-, Atmungs- und Temperaturstörungen prägt vor allem das klinische Bild der unteren Einklemmung im Foramen occipitale magnum, zu dem insbesondere Prozesse im Bereich der hinteren Schädelgrube und des rostralen Hirnstamms, aber auch Stirnhirntumoren neigen. Häufig wird dieses *bulbäre Einklemmungssyndrom* durch Nacken-Hinterkopf-Schmerzen und einen Opisthotonus eingeleitet. Tiefe Bewußtlosigkeit und beidseits maximal erweiterte, reaktionslose Pupillen gehören schließlich zum präfinalen Bild der maximalen Hirndrucksteigerung.

Angefügt sei noch, daß außer den erwähnten Einklemmungen, nämlich der subfalxialen, der transtentoriellen und der tonsillären Herniation, als Hirndruckfolge auch noch eine zentrale Herniation auftreten kann. Hierbei handelt es sich um eine axiale Kompression des oberen Hirnstamms bei symmetrischer intrakranieller Drucksteigerung ohne transtentorielle Herniation mediobasaler Temporalhirnabschnitte, also ohne Kompression des Mittelhirns. Eine solche axiale Hirnstammstauchung kommt deshalb zustande, weil die durch die Ligamenta denticulata straff fixierte Medulla oblongata kaum dem intrakraniellen Druck durch eine Abwärtsbewegung ausweichen kann. Klinisch treten bei dieser zentralen Herniation Sequenzen von transitorischen Vigilanzstörungen, Augenmuskelstörungen sowie zusätzlich auch dienzephale Symptome auf.

7. Kopfschmerz, Gesichtsschmerzen und Neuralgien

7.1. Allgemeines

Der Kopfschmerz ist eine sehr häufige Beschwerde – etwa 10% aller Patienten klagen darüber in der Allgemeinpraxis. Ungewöhnlich vielgestaltig ist sein Erscheinungsbild: Er kann als diffus oder lokalisiert, als dumpf-drückend oder klopfend, als episodisch-anfallartig oder dauernd, mit akutem oder schleichendem Beginn beschrieben werden. Ebenso unterschiedlich kann sein Stellenwert in der Anamnese sein. So wird er bisweilen als ausschließliche oder doch vordergründige Klage, bisweilen nur als zusätzliche Beschwerde neben anderen Störungen vorgebracht. Nicht selten weiß der Kranke auch auslösende Ursachen für seinen Kopfschmerz, wie Wetterumschlag, körperliche Überforderung, psychische Belastungen, Genußmittel oder Schlafentzug, anzugeben.

Dieser phänomenologischen Vielfalt des Kopfschmerzes entspricht eine Vielzahl ätiologischer Bedingungen, wobei – abgesehen von peripheren Nerven- und Rückenmarksaffektionen – nahezu alle neurologischen und psychiatrischen und außerdem zahlreiche andere Erkrankungen in Betracht gezogen werden müssen. Andererseits bleibt aber zu bedenken, daß zu den schmerzempfindlichen Strukturen im Endokranium lediglich die basale Dura und Pia, die Duraarterien und venösen Sinus, die basalen Hirnarterien sowie die Hirnnerven mit sensiblen Afferenzen zählen, so daß Hirnerkrankungen auch ohne Kopfschmerzen einhergehen können.

Einen schematischen Überblick über die aus neurologischer Sicht beim Kopfschmerz anzustellenden differentialdiagnostischen Überlegungen mag Tab. 3 geben, wobei wegweisend drei verschiedene Kopfschmerztypen dienen können:

Tabelle 3 Differentialdiagnostik der Kopfschmerztypen

1. *Anfallsartige Kopfschmerzen*	2. *Diffuse Dauerkopfschmerzen*	3. *Lokalisierte Dauerkopfschmerzen*
a) gefäßbedingte Gesichts- und Kopfschmerzen: Migräne Horton-Syndrom Arteriitis temporalis Hochdruckkrisen	a) mit akutem Beginn: intrazerebrale Blutungen subarachnoidale Blutungen Sinusthrombosen Liquorzirkulationsstörungen Meningitis Enzephalitis	HWS-Erkrankungen Augenerkrankungen HNO-Erkrankungen Zahn- und Kiefererkrankungen
b) idiopathische Gesichtsneuralgien: Trigeminusneuralgie Glossopharyngeusneuralgie u. a. seltenere Neuralgien	b) mit schleichendem Beginn: vasomotorische Kephalea Hypertonie-Gefäßsklerose Herzinsuffizienz intrakranielle Raumforderungen posttraumatische Kephalea medikamentös-toxische Kephalea endogene Psychosen psycho-vegetative Störungen	

7.2. Kopfschmerztypen

7.2.1. Anfallsartige Kopfschmerzen

Diese zeichnen sich durch einen meist plötzlichen Beginn, eine unterschiedliche Dauer von Minuten bis Tagen und eine mehr oder weniger regelmäßige Wiederkehr nach schmerzfreien Perioden aus. Sie können diffus im Kopf, halbseitig (Hemikranie) oder umschrieben, etwa in der Schläfen-, Augen- oder Gesichtsregion lokalisiert sein.

7.2.1.1. Migräne

Zu den häufigsten, vaskulär bedingten episodischen Kopfschmerzen zählt die Migräne mit einer Morbidität von 8% bei allen Erwachsenen und einem bevorzugten Befall der Frauen bis zum 40. Lebensjahr. Pathogenetisch liegen dem Schmerzgeschehen des Migräneanfalls komplexe Störungen der Gefäßregulation zugrunde, die wahrscheinlich von Tonusschwankungen im Gebiet der größeren Arterienstämme, insbesondere Ästen der A. carotis externa ihren Ausgang nehmen und bei denen der Einfluß einer lokalen Serotoninwirkung noch umstritten ist. Der typische Migräneanfall, der meistens in den frühen Morgenstunden beginnt und dem bisweilen dysphorische, seltener euphorische Stimmungsveränderungen vorausgehen, ist gekennzeichnet durch einen oft klopfenden Halbseitenkopfschmerz, Übelkeit und Erbrechen sowie Lichtscheu und Geräuschempfindlichkeit. Auf dem Höhepunkt der Attacke können weitere vegetative Erscheinungen, wie profuses Schwitzen, Durchfall und Tachykardien hinzutreten. Nach einer Anfallsdauer von Stunden bis 1–2 Tagen zeichnet sich das Anfallsende durch eine allgemeine Erschöpfung mit Schlafbedürfnis und Durst sowie Polyurie ab. Leiten optische Phänomene, vor allem Flimmerskotome oder auch Gesichtsfelddefekte, den Anfall ein, wird von einer „ophthalmischen Migräne" gesprochen. Bei der „Migraine accompagnée" kommt es zu begleitenden neurologischen Reiz- und Ausfallserscheinungen, wie Parästhesien im Gesicht oder an den Extremitäten, flüchtigen Mono- oder Hemiparesen, Augenmuskellähmungen („ophthalmoplegische Migräne"), Schwindelerscheinungen und auch gelegentlich zu aphasischen Störungen. Bei der seltenen, vorwiegend bei jüngeren Frauen auftretenden „Basilarismigräne" prägen Funktionsstörungen des Hirnstammes und der okzipitalen Sehrinde mit Sehstörungen, Schwindel, Ataxie, Dysarthrie und insbesondere mit Bewußtseinsstörungen von Minuten- bis Stundendauer das klinische Bild. Derartige Begleitsymptome eines Migräneanfalls sind als zerebral-lokale Hinweise zu werten und bedürfen stets einer neurologischen Abklärung.

7.2.1.2. Bing-Horton-Syndrom

Bei dem relativ seltenen, vor allem Männer befallenden Bing-Horton-Syndrom (Erythroprosopalgie, „cluster headaches") dauern die besonders nachts aus dem Schlaf heraus auftretenden Schmerzanfälle nur Minuten bis wenige Stunden.

Hier ist der streng einseitige, bohrende oder brennende Schmerz in der Schläfen- und Augenregion lokalisiert und von Tränenfluß und Rötung des Auges, einseitiger Rhinorrhö sowie Rötung der betroffenen Gesichtshälfte begleitet. Das Leiden tritt meist in Phasen auf, d. h. wochenlangen Perioden mit gehäuften Anfällen (cluster = Haufen) folgen langdauernde Remissionen, in welchen der Patient Monate oder auch Jahre völlig beschwerdefrei ist. Die Ursache dieses Horton-Syndroms ist ungeklärt, vermutet werden auch hier Serotonin- und Histamin-Einwirkungen auf die Gefäßwände. Ferner werden hormonelle Faktoren in Betracht gezogen, seitdem ein deutlicher Abfall des Testosteronspiegels während der Schmerzattacken festgestellt worden ist. Auslösend können häufig schon kleinere Alkoholmengen und gelegentlich Nitropräparate wirken.

7.2.1.3. Arteriitis temporalis (cranialis)

Häufig als Migräne verkannt werden die Kopfschmerzen bei der Arteriitis temporalis, die mit akuten Exazerbationen als mehr oder weniger ständiger Schmerz im Bereich der palpationsempfindlichen, hart-verdickten Schläfenarterie, zunächst ein-, später aber meist beidseitig geklagt werden. Typisch für dieses fast nur jenseits des 50. Lebensjahres auftretende Leiden sind die stets stark erhöhte Blutsenkungsgeschwindigkeit, eine Dysproteinämie sowie der bioptische Befund einer granulomatösen Arteriitis, welcher an der Schläfenarterie zu erheben ist. Eine diagnostische Abklärung (und Steroidtherapie) ist möglichst rasch erforderlich, da in etwa der Hälfte der Fälle der autoimmunpathologische Gefäßprozeß auf die A. ophthalmica übergreift und zu einem rasch oder intermittierend einsetzenden Visusverlust führen kann.

7.2.1.4. Kopfschmerzen bei Bluthochdruckkrisen

Auch Blutdruckkrisen, z. B. bei einer labilen Hypertonie oder ausgelöst durch ein Phäochromozytom, können Ursache von meist diffusen, gelegentlich mit Übelkeit oder Verwirrtheit verbundenen Kopfschmerzattacken sein.

7.2.1.5. Gesichtsneuralgien

Bei den Gesichtsneuralgien handelt es sich um anfallsartige Schmerzen, die sich auf das Versorgungsgebiet eines bestimmten Nerven beschränken. Als häufigste Prosopalgie imponiert die *idiopathische Trigeminusneuralgie* (Tic douloureux), von der bevorzugt Frauen im mittleren und höheren Lebensalter betroffen werden. Es handelt sich dabei um blitzartig einschießende, nur wenige Sekunden andauernde, stets einseitige, heftigste Schmerzattacken, vorzugsweise im Bereich des II. oder III. Trigeminusastes, d. h. also im Gebiet der Wange und der Oberlippe oder des Kinns, der Unterlippe und des Unterkiefers. In schweren Fällen jagen sich die einzelnen Schmerzparoxysmen als Salven. Recht kennzeichnend ist die freiwillige oder unfreiwillige Auslösbarkeit der Attacken an bestimmten Punkten des sensiblen Versorgungsgebietes des befallenen Nervenastes (sog. Triggerzone) durch Berührung oder Kälteeinwirkung. Auch Zungenbewegungen oder Öffnen des Mundes können derartige auslösende Reize darstellen, so daß die Patienten häufig die Nahrungsaufnahme vermeiden und dann erheblich an Gewicht abnehmen. Objektive neurologische Ausfälle gehören nicht zum Bild der idiopathischen Trigeminusneuralgie, daher muß das Auffinden einer Hypästhesie oder Hypalgesie im befallenen Gebiet stets als Hinweis auf eine symptomatische Neuralgie gewertet werden und Veranlassung zur Suche nach dem Grundprozeß, z. B. Zahn-, Kiefer-, Kiefergelenkserkrankungen, Ohren-Nasen-Affektionen oder auch intrakraniellen Tumoren geben. Differentialdiagnostisch zu denken ist bei atypischen Trigeminusneuralgien, insbesondere aber auch bei migräniformen, im Augenbereich lokalisierten Kopfschmerzattacken ferner an einen Glaukomanfall, dessen außerordentlich heftiger Hauptschmerz zwar im Auge selbst liegt, doch nicht selten weit in das Trigeminusgebiet oder über die ganze Kopfhälfte ausstrahlt.

Neuerdings wird von neurochirurgischer Seite die Unterscheidung zwischen idiopathischer und symptomatischer Trigeminusneuralgie als obsolet angesehen, weil letztlich alle typischen Trigeminusneuralgien symptomatischer Natur sind und durch mechanische Irritation der Wurzel im Kleinhirnbrückenwinkel – meist vaskulärer, seltener tumoröser (Cholesteatom, Neurinom, Meningeom, Angiom) Genese – verursacht werden sollen. Therapeutische Erfolge, die in jüngster Zeit mit der operativen mikrovaskulären Dekompression erzielt werden konnten, scheinen diese Auffassung zu bestätigen.

Sehr viel seltener tritt die *Glossopharyngeusneuralgie* auf. Hier dauern die Schmerzattacken, die vom Zungengrund oder der Tonsillengegend ausgehen und bis in den äußeren Gehörgang ausstrahlen können, ganz ähnlich wie bei der Trigeminusneuralgie nur wenige Sekunden und werden ebenfalls über einen „Triggermechanismus“ besonders beim Schlucken von Speisen oder Flüssigkeiten ausgelöst. Neben der idiopathischen Glossopharyngeusneuralgie, deren Ursache nicht bekannt ist, kommen auch symptomatische Formen, insbesondere bei Karzinomen im Rachenraum, intrakraniellen Prozessen und selten nach Schädeltraumen vor.

Als sehr seltene Gesichtsneuralgien ließen sich noch erwähnen: die durch Irritation des Ganglion pterygopalatinum (Prozesse der Nasennebenhöhlen!) ausgelöste *Sluder-Neuralgie,* welche mit anfallsweisen Schmerzen im Bereich des inneren Augenwinkels und der Nasenwurzel sowie mit Niesreiz einhergeht und des weiteren die *Hunt-Neuralgie* (Tic douloureux des Facialis [N. intermedius]), bei der die paroxysmalen Schmerzanfälle im äußeren Gehörgang und in der Tiefe des Ohres lokalisiert sind und auch abnorme Geschmacksempfindungen im vorderen ⅔-Bereich der Zunge geklagt werden. Ursächlich kann für die Hunt-Neuralgie gelegentlich einmal ein Zoster oticus angeschuldigt werden.

Als Mandibulargelenks-„Neuralgie“ *(Costen-Syndrom)* werden präaurikulär betonte Gesichtsschmerzen mit Ausstrahlung zur Schläfen-Ohr-Region bezeichnet, die Folge einer Arthropathie des Kiefergelenkes oder eines fehlerhaften Kieferschlusses sind. Kieferorthopädische Behandlung bringt hier oft rasche Besserung.

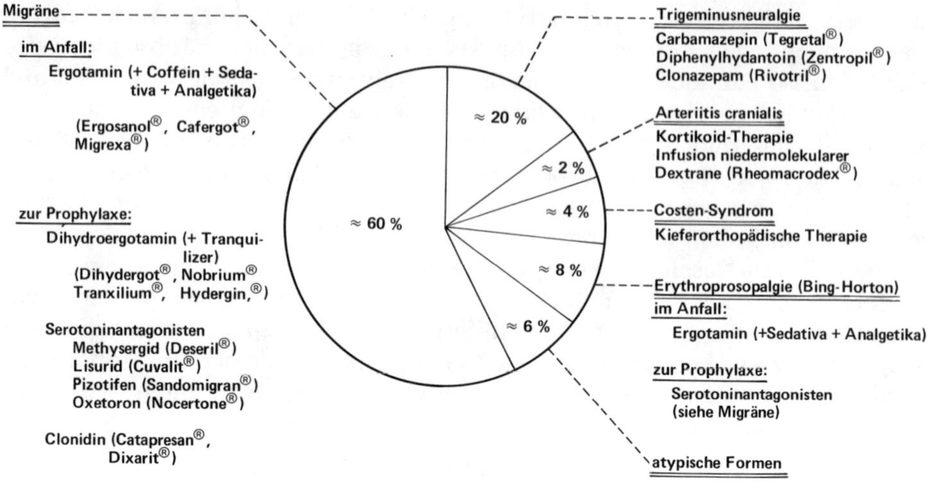

Abb. 51 Therapie und Häufigkeit anfallsartiger Kopf- und Gesichtsschmerzen

7.2.2. Diffuse Dauerkopfschmerzen

Ein anhaltender, diffus im ganzen Schädelbereich lokalisierter Dauerkopfschmerz kann schleichend, u. U. mit wachsender Intensität beginnen oder aber akut, mitunter perakut einsetzen.

7.2.2.1. Diffuse Dauerkopfschmerzen mit plötzlichem Beginn

Die Ursache für andauernde generalisierte Kopfschmerzen mit mehr oder weniger plötzlichem Beginn ist vor allem in intrakraniellen Zirkulationsstörungen und in entzündlichen Hirn- bzw. Hirnhauterkrankungen zu suchen. Unter den akut auftretenden anhaltenden Kopfschmerzen wäre der schlagartige heftige Kopfschmerz bei der *Subarachnoidalblutung* besonders zu erwähnen. Dieser allermeist beidseitige und im Nacken betonte Kopfschmerz stellt sich innerhalb weniger Minuten ein und ist so gut wie immer mit einem Meningismus verbunden. Auch *intrazerebrale Blutungen* können ähnlich plötzlich und heftig Kopfschmerzen auslösen. Sie sind hierbei nicht selten halbseitig betont und dann – im Gegensatz zum Kopfschmerz bei der Subarachnoidalblutung – für die Seitenlokalisation der Blutungsquelle verwertbar. Zu heftigen akuten Kopfschmerzen führen regelhaft auch *venöse zerebrale Thrombosen,* denen oft für Stunden oder Tage leichteres Kopfweh und Übelkeit vorausgehen. Der bei der Meningitis und Meningoenzephalitis schon frühzeitig einsetzende diffuse Kopfschmerz bereitet keine größeren differentialdiagnostischen Schwierigkeiten, sofern weitere Symptome eines *meningitischen Syndroms,* wie Nackensteifigkeit, Brudzinski- und Kernigsches Zeichen (s. S. 4) und evtl. auch Fieber nicht übersehen werden und eine alsbaldige Liquoruntersuchung die diagnostische Klärung herbeiführt. Schließlich ist der akut auftretende, diffuse Kopfschmerz auch das führende Symptom bei allen plötzlichen Änderungen des *Liquordruckes.* Diese können resultieren sowohl aus einem Liquorunterdruck, z. B. nach Liquorentnahme, als auch aus einem Liquorüberdruck durch lokale Verlegung der zerebralen Liquorzirkulation, etwa bei einem passageren oder dauerhaften Verschluß des Aquädukts bei Tumoren oder entzündlichen Prozessen.

7.2.2.2. Diffuse Dauerkopfschmerzen mit schleichendem Beginn

Besondere Aufmerksamkeit verdienen stets die schleichend und gar progredient sich entwickelnden Dauerkopfschmerzen, in Sonderheit bei Patienten, die zuvor niemals Kopfschmerzen hatten. Zweifelsohne beruhen auch diese Kopfschmerzen am häufigsten auf zerebro-vaskulären Störungen, wobei an erster Stelle die *vasomotorische Kephalea,* ein idiopathischer, nicht morphologisch begründbarer Kopfschmerz steht. Der Schmerzcharakter wird dabei als dumpf-drückend, gelegentlich mit Kopfreifen- oder Spannungsgefühl erlebt. Die Intensität ist meist erträglich und wird durch Bücken oder Pressen verstärkt. Die Verlaufsdynamik der vasomotorischen Kephalea kann recht unterschiedlich sein, ist mitunter unregelmäßig episodisch, aber auch länger anhaltend, ohne Tagesrhythmik und läßt gelegentlich, jedoch keineswegs immer Abhängigkeiten von psychischen Belastungen, Wettereinflüssen, Schlafentzug oder reichlichem Genußmittelgebrauch erkennen. Bei stets normalem Neurostatus finden sich evtl. Zeichen einer allgemeinen vasomotorischen Labilität mit Neigung zur hypotonen Blutdruckregulation.

Durchaus ähnlich kann der Kopfschmerzcharakter bei *organischen Gefäßerkrankungen,* bei der *Hypertonie* und auch bei einer zerebralen Hypoxie auf dem Boden einer *Herzinsuffizienz* sein. Typisch für den Hypertoniker- und Arteriosklerotikerkopfschmerz sind Schmerzen und insbesondere Hinterhauptschmerzen in den frühen Morgenstunden. Stets wird aber hier die eingehende Untersuchung neurologische oder psychische oder internistische Befunde aufdecken und als Kausalfaktoren ermitteln können.

Besondere Bedeutung hat der diffuse Dauerkopfschmerz mit meist deutlichem Crescendo-Charakter bei allen *intrakraniellen Raumforderungen,* weil er eines der wichtigsten und frühesten Symptome von Hirngeschwülsten ist. Zwar zeigt der Tumorkopfschmerz nicht selten eine halbseitige, frontale oder okzipitale Betonung, doch lassen sich lokalisatorische Schlüsse aus dem Ort der jeweils geklagten Schmerzen nur in sehr begrenztem Maße ziehen. Auch von der Art des Tumors ist der Kopfschmerz weitgehend unabhängig.

Der *posttraumatische Kopfschmerz* gleicht ebenfalls in seinem klinischen Bild durchaus dem vasomotorischen Kopfschmerz, doch kann bei Langzeitbeobachtung stets eine Decrescendo-Dynamik erwartet werden mit Ausnahme der Fälle, bei denen sich eine Spätkomplikation entwickelt.

Unter den *toxisch und medikamentös bedingten Kopfschmerzen* steht heute der Phenazetinkopfschmerz bedeutungsmäßig ganz im Vordergrund. Bei schwerem Phenazetinabusus stellen sich allmählich täglich nach dem morgendlichen Aufstehen diffus den ganzen Schädel überziehende Schmerzen, nicht selten verbunden mit einem Gefühl der Mattigkeit ein. Doch auch andere Drogenabhängigkeiten führen häufig zu chronischen Kopfschmerzen.

Schließlich darf nicht vergessen werden, daß auch bei *endogenen Psychosen* und *psychovegetativen Allgemeinstörungen* der generalisierte chronische Kopfschmerz ein nicht seltenes Begleitsymptom ist. So werden von etwa der Hälfte aller Kranken mit einer Depression auch Schmerzen oder zumindest auch Mißempfindungen im Kopfbereich angegeben.

7.2.3. Lokalisierte Dauerkopfschmerzen

Treten anhaltende Kopfschmerzen in eng umschriebenen Regionen auf, so wird in den meisten Fällen der Schmerzort schon Hinweise auf die Schmerzauslösung geben. Allerdings bleibt zu beachten, daß *Augen-, Ohren- und Zahnerkrankungen* – die dann am häufigsten in Betracht zu ziehen sind – nicht ganz selten zu erheblichen Schmerzausstrahlungen führen und dann die Schmerzangaben auf diagnostische Irrwege leiten können.

Auch der *zervikal bedingte Kopf- und Gesichtsschmerz* zeigt – wenn auch keineswegs obligat – eine Lokalisationsbetonung, und zwar breitet er sich ein- oder doppelseitig von okzipital bis in die Stirn- oder gar Gesichtsgegend aus. Oft ist es nur ein lästiges Druck- oder Spannungsgefühl im Hinterkopf, verbunden mit einer Überempfindlichkeit bei Berührung und Kämmen. Auslösend können längere Reklinationsstellungen des Kopfes oder ungünstige Lagerungen des Kopfes beim Schlafen wirken. Da die Ursache der vertebragenen Zephalgie in einer Reizung der A. vertebralis bzw. des ihr benachbarten N. vertebralis zu suchen ist, sind diffuse Schwindelerscheinungen ein häufiges Begleitsymptom. Weitere, für die Diagnose wegleitende Befunde sind Schmerzen in der Nacken-Schulter-Muskulatur oder auch Parästhesien bzw. vorwiegend morgendliche Schmerzen in den Armen und Fingern mit Hinweis auf ein bestimmtes radikuläres Innervationssegment.

8. Liquorsyndrome

Pathologische Liquorbefunde besitzen bei vielen Erkrankungen des zentralen Nervensystems einen großen diagnostischen Stellenwert. Sie treten vor allem als Störungen des Liquorzell- und des Liquoreiweißbildes in Erscheinung.

8.1. Pathologische Liquorzellbefunde

Eine *Vermehrung der Zellen im Liquor* (Pleozytose) in mäßiger Ausprägung, d. h. bis etwa 100/3 Zellen ist ein unspezifischer Befund, der bei sehr verschiedenartigen Krankheitsprozessen angetroffen werden kann. Stärkere Pleozytosen jedoch sind ein signifikanter Hinweis auf ein entzündliches Geschehen. Dabei kann man in der Regel davon ausgehen, daß Zellzahlen, die deutlich unter 3000/3 liegen, durch abakterielle oder aber tuberkulöse Entzündungsprozesse ausgelöst werden und daß bakterielle (eitrige) Meningoenzephalitiden einen trüben Liquor mit Pleozytosen weit über 3000/3 aufweisen. Die weiteren wichtigen Unterschiede in der Liquorbeschaffenheit bei eitrigen und nicht-eitrigen Meningitiden in der akuten Krankheitsphase sind:

Nicht-eitrige Meningitiden:	*Eitrige Meningitiden:*
wasserklares Aussehen	trüb-gelbliches Aussehen
Pleozytose $\approx$ 1000/3	Pleozytose nicht selten über 10000/3
vorwiegend lymphozytäre Zellen	vorwiegend granulozytäre Zellen
Totalproteingehalt nur gering vermehrt	Totalproteingehalt deutlich vermehrt
Liquorglukosegehalt meist normal	Liquorglukosegehalt deutlich erniedrigt

Eine zytologische Differenzierung der Liquorzellen im Sediment erlaubt noch weitere diagnostische Rückschlüsse. So können eosinophile Granulozyten den Verdacht auf eine Parasitose des ZNS lenken, hämosiderinbeladene Makrophagen Hinweis auf eine stattgefundene Blutung geben oder ein vorherrschend lympho-plasmozytärer Zellbefund als typisch für alle neuroallergischen Entzündungen gelten. Gelegentlich kann bei tumorösen Erkrankungen, vor allem wenn diese in Liquorraumnähe lokalisiert sind, mit dem Nachweis von entarteten Liquorzellen ein Beitrag zur artdiagnostischen Klärung erbracht werden.

8.2. Pathologische Liquoreiweißbefunde

Eine *Liquordysproteinose,* d. h. ein pathologisch gestörtes Liquoreiweißbild, gibt sich mit oder auch ohne Vermehrung des Totalproteingehaltes durch eine Veränderung des physiologischen Eiweißspektrums bei elektrophoretischer oder quantitativ-immunochemischer Analyse zu erkennen. Für die diagnostische Wertung einer Liquordysproteinose ist wichtig zu wissen, daß Störungen des Liquoreiweißbildes auf sehr verschiedenen *pathophysiologischen Vorgängen* beruhen können:

1. Zunächst können *Dysproteinämien* verschiedenster Genese auch ohne Vorliegen einer zerebral-lokalen Erkrankung das Liquoreiweißspektrum verändern, sofern die Serumproteine, welche an der Dysproteinämie beteiligt sind, eine Blut-Liquor-Schranken-Durchlässigkeit besitzen. Man spricht hier von einer Liquor-Begleitdysproteinose. Die Wertung einer Liquordysproteinose hat daher die Kenntnis des Serumeiweißbildes unerläßlich zur Voraussetzung.

2. Eine *Permeabilitätsstörung* im Hirnschrankensystem, die aus entzündlichen und nicht-entzündlichen ZNS-Erkrankungen resultieren kann, führt zu einem vermehrten Übertritt von Serumproteinen in den Liquorraum. Die Folge sind erhöhte Liquortotalproteinwerte, eine Liquorpräsenz von großmolekularen Serumproteinen (z. B. α_2-Makroglobulin und β-Lipoprotein), welche eine intakte Blut-Liquor-Schranke nicht passieren können, und schließlich die immer deutlicher werdende Angleichung des Liquoreiweißprofils an das Eiweißspektrum des Serums.

3. Besondere Beachtung verdient die Entwicklung einer Liquordysproteinose durch *zerebrogene Proteine,* d. h. durch Eiweißkörper, die nicht aus dem Serum stammen, sondern das Produkt pathologischer Vorgänge im ZNS-Bereich sind. Hierzu gehört vor allem die autochthone Vermehrung der Immunglobuline (IgG) im Liquor bei chronischen neuroallergischen Erkrankungen.

8.3. Verschiedene Liquorsyndrome

Durch unterschiedliche Konstellation der verschiedenen Liquorzell- und -eiweißveränderungen ergeben sich einige *Liquorsyndrome* mit klinisch-diagnostischer Relevanz (s. Tab. 4).

Tabelle 4 Liquorsyndrome

	Zellzahl	*vorherrschende Zelltypen*	*Totalproteingehalt*	*Präsenz der großmolek. Serumproteine*	*IgG-Gehalt*
1. Exsudativ. Liquorsyndrom (akut-entzündlich)	↑ ↑ ↑	Granulozyten	(↑)	↑	normal
2. Transsudativ. Liquorsyndrom	(↑)	Lymphozyten Monozyten	↑	↑ ↑	normal
2a. „Guillain-Barré"-Syndrom	normal	Lymphozyten Monozyten	↑ ↑	↑ ↑	(↑)
2b. „Nonne-Froin"-Syndrom	normal	Lymphozyten Monozyten	↑ ↑ ↑	↑ ↑ ↑	normal
3. Immunaktives Liquorsyndrom (chron.-entzündlich)	(↑)	Lymphozyten Plasmazyten	(↑)	∅	↑ ↑

8.3.1. Exsudatives Liquorsyndrom

Das *exsudative Liquorsyndrom,* gekennzeichnet durch eine erhebliche, vorwiegend granulozytäre Pleozytose mit nur mäßiger Totalproteinvermehrung ohne γ-Globulin-(insbesondere IgG-)Vermehrung, ist der Ausdruck einer akut entzündlichen Reaktion, z. B. in der Frühphase von Meningoenzephalitiden, aber ebenso auch eine Begleitreaktion bei tumorösen Prozessen.

8.3.2. Transsudatives Liquorsyndrom

Das *transsudative Liquorsyndrom* mit mehr oder weniger starker Vermehrung des Totalproteins und einer Liquorpräsenz der großmolekularen Serumproteine bei weitgehend unauffälligem Liquorzellbild ist die Folge einer gestörten Blut-Liquor-Schranke, welche durch sehr verschiedenartige entzündliche oder nicht entzündliche Krankheitsprozesse bedingt sein kann.

In besonderer Weise ist bei der Polyneuroradikulopathie der Liquor mit einer derartigen „Dissociation proteino-cytologique" (sog. Guillain-Barrésches Syndrom) diagnostisch relevant. Dabei kann in späteren Kankheitsphasen auch der autochthone Liquor-IgG-Gehalt mäßig ansteigen.

Exzessive Liquorproteinvermehrungen ohne Pleozytose werden unterhalb einer totalen Blockade der Liquorpassage im spinalen Bereich (z. B. durch Tumoren) als sog. Sperrliquorbefund angetroffen, so daß kurz nach der Liquorentnahme ein Gelatinieren des Liquors im Reagenzglas beobachtet werden kann (sog. Nonne-Froin-Syndrom).

8.3.3. Immunaktives Liquorsyndrom

Ein *immunaktives Liquorsyndrom* ist bei allen chronisch-entzündlichen Prozessen der typische und diagnostisch bedeutsame Befund. Es wird geprägt durch eine lympho-plasmozytäre Pleozytose mäßigen Ausmaßes und einen deutlichen Anstieg der Liquor-γ-Globuline, speziell des IgG-Gehaltes bei meist nur geringfügig vermehrtem Totalprotein. Diese IgG-Vermehrung im Liquor kann durch vermehrten Übertritt von Serum-IgG erfolgen oder aber autochthon, d. h. zerebrogen, wie insbesondere bei den neuroallergischen Entzündungen zustande kommen.

8.3.4. Blutiger Liquor

Eine besondere Beachtung bedarf der Befund eines *blutigen Liquors*. Hier gilt es zu klären, ob die Blutbeimengung zum Liquor erst bei der Liquorentnahme durch unbeabsichtigte Gefäßverletzung, also artefiziell erfolgte, oder Ausdruck einer pathologischen Blutung in den Liquorraum (nativ blutiger Liquor) ist.

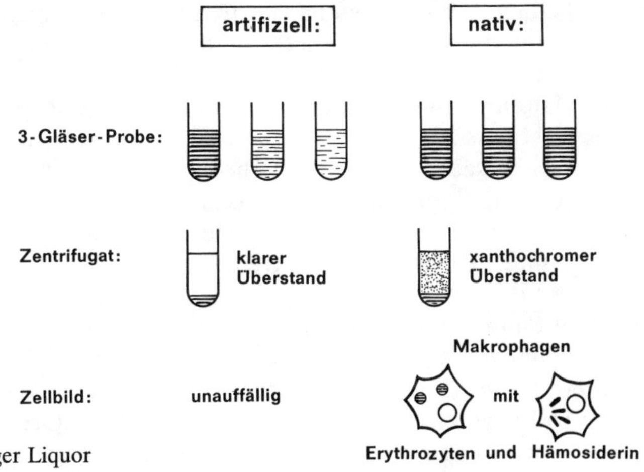

Abb. 52 Blutiger Liquor

Zur Unterscheidung eines artefiziell blutigen von einem nativ blutigen Liquor dient zunächst die fraktionierte Liquorentnahme in 3 verschiedenen Gläsern (s. Abb. 52). Während beim nativ blutigen Liquor in allen 3 Gläsern die Blutbeimengung gleich intensiv bleibt, nimmt der Blutgehalt bei der artefiziellen Blutung gewöhnlich deutlich vom 1. bis zum 3. Glas ab.Des weiteren findet sich nach Zentrifugieren des entnommenen Liquors bei der artefiziellen Blutung ein wasserklarer Überstand, beim nativ blutigen Liquor ist dieser hingegen xanthochrom verfärbt. Schließlich kann das Liquorzellbild insofern zur Differentialdiagnose dienen, als nur im nativ blutigen Liquor, d. h. bei einer mindestens Stunden zurückliegenden Blutung in den Liquorraum Hämatophagen, also Makrophagen mit eingelagerten Erythrozyten oder Hämosiderinkristallen (nach Berliner-Blau-Färbung!) nachweisbar werden.

9. Vertebragene Syndrome

9.1. Allgemeines

Erkrankungen der Wirbelsäule mit ihren Auswirkungen auf das Nervensystem nehmen in der praktischen Medizin einen breiten Raum ein. Doch bleibt grundsätzlich zu beachten, daß Wirbelsäulenveränderungen zwar zu verschiedenartigen Irritationen nervaler Strukturen führen können, jedoch nicht unbedingt hierzu führen müssen, und daß insbesondere nicht von dem Ausmaß des (röntgenologisch faßbaren) Wirbelsäulenschadens auf die Schwere der neurologischen Störungen oder umgekehrt geschlossen werden kann. Eine Vielzahl sehr unterschiedlicher Wirbelsäulenprozesse ist als Ursache nervaler Reiz- und Ausfallserscheinungen, sog. vertebragener Syndrome, in Betracht zu ziehen. Zu nennen sind hier degenerative Prozesse an den Wirbelkanten (Spondylose/Osteochondrose) und an den kleinen Wirbelgelenken (Spondylarthrose), degenerative Bandscheibenerkrankungen mit Protrusio oder Prolaps, traumatogene Wirbelsäulenschäden mit und ohne Frakturen oder Luxationen, tumoröse und entzündliche (Spondylitis tuberculosa!) Wirbelsäulenerkrankungen sowie Fehlbildungen und Haltungsanomalien unterschiedlicher Genese. Die Häufigkeit und Bedeutung dieser ursächlichen Faktoren vertebragener Syndrome differiert in den einzelnen Wirbelsäulenabschnitten erheblich. So prävalieren z. B. für das sog. HWS-Syndrom die Spondylose und Spondylarthrose der HWS, während dem lumbalen Wirbelsäulensyndrom vornehmlich Diskopathien mit Protrusion oder Prolaps zugrunde liegen. Unter den traumatogenen Frakturen der Wirbelsäule stehen Brüche der ersten beiden Lendenwirbel und des 12. BWK (= ⅔ aller Wirbelbrüche), alsdann die der unteren Halswirbel ganz im Vordergrund, und unter den Fehlbildungen kommt denen im kranio-zervikalen Übergangsbereich besondere Bedeutung zu. In sehr prägender Weise wird das klinische Erscheinungsbild der vertebragenen Syndrome bestimmt durch den Ort der Wirbelsäulenerkrankung, zumal in den verschiedenen Wirbelsäulenbereichen die irritier-

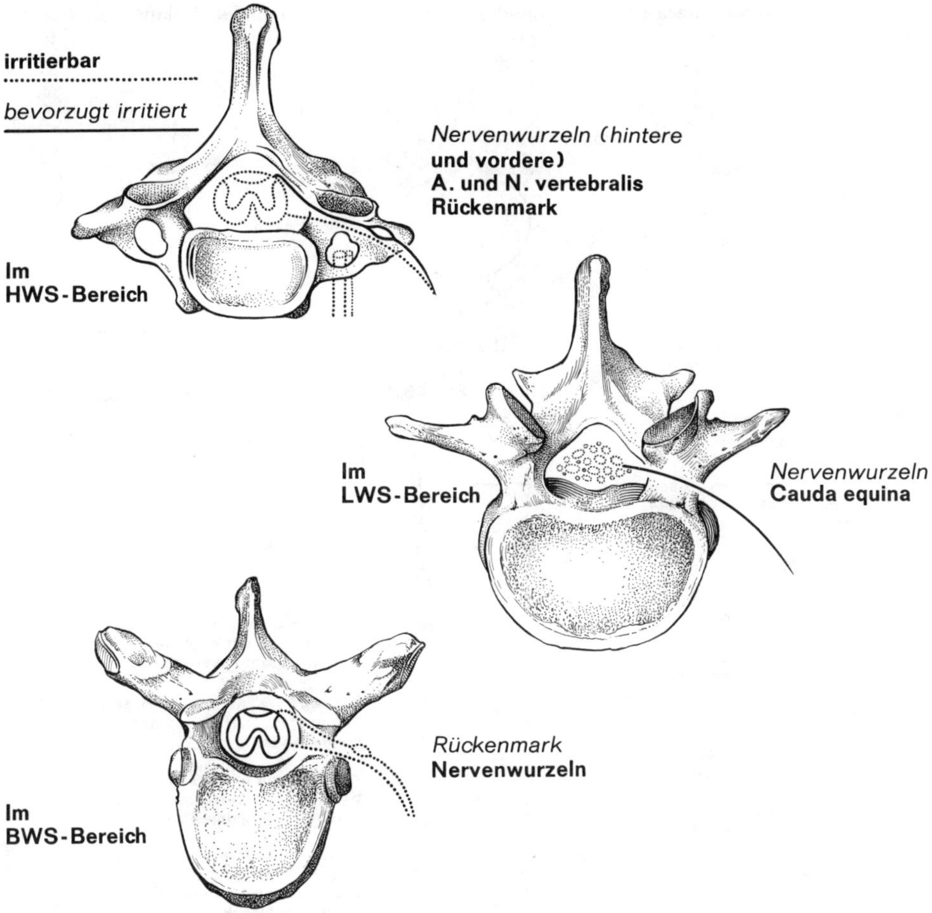

Abb. 53 Irritierbare und bevorzugt irritierte Strukturen bei Wirbelsäulenverletzungen

baren nervalen Strukturen mit unterschiedlicher Bevorzugung betroffen werden (s. Abb. 53).

9.2. Verschiedene vertebragene Syndrome

9.2.1. Lendenwirbelsäulensyndrom

Dem LWS-Syndrom liegt als häufigste Ursache eine degenerative Erkrankung der beiden unteren, sehr viel seltener der 2. oder 3. Lendenbandscheiben zugrunde. Die neurologischen Reiz- und Ausfallserscheinungen resultieren aus der Druckentfaltung des u. U. durch eine Perforationsöffnung des Faserrings und des hinteren Längsbandes evtl. mit freier Sequesterbildung verlagerten Bandscheibengewebes. Dabei führen die mehr lateral gelegenen Bandscheibenvorfälle zur Wurzelreizung, die medialen Protrusionen und Prolapse je nach

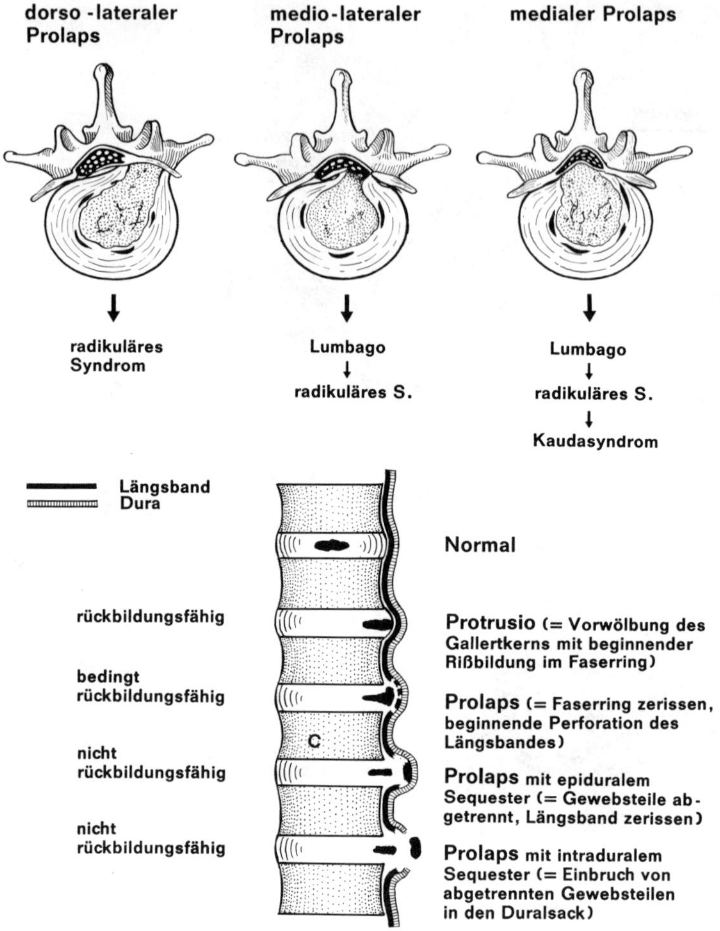

Abb. 54 Formen des Bandscheibenvorfalls (lumbal)

Intensität lediglich zur Lumbalgie (durch Reizung der Rr. meningei der Spinalnerven, die das hintere Längsband sensibel versorgen) oder aber zur Kaudaschädigung (s. Abb. 54).

So werden durch einen unterschiedlichen Pathomechanismus die verschiedenen Symptombildungen beim Lendenwirbelsäulensyndrom verständlich:

9.2.1.1. Kreuzschmerz

Der Kreuzschmerz („Hexenschuß“, Lumbago) beginnt meist blitzartig, wird häufig durch abrupte Bewegungen ausgelöst und erfährt eine Akzentuierung beim Husten, Niesen oder Anheben schwerer Lasten. Schmerzreaktiv kommt es zu einer Schonhaltung der klopf- und druckempfindlichen lumbalen Wirbelsäule mit Aufhebung der physiologischen Lendenlordose und einer meist konvex zur kranken Seite gerichteten Skoliose. Diese Schonhaltung wird durch Hartspann der paravertebralen Muskulatur fixiert. Die Bewegungsmöglichkeiten, vor allem die Rumpfbeugung sind erheblich eingeschränkt und auch beim Prüfen des Laségueschen Zeichens wird deutliche Schmerzverstärkung angegeben. Allmählich, meist in Stunden oder Tagen verschwindet die Lumbalgie bei rückbildungsfähiger Protrusio wieder, doch bleibt nicht selten eine Rezidivneigung bestehen.

9.2.1.2. Radikuläre Symptome

Sie können schon die erste Lumbalgieattacke begleiten oder erst im Verlauf von Rezidiven das LWS-Syndrom komplizieren. Bei sehr lateral gelegenen Diskusvorfällen wird eine radikuläre Symptomatik auch ohne begleitenden Kreuzschmerz geklagt. Ersten Hinweis auf eine Wurzelirritation ergibt die Schmerzausstrahlung in ein bestimmtes Dermatom, das jedoch oft nicht völlig ausgefüllt wird.Meist verbunden sind damit Sensiblitätsstörungen, u. U. nur Parästhesien in der gleichen radikulären Ausbreitung. Da – wie bereits erwähnt – der Bandscheibenschaden hauptsächlich im unteren LWS-Bereich auftritt, sind meist die Wurzeln L5 und S1 befallen mit einer diesem Versorgungsgebiet entsprechenden Lokalisation von Schmerz und sensiblen Ausfällen, sog. Ischialgie (s. Abb. 21 b). Bei der seltener anzutreffenden Irritation der Wurzel L3 zieht das betroffene Dermatom von der Streckseite zur Innenseite des Oberschenkels bis über das Knie hinaus, bei Befall der Wurzel L4 von der Patella über die Vorderinnenseite des Unterschenkels bis zum medialen Fußrand. Eine stärkere Wurzelkompression führt dann zu weiterer Ausbildung des radikulären Syndroms mit den für die verschiedenen Wurzeln signifikanten Reflexabschwächungen, motorischen Ausfällen und Myatrophien (s. Abb. 35). Der Wurzeltod, der beim akuten Prolaps sofortige Operation erfordert, gibt sich schließlich dadurch zu erkennen, daß nach vorausgegangenen heftigen Schmerzen schlagartig Schmerzfreiheit eintritt, jedoch gleichzeitig Paresen und radikuläre Analgesie und Anästhesie fortbestehen. Die exakte neurologische Analyse der radikulären Schmerzausbreitung und gegebenenfalls der radikulären Defekte ermöglicht meist schon ohne Hinzuziehung weiterer Untersuchungsverfahren eine sichere Bestimmung der geschädigten Wurzel oder Wurzeln und gibt damit Hinweise zur Höhenlokalisation des Wirbelsäulenschadens.

Grundsätzlich, d. h. nicht nur im LWS-Bereich, müssen von den vertebral bedingten radikulären Symptomen sogenannte *pseudoradikuläre* Beschwerden unterschieden werden. Sie beruhen auf schmerzhaften Muskel-, Sehnen- und Gelenkreaktionen (Tendomyosen) vorwiegend bei Erkrankungen der kleinen Wirbelgelenke und sind die reflektorische Antwort auf eine Reizung der Spannungsrezeptoren in der Gelenkkapsel. Diese Tendomyosen finden sich (mit einem Hartspann der Muskulatur als Leitsymptom) im erkrankten Segmentbereich, können sich aber auch weitab vom betroffenen Segment zeigen und sollen mit ihrem bewegungshemmenden Effekt der Ruhigstellung (Blockierung) des gereizten WS-Bewegungssegments dienen. Da die Ausbreitung dieser schmerzhaften reflektorischen Muskelverspannungen in der Regel segmental anmutet, wird von ihrem „pseudo"-radikulären Charakter gesprochen. Doch lassen sich die pseudoradikulären Beschwerden klinisch fast stets gut von echten radikulären Störungen abgrenzen, und zwar durch das Fehlen entsprechender Reflexstörungen, durch das Fehlen von Muskelatrophien und durch die nicht streng radikuläre Begrenzung der senso-motorischen Reiz- bzw. Ausfallserscheinungen.

9.2.1.3. Kaudasyndrom

Das Kaudasyndrom ist die am meisten gefürchtete Folge eines massiven medialen Bandscheibenprolapses. Meist entwickelt sich die partielle oder komplette Kompressionsschädigung der Cauda equina mit beidseitigen radikulären Schmerzen, Paraparese, Reithosenanästhesie und Sphinkterstörungen (s. Abb. 48) sehr rasch, gelegentlich sogar apoplektiform. Allerdings gehen in der Regel rezidivierende radikuläre Beschwerden voraus, welche oft wechselnde Seitenbetonung aufweisen. Derartiger Seitenwechsel von radikulären Symptomen bei einem lumbalen Wirbelsäulensyndrom erfordert stets besondere Aufmerksamkeit.
Wenn auch beim LWS-Syndrom die ursächliche Bedeutung der Diskopathien ganz im Vordergrund steht, muß differentialdiagnostisch aber stets an die Möglichkeit anderer ätiologischer Faktoren und hier vor allem auch an Tumoren gedacht werden. Wo diagnostische Zweifel bestehen, sind neben den immer unerläßlichen Röntgennativaufnahmen der LWS weitere Untersuchungsmethoden (Liquor, EMG und Myelographie) dringend erforderlich.

9.2.2. Brustwirbelsäulensyndrom

Hinter Rücken- und Thoraxschmerzen können sich sehr unterschiedliche Erkrankungen der inneren Organe, vor allem des Herzens, der Lungen, des Magens, der Galle, des Zwölffingerdarms und des Pankreas verbergen. Häufig werden diese anfänglich als „Interkostalneuralgie" verkannt. Echte radikuläre Symptome im BWS-Bereich – wie etwa beim Herpes zoster – sind aber recht selten, weil die häufigen degenerativen Veränderungen an den Brustwirbelkörpern die Zwischenwirbellöcher in der Regel kaum einengen und daher auffallend geringe Beschwerden verursachen und weil laterale Bandscheibenvorfälle hier im Gegensatz zur LWS eine sehr geringe Rolle spielen. Wenn demzufolge die häufigsten Ursachen eines Brustwirbelsäulensyndroms in Wirbeltumoren, Traumata, einer Spondylitis oder gelegentlich auch in einem medialen Bandscheibenprolaps zu suchen sind, wird verständlich, daß in dieser Wirbelsäulenregion das Rückenmark die bevorzugt irritierte nervale Struktur ist. Die Rückenmarkskompression äußert sich dann klinisch in einem akuten oder aber in einem langsam progredienten Querschnittssyndrom mit Paraspastik und doppelseitigen Sensibilitätsstörungen, wobei radikuläre Schmerzen in auffälliger Weise oft vermißt werden.

9.2.3. Halswirbelsäulensyndrom

Auch das sehr häufig vorkommende sog. Zervikalsyndrom hat weder eine einheitliche Ursache noch eine konstante Symptomatik. Ätiologisch steht wie im lumbalen Bereich die Bandscheibendegeneration, bevorzugt im mittleren und unteren HWS-Bereich lokalisiert, weit im Vordergrund. Nur führt diese hier viel seltener zu einem Prolaps, als vielmehr in der Regel zu sekundären osteophytären Veränderungen, vor allem an den Processus uncinati der Wirbelkörper, welche „kuhhornartig“ ausgebogen, kolbenartig verdickt werden und nach und nach sklerosieren. Bei gleichzeitig fortschreitender Zermürbung der Bandscheibe werden die Processus auseinandergedrängt und engen dann die Zwischenwirbellöcher immer mehr ein. Diese Verengung der Foramina intervertebralia kann schließlich Spinalnerven irritieren bzw. zu einer Verdrängung oder sogar Komprimierung der A. vertebralis und der sie umgebenden sympathischen Nervengeflechte führen. Eine weitere, von der Gegenseite kommende Beengung der Zwischenwirbellöcher bringen Arthrosen der Zwischenwirbelgelenke, die allein meistens ohne klinische Symptomatik bleiben. Neben den degenerativen HWS-Veränderungen kommen als Ursache eines Zervikalsyndroms vor allem Traumata (in Sonderheit die immer häufiger gewordenen Schleuderverletzungen – „whiplash injury“ – bei Auffahrunfällen), destruierende Wirbelprozesse und angeborene Knochenfehlbildungen in Betracht.

Die Beschwerden bei einem HWS-Syndrom können recht akut, rezidivierend oder auch chronisch-progredient in Erscheinung treten. In Abhängigkeit von der Lokalisation und Druckentfaltung des Wirbelsäulengeschehens werden *drei verschiedene Zervikalsyndromtypen* angetroffen:

9.2.3.1. Zerviko-zephales Syndrom (oberes Zervikalsyndrom)

Hierbei resultieren aus der Irritation der Arteria und des Nervus vertebralis Nacken-Hinterkopf-Schmerzen, Schwindelsensationen – vor allem bei bestimmten Kopfbewegungen oder Kopfhaltungen – Übelkeitsgefühl, Ohrensausen und möglicherweise auch Hörstörungen. Objektiv besteht ein umschriebener Druckschmerz über den Dornfortsätzen der oberen HWS und an den Austrittsstellen der Subokzipitalnerven sowie im Bereich der Okzipital- und Nackenmuskulatur. Schließlich können reflektorische Verspannungen bestimmter Muskelgruppen zu einem fixierten Schiefhals führen.

Eine schmerzhaft fixierte Fehlhaltung der HWS ohne neurologische Störungen kennzeichnet den sogenannten akuten „rheumatischen“ Schiefhals meist jugendlicher Patienten. Hier handelt es sich um keine rheumatische Erkrankung. Vielmehr wird dieses meist in wenigen Tagen wieder abklingende Beschwerdebild auf eine Einklemmung von Pseudomenisci (Kapselzotten) in den kleinen Wirbelgelenken zurückgeführt.

9.2.3.2. Zerviko-brachiales Syndrom (unteres Zervikalsyndrom)

Bei diesem Syndrom, das hauptsächlich durch degenerative Veränderungen mit Reizung und Kompression der Nervenwurzeln im Foramen intervertebrale C5/C6 und C6/C7 ausgelöst wird, steht als Hauptsymptom der Schulter-Arm-Schmerz im Vordergrund. Die Schmerzausstrahlung erfolgt je nach der beteiligten Nervenwurzel in die radiale oder ulnare Seite des Armes und die dazugehörigen Finger. Segmentale Schmerzen, Parästhesien und sensible Ausfälle bleiben häufig die einzigen neurologischen Befunde. Doch können auch motorische Ausfälle, Reflexabschwächungen, Muskelatrophien und vegetative Störungen im entsprechenden Versorgungsbereich hinzutreten.

9.2.3.3. Vertebragene zervikale Myelopathie

Diese schwere Halsmarkschädigung, die vor allem bei medialen und paramedialen Bandscheibenprotrusionen – sei es durch direkte mechanische Einwirkungen, sei es durch Drosselung der Blutzufuhr in der A. spinalis anterior – als relativ seltenes Ereignis zu beobachten ist, kann sich akut, meist jedoch allmählich fortschreitend entwickeln. Sie verläuft mit sehr unterschiedlichen klinischen Bildern. So werden mehr oder minder symmetrische Querschnittssyndrome mit Para- und Tetraparesen, gesteigerten Eigenreflexen, Sensibilitätsstörungen und Störungen der Blasen- und Darmfunktion aber auch Brown-Séquardsche Syndrome oder Bilder, die differentialdiagnostisch schwer von einer amyotrophen Lateralsklerose, Syringomyelie, funikulären Myelose oder Multiplen Sklerose abzutrennen sind, angetroffen. Nacken-Hinterkopf- und auch Schulter-Arm-Schmerzen können dabei fehlen. Andererseits stehen aber nicht selten langfristig radikuläre Störungen ganz im Vordergrund und verschleiern dann in verhängnisvoller Weise die drohende oder bereits eingetretene Halsmarkschädigung.

10. Neuropsychologische Syndrome

Die Neuropsychologie ist ein Wissenschaftszweig, der sich mit Zusammenhängen zwischen psychischen Phänomenen und nervöser Struktur beschäftigt. Vor allem hirnlokalisatorische Fragen bei Störungen komplexer psychischer Funktionen spielen hier eine bedeutende Rolle. Hingewiesen sei z. B. auf die klinische Relevanz der Hemisphärendominanz (beim Rechtshänder die linke Großhirnhemisphäre!) für die Sprache und die sprachabhängigen Leistungen sowie auf die topische Zuordnung verschiedener neuropsychologischer Störungen zu Hirnrindenarealen (s. Abb. 38). Während Störungen des Bewußtseins, des Erlebens, der Stimmung und der Denkvorgänge vorwiegend Gegenstand der Psychopathologie sind, zeichnen sich neuropsychologische Syndrome vor allem durch Beeinträchtigungen des Erkennens und des Verarbeitens von Informationen aus. Neuropsychologische Syndrome werden mit psychodiagnostischen Methoden untersucht, weil hierbei Leistungen gestört sind, die in den Bereich der Psychologie gehören.

10.1. Vigilanzstörungen

Auf Störungen der Wachheit (Vigilanz) – im neurologischen Sprachgebrauch auch Bewußtseinsstörungen genannt – und ihre graduellen Abstufungen wurde bereits oben (S. 46) kurz hingewiesen. Obwohl Bewußtseinsstörungen psychopathologische und nicht spezielle neuropsychologische Phänomene sind, sollen sie hier ihrer Bedeutung wegen nochmals Erwähnung finden.

Während bei einer *Benommenheit* (Somnolenz), dem leichtesten Grad einer Vigilanzstörung, der Patient nur verlangsamt und unpräzise antwortet, bei einem

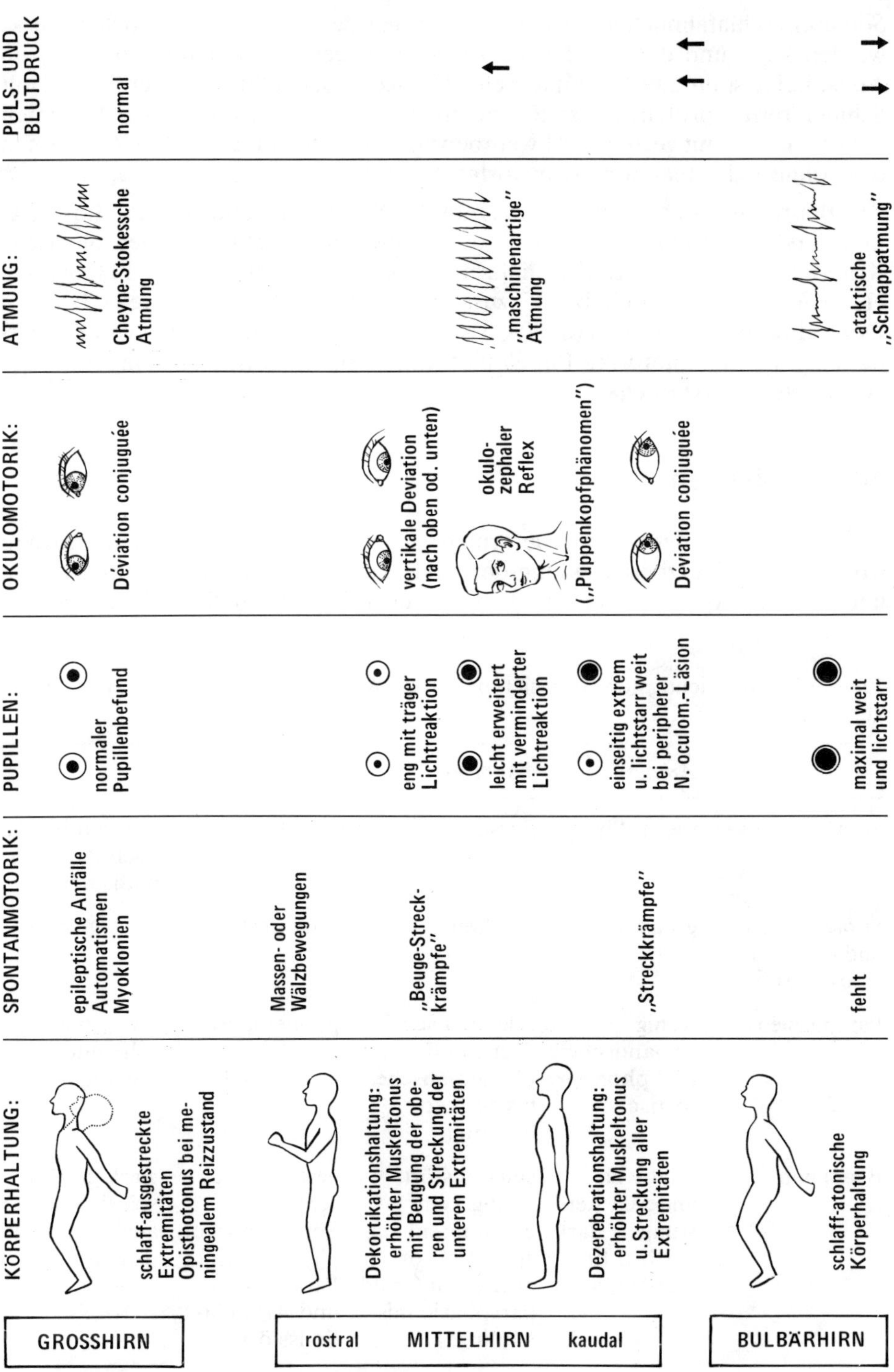

Abb. 55 Topische Hinweise bei schweren Bewußtseinsstörungen

Sopor ein schlafähnlicher Zustand besteht, aus dem der Patient jedoch geweckt werden kann und dann einfachen Aufforderungen nachkommt, zeigt sich im *Koma* keine spontane Aktivität mehr. Die Komatiefe läßt sich orientierend mit Schmerzreizen prüfen. Diese Schmerzreize werden vom komatösen Patienten entweder noch mit gezielten Abwehrbewegungen oder mit einfachen Reaktionen oder ohne jede Reaktion beantwortet.

Zur Beurteilung der Schwere der zerebralen Schädigung und auch der Lokalisation derselben können bei bewußtlosen Patienten verschiedene neurologische Kriterien wesentlichen Beitrag liefern. Diese Befunde mit topischen Hinweisen ergeben sich – wie in Abb. 55 zusammengestellt und z. T. bereits bei den Dezerebrationssyndromen (S. 90–93) aufgeführt – bei Beobachtung von Körperhaltung, Spontanmotorik, Pupillomotorik, Okulomotorik, Atmung und der vegetativen Funktionen.

10.2. Aphasien

Auch die verschiedenen Aphasieformen sind bereits oben (S. 46–48) besprochen worden. Eine Kurzbeschreibung der amnestischen, sensorischen, motorischen und globalen Aphasietypen soll die folgende Tabelle (Tab. 5) nochmals geben.

Tabelle 5 Die wichtigsten Aphasietypen (nach *K. Poeck*: Neurologie, 4. Aufl. Springer-Verlag 1977, S. 112)

	Amnestisch	*Wernicke*	*Broca*	*Global*
Sprachproduktion	meist flüssig	flüssig	spärlich	spärlich bis ∅, auch Automatismen
Sprachmelodie und -rhythmus (Prosodie)	erhalten	erhalten	stark gestört	stark gestört
Paraphasien	wenig semantische und phonematische	reichlich semantische und phonematische bis zu Neologismen	phonematische	phonematische und Neologismen
Benennen	relativ zu anderen Leistungen stark gestört, Ersatzstrategien	stark gestört, häufig kein Zusammenhang zum Zielwort erkennbar („wild paraphasic misnaming“)	gestört durch schlechten Sprechantrieb, phonematische Paraphasien und Artikulationsstörung	stark gestört, spärlich bis ∅, auch Automatismen
Verstehen	leicht gestört	stark gestört	leicht gestört	stark gestört

Von den Aphasien (= Störungen im kommunikativen Umgang mit der Sprache; *Sprach*störungen) müssen die Dys- oder Anarthrien, d. h. die *Sprech*störungen (Artikulationsstörungen) unterschieden werden. Diesen Beeinträchtigungen der Sprechexekutive liegen Schädigungen sehr verschiedener nervaler Strukturen zugrunde. Sie können kortikal, extrapyramidal, zerebellär, bulbär, peripherneurogen und myogen ausgelöst werden. Die Sprechweise ist meist recht kennzeichnend gestört, z. B. bei:

- bulbärer Dysarthrie: näselnd, verwaschen, tonlos,
- zerebellärer Dysarthrie: abgehackt (skandierend) oder unregelmäßig laut mit explosivem Eindruck,
- extrapyramidaler Dysarthrie: verwaschen, nuschelnd, leise, monoton.

10.3. Apraxien

Die verschiedenen Apraxieformen und ihre unterschiedlichen Erscheinungsbilder sind auf S. 48 kurz beschrieben worden. Zur Lokalisation dieser Störungen wäre anzufügen, daß Apraxien in der ganz überwiegenden Mehrzahl der Fälle nach einer Läsion in der sprachdominanten Hemisphäre auftreten. Nur aufgrund von wenigen Einzelbeobachtungen läßt sich eine Dissoziation der Hemisphärendominanz für Praxie und Sprache diskutieren. Die Ursache der ideomotorischen Apraxie ist im Bereich des Wernicke-Zentrums, des primären motorischen Kortex (Area 4) und des motorischen Assoziationskortex (Area 6), die der ideatorischen Apraxie in der Temporoparietalregion zu suchen.

10.4. Gedächtnisstörungen

Unter Gedächtnis versteht man die individuell sehr unterschiedlich ausgebildete Fähigkeit, Sinneswahrnehmungen, Erfahrungen und Bewußtseinsinhalte zu registrieren, über längere oder kürzere Zeit zu speichern und bei geeignetem Anlaß wieder zu reproduzieren. Nach dem Alter der Erinnerungen werden unterschieden: Kurzzeit- und Langzeitgedächtnis; nach der speziellen Art der Gedächtnisleistungen: auditives, visuelles, motorisches und Wissens-Gedächtnis. Die biologischen Grundlagen des Gedächtnisses sind noch weitgehend ungeklärt. Als biochemische Träger für langfristige Gedächtnisleistungen werden Ribonukleinsäuren diskutiert. Auch die topischen Bezüge des Gedächtnisses sind noch umstritten. Lediglich erwiesen scheint, daß in einzelnen Hirnregionen, u. a. Ammonshorn, Corpora mamillaria, Fornix und Dienzephalon eine besondere Störbarkeit der Gedächtnisfunktionen vorliegt.

Krankhafte Gedächtnisstörungen treten quantitativ als Hyper-, Hypo- und Amnesien und qualitativ als Pseudo- und Allomnesien in Erscheinung. Besondere neurologische Bedeutung haben folgende Gedächtnisstörungen:

- *Amnesien nach Schädel-Hirn-Traumata*
  Bei den nach Hirnverletzungen auftretenden Gedächtnislücken müssen unterschieden werden:

- Die retrograde Amnesie mit einer Gedächtnislücke für einen kurzen Zeitraum unmittelbar vor dem hirnschädigenden Ereignis.
- Die kongrade Amnesie mit einer Gedächtnislücke für die Dauer der initialen Bewußtlosigkeit nach dem Trauma.
- Die anterograde Amnesie mit einer Gedächtnislücke, die sich auf einen Zeitraum mit noch gestörter Merkfähigkeit bei jedoch wieder normaler Bewußtseinshelligkeit nach dem Trauma erstreckt.

– *Amnestisches (Korsakow-)Syndrom*
Hierbei betrifft die Gedächtnisstörung scheinbar betont das Kurzzeitgedächtnis, obwohl nach neueren neuropsychologischen Untersuchungen beim Korsakow-Syndrom nur eine schwerwiegende antero- und retrograde Beeinträchtigung des Langzeitgedächtnisses als erwiesen anzusehen ist. Die bestehenden amnestischen Lücken werden vom Patienten im Gespräch durch oft „blühende" Konfabulationen und Pseudomnesien, d. h. „erfundene" Begebenheiten und Daten ausgefüllt. Die Kranken sind in ihrer Kritikfähigkeit deutlich eingeschränkt, zeitlich desorientiert, anfänglich euphorisch, später mürrisch-gleichgültig. Ein Korsakow-Syndrom kann bereits nach wenigen Tagen wieder abklingen oder aber auch dauernd bestehen bleiben. Als auslösende Ursache kommen neben einem chronischen Alkoholismus mit Thiaminmangel (Wernicke-Enzephalopathie) auch Hirnverletzungen, CO-Vergiftungen, senile Demenz und Typhus- und Fleckfieberinfektionen in Betracht. Morphologisch findet sich vor allem eine doppelseitige Schädigung im Bereich der Corpora mamillaria.

– *Transitorische globale Amnesie (amnestische Episode)*
Dieses Krankheitsbild, das vorwiegend bei älteren Personen auftritt, wird von einer vorübergehenden vollständigen Erinnerungsunfähigkeit geprägt. Plötzlich, bisweilen nach körperlichen Anstrengungen, oft aber ohne erkennbaren Anlaß und ohne weitere neurologische Ausfälle, geht die Erinnerung für die vorausgegangenen Tage oder Wochen verloren (retrograde Amnesie). Die Patienten wirken in diesem Zustand etwas ängstlich und unsicher, bleiben aber über ihre Person gut orientiert. Das Krankheitsbild bildet sich in der Regel innerhalb weniger Stunden wieder rasch zurück, hinterläßt lediglich eine dauerhafte amnestische Lücke für die Zeitspanne der meist nur wenige Stunden bestandenen amnestischen Störungen und bleibt meist ein einmaliges Vorkommen. Ursächlich vermutet werden örtliche Blutzufuhrstörungen im medialen Temporallappenbereich bei einer intermittierenden vertebro-basilären Insuffizienz. Einmalig aufgetretene amnestische Episoden haben zunächst eine gute Prognose. Bei sich wiederholenden Attacken steigt jedoch die Wahrscheinlichkeit eines kompletten ischämischen Insultes der A. basilaris.

3. Teil: Krankheiten und Schäden des Nervensystems

1. Krankheiten und Schäden des Gehirns und seiner Hüllen

1.1. Fehlbildungen und Fehlbildungskrankheiten

1.1.1. Allgemeines

Die konnatalen Fehlbildungen des Nervensystems haben keine einheitliche Ätiologie und lassen sich retrospektiv oft nicht sicher abklären. Sie können erblich bedingt sein oder durch sehr unterschiedliche exogene Einwirkungen in verschiedenen Entwicklungsphasen hervorgerufen werden. Besondere Bedeutung haben die aus frühembryonalen Entwicklungsstörungen resultierenden mangelhaften Schließungen des Neuralrohrs, welche allgemein als *Dysrhaphien* bezeichnet werden. Doch auch am geschlossenen Neuralrohr können sich noch verschiedenartige Fehlbildungen entwickeln.

Von den *Fehlbildungen,* die zwar zahlreiche Sekundärerscheinungen nach sich ziehen können, doch nach Abschluß der Wachstumsvorgänge stationär bleiben, werden die *Fehlbildungskrankheiten* unterschieden, welche noch in späteren Lebensphasen ein selbständiges prozeßhaftes Fortschreiten aufweisen.

Fehlbildungen des Nervensystems treten häufig in Kombination mit Mißbildungen des Skelettsystems, in Sonderheit des Schädels und der Wirbelsäule oder aber mit solchen der Haut auf. Andererseits werden Mißbildungen des Skelettsystems und der Haut auch nicht selten ohne Fehlbildungen des Nervensystems angetroffen. Zu den neurologisch relevanten Fehlbildungen und Fehlbildungskrankheiten gehören:

1.1.2. Krankheitsbilder

Die klinischen Erscheinungsbilder der zerebralen Entwicklungsstörungen und der – weiter unten zu besprechenden (s. S. 288) – intrauterin erworbenen Hirnschädigungen (z. B. der Rötelnembryopathie und der konnatalen Toxoplasmose) zeichnen sich durch eine bunte Vielgestaltigkeit aus und sind von Lokalisation und Ausmaß des Hirnschadens abhängig. Neben Beeinträchtigungen der psychischen Entwicklung können neurologische Symptome mit pyramidalen, extrapyramidalen und zerebellären Ausfällen, bisweilen verbunden mit

Krankheitserscheinungen am Skelettsystem, an der Haut und weiteren Sinnesorganen in sehr unterschiedlicher Ausprägung zur Beobachtung kommen.

1.1.2.1. Gliedmaßenmißbildungen

Insbesondere einseitige Gliedmaßenhypotrophien sind, wenn gleichzeitig zentralmotorische Störungen oder zerebrale Anfälle zur Beobachtung kommen, in der Regel Folge einer frühkindlichen Hirnschädigung (s. S. 301). Auch halbseitige Gesichtshypotrophien können dabei angetroffen werden.

1.1.2.2. Mißbildungen des knöchernen Schädels und des Gehirns

Hirn- und Hirnschädel können im Wachstum zurückbleiben (Mikrozephalie) oder abnorm groß werden (Makrozephalie). Weitere Schädelfehlbildungen wie Turmschädel (Turrizephalus oder Oxyzephalus), Längsschädel (Dolichozephalus) oder Kurzschädel (Brachyzephalus) sind sogenannte *Kraniostenosen,* d. h. Folge einer prämaturen Synostosierung von Schädelsuturen. Stärkere Ausprägungen dieser Fehlbildungen führen zu chronischer Hirndrucksteigerung mit Vertiefung der Impressiones digitatae, Kopfschmerzen, Optikusschädigung und epileptischen Anfällen. Hier muß dann frühzeitig eine operative Druckentlastung durch Resektion der verknöcherten Nähte versucht werden.

Bei dysrhaphischen Störungen mit lückenhaftem Schädelschluß *(Kranioschisis)* können durch die knöcherne Bruchpforte Hirnhautteile, Hirnsubstanz oder Ventrikelanteile (Meningozele – Enzephalozele – Enzephalozystozele) prolabieren. Nicht selten sind diese Mißbildungen, aus denen Anfälle, neurologische Herdstörungen und Schwachsinnszustände resultieren, noch mit Dysrhaphien des Rückenmarks und weiteren Fehlbildungen kombiniert. Auch der *Balkenmangel* ist ein dysrhaphischer Reifungsdefekt, der klinisch symptomlos bleiben und sich dann als Zufallsbefund im Pneumenzephalogramm oder im CCT mit einem „Zyklopenventrikel" zu erkennen geben kann.

Der *Mißbildungshydrozephalus* ist entweder die zerebrale Manifestation einer meist komplexeren Dysrhaphie, also ein Hydrocephalus communicans mit freier Liquorpassage, oder aber häufiger ein sekundärer Hydrocephalus occlusus, der sich aus mißbildungsbedingten Stenosen bzw. Verschlüssen im Bereich des Aquädukts und des 4. Ventrikels entwickelt. Die der progressiven Entwicklung der letzteren Form des Mißbildungshydrozephalus zugrunde liegende Verlegung der inneren Liquorwege resultiert aus verschiedenen zerviko-okzipitalen Fehlbildungen. Erwähnt seien hier:

- Das *Dandy-Walker-Syndrom,* eine Kombinationsmißbildung der hinteren Schädelgrube mit Aplasie des Kleinhirnunterwurms, zystischer Erweiterung des 4. Ventrikels und progredientem Verschlußhydrozephalus. Die klinischen Erscheinungen, die durch eine fortschreitende Hirndrucksymptomatik mit ataktischen Störungen, Stauungspapille und Sehstörungen geprägt werden, manifestieren sich häufig erst um das 20. Lebensjahr. Zur Behandlung ist die

operative Wiederherstellung der normalen Liquorzirkulation durch Liquorableitung mit Ventrikel-Herz-Anastomose erforderlich.
- Das *Arnold-Chiari-Syndrom,* ebenfalls eine komplexe Hemmungsmißbildung des Kleinhirns und des rostralen Halsmarks, die häufig auch mit einer lumbalen Spina bifida und gelegentlich mit Anomalien des kraniozervikalen Übergangs verbunden ist. Bedeutsam ist dabei ein Tiefstand der Kleinhirntonsillen mit Verlagerung der Medulla oblongata und zapfenförmiger Kleinhirnanteile durch das Foramen occipitale magnum in den zervikalen Wirbelkanal, so daß sich auch hier ein Hydrocephalus occlusus entwickelt. Klinisch stehen kaudale Hirnnervenstörungen, Strangsymptome, zerebellare Zeichen neben den Erscheinungen des Verschlußhydrozephalus im Vordergrund.

1.1.2.3. Mißbildungen des kraniozervikalen Übergangs

Fehlbildungen in dieser Region sind zwar nicht sehr häufig, führen aber nicht selten zu neurologischen Fehldiagnosen. Isoliert oder in unterschiedlichen Kombinationen werden angetroffen:
- *Atlasassimilation,* eine Okzipitalisation des Atlas, bei der Os occipitale und Atlas miteinander fest verschmolzen sind.
- *Klippel-Feil-Syndrom,* eine Blockwirbelbildung des 2. und 3. oder mehrerer Halswirbel evtl. mit Bogenspalte. Abnormer Kurzhals und Bewegungseinschränkung des Kopfes.
- *Basilare Impression,* eine trichterförmige Eindellung der Ränder des Foramen occipitale magnum in die hintere Schädelgrube. Durch den hochstehenden Dens epistrophei wird das Lumen des Hinterhauptlochs eingeengt.

Wenn bei schweren Anomalien im kraniozervikalen Übergangsbereich neurologische Symptome sich ausbilden, treten diese meist langsam progredient und erst im Erwachsenenalter auf. Die *Symptomatik* setzt sich dann mit wechselnder Ausprägung zusammen aus:
- kaudalen Hirnnervenausfällen,
- Hirnstammsymptomen (evtl. nur Nystagmus),
- zervikalen Wurzelsymptomen,
- Ausfällen der langen Bahnen (bds. Pyramidenbahnsymptome, Sensibilitätsstörungen),
- Symptomen des progredienten Mißbildungshydrozephalus.

1.1.2.4. Phakomatosen

Bei den Phakomatosen handelt es sich um dysplastisch-blastomatöse Entwicklungsstörungen, die vorwiegend ektodermale Strukturen betreffen, somit neurokutane Syndrome ausbilden. Die Wachstumstendenz dieser ektodermalen Dysplasien führt klinisch zu Tumorerscheinungen, welche von der Lokalität der Prozesse geprägt werden. Auch hämangiomatöse, also mesenchymale Fehlbildungen, die sekundär aus ektodermalen Entwicklungsstörungen hervorgehen, können bei einigen Phakomatosen vorherrschen. Klinisch bedeutungsvolle Phakomatosen sind:

a) Neurofibromatose (Morbus Recklinghausen)

Bei diesem vorwiegend dominant vererbbaren Leiden kommt es – oft erst in der Pubertät oder auch später – zu einer meist diffusen Neurinom- bzw. Neurofibrombildung in Haut, Nervenwurzeln und Hirnnerven sowie häufig auch zu multiplen Naevi pigmentosi oder einfachen Pigmentflecken, die wegen ihrer charakteristischen gelblich-bräunlichen Färbung auch als Café-au-lait-Flecken bezeichnet werden. Die periphere (kutane) Manifestationsform der Erkrankung kann neurologisch völlig symptomlos bleiben. Bei der zentralen Form können sich die Neurinome als raumfordernde Prozesse im Wirbelkanal und im Endokranium auswirken. Lieblingssitz der Wurzelneurinome sind die Wurzeln der Cauda equina, wo sie hartnäckige Ischialgien verursachen können, die nicht selten unter dem Verdacht auf einen Bandscheibenprolaps operiert werden. Wurzelneurinome können aber nicht nur radikuläre Syndrome auslösen, sondern auch das klinische Bild eines extramedullären Tumors bieten. Unter den Hirnnervenneurinomen sind Akustikusneurinome am häufigsten anzutreffen, doch gehören von diesen nur wenige, vor allem die doppelseitigen wirklich zum Formenkreis des Morbus Recklinghausen.

Auch finden sich beim Morbus Recklinghausen nicht selten Meningeome, vorwiegend multipel in Erbsen- oder Walnußgröße an der Dura der Basis und Konvexität. Therapeutisch ist die Indikation zur Operation wie bei anderen gutartigen Tumoren gleicher Lokalisation zu stellen.

b) Tuberöse Sklerose (Morbus Bourneville-Pringle)

Diese ebenfalls hereditäre Krankheit mit dominantem Erbgang ist gekennzeichnet durch tumorartige, bis zu Nußgröße anwachsende, häufig verkalkende Gliawucherungen mit monströs vergrößerten Astrozyten an der Hirnoberfläche und in den Ventrikelwänden sowie durch eine wärzchenartige, in Schmetterlingsform symmetrisch ausgebreitete Gesichtsdermatose, sog. Adenoma sebaceum. Außerdem können an der Netzhaut gliomatöse Knotenbildungen und an den inneren Organen, vor allem an Herz und Nieren, Rhabdomyome, Neurofibrome oder Hämangiome angetroffen werden. Das klinische Erscheinungsbild der tuberösen Sklerose bietet die 3 Kardinalsymptome: Adenoma sebaceum – zerebrale Anfälle – Schwachsinn.

c) Enzephalofaziale Angiomatose (Morbus Sturge-Weber)

Die hierbei anzutreffende, ektodermal-mesenchymale Fehlbildung besteht in Gefäßmißbildungen an der Kopf- und Gesichtshaut sowie an der Hirnhaut und im zerebralen Kortex. Der Gefäßnävus im Gesicht erstreckt sich meist einseitig auf das Gebiet des 1. und/oder 2. Trigeminusastes. Durch Kalkeinlagerungen werden die zerebralen Gefäßmißbildungen im Röntgenbild als typische girlandenförmige Bänder sichtbar. Zu den klinischen Symptomen gehören neben den kennzeichnenden Gesichtsnävi: Halbseitensymptome (verbunden mit fokalen Ausfällen) und Intelligenzdefekte.

d) Retinozerebellare Angiomatose (Morbus von Hippel-Lindau)

Auch hierbei finden sich multiple angiomatöse Fehlbildungen, die vornehmlich im Kleinhirn und in der Retina liegen. Gelegentlich zeigen sich Kombinationen mit weiteren Mißbildungen, wie Zystennieren und Hämangioblastomen der Leber, des Pankreas und des Nierenbeckens. Die Kleinhirnangiome entwickeln sich häufig zu großen Zystenbildungen, welche dann in der Regel erst im mittleren Lebensalter als sogenannte Lindau-Tumoren in der hinteren Schädelgrube mit Kleinhirnsymptomen, intrakranieller Drucksteigerung und einem Hydrocephalus occlusus klinisch manifest werden. Lindau-Tumoren sind meist gut und vollständig operabel.

1.2. Raumfordernde intrakranielle Prozesse

1.2.1. Allgemeines

Zu einer Raumbeengung des Gehirns mit unterschiedlicher Hirndrucksteigerung können sehr verschiedenartige Krankheitsprozesse im Endokranium führen. Neben den primären und metastatischen Hirntumoren sind hier aufzuführen: Fehlbildungen, Aneurysmen, Zysten, parasitäre Erkrankungen, Abszesse, Zirkulationsstörungen, traumatische und nicht traumatische Hämatome, entzündliche Granulome (z. B. Tuberkulome und luische Gummen), leukämische Infiltrate und schließlich Hirnödeme mannigfacher Genese. Diese Aufzählung macht deutlich, nach wie vielen Richtungen differentialdiagnostische Überlegungen bei dem klinischen Verdacht auf einen raumfordernden intrakraniellen Prozeß angestellt werden müssen.

Die hier abzuhandelnden Hirngeschwülste, die unter den Ursachen für eine intrakranielle Raumforderung eine zentrale Stellung einnehmen, werden nach sehr verschiedenen Gesichtspunkten eingeteilt. Man differenziert sie nach ihrem histologisch-morphologischen Bild, nach ihrer Lokalisation (z. B. supra- oder infratentoriell [supratentoriell vorwiegend bei Erwachsenen, infratentoriell gehäuft bei Kindern], intra- oder extrazerebral) und unter prognostischen Aspekten (z. B. Malignitätsgrad, Operabilität, Strahlenempfindlichkeit).

Bei artdiagnostischer Berücksichtigung des Ursprungsgewebes der Hirngeschwülste werden nach *Zülch* 6 große *Gruppen* unterschieden (Tab. 6).

1.2.2. Klinische Symptomatik

In der *klinischen Symptomatik* wird häufig die Trias: Kopfschmerz-Erbrechen-Stauungspapille als Kardinalbefund herausgestellt. Doch darf nicht außer acht bleiben, daß das Vollbild dieser Trias in der Regel nicht dem Initialstadium sondern bereits dem Spätstadium der Hirntumoren angehört. Als *Frühsymptome* werden im allgemeinen angetroffen:

Tabelle 6 Einteilung und Häufigkeit der Hirntumoren (modif. nach *K. J. Zülch* und *M. Mumenthaler*)

A. Neuroepitheliale Tumoren			
≈ 51%	u. a.	Medulloblastome	
		Spongioblastome	Gliome
		Oligodendrogliome	Gliome
		Astrozytome	Gliome
		Glioblastome (12%)	Gliome
		Ependymome	Paragliome
		Pinealome	Paragliome
		Neurinome	Paragliome
B. Mesodermale Tumoren			
23%	u. a.	Meningeome (18%)	
		Angioblastome	
		Fibrome	
		Sarkome	
C. Ektodermale Tumoren			
12%	u. a.	Kraniopharyngeome	
		Hypophysenadenome	
D. Mißbildungstumoren			
3%	u. a.	Epidermoide	
		Dermoide	
		Teratome	
E. Gefäßmißbildungen und Gefäßgeschwülste			
0,2%		Angiome – Aneurysmen	
F. sonst. raumford. Prozesse			
11%	u. a.	unklassifizierbare Prozesse (4%)	
		Metastasen (4%)	
		Parasiten (Zystizerken, Echinokokken)	
		Granulome und Mykosen	
		Arachnitiden	

- Kopfschmerzen, meist dumpf, anhaltend und lageabhängig;
- epileptische Anfälle, ein besonders bei Großhirntumoren (rund 15% der Fälle) recht häufiges Initialsymptom;
- psychische Veränderungen in Form von Antriebsminderung, affektiver Abstumpfung und Persönlichkeitsvergröberung. Diese Wesens- und Verhaltensänderungen werden vom Patienten selbst fast nie wahrgenommen und von der Umwelt häufig lange übersehen.

Als meist *spätere Symptome* treten dann hinzu:

- progrediente Hirndruckerscheinungen mit Übelkeit, Erbrechen, Stauungspapille, zunehmender Aufmerksamkeits- und Bewußtseinseinengung und schließlich Einklemmungserscheinungen;
- zerebrale Herdsymptome, welche die spezielle Symptomatik ausbilden und weitgehend vom Sitz des Tumors abhängig sind.

Zur differentialdiagnostischen Abgrenzung gegenüber vaskulären Prozessen ist wegweisend, daß die Symptomatik der Hirntumoren in der Regel eine stetige Progredienz, ein „Crescendo" aufweist.

Unter diesen speziellen neurologischen Befunden finden sich bei Großhirngeschwülsten vor allem kontralaterale Paresen und Sensibilitätsausfälle, Hemianopsien und Aphasien, bei infratentoriellen Prozessen hingegen basale Hirnnervenstörungen, Kleinhirn- und Hirnstammsymptome. Außerdem entwickeln die Tumoren in der hinteren Schädelgrube meist recht frühzeitig eine intrakranielle Drucksteigerung mit Stauungspapille. Chiasmasyndrome und/oder endokrine Störungen prägen die speziellen Ausfälle bei Hypophysenadenomen und Kraniopharyngeomen.

1.2.3. Weiterführende Diagnostik

Zur *weiterführenden Diagnostik* bei Verdacht auf das Vorliegen eines raumfordernden intrakraniellen Prozesses dienen:

- EEG mit Suche nach Herd- und Allgemeinveränderungen;
- Echoenzephalographie mit Suche nach Mittelechoverlagerung und evtl. Auffinden eines Tumor-Echos;
- Hirnszintigraphie mit Suche nach Aktivitätsanreicherung im Tumorgewebe;
- Nativ-Röntgenaufnahmen des Schädels, evtl. auch Spezialeinstellungen der Schädelbasis oder der Felsenbeine;
- Angiographie des Karotis- oder Vertebraliskreislaufs je nach Lokalisationsverdacht;
- Computertomographie, seit kurzem die schonendste und treffsicherste Methode zur Erfassung von Hirntumoren;
- Liquoruntersuchung, kann Eiweißvermehrung (z. B. bei Akustikusneurinomen) erwarten lassen oder auch Tumorzellen nachweisen.

1.2.4. Hirntumorarten

Unter den *art- und lokalspezifischen Besonderheiten* der verschiedenen Hirntumoren sind hervorzuheben:

1.2.4.1. Medulloblastome

Sie sind hochmaligne Tumoren des Kindes- und Jugendalters, wo sie etwa ⅕ aller Tumoren ausmachen. Sie sind vorzugsweise in der Mittellinie des Kleinhirns, seltener in der Brücke lokalisiert und wachsen rasch in Richtung auf den 4. Ventrikel bzw. den Aquädukt bis in den Spinalkanal. Eine Metastasierung kann über den Liquorweg erfolgen. Histologische Charakteristika sind ein die Tumorzellen umgebender Plasmasaum sowie Rosettenbildungen. Der Krankheitsverlauf, der durch rasch progrediente Hirndrucksymptomatik mit Kopfschmerzen und Erbrechen sowie durch Rumpfataxie mit Gang- und Standunsicherheit geprägt wird, ist kurz und führt oft schon in wenigen Monaten zum Tode. Auch nach Operation und Strahlentherapie – Medulloblastome sind strahlensensibel – kommt es regelmäßig meist schon nach Monaten oder wenigen Jahren zum Tumorrezidiv.

1.2.4.2. Spongioblastome

Sie kommen ebenfalls vorwiegend im Kindes- und Jugendalter vor, werden von manchen Autoren als pilozytische Astrozytome betrachtet und sind auch im Kleinhirn und Hirnstamm, darüber hinaus in den Stammganglien, im Chiasmabereich und im Rückenmark anzutreffen. Sie neigen zur Zystenbildung, wachsen langsam und vorwiegend verdrängend, sind daher nicht selten operabel. Klinisch verursachen diese zunächst oft lange stumm bleibenden Geschwülste Hirndruckerscheinungen durch Verlegung der Liquorwege.

1.2.4.3. Oligodendrogliome

Sie treten als bedingt gutartige, zu Verkalkungen (typische kleine Kalkschollen kennzeichnen den CCT-Befund) neigende Großhirntumoren bevorzugt mit initialen Krampfanfällen zwischen dem 35. und 45. Lebensjahr in Erscheinung. Sie haben eine langsame Wachstumstendenz, sind jedoch oft gefäßreich, neigen daher zu Tumorblutungen mit apoplektiformen Verläufen. Die Behandlung dieser weitgehend strahlenrefraktären Geschwülste entspricht derjenigen der Astrozytome.

1.2.4.4. Astrozytome

Auch diese gliomatösen Geschwülste, die man nach ihrem biologischen Verhalten vier verschiedenen Graden – wobei Grad IV dem multiformen Glioblastom entspricht – zuordnet, treten meist im mittleren Lebensalter auf und zeigen einen chronisch progredienten Verlauf. Sie finden sich vor allem im Großhirn, seltener im Mittelhirn und in der Brücke. Klinisch begegnet man häufig langen Vorgeschichten, in denen z. B. zunächst ausschließlich über fokale oder generalisierte Anfälle geklagt wird. Andere Lokalsymptome oder intrakranielle Druckerscheinungen folgen oft erst nach Jahren. Da die Astrozytome gefäßarm sind und häufig Zystenbildung aufweisen, stellen sie sich im Angiogramm meist nur mit Verdrängungserscheinungen und kaum durch pathologische Gefäße oder diffuse Anfärbungen dar. Im CCT gibt sich ein Astrozytom vom Grad I mit einer umschriebenen Zone verminderter Dichte zu erkennen. Dabei ist eine Abgrenzung des Tumors gegenüber einem perifokalen Ödem meist nicht sicher möglich. Bei der Szintigraphie zeigen Astrozytome und auch Oligodendrogliome nicht selten eine mangelhafte oder gar fehlende Aktivitätsanreicherung, während vor allem Meningeome, aber auch Glioblastome und Metastasen sich in einem hohen Prozentsatz szintigraphisch erfassen lassen. Etwa 10% der Astrozytome entarten maligne. Therapeutisches Ziel muß die möglichst vollständige operative Entfernung der nicht nur verdrängend, sondern auch infiltrativ wachsenden Geschwülste sein.

1.2.4.5. Glioblastome

Diese häufigsten und bösartigsten Geschwülste des Großhirns treten hauptsächlich im mittleren und späteren Lebensalter (Maximum 5. und 6. Jahrzehnt) auf. Ihre Bösartigkeit äußert sich in kurzen Krankengeschichten. Das klinische Erscheinungsbild, das von der Tumorlokalisation und von der rasch fortschreitenden Hirndrucksteigerung geprägt wird, verläuft kontinuierlich progredient oder aber nicht selten auch apoplektiform infolge spontaner Blutungen in den Tumor durch Arrosionen von Tumorgefäßen. Die Artdiagnose des infiltrierend wachsenden Glioblastoms läßt sich aus dem Angiogramm mit großer Sicherheit durch pinsel- oder besenreiserartige Gefäßzeichnungen herleiten. Eine operative Radikalentfernung gelingt nur selten, so daß die Überlebenszeit meist nur Monate bis 2 Jahre beträgt.

1.2.4.6. Akustikusneurinome

Unter den Paragliomen haben die Neurinome die größte klinische Bedeutung, und zwar vor allem das Akustikusneurinom als weitaus häufigster Kleinhirnbrükkenwinkeltumor. Auch von diesem Tumor werden die höheren Lebensjahrzehnte bevorzugt betroffen. Die klinische Symptomatik beginnt meist mit Ohrgeräuschen und einseitiger Hörminderung. Bei fortschreitendem Tumorwachstum – nicht selten erst nach Jahren – treten Hirnnervensymptome (erst Symptome des N. facialis, später des N. trigeminus und auch des N. abducens) sowie Allgemeinsymptome wie Hinterkopfschmerzen, Schwindel, koordinative Störungen, Nystagmus und Brechneigung hinzu. Für die Diagnose wegweisende Bedeutung haben neben der Innenohrschwerhörigkeit mit Unter- oder Unerregbarkeit des Vestibularis, insbesondere die fast regelhaft anzutreffende deutliche Eiweißvermehrung im Liquor sowie eine Erweiterung des Porus acusticus internus auf den Röntgenaufnahmen nach Stenvers, gelegentlich auch eine röntgenologisch faßbare Entkalkung der Felsenbeinspitze. Im Hirnszintigramm und auch im Vertebralisangiogramm stellen sich meist nur größere Kleinhirnbrückenwinkeltumoren dar; ergiebiger sind Zisternographie und Ventrikulographie sowie die Computertomographie. Die alleinige Behandlungsmöglichkeit ist in der operativen Tumorentfernung zu sehen. Das Operationsrisiko nimmt mit der Größe der Geschwülste zu, so daß die Mortalität auch heute noch über 20% liegt.

1.2.4.7. Meningeome

Die von den Hirnhäuten ausgehenden Meningeome sind die häufigsten und gutartigsten Hirntumoren. Sie wachsen langsam, rein expansiv verdrängend, neigen zu Verkalkungen und führen nicht selten in der Nachbarschaft zu deutlicher Hyperostose und Sklerose des Knochens (Tumornachweis bereits auf Röntgenübersichtsaufnahmen!). Häufige Meningeomlokalisationen sind: die Parasagittalregion, Falxbereich, Keilbeinflügel und Olfaktoriusrinne. Seltenere Ausgangspunkte sind das Tentorium, der Klivus und der Kleinhirnbrückenwinkel. Die klinischen Symptome, die sich zumeist zwischen dem 40. und 50. Lebensjahr manifestieren, werden von der Tumorlokalisation bestimmt. Doch nicht gerade selten prägen ausschließlich gelegentliche epileptische Anfälle die über Jahre sich hinziehenden Symptomatik. Das Serien-Angiogramm liefert meist typische Bilder mit Gefäßverdrängungen und einer langdauernden diffusen Tumoranfärbung. Im CCT reichern Meningeome das Kontrastmittel kräftig und homogen an. Bei radikaler Tumorentfernung kann mit Dauerheilung bzw. Rezidivfreiheit gerechnet werden.

1.2.4.8. Kraniopharyngeome

Diese Geschwulst – auch Erdheim-Tumor genannt – kommt vor allem im Kindes- und Jugendalter vor und entwickelt sich aus Resten des Ductus craniopharyngeus (Rathkesche Tasche). Sie wächst in der Sellaregion, intra- oder supransellär, langsam und verdrängend und kann zu hypophysär-dienzephalen Störungen, bitemporaler Hemianopsie und schließlich über eine Blockade des Foramen Monroi zum Verschlußhydrozephalus führen. Kraniopharyngeome zeigen häufig Zysten mit grün-braunem, cholesterinhaltigem Inhalt sowie Verkalkungen, die sich hyperdens im CCT darstellen.

1.2.4.9. Hypophysenadenome

Unter diesen führen die meist kleinen basophilen Adenome ohne Erweiterung der Sella zu endokrinen Störungen im Sinne eines Cushing-Syndroms und die größeren eosinophilen Adenome unter Ausbildung einer „Ballonsella“ zum Bild der Akromegalie. Am häufigsten sind die chromophoben Adenome, die auch am größten werden, nach oben das Diaphragma sellae durchbrechen und gegen das Chiasma wachsen. Klinisch führt diese supraselläre Entwicklung zu Gesichtsfeldausfällen. Endokrinologisch bleiben die chromophoben Adenome meist stumm.

1.2.4.10. Metastasen

Hirnmetastasen maligner extrakranieller Geschwülste finden sich meist im Großhirn, seltener im Hirnstamm oder Kleinhirn und treten solitär oder multipel auf. Gelegentlich entwickeln sie sich rasenförmig an den basalen Meningen (Meningosis carcinomatosa). Als Ausgangstumor der Hirnmetastasen kommen vor allem in Betracht: Bronchialkarzinome, Mammakarzinome, Hypernephrome und Melanosarkome. Nicht selten wird die klinische Symptomatik der zerebralen Metastasen manifest, bevor der Primärtumor sich bemerkbar gemacht hat. Der Versuch eines operativen Angehens kann nur bei Solitärmetastasen sinnvoll mit dem Neurochirurgen diskutiert werden.

Angeführt sei hier noch, daß auch Hirnabszesse sich metastatisch durch hämatogene Streuung aus eitrigen Lungenerkrankungen, bei Endokarditiden oder selten aus anderen inneren Organen entwickeln können. Jedoch entstehen sie weitaus am häufigsten fortgeleitet von Ohr- oder Nasennebenhöhleninfektionen, bzw. nach offenen Hirnverletzungen.

1.3. Degenerative Hirnerkrankungen

Unter den degenerativen Prozessen des Nervensystems werden eine Reihe von Erkrankungen zusammengefaßt, deren pathologisch-anatomisches Erscheinungsbild durch einen langsam fortschreitenden Parenchymuntergang gekennzeichnet ist. Ätiologisch sind sie allermeist noch ungeklärt, dürften jedoch vorwiegend auf nicht näher bekannten Zellstoffwechselstörungen beruhen. Vielfach werden von dem Parenchymuntergang umschrieben anatomische oder funktionelle Systeme betroffen, so daß dann von Systematrophien gesprochen werden kann.

Da die degenerativen Prozesse des Nervensystems nicht selten eine hereditäre Bedingung erkennen lassen, werden sie auch als heredodegenerative Erkrankungen bezeichnet.

Eine Übersicht über die wichtigsten degenerativen Erkrankungen des Nervensystems soll die Tab. 7 geben.

Während bei den Systematrophien vorwiegend neurologische Störungen im Vordergrund stehen, ist das Achsensymptom der diffusen Hirnatrophien ein progredienter, dementieller Abbau. Daher spricht man klinisch – je nach Manifestationsalter – auch von seniler bzw. präseniler Demenz.

Auch wenn die Ätiologie der sog. „degenerativen“ Hirnerkrankungen des Erwachsenenalters bislang weitgehend unbekannt geblieben ist, haben Forschungsergebnisse der jüngsten Zeit wenigstens bei einigen Prozessen wichtige pathogenetische Bezüge aufzeigen können. Zu nennen ist hier vor allem der Nachweis, daß unter den mit Demenz einhergehenden hirnatrophischen Prozessen die kleine, aber wichtige Gruppe der sog. präsenilen spongiösen Enzephalopathien, deren Hauptvertreter die Creutzfeldt-Jakobsche Krankheit ist, durch ein infektiöses Agens übertragbar ist (S. 169), so daß in diesen Fällen neuerdings auch von einer „übertragbaren Demenz“ gesprochen werden kann. Ferner hat sich gezeigt, daß die bisherige Trennung von seniler und präseniler (Alzheimer-) Demenz weder klinisch noch hirnmorphologisch aufrecht zu halten ist. Auch die senile Demenz wird heute als Alzheimersche Krankheit aufgefaßt. Beide Demenzformen werden als eine nosologische Einheit betrachtet und als „Demenz vom Alzheimer-Typ“ bezeichnet. Schließlich scheinen Hinweise dafür vorzuliegen, daß auch zwischen den „übertragbaren“ Demenzen und den Demenzen vom Alzheimer-Typ gewisse pathogenetische Beziehungen bestehen.

Daher dürfte – im Vergleich zu der in Tab. 7 (S. 147) aufgeführten klassischen Einteilung der „degenerativen“ Hirnerkrankungen – folgende Gliederung den derzeitigen Wissensstand besser berücksichtigen:

Hauptformen der sog. „degenerativen“ Hirnerkrankungen

Diffuse Hirnatrophien	*Systematrophien des Hirns*
Demenz Typ Alzheimer	Morbus Pick
a) präsenil	Morbus Parkinson
b) senil	

Hirnatrophien vaskulärer Genese
a) Multiinfarkt-Demenz
b) hypertensive Enzephalopathie
c) kongophile Angiopathie
normotensiver Hydrocephalus
Hirnatrophien toxischer, metabolischer und endokriner Genese
Hirnatrophien entzündlicher Genese z. B. Creutzfeld-Jakobsche Krankheit

Chorea Huntington
spino-zerebelläre Atrophien

Aus didaktischen Gründen sollen im folgenden zunächst die wichtigsten Krankheitsbilder der „klassischen" degenerativen Hirnprozesse beschrieben werden, während die Hirnatrophien entzündlicher, metabolischer, toxischer und endokriner Genese später Erwähnung finden.

1.3.1. Diffuse hirnatrophische Prozesse

1.3.1.1. Hirnatrophien vaskulärer Genese

In dieser Krankheitsgruppe ist die Hirnatrophie sekundär entstanden und beruht auf einer chronisch und diffus erschwerten Durchblutung des Gehirns. Hierzu führen in erster Linie – vor allem bei älteren Patienten – schwere arteriosklerotische Hirngefäßveränderungen, häufig mit dem klinischen Bild einer sog. Multiinfarktdemenz (S. 210). Aber auch andere Gefäßprozesse, z. B. eine kongophile Angiopathie oder eine hypertensive Enzephalopathie (S. 285) können Ursache einer vaskulären Hirnatrophie sein.

Zu den selteneren Ursachen der zerebrovaskulären Hirnatrophie zählt die Thrombangiitis obliterans (Winiwarter-Buerger) des Gehirns, welche Männer häufiger als Frauen befällt und auch schon bei jüngeren Erwachsenen auftreten kann.

Klinisch wird das Bild der vaskulären (arteriosklerotischen) Hirnatrophie anfänglich durch dumpfe Kopfschmerzen, Schwindel, Schlafstörungen sowie Merk- und Konzentrationsstörungen geprägt. Mehr oder weniger rasch weitet sich das psychoorganische Syndrom aus: über einen progredienten Persönlichkeitsabbau mit Affektdurchlässigkeit, Hypochondrie, einer meist mürrisch-depressiven Verstimmung und Verwirrtheitszuständen hin zur Demenz. Neurologische Herdzeichen treten weniger hervor, jedoch finden sich im EEG häufig eine Verlangsamung des Alphagrundrhythmus, im PEG oder im CCT ein gleichmäßiger Hydrocephalus externus et internus und im Angiogramm eine diffuse periphere Gefäßarmut sowie Kaliberschwankungen der Gefäße.

1.3.1.2. Demenz vom Alzheimer-Typ

Die krankheitstypischen Zell- und Gewebsveränderungen der Demenzen vom Alzheimer-Typ sind Alzheimersche Neurofibrillenveränderungen, senile Drusen und Gefäßwandamyloidose. In der präsenilen Variante dieser Erkrankungen

Tabelle 7 Synopsis der wichtigsten degenerativen Erkrankungen des Nervensystems

	morpholog. Lokalisat.	*Manifestationsalter*	*Klin. Symptomatik*	*Verlauf (Dauer)*	*Genese*
a) *diffuse hirnatrophische Prozesse*					
α) arteriosklerot. Demenz	Hirn diffus (Ganglienzellenausfälle besond. in Hirnrinde)	meist > 60 J.	fluktuierend-progredientes org. Psychosyndrom	langsam progredient	generalis. cerebrale Arteriosklerose
β) senile Demenz	Hirn diffus	meist > 65 Jahre	allmählich progred. Demenz	langsam	unbekannt
γ) Alzheimer-Krankheit (präsenile Demenz)	Hirn diffus	meist zwischen 50.–60. Lebensjahr	psych. u. neurolog. Herdsymptome. progred. Demenz	schneller progredient	unbekannt
b) *Systematrophie der Großhirnrinde*					
Morbus Pick	Stirn- und Schläfenlappen	Präsenium	fortschreitender Persönlichkeitsabbau Paraphasien – Aphasie	6–10 Jahre	dominant erblich
c) *Systematrophie der Stammganglien*					
α) Morbus Parkinson	Substantia nigra, nigro-striatale Bahnen	40.–60. Lebensjahr	hyperton-hypokinetisches Syndrom, evtl. Tremor	viele Jahre	dominant erblich
β) Chorea Huntington	Corpus striatum, später Hirnrinde	35.–55. Lebensjahr	hypoton-hyperkinetisches Syndrom	12–15 Jahre	dominant erblich

Tabelle 7 (Fortsetzung) Synopsis der wichtigsten degenerativen Erkrankungen des Nervensystems

	morpholog. Lokalisat.	*Manifestationsalter*	*Klin. Symptomatik*	*Verlauf (Dauer)*	*Genese*
d) *Systematrophie des spino-ponto-zerebellären Systems*					
α) sporadische Spätatrophie der Kleinhirnrinde	Kleinhirnvorderlappen (Purkinje-Zellen)	mittleres Lebensalter	Ataxie der Beine	viele Jahre	exogen-toxisch
β) zerebellare Heredoataxie	Kleinhirn (Purkinje-Zellen), Hinter- und Kleinhirnseitenstränge, Großhirnrinde	mittleres Lebensalter	zerebellare Ataxie, dementiver Abbau	viele Jahre	dominant erblich
γ) olivo-ponto-zerebellare Atrophie	Brückenfuß, Olive, Kleinhirnmark, Substantia nigra	$\approx$ 50. Lebensjahr	zerebellare Ataxie Parkinson-Syndrom dementiver Abbau	wenige Jahre	teils erblich teils unbekannt
δ) spinale Heredoataxie (Friedreich)	hintere Wurzeln, Hinterstränge, Tr. spinocerebellaris, Pyramidenbahnen	vor der Pubertät	Hinterstrangsyndrom Pyramidenbahnsymptome „Friedreich-Fuß“ evtl. dement. Abbau	mehrere Jahrzehnte	rezessiv erblich
e) *Systematrophie des zentralen und peripheren motorischen Neuroms*					
α) progressive spast. Spinalparalyse	Betzsche Riesenzellen, Pyramidenbahnen		spast. Paraparese der Beine	Jahrzehnte	meist erblich

Tabelle 7 (Fortsetzung) Synopsis der wichtigsten degenerativen Erkrankungen des Nervensystems

	morpholog. Lokalisat.	*Manifestationsalter*	*Klin. Symptomatik*	*Verlauf (Dauer)*	*Genese*
e) *Systematrophie des zentralen und peripheren motorischen Neurons (Forts.)*					
β) progressive spin. Muskelatrophie	Vorderhornzellen (motorische Hirnnervenkerne)	Kindesalter:	atroph.-schlaffe Paresen		
		Typ: Werdnig-Hoffmann	Beckengürtelbereich	wenige Jahre	erblich
		Typ: Kugelberg-Welander	Beckengürtelbereich	viele Jahre	erblich
		mittleres Lebensalter:			
		Typ: Duchenne-Aran	Handmuskulatur	viele Jahre	nicht erblich
		Typ: Vulpian-Bernhard	skapulo-humeraler Bereich	viele Jahre	exogen
γ) amyotroph. Lateralsklerose	Vorderhornzellen, motor. Hirnnervenkern, Pyramidenbahnen	40.–60. Lebensjahr	atroph. schlaffe Paresen, Pyramidenbahnsymptome	2–3 Jahre	nicht erblich
f) *Systematrophie des peripheren, sensiblen und motor. Neurons*					
neurale Muskelatrophie	Vorderhorn, Spinalganglien, vord. und hint. Wurzeln, periph. Nerven (Markscheide)	jugendl. Alter	schlaffe atroph. Lähmungen („Storchenbeine"), distal betonte sensible Störungen, NLG verlangsamt	langsam progredient	teils erblich

sind diese Befunde wesentlich stärker ausgeprägt als in der senilen Form. Der allgemeine Hirnsubstanzverlust bei diesen Krankheitsbildern, die gelegentlich familiär auftreten können, besteht in einer fronto-temporal betonten Rinden- und Marklageratrophie.

Die klinischen Frühsymptome der Alzheimer-Demenzen, die sich im Präsenium (5. Lebensjahrzehnt) oder erst im Senium manifestieren können, bestehen in Kopfschmerzen, Schwindel, Merkfähigkeitsstörungen und allgemeiner Leistungsschwäche und werden oft als klimakterische Beschwerden verkannt. Später treten „verwaschene" neurologische Herdsymptome, z. B. aphasische, apraktische Störungen, auch Anfälle und Gangstörungen mit Muskeltonuserhöhung hinzu, während die Persönlichkeitsstruktur relativ lange erhalten bleibt. Schließlich prägt aber doch die schwere Demenz das Finalstadium der Erkrankung. Therapeutische Möglichkeiten, den meist in wenigen Jahren zum Tode führenden Verlauf zu beeinflussen, bestehen bislang nicht, da die Ursache der Krankheit noch unbekannt ist. Es wird angenommen, daß das Zusammentreffen genetischer, immunologischer und infektiöser (Slow acting-Viren) Faktoren den Prozeß auslöst und enzymatische Mängel im Azetylcholinstoffwechsel die neurochemische Grundlage des Leidens sind. Überzeugende Resultate therapeutischer Substitutionsversuche mit Cholin und Lezithin stehen noch aus.

Schließlich lassen tierexperimentelle Studien in jüngster Zeit auch an die Möglichkeit einer Metall- (vor allem Aluminium-) Intoxikation – ähnlich der sog. Dialyse-Enzephalopathie – denken. So ergibt sich letztlich die Frage, ob es sich bei den Demenzen vom Alzheimer-Typ um eine monomorphe „Degenerationsform" des Gehirns, deren Auftreten vielleicht durch Chromosomenanomalien begünstigt wird, handelt.

1.3.1.3. Normotensiver Hydrozephalus

Unter den Ursachen, die zu einer präsenilen Demenz führen können, muß auch noch der *„normal"* oder *„low pressure hydrocephalus"* Erwähnung finden. Ihm liegt keine einheitliche Ätiopathogenese zugrunde, wobei allerdings einer Behinderung der normalen Liquorzirkulation durch eine Liquorresorptionsstörung im Bereich der Arachnoidalvilli – über die der Liquor aus dem Subarachnoidalraum in die großen Blutleiter übertritt – die wesentliche Bedeutung zukommt. Anamnestisch finden sich in einem Drittel der Fälle Subduralhämatome, in einem Drittel Schädeltraumen oder Meningitiden, in einem Drittel jedoch keine Besonderheiten. Klinisch entwickeln sich innerhalb weniger Monate Demenz, Gangataxie und Blaseninkontinenz. Die Diagnose wird mit CCT und Isotopenzisternogramm gesichert. Eine frühzeitige operative Behandlung mit ventrikuloatrialem oder ventrikuloperitonealem Shunt kann in etwa 50% der Fälle unter Umständen dramatische Heilung oder Besserung bringen.

1.3.2. Systematrophie der Großhirnrinde (Morbus Pick)

Beim *Morbus Pick*, einem dominant erblichen Leiden, kommt es zu einem umschriebenen Ganglienzellschwund des Stirn- und Schläfenlappens vorwiegend im Bereich der Pole, jedoch ohne argentophile senile Plaques, die die senile

Demenz, und ohne Alzheimer Fibrillen, die den Morbus Alzheimer auszeichnen. Der Krankheitsbeginn liegt zumeist zwischen dem 50. und 60. Lebensjahr, die Dauer der oft durch interkurrente Infekte tödlich endenden Erkrankung beträgt etwa 6–10 Jahre. Erste Symptome finden sich in der Regel in einer langsam fortschreitenden Persönlichkeitsveränderung mit gereizter Verstimmung, Initiative- und Interessenverlust, Triebhaftigkeit und Enthemmung. Bald treten Störungen der Merkfähigkeit, Intelligenzmängel und auch psychotische Zustände sowie Desorientiertheit hinzu. Typisch sind ferner frühzeitig in Erscheinung tretende Paraphasien und Wortfindungsstörungen, die dann in eine gemischte Aphasie ausmünden. Kennzeichnend ist schließlich das PEG mit einer vermehrten Luftansammlung über den Stirn- und Schläfenlappen sowie einer Erweiterung der vorderen Ventrikelbereiche, bzw. ein entsprechender CCT-Befund.

1.3.3. Systematrophien der Basalganglien

1.3.3.1. Morbus Parkinson

Ihm liegen degenerative Veränderungen der melaninhaltigen Zellen in der Substantia nigra mit nachfolgendem Untergang der Verbindungen zum Neostriatum (Putamen und Nc. caudatus) zugrunde. Als Effekt der gestörten nigrostriatalen Bahnen kommt es zu einem Dopaminmangel im Neostriatum (sog. striäres Dopaminmangelsyndrom). Neuere CCT-Untersuchungen haben gezeigt, daß in etwa der Hälfte der Fälle auch eine verschieden stark ausgeprägte kortikale Atrophie anzutreffen ist. Diese extranigralen Hirnveränderungen scheinen sich betont bei Parkinson-Kranken mit stärkeren psychopathologischen Störungen (depressiven Verstimmungen) zu finden.

a) Klinik

Die Parkinsonsche Krankheit (Paralysis agitans) ist ein familiäres Leiden mit dominantem Erbgang, das sich meist zwischen dem 40. und 60. Lebensjahr manifestiert und von dem Männer häufiger als Frauen befallen werden. Ein Parkinson-Syndrom kann sich jedoch auch auf anderen pathogenetischen Wegen entwickeln, z. B. postenzephalitisch, vaskulär, toxisch oder selten auch durch Hirntumoren oder nach Schädel-Hirn-Traumen. In nicht wenigen Fällen, in denen die Ätiologie des Parkinson-Syndroms ungeklärt bleibt, sollte man von einer idiopathischen Form sprechen.

Die klinischen Kardinalsymptome des Parkinson-Syndroms (s. auch S. 95) verschiedenster Genese sind die Brady- und Hypokinese, der Rigor und – jedoch nicht obligat – der Tremor, sowie die Bradyphrenie, womit eine Verlangsamung aller seelischen Abläufe gemeint ist. Im Erscheinungsbild typisch sind daher die starre, oft auch gebeugte Körperhaltung, ein kleinschrittiger Gang, eine Verarmung von Gestik und Mimik, die rigorartige Tonuserhöhung der Muskulatur und ein Tremor der Hände und evtl. des Kopfes. Initial mit der Hypokinese häufig auftretende Muskel- oder Wirbelsäulenschmerzen werden nicht selten als „rheumatisch" fehlgedeutet. In fortgeschrittenen Fällen liegen die Patienten unbeweglich mit erhobenem Kopf („psychisches Kopfkissen"), gebeugtem Rücken, adduzierten Armen und angewinkelten Beinen im Bett. Auch vegetative Störungen in Form einer Hypersalivation, eines Salbengesichtes (durch starke Talgdrüsenabsonderung), Spasmus der glatten Muskulatur von Magen, Darm und Harnblase mit Obstipation und Harnretention sowie Temperaturregulationsstörungen können beobachtet werden. Letztere sind sehr ausgeprägt mit hohem Fieber und profusen Schweißausbrüchen in krisenhaften Zuspitzungen der Krankheitserscheinungen. Gelegentlich treten auch depressive Verstimmungen, selbst symptomatische Psychosen, jedoch bei der Paralysis agitans und allen idiopathischen Formen kaum eine organische Wesensänderung oder gar ein dementiver Abbau auf.

In Abhängigkeit von der Ätiologie ist folgendes unterschiedliches Dominieren der einzelnen Symptome des Parkinson-Syndroms zu beobachten:

- Bei der *Paralysis agitans* ist meist der Ruhetremor stark ausgeprägt. Vegetative Störungen und psychische Abbauerscheinungen treten ganz in den Hintergrund.
- Bei dem *postenzephalitischen* Parkinson-Syndrom findet man neben den drei Kardinalsymptomen oft stark ausgeprägte vegetative Störungen, paroxysmale Blickkrämpfe (sog. okulogyre Krisen) und extrapyramidale Paroxysmen der Gesichts- und Mundmuskulatur („Blinzel-, Schnauz- und Züngelkrämpfe").
- Bei dem *arteriosklerotischen* Parkinson-Syndrom stehen eine schwere Muskelstarre und Akinese im Vordergrund. Der Tremor und vegetative Störungen fehlen häufig. Meist ist hier ein dementieller Abbau erkennbar.
- Bei dem *toxischen* (nach Vergiftungen mit Kohlenmonoxyd, Schwefelkohlenstoff, Blausäure, Mangan und Quecksilber auftretenden) Parkinson-Syndrom sind ebenfalls Akinese und Rigor die Hauptsymptome, während Tremor und vegetative Störungen oft nicht nachweisbar sind.
- Bei dem *medikamentösen* (vor allem unter Neuroleptikaeinfluß, selten nach Gabe von trizyklischen Thymoleptika auftretenden), vorwiegend durch eine vorübergehende Dopamin-Rezeptor-Blockade bedingten, Parkinson-Syndrom finden sich alle Symptome des Parkinsonismus. Auch paroxysmale Blickkrämpfe kommen im Rahmen von pharmakogenen Dyskinesien vor. Als Akathisie wird eine ständige Unruhe von Gesicht und Extremitäten unter medikamentös-toxischen Einflüssen bezeichnet. Nach Absetzen der Medikamente bilden sich alle Symptome meist zurück. Nur selten bleibt ein Dauerschaden.

b) Therapie

Um das beim Parkinson-Syndrom gestörte biochemische Gleichgewicht zwischen cholinergischen und dopaminergischen Mechanismen medikamentös zu beeinflussen, stehen verschiedene Wege zur Verfügung (s. Abb. 56):

- Der *Abbau des Azetylcholinübergewichtes* mit Anticholinergika. Diese am längsten bekannte Therapie hat auch heute noch ihre Bedeutung, vor allem initial, wenn die „Plussymptomatik" mit Rigor und Tremor im Vordergrund steht und dort, wo die Dopaminsubstitution den Tremor nicht in ausreichender

Weise beeinflussen kann. Erfahrungsgemäß sprechen postenzephalitische Parkinson-Patienten und das pharmakogene Parkinsonoid besonders gut auf Anticholinergika an. Kontraindikation besteht allerdings beim unbehandelten Glaukom!

- Die *Dopaminanreicherung* in den Stammganglien durch L-Dopa-Zufuhr. Eine Kombination des L-Dopa mit einem Dekarboxylasehemmer ist derzeit das Mittel der Wahl, weil damit die peripheren Nebenwirkungen des Dopamin (Blutdrucksenkung, Herzrhythmusstörungen, Übelkeit) vermindert werden können. Denn weil der Dekarboxylasehemmer die Blut-Hirn-Schranke nicht passieren kann, wird mit relativ kleinen Dopamingaben eine hohe Dopaminkonzentration im Gehirn erzielt. Die Dopaminmedikation bessert vor allem Akinese und Rigor, jedoch weniger den Tremor. Als Nebenwirkungen der Dopaminmedikation können neben vegetativen Störungen, wie Erbrechen, Diarrhoe, Obstipation und kardiovaskulären Beschwerden auch choreo-athetotische Hyperkinesen und vor allem Verwirrtheitszustände und psychotische Episoden auftreten. Diese Dopa-Psychosen verschwinden oft nach gleichzeitiger Behandlung mit L-Tryptophan, können aber auch zum Abbruch der Dopaminbehandlung zwingen. Langzeitbeobachtungen haben gezeigt, daß bei mehrjähriger L-Dopa-Therapie fast regelhaft ein allmählicher Wirkungsabfall eintritt. Ein besonderes Problem der L-Dopa-Langzeittherapie stellt das sog. On-off-Phänomen (im Tagesverlauf auftretender starker Wechsel zwischen guter und schlechter Befindlichkeit) dar, für dessen Erklärung sowohl Änderungen der Sensitivität des Rezeptors als auch pharmakokinetische Aspekte herangezogen werden. Deshalb sollte eine L-Dopa-Behandlung nicht gleich zu Beginn der Erkrankung einsetzen.
- Die Behandlung mit *Amantadinen,* deren Wirkungsmechanismus noch nicht geklärt ist, doch im wesentlichen in einer vermehrten Freisetzung und vermin-

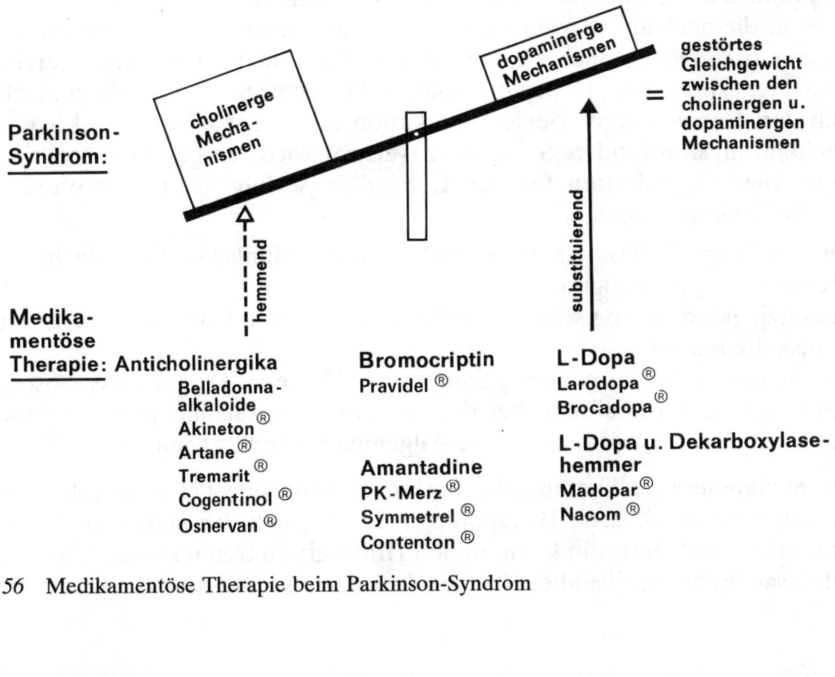

Abb. 56 Medikamentöse Therapie beim Parkinson-Syndrom

derten Rückresorption von Dopamin bestehen dürfte. Amantadine verstärken klinisch den Dopa-Effekt, doch auch als Monotherapie sind sie in initialen Fällen erfolgversprechend. Diese Präparate eignen sich vor allem auch zur Infusionstherapie; man kann daher mit ihnen rasche Effekte bei bedrohlichen Parkinson-Krisen erreichen.

- Eine Behandlung mit *Bromocriptin,* einem Mutterkornalkaloid, vermag die benötigte L-Dopa-Menge zu senken und eignet sich vor allem in den Fällen, wo Patienten nach jahrelanger Behandlung auf L-Dopa nicht mehr ausreichend anzusprechen scheinen. In letzter Zeit wird Bromocriptin als Dopamin-Agonist aber auch zunehmend zur initialen Monotherapie bzw. in Verbindung mit niedrig dosiertem L-Dopa zur Langzeittherapie vor allem jüngerer Parkinson-Kranker herangezogen. Bromocriptin wirkt durch direkte Stimulation der postsynaptischen dopaminergen Rezeptoren der striären Zellen. Die Behandlung mit Bromocriptin sollte vorsichtig einschleichend mit möglichst niedrig zu haltender Langzeitdosierung (durchschnittliche Dosierung 2,5 – max. 15 mg/die) nach dem sog, „slow and low“-Konzept erfolgen. So lassen sich die früher unter zu rascher und zu hoher Dosierung als Blutdruckabfall und von seiten des Gastrointestinaltraktes beobachteten Nebenwirkungen vermeiden. Der wesentliche Vorteil des Bromocriptins gegenüber der L-Dopa-Therapie wird im Fehlen motorischer Nebenwirkungen und eines On-off-Phänomens gesehen.

Trotz dieser vielseitigen Möglichkeiten einer medikamentösen Behandlung von Parkinson-Kranken bleiben die Ergebnisse einer Langzeittherapie bisweilen unbefriedigend. Denn neben der Schwere und Progredienz der Nigra-Veränderungen werden Verlauf, Therapierbarkeit und Prognose beim Parkinson-Syndrom ganz wesentlich von zusätzlichen, d. h. über die spezifische Alteration des nigro-striatalen Systems hinausgehenden cerebralen Funktionsstörungen bestimmt. Diese Kombination der Parkinson-Symptomatik mit cerebralen Symptomen, die auch als „Parkinson-plus“ bezeichnet wird, macht evtl. zusätzliche therapeutische Konsequenzen (z. B. Behandlung einer Hypertonie, Herzinsuffizienz, Hyperlipidämie, Hyperurikämie, diabetischen Stoffwechsellage, vielleicht auch den Versuch einer Begleitmedikation mit sog. stoffwechselaktiven bzw. durchblutungsfördernden Substanzen) erforderlich. Insgesamt aber sind vor allem folgende Faktoren für den Behandlungserfolg bei Parkinson-Kranken negativ zu bewerten:

- hohes Erkrankungsalter, insbesondere beim männlichen Geschlecht
- rasche Symptomprogredienz
- zusätzliche neurologische Befunde (z. B. Pyramidenbahnzeichen, Augenmuskelparesen)
- zusätzliche psychoorganische Symptome (Demenz, exogene Psychosen)
- extranigrale Hirnbefunde bei der cerebralen Zusatzdiagnostik (Infarktnarben oder Hirnatrophie im CCT, Allgemeinveränderungen im EEG).

Die medikamentöse Therapie des Parkinson-Syndroms hat in jüngster Zeit die operative stereotaktische Behandlung, die nur noch bei schweren Tremorerscheinungen indiziert sein kann, in den Hintergrund treten lassen. Unverändert bedeutsam geblieben ist aber eine regelmäßige und intensive krankengymnastische Behandlung, die stets neben der medikamentösen Therapie durchgeführt werden sollte. Gezielt wirken Streckübungen (möglichst an der Sprossenwand) bei den Haltungsstörungen, Schwingübungen beim Rigor, therapeutisches Schwimmen bei Koordinationsstörungen und beschäftigungstherapeutische Betreuung zur Förderung der Feinmotorik. Startstörungen können durch das Erlernen von akustischen oder optischen Signalen überwunden werden. Schließlich gehören auch regelmäßige Massagen zur Behandlung der Parkinson-Kranken.

1.3.3.2. Chorea Huntington

Dieses dominant erbliche Leiden manifestiert sich erst zwischen dem 35. und 55. Lebensjahr, also selten vor dem Heiratsalter, so daß in Anbetracht der hohen Penetranz des dominanten Erbgangs und des Fehlens einer kausalen Therapie dringend eine Familienberatung erforderlich ist. Morphologisch findet sich bei dieser Krankheit eine hochgradige Atrophie des Corpus striatum und – im fortgeschrittenen Stadium – auch der Hirnrinde. Dieser Substanzverlust kann im PEG oder im CCT als plumpe Erweiterung der Seitenventrikel, des 3. Ventrikels und auch als Hydrocephalus externus objektiviert werden.

Neurochemisch soll eine Störung im Stoffwechsel der Gammaaminobuttersäure vorliegen. Eine pathologisch niedrige Konzentration der inhibitorisch wirkenden GABA in den Basalganglien führt zu einem synaptischen Übergewicht des Dopamin in dieser Region. Damit würde die Chorea Huntington gewisse spiegelbildliche Züge zum Morbus Parkinson zeigen (s. auch S. 95).

Das klinische Bild der Krankheit, die nach etwa 12–15 Jahren nach einem schweren körperlichen und geistigen Siechtum letal endet, wird bestimmt durch ein progredientes hypoton-hyperkinetisches Syndrom mit vorwiegend choreatischer Bewegungsunruhe („langsame“ Chorea im Gegensatz zur meist „schnelleren“ Chorea minor!) und regelmäßig auch durch schwere psychische Veränderungen, die über Antriebs- und Affektstörungen sowie symptomatische Psychosen in eine fortschreitende Demenz münden. Das Vollbild der Erkrankung wird geprägt durch die Trias: choreatische Hyperkinesen, Demenz und Anorexie. Gelegentlich kann der Persönlichkeitsabbau den extrapyramidalen Hyperkinesen vorausgehen. Bei Befall der von den kaudalen Hirnnerven versorgten Muskulatur kommt es zum Bild einer sogenannten extrapyramidalen Pseudobulbärparalyse mit Sprach- und Phonationsstörungen sowie Hyperkinesen der Kau- und Zungenmuskulatur mit schwerer Beeinträchtigung der Kau- und Schluckbewegungen.

Eine therapeutische Beeinflussung des fortschreitenden Krankheitsgeschehens ist auch durch stereotaktische Operationen nicht möglich. Ein hyperkinesedämpfender Effekt, häufig aber um den Preis eines dabei gleichzeitig auftretenden schweren Parkinsonismus und eines starken Blutdruckabfalls, kann mit Haloperidol und Perphenazin – Substanzen, die in den Dopaminstoffwechsel eingreifen – angestrebt werden. Als weniger nebenwirkungsreich, aber ebenfalls deutlich hyperkinesedämpfend hat sich neuerdings Tiapridex (s. auch S. 308) erwiesen.

Zu Beginn der Erkrankung können gabaerge Substanzen, wie Valproinat eine gewisse Wirkung bringen.

1.3.4. Systematrophien des spino-ponto-zerebellaren Systems

Bei einigen seltenen, vorwiegend heredo-degenerativen Krankheiten betrifft der degenerative Prozeß betont, jedoch nicht immer ausschließlich das Kleinhirn und die zerebellopetalen Bahnen. Unter klinischen Gesichtspunkten können unterschieden werden:

1.3.4.1. Sporadische Spätatrophie der Kleinhirnrinde (Atrophie cérébelleuse tardive)

Pneumenzephalographisch oder im CCT gut darstellbarer, umschriebener Schwund des Kleinhirnvorderlappens durch Untergang der Purkinje-Zellen. Klinisch steht eine allmählich fortschreitende Ataxie der Beine, weniger der Arme im Vordergrund. Erst im späteren Stadium können eine Sprachataxie und Nystagmus hinzutreten. Die Ursache der Krankheit ist meist in exogenen Faktoren, vor allem in einem chronischen Alkohol- oder Medikamentenabusus zu suchen.

1.3.4.2. Zerebellare Heredoataxie (Nonne-Marie)

Sie zeigt morphologisch degenerative Vorgänge am Kleinhirn mit Ausfall der Purkinje-Zellen, an den Hintersträngen und den Kleinhirnseitensträngen des Rückenmarks sowie auch an der frontalen und parietalen Großhirnrinde. Das dominant erbliche Leiden zeigt erste klinische Erscheinungen im mittleren Lebensalter. Neben typischen zerebellaren Koordinationsstörungen finden sich häufig ein Nystagmus, explosiv-skandierende Sprechstörungen („Sprechen mit Luftverschwendung“, „Löwenstimme“), Augenmuskel- oder Blickparesen, Optikusatrophie und auch Pyramidenbahnsymptome, bulbäre Schluckstörungen und Hörstörungen sowie meist nur wenig ausgeprägte Hinterstrangsymptome. Mit fortschreitender Großhirnrindenatrophie wird ein dementiver Abbau deutlich.

1.3.4.3. Olivo-ponto-zerebellare Atrophie (Déjerine-Thomas)

Diese Krankheit mit Degeneration des Brückenfußes, der unteren Olive, des neozerebellaren Marklagers und der Substantia nigra beginnt gleichfalls im mittleren Lebensalter, verläuft relativ rasch und endet meist schon nach wenigen Jahren letal. Die Heredität des Leidens läßt sich nicht regelmäßig nachweisen. Klinisch treten dabei zerebellare Ataxie, ein Parkinson-Syndrom und eine langsam fortschreitende Demenz auf. Auch diese Krankheit setzt erst spät, meist um das 50. Lebensjahr ein. Therapeutisch kann versucht werden, durch L-Dopamin das hypokinetisch-rigide Syndrom zu beeinflussen.

1.3.4.4 Spinale Heredoataxie (Friedreich)

Sie wird durch Degenerationen der sensiblen Wurzeln, der Hinterstränge, des Tractus spinocerebellaris und fakultativ der Pyramidenbahnen geprägt, während die Kleinhirnbeteiligung zurücktritt. Entsprechend wird die klinische Symptomatik der rezessiv erblichen, oft schon vor der Pubertät sich manifestierenden Krankheit bestimmt durch ein allmählich fortschreitendes Hinterstrangsyndrom. Zu der zunächst vordergründigen spinalen Gangataxie und Störung der Tiefensensibilität treten später meist Pyramidenbahnsymptome mit spastischen Erscheinungen, aber auch Optikusatrophie, Nystagmus, Intentionstremor und zerebellare Sprachstörungen hinzu. Besonders charakteristisch ist der „Friedreich-Fuß“, ein Hohlfuß mit Hammerzehen. Diese Deformität entwickelt sich – wie auch andere Skelettdeformitäten bei dieser Krankheit – als Folge der pathologischen Tonisierung der Muskulatur. Im Spätstadium kann auch bei der Friedreichschen Heredoataxie eine Demenz beobachtet werden. Obwohl sich der Krankheitsverlauf über Jahrzehnte erstrecken kann, sind die Kranken schon meist frühzeitig pflegebedürftig.

1.3.5. Genetisch bedingte Hirnstoffwechselerkrankungen

Die biochemische und genetische Forschung der letzten Jahrzehnte hat für eine Reihe von Krankheiten, die bislang ebenfalls zu den degenerativen ZNS-Prozessen gerechnet werden, hereditär bedingte Stoffwechselanomalien aufdekken können. Meist liegt ihnen ein angeborener Enzymdefekt (Enzymopathie) zugrunde. Da sich viele dieser neurometabolischen Erkrankungen bereits im Säuglings- und Kleinkindesalter manifestieren, stellen sie eine pädiatrische Aufgabe dar bzw. müssen unter den erbbedingten Oligophrenien Erwähnung finden (S. 298f.).

Eine kurze Übersicht über die wichtigsten dieser insgesamt seltenen, bisweilen auch erst im Erwachsenenalter klinisch hervortretenden Stoffwechselanomalien mit ihren zerebralen Auswirkungen sei im folgenden gegeben:

1.3.5.1. Lipoidosen

Bei diesen ätiologisch sehr heterogenen Fettstoffwechselstörungen kommt es zu einer intrazellulären Lipidablagerung (Lipoidspeicherkrankheiten). Die Lipidspeicherung zeigt sich bei den *Leukodystrophien* vorwiegend als Einlagerung von Sulfatiden oder Zerebrosiden in den Markscheidenstrukturen. Die klinischen Erscheinungen beginnen hierbei allgemein mit spastischen Lähmungen und Ataxie, denen später Demenz, Anfälle und Sehstörungen folgen. Bei den *Poliodystrophien* wird eine Anreicherung von Phospholipiden und Gangliosiden in der grauen Substanz vorwiegend des Kortex und der Basalganglien beobachtet. Hier prägen Demenz, epileptische Anfälle und Sehstörungen das Krankheitsbild, und Spastik und Ataxie folgen erst sekundär. Aus der Gruppe der Lipoidosen seien besonders aufgeführt:

– *Metachromatische Leukodystrophie*
Dieses Krankheitsbild beruht auf einem genetisch bedingten Aktivitätsmangel der Arylsulfatase A. Hierdurch kommt es zu einer Ablagerung von Sulfatiden im ZNS sowie im peripheren Nervensystem und in den Nieren. Das Krankheitsbild, das gewöhnlich schon während der Markscheidenreifung oder im späteren Kindesalter, sehr selten erst noch später beginnt und eine infauste Prognose hat, ist durch folgende Symptomatik gekennzeichnet:
- Retardierung in der geistigen und motorischen Entwicklung,
- para- bzw. tetraspastische Lähmungen mit fehlenden (!) Eigenreflexen und periodischen Gliederschmerzen (durch gleichzeitigen Befall der peripheren Nerven),
- NLG durch Markscheidenprozeß vermindert,
- doppelseitige Optikusatrophie mit Blindheit,
- zerebellare und extrapyramidal-hyperkinetische Syndrome,
- Taubheit,
- epileptische Anfälle,
- Demenz,
- in der Regel Liquoreiweißvermehrung auf über 100 mg %.

Eine Sicherung der Diagnose kann durch nervenbioptischen (N. suralis) Nachweis metachromatischer Substanzen in den Markscheiden sowie eine Verminderung der Arylsulfatase A im Urin erfolgen. Die Krankheit endet nach wenigen Monaten oder Jahren unter den Erscheinungen einer Enthirnungsstarre letal.

– *Amaurotische Idiotie (Tay-Sachs)*
Diese vorwiegend bei Juden vorkommende familiäre Krankheit beginnt im Frühkindesalter, ist durch raschen Visusverfall (Optikusatrophie und Makuladegenerationen mit kirschrotem Fleck im Zentrum der Netzhaut), progrediente extrapyramidale, zerebellare und pyramidale Störungen, Krampfanfälle und geistigen Verfall gekennzeichnet und führt in kurzer Zeit zum Tode. Die Ursache dieser Poliodystrophie besteht in einem Defekt der Hexoseaminidase A (nachweisbar in den Haarwurzeln), der zu einer Speicherung von GM_2-Gangliosiden führt.

– *Heredopathia atactica polyneuritiformis (Morbus Refsum)*
Bei dieser Lipoidspeicherkrankheit mit einem autosomal rezessiven Erbgang ist der Abbau der Phytansäure, einer atypisch verzweigten Fettsäure, gestört. Klinisch findet sich eine Symptomenkombination von zerebellär-ataktischen und polyneuritischen Erscheinungen, Retinitis pigmentosa u. Liquordissoziation (hohe Eiweißwerte mit Vermehrung von IgG und IgA bei normaler Zellzahl). Beweisend ist der erhöhte Phytansäurespiegel im Serum. Therapeutische Erfolge sind mit Phytansäure- und Phytol-armer Diät (Fettreduzierung unter Verwendung Phytansäure-freier Margarine; Weglassen von grünem Gemüse und grünem Obst) zu erzielen.

1.3.5.2. Störungen des Aminosäurenstoffwechsels

Über 30 verschiedene Aminoazidopathien sind bislang aufgeklärt worden. Leitsymptom dieser rezessiv erblichen Erkrankungen ist in der Regel die schwere geistige Retardierung. Doch auch zentralmotorische Störungen und verschiedenartige epileptische Anfälle (Petit und Grand mal) können dabei beobachtet werden. Aus dieser Gruppe von insgesamt sehr seltenen Krankheiten sollten folgende (auf S. 298 und 299 näher beschriebene) Erkrankungen besondere Erwähnung finden:

- *Brenztraubensäureschwachsinn (Phenylketonurie)*
- *Hartnup-Krankheit*
- *Ahornsirup-Krankheit.*

1.3.5.3. Störungen des Kohlenhydratstoffwechsels

Hypoglykämien, deren klinische Erscheinungen neurologisch mit Bewußtseinsstörungen, epileptischen Anfällen, Schwitzen und zentral-motorischen Symptomen hervortreten, können mannigfache Ursache haben, z. B. Inselzelltumoren, Lebererkrankungen, Morbus Addison und selten auch angeborene Kohlenhydratstoffwechselstörungen (z. B. hereditäre Fruktoseintoleranz). Nicht ganz so selten scheint eine idiopathische Hypoglykämie vorzukommen, deren erste Symptome schon im Säuglingsalter mit Krämpfen, Apathie oder Zittern, Unruhezuständen und myoklonischen Zuckungen beobachtet werden können. Bisweilen sind diese idiopathischen Hypoglykämien leucinempfindlich und werden dann durch eiweißreiche Kost ausgelöst.

Unter den metabolisch-genetischen Schwachsinnsformen haben Störungen des Kohlenhydratstoffwechsels vor allem Bedeutung als

- *Galaktosämie.* Hier zeigen die Säuglinge einen psychischen und motorischen Entwicklungsrückstand, Hepatomegalie und Katarakt. Gestört ist bei diesen Patienten die Umwandlung von Galaktose in Glukose infolge eines Galaktokinasemangels. Eine erfolgreiche Behandlung kann von einer galaktose- und laktosefreien Ernährung während der ersten Lebensjahre erhofft werden.
- *Gargoylismus* (Pfaundler-Hurler-Krankheit). Ein seltenes rezessiv-erbliches Leiden, das durch Minderwuchs, Infantilismus, grobe Gesichtszüge, Knochendeformitäten und psychische Retardierung gekennzeichnet ist und dem eine Mukopolysaccharidose zugrunde liegt.

1.3.5.4. Störungen des Kupferstoffwechsels

Eine autosomal-rezessiv erbliche Störung des Kupferstoffwechsels verursacht die

- *hepatolentikuläre Degeneration* (Morbus Wilson).

Durch Mangel oder Fehlen von Coeruloplasmin, einem Serum-Alpha-2-Globulin, das dem Kupfertransport dient, kommt es zu einer pathologischen Ablagerung von Kupfer in der Leber und im Hirn, betont in den Basalganglien. Das Gesamtkupfer im Serum ist vermindert, jedoch das freie Kupfer vermehrt. Gleichzeitig kommt es zu einer vermehrten Kupferausscheidung im Urin. Die klinische Symptomatik der Krankheit, die meist in der Jugend oder im frühen Erwachsenenalter beginnt, Männer häufiger als Frauen befällt und häufig subchronisch fortschreitet, wird geprägt durch:

- verschiedenartige extrapyramidale Syndrome, in denen pseudobulbärparalytische Erscheinungen, vor allem Dysarthrien und Dysphagien, besonders kennzeichnend sind;
- schwere Verhaltensstörungen, Wesensänderungen und auch psychotische Episoden;
- Intentionstremor, Flügeltremor oder „flapping tremor" und Nystagmus als Ausdruck einer zerebellaren Störung. Diese meist später auftretenden Erscheinungen haben der Krankheit auch den Namen „Pseudosklerose Westphal-Strümpell" im Vergleich zur Multiplen Sklerose gegeben;
- Kayser-Fleischerschen Kornealring, ein grün-brauner Pigmetsaum nahe dem Limbus corneae;
- Leberzirrhose, die oft nur gering ist, jedoch auch umgekehrt unter Zurücktreten der neurologischen Symptome das klinische Bild beherrschen kann.

Die Therapie des Morbus Wilson versucht eine Normalisierung der Kupferbilanz durch kupferarme Diät und durch D-Penicillamin, einem Metabolit des Penicillin, das die Kupferausscheidung fördert. Diese Behandlung muß – wenn sie anspricht – lebenslang durchgeführt werden, allerdings sind als seltene Nebenerscheinungen der D-Penicillamin-Medikation myasthenische Reaktionen beschrieben worden.

1.4. Entzündliche Prozesse und Entmarkungskrankheiten

Infektionen des Nervensystems können durch Bakterien, Viren, Rickettsien und Pilze hervorgerufen werden. Des weiteren beruhen entzündliche Prozesse am Nervensystem nicht selten auf para- oder postinfektiösen sowie postvakzinalen Reaktionen, und vielfach spielen dabei sog. neuroallergische Vorgänge eine bedeutsame Rolle. Betroffen sein können isoliert oder kombiniert das Hirn, die Hirnhäute, das Rückenmark und auch die peripheren Nerven.

Zu den klinisch wichtigen entzündlichen Erkrankungen des Nervensystems mit vordergründigem Befall von Hirn und Hirnhäuten gehören:

1.4.1. Meningitiden

Zu Entzündungen der Hirnhäute kann eine Vielzahl sehr verschiedener Erreger führen und zwar entweder auf dem Blut- oder Lymphweg oder metastatisch bei der Sepsis oder fortgeleitet durch Einwanderung aus benachbart gelegenen Entzündungsherden, z. B. im Bereich der Ohren, des knöchernen Schädels oder der Wirbel sowie durch Duraspalten bei offenen Hirnverletzungen. Sofern die Erreger bekannt sind, werden die Meningitiden nach diesen benannt. Nichtinfektiöse meningitische Reizzustände können auch als Begleitreaktionen bei Hirntumoren, nach einer Lumbalpunktion oder einer Pneumenzephalographie auftreten. Meningitiden sind in der Regel stets Meningoenzephalitiden bzw. Meningomyelitiden, allerdings hat die Mitbeteiligung des Hirns bzw. des Rükkenmarkgewebes bei den verschiedenen Meningitiden sehr unterschiedliche Ausmaße.

Unterschiedlich sind bei den Meningitiden auch die Verläufe (akute oder chronische Formen) sowie die Ausbreitung (umschrieben oder diffus, Konvexitätsmeningitiden und Basismeningitiden). Demzufolge differiert auch das klinische Erscheinungsbild der Meningitiden. Dennoch werden alle bakteriellen, viralentzündlichen und aseptischen Meningitiden durch eine Reihe klinischer Kardinalsymptome geprägt:

- Kopfschmerzen;
- Nackensteifigkeit mit mehr oder weniger ausgeprägtem Opisthotonus, Brudzinski- und Kernig-Phänomen;
- allgemeine Reizüberempfindlichkeit, vor allem gegen Licht und Schmerzreize;
- Übelkeit und Erbrechen durch intrakranielle Drucksteigerungen;
- Liquorpleozytose, die anfänglich immer (auch bei den sogenannten lymphozytären Meningitiden!) polynukleär ist, später durch lymphoide Zellen und Makrophagen bestimmt werden kann:
- mehr oder weniger ausgeprägte Erhöhung des Liquortotalproteinwertes durch Störung der Blut-Liquor-Schranke.

Die weitere, unterschiedlich ausgeprägte klinische Symptomatik, insbesondere Fieber, psychopathologische Phänomene, zerebrale Herdsymptome, Hirnnervenlähmungen, stärkere Hirndrucksymptome, zentral-vegetative Regulationsstörungen, Stärke der Pleozytose und der Liquoreiweißvermehrung sowie Liquorzuckergehalt sind weitgehend abhängig von der Art der Meningitis, so daß diese Befunde in gewisser Weise differentialdiagnostische Möglichkeiten bieten.

Aus klinischer Sicht werden 4 Gruppen von Meningitiden unterschieden (s. auch Tab. 8):

1.4.1.1. Akute eitrige Meningitiden

Diese werden durch verschiedene bakterielle Erreger – Meningokokken und Pneumokokken, seltener Strepto- und Staphylokokken, Hämophilus influenzae und gramnegative Enterobakterien, aber nicht durch Tbc-Bakterien – hervorgerufen, verlaufen allermeist crescendohaft mit fast blitzartigem Beginn, zeigen neben den Zeichen einer schweren Allgemeinerkrankung stets symptomatische Psychosen mit hochgradigen Bewußtseinsstörungen und einen eitrigen Liquorbefund. Sie entwickeln sich hämatogen, fortgeleitet oder metastatisch. Die Meningokokkenmeningitis kann epidemisch mit einer Erregerübertragung durch Tröpfcheninfektion vor allem bei Jugendlichen auftreten und gelegentlich unter dem Bild einer perakuten Sepsis mit mehr oder weniger ausgedehnten Nebennieren(rinden)blutungen (Waterhouse-Friderichsen-Syndrom) verlaufen. Da die eitrigen Meningitiden, vor allem Pneumokokkenmeningitiden, eine örtliche Betonung als Konvexitätsmeningitiden zeigen, sind hierbei kortikale Symptome, auch Anfälle nicht selten.

Fehlen von Nackensteife und Fieber schließen das Vorliegen einer purulenten Meningitis nicht mit Sicherheit aus. Bei alten und resistenzgeschwächten Patienten sowie bei foudroyanten Krankheitsverläufen, insgesamt in etwa 5–10% der Fälle, werden diese sonst regelmäßig zu erwartenden Symptome vermißt.

Tabelle 8 Unterscheidungsmerkmale der Meningitiden

	Eitrige Meningitis	*Tuberkulöse Meningitis*	*Akute lymphozytäre Meningitis*	*Chronisch-lymphozytäre Meningitis*
Erreger	Meningokokken Pneumokokken Staphylokokken Streptokokken Haemophilus influenzae (bei Kindern!)	Tuberkelbakterien	obligat. oder fakultat. neurotrop. Viren Leptospiren	unbekannt Toxoplasmen Zystizerken Pilze Boecksche Sarkoidose
Lokalisation	„Haubenmeningitis“ oder diffus	„Hirnbasismeningitis“	diffus, häufig von Enzephalitis und Myelitis begleitet	„Hirnbasismeningitis“ oder diffus
Klin. Charakteristika				
Beginn	akut	schleichend	akut	schleichend
Fieber	hoch	mäßig	leicht	mäßig
Nackensteifigkeit	hochgradig	mäßig	mäßig	mäßig
Bewußtseinstrübung	hochgradig	mäßig	kaum	mäßig
Besonderheiten	Anfälle und Lähmungen	Hirnnervenlähmungen spinale Wurzelsymptome	·	Hirnnervenlähmungen enzephalitische und myelitische Symptome
Liquor				
Aussehen	trüb-eitrig	klar	klar	klar
Pleozytose	segmentkernig oft über 10 000/3	lymphozytär bis $\approx$ 500/3	lymphozytär $<$ 5000/3	lymphozytär $<$ 1000/3
Totalprotein	stark erhöht	mäßig erhöht	kaum erhöht	mäßig erhöht
Zuckergehalt	stark erniedrigt	stark erniedrigt	normal	häufig erniedrigt
Prognose	gut bei gezielter Therapie	zweifelhaft auch bei gezielter Therapie. Komplikationen durch Verklebungen mit Liquorpassagebehinderung	allermeist gut	nicht selten ungünstig

Als Komplikationen bakterieller Meningitiden können Abszeß- und Empyembildungen (vor allem bei Pneumokokkenmeningitis), irreversible Hirn- und Hirnnervenschäden, Hydrocephalus occlusus und Pyozephalus vorkommen.

Die Therapie richtet sich nach dem Erreger und dem Antibiogramm, doch muß schon vor Kenntnis der bakteriologischen Liquorbefunde mit der antibiotischen Therapie begonnen werden. Bei (noch) unbekannter Ätiopathogenese empfiehlt sich als Starttherapie Penicillin G (20–40 Mega/die). Die antibiotische Behandlung muß bis zur lymphozytären Umwandlung der Pleozytose, in der Regel 8–10 Tage, fortgesetzt werden.

Die Gesamtletalität der bakteriellen Meningitiden liegt immer noch bei 20% und ist besonders hoch bei der Pneumokokkenmeningitis.

1.4.1.2. Tuberkulöse Meningitis

Sie tritt als hämatogene Streuung meist im Rahmen einer Miliartuberkulose auf, war früher überwiegend bei Kindern, heute mehr im Adoleszenten- oder Erwachsenenalter zu beobachten. Im Gegensatz zu den eitrigen Meningitiden ist der Verlauf häufiger subakut bis chronisch und auch die psychopathologische Symptomatik zumindest anfänglich geringer ausgeprägt. Uncharakteristische Prodromalsymptome wie allgemeine Mattigkeit, Kopf- oder Rückenschmerzen und leichtes Fieber führen nicht selten zu diagnostischen Fehleinschätzungen. Da der tuberkulös meningitische Prozeß sich vorwiegend an der Hirnbasis abspielt, sind Hirnnervenausfälle (besonders des III., VI. und VII. Hirnnerven) häufig anzutreffen. Das neurologische Bild der tuberkulösen Meningitis ist sonst aber sehr variabel und wird nicht selten von enzephalitischen oder myelitischen Symptomen vordergründig geprägt. Auch Fieber, Blutbildveränderungen und BSG-Beschleunigung sind keineswegs obligat nachweisbar. Der Liquorbefund hebt sich leider nicht in pathognomonischer Weise von dem Liquorbefund bei abakteriellen Meningitiden ab, wenn man von der allerdings fast regelhaft anzutreffenden Erniedrigung des Liquorzuckers in der Relation zum Blutzucker absieht. Auch die Bildung eines Spinnwebsgerinnsels im Liquor durch die Eiweißvermehrung ist keineswegs für die tuberkulöse Meningitis spezifisch. Die Sicherung der Diagnose kann nur durch den mikroskopischen oder kulturellen Nachweis von Tuberkelbakterien im Liquor erfolgen. Doch sollte bei dringendem klinischen Verdacht auf eine tuberkulöse Genese der Meningitis nicht das Ergebnis der zeitaufwendigen Kulturen und Tierversuche abgewartet werden, sondern unverzüglich mit einer tuberkulostatischen Kombinationsmedikation (Isoniazid [15 mg/kg/die], Ethambutol [15 mg/kg/die] und Prothionamid [750–1000 mg/die]) in ausreichender Dosierung begonnen und ausreichend lange (bei positivem bakteriologischem Liquorbefund sollte eine Chemotherapie mindestens 1 Jahr lang erfolgen) fortgesetzt werden. In der Initialphase kann kurzfristig eine Behandlung mit Glukokortikoiden (2 Wochen lang 30 mg Prednisolon/die, 1 Woche 20 mg/die und dann wöchentlich um 5 mg reduzieren) erfolgen, um die exsudativ-produktiven Gewebsveränderungen mit nachfolgender Verschwartung der Meningen abzuschwächen.

Eine intrathekale Verabreichung von Tuberkulostatika bringt keine Vorteile gegenüber anderen Applikationsarten, ist vielmehr gefahrenträchtig (Kauda- und Rückenmarksschäden!). Allenfalls wird bei besonders schweren Fällen oder bei Versagen der genannten Basistherapie von einigen Autoren eine intrathekale Streptomycin-Therapie in Erwägung gezogen.

Ohne Therapie ist die Prognose der Meningitis tuberculosa infaust. Doch auch bei rechtzeitiger Therapie sind Vollremissionen selten, oft entwickeln sich chronische Meningealtuberkulosen und nicht selten kommt es durch meningeale Verklebungen zu einem Hydrocephalus occlusus. Rezidive sind vielfach auf ein zu frühes Absetzen der Chemotherapie zurückzuführen.

1.4.1.3. Akute lymphozytäre Meningitiden

Sie werden auch als seröse oder aseptische Meningitiden bezeichnet und kommen in den meisten Fällen durch neurotrope Viren verschiedenster Art zustande (s. auch 1.4.2.). Die Krankheitsverläufe und die neurologische Symptomatik sind hierbei in der Regel wesentlich blander als bei den bakteriellen Meningitiden.

Auch die pathologischen Liquorbefunde sind deutlich geringer ausgeprägt als bei den eitrigen Meningitiden. Stärkere Bewußtseinseintrübungen fehlen fast stets. Hingegen sind nicht selten auch andere Bereiche des Nervensystems von der viralen Erkrankung mitbefallen, so daß sich – besonders bei Arbovirus-, Zoster- und Lyssa-Infektionen – Kombinationsbilder als Polyneuroradikulo-Meningo-Myelo-Enzephalitis mit unterschiedlicher Schwerpunktsbildung ergeben. Erinnert sei daran, daß aseptische Meningitiden oder meningeale Reizzustände auch durch Prozesse in der Nachbarschaft der Liquorräume sowie nach Liquorentnahmen auftreten können.

1.4.1.4. Chronisch-lymphozytäre Meningitiden

Sie weisen schleichend protrahierte Verläufe auf, deren Ursache in vielen Fällen auch nach eingehender klinischer Untersuchung ungeklärt bleibt. In manchen Fällen liegt eine Mykose, eine Zystizerkose oder eine Boecksche Sarkoidose – hier meist unter dem Bild einer basalen Meningoenzephalitis – zugrunde. Auch an eine Toxoplasmose ist zu denken. Eine Meningeosis carcinomatosa läßt sich klinisch durch den Nachweis von Tumorzellen im Liquorsediment fassen. Letztlich ist auch die tuberkulöse Meningitis unter die chronischen lymphozytären Meningitiden zu zählen.

Wenn in der klinischen Symptomatik der meisten Meningitiden der oft vordergründige Stellenwert von psychopathologischen Phänomenen im Sinne einer körperlich begründbaren Psychose betonend herausgestellt wurde, bleibt zu bedenken, daß symptomatische Psychosen ebenso bei zahlreichen allgemeinen Infektionskrankheiten und auch bei vielen anderen, d. h. nicht entzündlichen Hirnerkrankungen zur Beobachtung kommen können. Daher ist es bei allen symptomatischen Psychosen, auch wenn allgemeine klinische Entzündungserscheinungen fehlen, stets erforderlich, durch eine Liquoruntersuchung der Frage einer entzündlichen Erkrankung des ZNS nachzugehen.

Organische Psychosyndrome können auch als Residualerscheinungen nach Meningitiden bzw. Meningoenzephalitiden zurückbleiben. Desgleichen können zerebrale Anfälle – fokal oder generalisierend – nicht nur im akuten Stadium dieser entzündlichen ZNS-Erkrankungen auftreten, sondern auch Folgezustände derselben sein.

1.4.2. *Virale Meningoenzephalitiden*

Bei den infektiösen Erkrankungen des ZNS betreffen die Entzündungserscheinungen nur selten ausschließlich die Leptomeningen oder nur das Hirn- bzw. Rückenmarkparenchym. Regelhaft liegt vielmehr eine Meningoenzephalitis, vielfach eine Meningoenzephalomyelitis vor. Selbst die Nervenwurzeln und die peripheren Nerven können am Entzündungsprozeß beteiligt sein.

Die abakteriellen Meningoenzephalitiden werden in der Regel durch Viren hervorgerufen. Ätiologisch kann bei den viralen Meningoenzephalitiden eine Einteilung in *primäre Formen,* die durch direkte Viruseinwirkung auf das ZNS ausgelöst werden, und *parainfektiöse Formen,* die als Autoimmunreaktion bei vorangegangener Infektion anderer Organe anzusehen sind, erfolgen.

1.4.2.1. Primäre Formen

Die primären Virusmeningoenzephalitiden treten entweder in Epidemien (z. B. Economo-Enzephalitis) oder endemisch in besonderen Verbreitungsgebieten (z. B. Zeckenenzephalitis) auf. Sie können hervorgerufen werden durch eine Vielzahl „neurotroper" Viren, die häufig Ursache nur banaler Infekte sind und ubiquitär auftreten. Voraussetzung für die relativ seltene Entwicklung einer Meningoenzephalitis ist das Versagen vielfältiger Abwehrmechanismen, durch welche gewöhnlich eine Invasion dieser Viren in das ZNS verhindert wird. Im wesentlichen kommen folgende Erreger als Ursache der primären Virusmeningoenzephalitiden klinisch in Betracht:

- *Arboviren,* die von Arthropoden (Mückenstich oder Zeckenbiß) übertragen werden. In unserer Region am wichtigsten ist ein Arbovirus, das zur Gruppe Toga B gerechnet wird und Erreger der zentraleuropäischen Enzephalitis (CEE) ist. Die in den USA auftretende „Eastern equine encephalitis" ist die gefährlichste aller Arbovirusenzephalitiden.
- *Herpes-simplex-Virus* (vorwiegend vom Typ I), welches auch Ursache des rezidivierenden Herpes labialis ist.
- *Enteroviren,* zu denen drei Typen Polioviren und eine Mehrzahl von Coxsackie A-, Coxsackie B- und Echoviren gehören.
  Diese Viren vermehren sich im menschlichen Intestinaltrakt. Ihre Übertragung geschieht von Mensch zu Mensch durch oralen Kontakt mit Faezespartikeln.
- *Tollwutvirus,* als Erreger der Lyssa mit vorwiegendem Befall der Neurone des limbischen Systems.

- *Arena-Viren,* die in Mitteleuropa Bedeutung als Ursache der gutartigen lymphozytären Choriomeningitis haben und von Mäusen und Hamstern auf den Menschen übertragen werden.
- Als seltene Ursachen für virale Enzephalitiden treten noch Zoster-Varizellen- und das Epstein-Barr-Virus (Erreger der Mononucleosis infectiosa) in Erscheinung. Ornithosen und Rickettsiosen sind heute als Ursachen von Enzephalitiden unbedeutend.

Zur Sicherung der Diagnose sollte stets der Erregernachweis angestrebt werden. Dieser kann direkt durch Virusisolierung im Liquor, aus Hautbläschen (bei Herpes- und Varizellen-Viren) oder aus dem Stuhl (bei Enteroviren) erfolgen. Zum indirekten serologischen Nachweis dienen Komplementbindungsreaktion, Hämagglutinationstest und der Nachweis neutralisierender Antikörper. Allerdings gelingt trotz differenzierter Virusdiagnostik bei vielen Meningoenzephalitiden klinisch kein Erregernachweis, so daß etwa ⅔ der Fälle ungeklärt bleiben.

Die Symptomatik der Virusmeningoenzephalitiden ist durch zumeist akut fieberhaften Beginn mit meningitischen und zerebralen Allgemein- und/oder Herdsymptomen gekennzeichnet und zeigt ein unterschiedlich ausgeprägtes Nebeneinander von:

- organischen Psychosyndromen, die auch wie endogene Psychosen oder abnorme Erlebnisreaktionen anmuten können,
- Anfällen,
- zerebralen Herdsymptomen, bei Hirnstammbefall häufig Myoklonien oder ein Parkinson-Syndrom,
- nicht obligaten Liquorveränderungen mit vorwiegend leichten (bis 100/3 Zellen) Pleozytosen und mäßigen Proteinvermehrungen.

Aus klinischer Sicht verdienen unter den akuten Virusmeningoenzephalitiden folgende Krankheitsbilder besondere Erwähnung:

a) Die Encephalitis epidemica (Economo),

auch Encephalitis lethargica genannt, ist zu Anfang dieses Jahrhunderts in der ganzen Welt häufig epidemisch aufgetreten, kommt aber auch heute noch sporadisch vor. Erreger ist ein dem Herpes-Virus ähnliches Virus. Das klinische Bild ist infolge des bevorzugten Befalls von Zwischenhirn und Hirnstamm gekennzeichnet durch eine auffallende Somnolenz bzw. komatöse Schlafsucht und durch Augenmuskellähmungen. Daneben können aber auch Hyperkinesen hervortreten. Diese Enzephalitiden haben eine hohe Mortalität von ca. 40%. Noch viele Jahre später kann sich als Spätkomplikation u. U. auch nach blanden Enzephalitisverläufen ein postenzephalitisches Parkinson-Syndrom entwickeln.

b) Die zentraleuropäische Enzephalitis (CEE) (Zeckenenzephalitis)

Diese zentraleuropäische Frühsommer-Meningoenzephalitis ist in unseren Breiten die derzeit bedeutsamste der Virusenzephalitiden. Das diese Enzephalitis, aber auch meningitische, myelitische und polyneuritische Syndrome hervorrufende Arbovirus wird von Wildtieren durch Biß der infizierten Zecke Ixodes ricinus auf Menschen übertragen. Nach einer Inkubationszeit von 3 Tagen bis 3

Wochen verläuft auch diese Erkrankung wie die meisten Virusinfektionen biphasisch. Als Prodrome treten uncharakteristische Kopf-Rücken-Glieder-Schmerzen, Fieber und manchmal an der Bißstelle ein Erythema migrans mit Anschwellung der örtlichen Lymphknoten auf. Die Tage später einsetzende nervale Krankheitsphase beginnt akut mit zweitem hohem Fieberanstieg, Kopfschmerzen, Schwindel, Bewußtseinsstörungen und deliranten Psychosen. Auch zerebrale Herdsymptome, insbesondere zerebellare Symptome kommen zur Beobachtung. Bei der polyneuroradikulomyelitischen Form der Krankheit sind oft die Nerven in der Nachbarschaft der Bißstelle und die dazugehörigen Plexus- und Spinalwurzeln betroffen. Stets findet sich im Liquor eine deutliche Pleozytose bis zu mehreren 100/3 Zellen. Die Prognose ist in der Regel gut, nur selten führen bulbärparalytische Syndrome zu tödlichem Herz-Kreislauf-Versagen und Atemlähmung. Die Diagnose wird durch den signifikanten Anstieg der neutralisierenden Serumantikörper gesichert.

Noch ein weiteres neurologisches Krankheitsbild wird durch Zeckenbiß übertragen. Es handelt sich hierbei ebenfalls um eine Meningopolyneuritis, als deren Erreger in jüngster Zeit eine Spirochäte (Ixodes-ricinus-Spirochäte) identifiziert worden ist. Die Erkrankung ist identisch mit dem schon seit langem bekannten Garin-Bujadoux-Bannwarth-Syndrom, das man zunächst fälschlicherweise dem rheumatischen Formenkreis zugerechnet hatte. Diese Meningopolyneuritis ist gekennzeichnet durch anfänglich heftige, wandernde Schmerzen, die von einem an der Bißstelle sich entwickelnden Erythema chronicum migrans ihren Ausgang nehmen können. Mit Rückbildung der Schmerzen treten dann polytop periphere Lähmungen, häufig mit Beteiligung von Hirnnerven, vor allem des N. facialis, auf. Eine spontane Rückbildung erfolgt meistens, allerdings bisweilen erst nach vielen Monaten. Im Gegensatz zu der oben beschriebenen, viral bedingten Zecken-Meningopolyneuritis sind die Liquorveränderungen in Form einer Pleozytose und Eiweißvermehrung meist stärker und anhaltender ausgeprägt, obwohl klinisch meningeale Reizerscheinungen in der Regel nur gering vorliegen. Vor allem besteht bei der G.-B.-Bannwarth-Meningopolyneuritis (im amerik. Schrifttum auch als Lyme-Krankheit bekannt) eine längere Inkubationszeit. Zwischen Zeckenbiß und Auftreten der initialen Schmerzen vergehen 3–5 Wochen. Die diagnostische Absicherung erfolgt serologisch durch AK-Titerbestimmung gegen Ixodes-ricinus-Spirochäte. Therapeutische Erfolge bringt bei dieser Erkrankung eine Penicillin- bzw. Tetracyclin-Behandlung.

c) Herpesenzephalitis

Das Herpes simplex-Virus, der Erreger des häufigen Herpes labialis, ist unter bestimmten, nicht bekannten Bedingungen imstande, akute nekrotisierende Enzephalitiden betont im Temporallappen, im Gyrus hippocampus und in den Stammganglien hervorzurufen. Die Herpesenzephalitis tritt bei Neugeborenen, aber auch mit subakuten Verläufen bei Jugendlichen und Erwachsenen auf und ist wahrscheinlich wesentlich häufiger als klinisch diagnostiziert. Eine Erkrankungsdisposition scheinen Überforderungen, Insolation, Hirntraumen und Schutzimpfungen sowie das Prämenstruum zu schaffen. Der biphasische Krankheitsverlauf beginnt mit einem uncharakteristischen fieberhaften katarrhalischen Infekt, dem nach wenigen Tagen ein zweiter Fieberanstieg, rasch progrediente psychotische Symptome mit Geruchs- und Geschmackshalluzinationen, epileptische, oft psychomotorische Anfälle, Augen- und Blickparesen, Halbseitenparesen und extrapyramidale Symptome folgen. Im EEG finden sich neben unspezifischen Allgemeinveränderungen, die mit dem Ausmaß der Bewußtseinstrübung korrelieren, schon vom 2. Tag an recht kennzeichnende periodische Komplexe mit Theta- und Deltawellen, sowie häufig steile Wellen, besonders temporal. Diagnostisch wegweisend können ein blutiger oder xanthochromer Liquor mit leichter Pleozytose und vor allem signifikante Titerbewegungen in der Serum- und Liquor-KBR für Herpes simplex-Virus Typ 1 sein. Der ELISA-Test (*e*nzyme-*l*inked *i*mmunsorbent *a*ssay) kann schon frühzeitig, d. h. vom 7. Tag an, mit Nachweis von Herpes-Virus-spezifischen IgM-, IgA- und IgG-Antikörpern diagnostische Klärung bringen. Frühdiagnostisch hilfreich kann ferner das CCT mit Nachweis der nekrotisierenden Entzündung in den medio-basalen Temporallappenregionen, frühestens allerdings am 4.–5. Krankheitstag, sein. Bei akutem Verlauf tritt der Tod im tiefen Koma meist in der 2. Krankheitswoche ein.

Therapeutisch ist heute Acyclovir (Zovirax®) das Mittel der Wahl. Entscheidend für den Behandlungserfolg ist der frühzeitige Therapiebeginn in den ersten 3–4 Tagen. Daher muß sofort mit der Therapie begonnen werden, wenn klinisches Bild, Liquor-, EEG- und CCT-Befunde für eine Herpes-Enzephalitis sprechen. Bei begründetem klinischen Verdacht kann das Ergebnis der serologischen AK-Bestimmung nicht abgewartet werden.

Die Letalität der unbehandelten Herpes-Enzephalitis liegt weit über 50%.

d) Lyssa (Rabies, Tollwut),

ebenfalls eine Virusinfektion des ZNS, die in der Regel durch den Biß tollwütiger Wildtiere oder Hunde auf den Menschen übertragen wird. Prädilektionsorte des Tollwutvirus sind das Höhlengrau um den 3. und 4. Ventrikel, Substantia nigra, Hypothalamus, Kleinhirnrinde und dorsale Anteile des Rückenmarksgraus. Nach verschieden langer, meist 2monatiger Inkubationszeit treten Kopfschmerzen, Übelkeit, Dysphorie und Schmerzen an der druckempfindlichen Bißstelle auf. Es folgt ein Erregungsstadium mit Wutanfällen und schmerzhaften Schlundkrämpfen, die selbst Flüssigkeitsaufnahme („Hydrophobie") und ein Herunterschlucken des vermehrt produzierten Speichels (Abtropfen des Speichels aus dem Mund) unmöglich machen. Im paralytischen Endstadium finden sich schlaffe Paresen, auch Hirnnervenlähmungen, lymphozytäre Liquorpleozytosen bis ungefähr 100/3 Zellen, schwerste vegetative Störungen und Anfälle. Bei unbehandelter Lyssa tritt der Tod nach wenigen Tagen ein. Die Therapie besteht in einer aktiven Immunisierung mit Tollwut-Vakzine, die sofort nach Biß durch tollwutverdächtige Tiere eingeleitet werden muß, da der volle Impfschutz erst nach 4 Wochen erreicht wird. Jedoch bei etwa 20% der Fälle beträgt die Inkubationszeit nur 14 Tage, so daß hier auch die Impfung den Krankheitsausbruch nicht verhindern kann.

e) Enterovirenenzephalitis

Zu den häufigen Erregern meist gutartiger Meningoenzephalitiden mit einer saisonalen Häufung im Sommer und Frühherbst gehören Coxsackie- und Echoviren. Klinisch besteht dabei in der Regel nur eine leichte, rasch vorübergehende Meningitis serosa, häufig begleitet von Infekten der oberen Luftwege und des Darmtraktes. Eine Coxsackie-B-Infektion liegt auch der mit vordergründigen Muskel- und Gliederschmerzen (Myalgia epidemica) einhergehenden, meist epidemisch auftretenden Bornholmer Krankheit zugrunde. Coxsackie-Viren können auch eine Poliomyelitis imitieren, allerdings meist mit guter Remission der Lähmungen.

f) Slow-virus-Erkrankungen des ZNS

Diese erregerbedingten Enzephalitiden sind durch eine sehr lange, meist Jahre dauernde Inkubationszeit und durch einen in der Regel progredienten, nicht beeinflußbaren Krankheitsverlauf gekennzeichnet. Eine Slow-virus-Genese wird seit längerem diskutiert bei der Multiplen Sklerose, neuerdings auch bei Morbus Alzheimer, präseniler Demenz, Morbus Huntington und Morbus Parkinson. Als hinreichend erwiesen kann sie heute betrachtet werden bei subakuter sklerosierender Panenzephalitis, Creutzfeld-Jakobscher Krankheit und progressiver multifokaler Leukoenzephalopathie.

Subakute sklerosierende Panenzephalitis (SSPE),

ursprünglich als Einschlußkörperchen-Enzephalitis Dawson, als Panenzephalitis Pette-Döring und als Leukenzephalitis van Bogaert beschrieben. Die als eigenständiges Krankheitsbild (verschiedene subakute Leuk- und Panenzephalitiden?) umstrittene SSPE beruht auf einer Infektion mit einem masernvirusähnlichen Paramyxovirus. Der entzündliche Prozeß bei dieser Krankheit, die meist im Schulkindalter auftritt, erstreckt sich diffus auf die graue und weiße Hirnsubstanz sowie die Meningen. Histologisch finden sich neben lymphoplasmozytären Infiltraten auch ausgedehnte Markscheidendegenerationen und Gliawucherungen sowie bisweilen typische Einschlußkörperchen in Neuronen und Gliazellen. Der Krankheitsprozeß beginnt klinisch mit Reizbarkeit, Ermüdbarkeit, Leistungsabfall und einem rasch fortschreitenden dementiven Verfall. Nach Wochen oder Monaten treten Sprachstörungen und vor allem rhythmische Myoklonien, schwere Hyperkinesen vom choreoathetotischen oder ballistischen Typ sowie rigide Tonuserhöhungen der Muskulatur hinzu. Auch epileptische Anfälle sind nicht selten. Pathognomonisch sind im EEG periodisch über allen Ableitungen alle 5–8 sec auftretende Gruppen von hohen Deltawellen (Radermecker-Komplexe) und fernerhin im Liquor eine sehr ausgeprägte IgG-Vermehrung bei normaler Zellzahl und ziemlich normalem Totalprotein. Die therapeutisch unbeeinflußbare Krankheit führt allmählich zu schweren Dezerebrationssyndromen und endet mit Komasymptomatik in 1–2 Jahren ausnahmslos tödlich.

Bislang noch nicht erwiesen ist die therapeutische Wirksamkeit des seit einiger Zeit bei der SSPE angewandten Purinkörpers Isoprinosin.

Creutzfeldt-Jakobsche Krankheit (CJE)

Diese seltene Erkrankung tritt im hohen und mittleren Lebensalter auf und galt früher als ein erblich degeneratives Leiden (subakute spongioforme Enzephalopathie). Die Übertragbarkeit von Mensch zu Mensch kann heute als erwiesen angesehen werden. Die Inkubationszeit wird auf 2–3 Jahrzehnte geschätzt. Als infektiöses Agens werden heute sog. Prione (proteinaceous infectious particle für infektiöses Eiweißpartikel) als erwiesen betrachtet. Hierbei handelt es sich um Proteinpartikel, die sich in lebenden Zellen vermehren können, obwohl sie keine Nucleinsäuren besitzen sollen. Auch hier ist das klinische Erscheinungsbild charakterisiert durch 3 Stadien: psychoorganisches Syndrom mit Entwicklung hochgradiger Demenz – neurologische Funktionsstörungen vor allem des motorischen Systems – Koma und Dezerebrationssymptome. Die Dauer des therapeutisch unbeeinflußbaren Leidens schwankt zwischen einigen Monaten und wenigen Jahren. Typisch sind EEG-Veränderungen in Form einer periodischen Aktivität mit hochgespannten triphasischen Sharp- and Slow-wave-Komplexen. Keine entzündlichen Veränderungen in Blut und Liquor. Morphologisch finden sich bei der CJE eine mäßige Hirnatrophie und Untergang von Neuronen vornehmlich im Kortex, den Stammganglien und im Vorderhorn.

Möglicherweise ist auch ein als Kuru („Zittern") bei Eingeborenen in Neuguinea bekanntes, endemisches Leiden, das durch Tremor, Kleinhirnataxie und Demenz gekennzeichnet ist, in wenigen Jahren progredient zum Tode führt und durch Kannibalismus übertragen wird, auf einen sporadischen Fall von CJE zurückzuführen.

Progressive multifokale Leukoenzephalopathie (PML)

Infolge disseminierter Entmarkungsherde in der weißen Substanz im Marklager des Großhirns, Kleinhirns und Hirnstamms kommt es bei dieser ebenfalls seltenen Krankheit zu multiplen Störungen, die rasch progredient in wenigen Monaten zum Tode führen. Liquor, EEG und auch CCT zeigen keine pathognomonischen Veränderungen. Als Erreger gelten Papovaviren. Weil perifokale entzündliche Gewebsreaktionen histologisch vermißt werden, wird pathogenetisch die wesentliche Rolle in einem Immunsystemdefekt gesehen, zumal die PML vorwiegend bei blastomatösen Grunderkrankungen, bei Autoaggressionskrankheiten oder nach iatrogener Immunsuppression zur Beobachtung gekommen ist.

1.4.2.2. Para-, postinfektiöse und postvakzinale Formen

Wie parainfektiöse Polyneuritiden können bei akuten Viruskrankheiten, insbesondere nach Exanthemkrankheiten wie Masern, Röteln und Windpocken, die nicht primär das Nervensystem befallen, auch Myelitiden und auch Enzephalitiden mit einer Latenz von meist wenigen Tagen auftreten. Auch postvakzinal – vor allem nach Pocken- und Lyssa-Schutzimpfungen – werden allein oder zusammen mit einer serogenetischen Polyneuritis derartige perivenöse Entmarkungsenzephalomyelitiden gesehen. Diesen Begleitreaktionen des zentralen Nervensystems bei Virusinfekten, die nicht von der Schwere der Grundkrankheit abhängen (gelegentlich ist der Infekt anamnestisch sogar nicht mehr feststellbar!), dürften immunpathologische Reaktionen zugrunde liegen. Im Vordergrund der klinischen Symptomatik stehen bei Myelonbeteiligung mono- oder multilokuläre

Strangsymptome oder eine Myelitis transversa mit einem mehr oder weniger kompletten Querschnittssyndrom, bei den enzephalitischen Bildern vor allem zerebellare Störungen, psychoorganische Syndrome, aber auch pyramidale und extrapyramidale Symptome. Der Liquor bietet akut- oder auch chronisch-entzündliche Veränderungen. Der Krankheitsbeginn ist in der Regel akut, der Verlauf subakut bis chronisch, jedoch darf spätestens nach einigen Monaten volle Restitution erhofft werden. Nur die postvakzinalen Enzephalomyelitiden sind prognostisch ernster zu werten. Eine wirksame Behandlungsmöglichkeit ist bislang nicht sicher erwiesen, wenngleich eine Kortisontherapie vielfach empfohlen wird. Angemerkt sei, daß eine Kortikosteroidbehandlung bei allen primären Formen der viralen Meningoenzephalitiden hingegen kontraindiziert ist. Hierbei kann allenfalls eine parenterale Gamma-Venin®-Medikation erwogen werden. Allgemein muß in Anbetracht der noch geringen therapeutischen Möglichkeiten bei den viralen ZNS-Erkrankungen vor allem eine hygienische Prophylaxe unter Kenntnis der jeweiligen Übertragungsmechanismen angestrebt werden. Differentialdiagnostisch sind parainfektiöse Enzephalomyelitiden wegen des sehr ähnlichen klinischen Erscheinungsbildes häufig nur schwer vom ersten Schub einer Multiplen Sklerose zu unterscheiden, oft erst durch die weitere Verlaufsbeobachtung hiervon sicher zu trennen.

1.4.3. Embolische Herdenzephalitis

Ausgangspunkt für diese metastatische Enzephalitis ist fast ausschließlich eine chronisch-bakterielle Endokarditis, nur äußerst selten kommen Bronchiektasen, Lungenabszesse oder Allgemeininfektionen in Betracht. Ganz vorwiegend handelt es sich um Streptococcus viridans-Infektionen. Rezidivierend lösen sich septische Thromben von den Herzklappen ab, werden in das Hirn, vorwiegend das Stromgebiet der A. carotis interna, besonders der A. cerebri media, getragen und verursachen dort meist nur mikroskopisch sichtbare embolische Gefäßverschlüsse, aus denen sich multiple Erweichungen und Mikroabszesse entwickeln. Das klinische Bild der Krankheit wird zunächst geprägt durch die Zeichen der schweren Allgemeinkrankheit mit Fieber und durch ein progredientes, in Schüben verlaufendes zerebrales Allgemeinsyndrom mit Kopfschmerzen und Bewußtseinstrübung sowie mehr oder weniger hervortretenden psychotischen Symptomen. Es treten dann neurologische Herdsymptome beider Hemisphären, evtl. Anfälle hinzu. Diese Herdzeichen können rasch wieder verschwinden oder durch andere Herdsymptome abgelöst werden. Durch die Entwicklung und Ruptur mykotischer Aneurysmen kann es zu subarachnoidalen und intrazerebralen Blutungen mit blutigem Liquor kommen. Im EEG finden sich entsprechend der multifokalen Schädigung wechselnde Herde mit unterschiedlicher Ausprägung neben einer Allgemeinveränderung. Für die diagnostische Erfassung einer embolischen Herdenzephalitis sind fernerhin wichtig:

- wechselnde Herzbeschwerden, Herzgeräusche oder Herzkrankheiten in der Anamnese,
- Muskel- und Gelenkschmerzen,
- Anämie,

- Milztumor,
- rezidivierende Hämaturie als Folge einer Herdnephritis,
- hämorrhagische Nekrosen in der Haut und den Schleimhäuten sowie am Augenhintergrund,
- BSG-Beschleunigung,
- Streptococcus viridans-Nachweis in der Blutkultur.

Ohne antibiotische Therapie, die rechtzeitig, in hoher Dosis und über viele Wochen erfolgen muß, ist die Prognose der embolischen Herdenzephalitis infaust.

Differentialdiagnostische Schwierigkeiten kann die Abgrenzung einer embolischen Herdenzephalitis von den durch multiple, nekrotisierende Gefäßwandveränderungen entstehenden zerebralen Erscheinungen bei Kollagenosen (Panarteriitis nodosa und systematischer Lupus erythematodes) bereiten, da als gemeinsames Leitsymptom die Konstellation „rezidivierende Fieberschübe und akute zerebrale Symptome“ anzutreffen ist. Die rasche und treffsichere diagnostische Unterscheidung ist aber um so wichtiger, als sehr verschiedene therapeutische Notwendigkeiten resultieren. Die embolische Herdenzephalitis erfordert eine gezielte, hochdosierte Antibiotikatherapie, die zerebralen Komplikationen der Kollagenosen hingegen eine hochdosierte Kortikosteroidtherapie, welche wiederum bei bakteriellen Infektionen kontraindiziert ist. Wegweisend für diese wichtige differentialdiagnostische Aufgabe kann sein, daß bei den Kollagenosen anamnestische Angaben über schmerzhafte Gelenkschwellungen, Perikard- und Pleuraergüsse sowie Alopezie dominieren, häufig Lymphknotenschwellungen und Gesichtserythem anzutreffen sind und der Liquor nicht mit der Regelmäßigkeit deutliche Pleozytosen aufweist wie bei der embolischen Herdenzephalitis.

1.4.4. Hirnabszeß

Hirnabszesse sind umschriebene, abgekapselte, intrazerebrale Eiterungen (Encephalitis circumscripta purulenta) und werden am häufigsten durch Staphylokokken, Streptokokken und Pneumokokken hervorgerufen. Sie entwickeln sich meist *fortgeleitet otorhinogen* bei chronischer Otitis media, Cholesteatom und Sinusitiden oder *hämatogen-metabolisch* bei eitrigen Lungenprozessen, Bronchiektasien und Endokarditiden. Seltener entstehen sie *traumatogen* nach offenen Schädel-Hirn-Verletzungen, und zwar als Frühabszeß in den ersten Wochen oder als Spätabszeß Monate oder Jahre nach dem Trauma. In der Regel finden sich die Hirnabszesse solitär, vorwiegend im Großhirn, seltener im Kleinhirn. Multiple kleine Hirnabszesse sind charakteristisch bei der Endocarditis lenta.

Das klinische Bild des Hirnabszesses entspricht meist der rasch progredienten Symptomatik einer intrakraniellen Raumforderung und ist nur selten mehrphasig wie bei der embolischen Herdenzephalitis. So finden sich Kopfschmerzen, Erbrechen, Somnolenz, delirante Bilder, Stauungspapille und fokale Symptome (häufig auch epileptische Anfälle!) in Abhängigkeit von der Lokalisation. Fieber fehlt in der Mehrzahl der Fälle; auch sind Blutbildleukozytose und BSG-Beschleunigung nicht obligat. Der Liquor zeigt auch nur in etwa ⅔ der Fälle mäßige Pleozytose und Totalproteinvermehrung. So ist die diagnostische Klärung meist erst durch Angiographie, CCT und Hirnszintigraphie möglich. Therapeutisch ist eine Radikaloperation des Hirnabszesses anzustreben. Jedoch muß dieser meist – vor allem bei ungenügender Abkapselung des Abszesses – eine intensive lokale (nach Punktion und Drainage) und allgemeine antibiotische Therapie vorausgehen, um den Komplikationen einer diffusen eitrigen Meningoenzephalitis oder einem Ventrikeleinbruch mit Ventrikelempyem vorzubeugen. Die Prognose der Hirnabszesse ist sehr unterschiedlich, besonders schlecht bei primären Lungenerkrankungen. Insgesamt besteht noch eine Letalität von etwa 30%.

1.4.5. Seröse Meningoenzephalitiden, hervorgerufen durch Pilze, Protozoen und Parasiten

Auch Pilze, Protozoen und Parasiten müssen als – wenn auch seltene – Erreger nicht-eitriger Meningoenzephalitiden in Betracht gezogen werden.

Durch *Pilze* (z. B. Actinomyces, Cryptococcus, Candida, Aspergillus) können meningitische Syndrome mit multiplen Hirnnervenstörungen und einer Liquorpleozytose (bis zu 1000/3) hervorgerufen werden. Diagnostische Klärung erfolgt durch Pilznachweis im Liquor. Neben dem ZNS sind meist auch andere Organe (Lunge, Haut) von der Pilzerkrankung befallen. Eine Behandlung ist mit spezifisch gerichteten Antibiotika und Sulfonamiden anzustreben.

Unter den *Protozoenerkrankungen* des ZNS sind erwähnenswert:

– Toxoplasmose

Neben der konnatalen Toxoplasmose (s. S. 288) kann auch eine erworbene Toxoplasmose außer der meist im Vordergrund stehenden Lymphdrüsentoxoplasmose zu einer Meningoenzephalomyelitis führen. Klinisch sind dabei eine Chorioretinitis, Optikusatrophie und im Röntgenbild als Folgezustände kleine intrakranielle Verkalkungen wegweisend. Der Liquor zeigt meist nur ein leichtes meningitisches Syndrom. Therapeutisch ist eine Kombinationsbehandlung von Sulfonamiden mit Pyrimetamin (Daraprim) durchzuführen.

– Malaria

Vor allem bei Malaria tropica kann es – meist in der 2. und 3. Woche der Erkrankung – zu einer in der Regel schweren Meningoenzephalitis mit epileptischen Krämpfen und komatösen Zuständen kommen. Die Behandlung erfolgt mit Tetrazyklinen und Chinin.

Sehr selten sind in unseren Regionen auch *parasitäre* ZNS-Erkrankungen anzutreffen. Hingewiesen werden soll auf die mögliche Hirnmitbeteiligung bei Trichinose, Bilharziose, Zystizerkose und bei der Echinokokkeninfektion.

1.4.6. Encephalomyelitis disseminata

Die epidemiologische Forschung hat gezeigt, daß die Multiple Sklerose eine Krankheit der gemäßigten Zonen des Erdballs ist und in Mitteleuropa eine Häufigkeit von 50–100 Fällen pro 100000 Einwohner aufweist, somit bei uns zu den häufigsten organischen Nervenerkrankungen zählt. Es erkranken vornehmlich Erwachsene zwischen dem 20. und 45. Lebensjahr und Frauen häufiger als Männer. Außerdem kann eine familiäre Häufung der Multiplen Sklerose als erwiesen angesehen werden.

1.4.6.1. Ätiologie

Die Ätiologie der MS ist bislang noch nicht geklärt. In der Diskussion stehen verschiedene hypothetische Ursachenfaktoren, von denen die wichtigsten kurz genannt seien:

a) Virusinfektion im Kindesalter

Dabei wird entweder an einen pathologischen protrahierten Infektionsablauf eines ubiquitären (Myxo-)Virus oder an eine spezifische Infektion nach Art einer „Slow-Virus-Infektion" gedacht. Obgleich manche serologischen Befunde, z. B. die bei MS-Kranken erhöht anzutreffenden Masernantikörpertiter im Serum und Liquor, den Verdacht auf eine Virusätiologie der Erkrankung bestärken, verliefen die Versuche, ein Virus zu isolieren und den Prozeß durch Überimpfung auf Tiere zu übertragen, negativ, so daß die Virustheorie bisher nicht bewiesen ist.

b) Neuroallergische Hypothese

Sie vermutet als wesentliche pathogenetische Grundlage eine Autoimmunisation, ähnlich wie bei der postvakzinalen und postinfektiösen Enzephalomyelitis. Dabei stützt sie sich vor allem auf tierexperimentelle Untersuchungen, bei denen es unter einer besonderen Immunisationstechnik gelingt, durch Injektion von Hirn-/Rückenmarkgewebe eine disseminierte Enzephalomyelitis mit Markscheidenuntergang zu erzeugen. Als wirksame Antigenkomponente im Hirngewebe wird ein basisches Myelinprotein angesehen, jedoch neuerdings auch wieder bestritten. Vor allem aber hat sich herausgestellt, daß der demyelinisierende Antikörper nicht für die MS spezifisch ist, sondern daß dieser auch bei anderen Erkrankungen, die mit Untergang von Hirn- und Rückenmarksgewebe einhergehen, häufig nachzuweisen ist.

c) Genetische Faktoren

Diese werden als dispositionelles Moment für die Entstehung der MS vermutet, besonders nachdem sich in den letzten Jahren gezeigt hat, daß bestimmte Histokompatibilitätsantigene (HLA-Antigen A3 und B7 sowie insbesondere das Merkmal HLA-DW2) bei MS-Kranken signifikant häufiger auftreten als in Kontrollfällen, also Individuen mit diesem angeborenen immunologischen Kennzeichen ein wesentlich höheres Risiko besitzen, an einer MS zu erkranken.

d) Myelinvulnerabilität

Auch eine besondere *Myelinvulnerabilität,* bedingt durch eine Störung des Myelinstoffwechsels, wird als Voraussetzung für die Entstehung der MS diskutiert. Insbesondere wird hier an Abnormitäten in der Lipidzusammensetzung des Myelins gedacht, die möglicherweise durch eine genetische Enzymopathie verursacht werden. Jedoch hat die biochemische Forschung bisher keinen für den Entmarkungsprozeß der MS spezifischen Vorgang identifizieren können.

1.4.6.2. Pathologisch-anatomische Befunde

In der weißen Substanz des gesamten ZNS, bevorzugt im Hirnstamm, im Kleinhirn, im Rückenmark und im Optikus, seltener in den Stammganglien und in der Hirnrinde treten da und dort multiple Entmarkungsherde von wechselnder Größe auf. Um diese Plaques, die vorwiegend in der Nachbarschaft von Venen liegen, finden sich anfänglich Gefäßreaktionen, von denen noch nicht bekannt ist, ob sie der Demyelinisierung vorausgehen oder sekundär auftreten. Später werden die Entmarkungsherde von Glia ausgefüllt, wodurch eine Verhärtung eintritt, die der Krankheit ihren Namen gegeben hat. Innerhalb dieser sklerosierten Herde bleiben die nackten, entmarkten Nerven meist erhalten. Auch die Nervenzellen selbst werden verschont.

1.4.6.3. Symptomatik

Früher wurden als entscheidende klinische Merkmale der MS die Charcotsche Trias (Intentionstremor, Nystagmus und skandierende Sprache) oder die Trias von Marburg (temporale Abblassung der Papillen, Paraspastik und fehlende BHR) herausgestellt. Eingehende klinische Daten-Pool-Analysen haben jedoch gelehrt, daß allein das disseminierte Symptomenbild und der Verlauf in Schüben und Remissionen als kennzeichnende Kriterien zu werten sind. Zu den am *häufigsten* anzutreffenden *Symptomen* zählen Pyramidenbahnzeichen, zerebelläre Störungen und Beeinträchtigungen der Sensibilität (s. Tab. 9).

Als häufigste *Frühsymptome* der Erkrankung gelten die Neuritis nervi optici und das Doppelbildersehen durch Augenmuskelparesen. Diese Frühsymptome zeichnen sich aber auch durch eine besonders gute Rückbildungsfähigkeit aus. Psychische Störungen, in Form eines hirnorganischen Psychosyndroms mit zunächst häufig im Vordergrund stehender Dysphorie, Euphorie oder depressiver Verstimmung sind sicherlich auch zu Anfang der Krankheit wesentlich häufiger als allgemein angenommen, werden jedoch lange von der Umwelt nicht wahrgenommen oder als Eigenheiten der Persönlichkeit interpretiert.

Der typische *Verlauf* der MS ist schubweise mit Remissionen, wobei nur in einem kleinen Teil der Fälle die Schübe rasch aufeinanderfolgen und die Remissionen geringgradig sind. Selten führen foudroyante Schübe bereits nach wenigen Monaten zum Tode. In der Mehrzahl zieht sich das Leiden über mehrere Jahrzehnte hin. Nach neueren Statistiken beträgt die Letalität 20 Jahre nach Manifestwerden der Erkrankung nur etwa 20%.

Eine geringere Anzahl von MS-Kranken zeigt einen primär chronisch progredienten Verlauf ohne Remissionen. Die Prognose dieser Krankheitsformen ist durchweg schlechter zu beurteilen als die der schubweisen Verläufe.

Große diagnostische Bedeutung ist den pathologischen *Liquorbefunden* bei der MS, insbesondere nach detaillierter Analyse der Liquorproteine und der zellulären Elemente beizumessen, obgleich alle diese Befunde unspezifisch sind. Die für

Tabelle 9 Neurologische Symptomhäufigkeit bei der Encephalomyelitis disseminata (in absteigender Folge)

≈ 85% aller Fälle

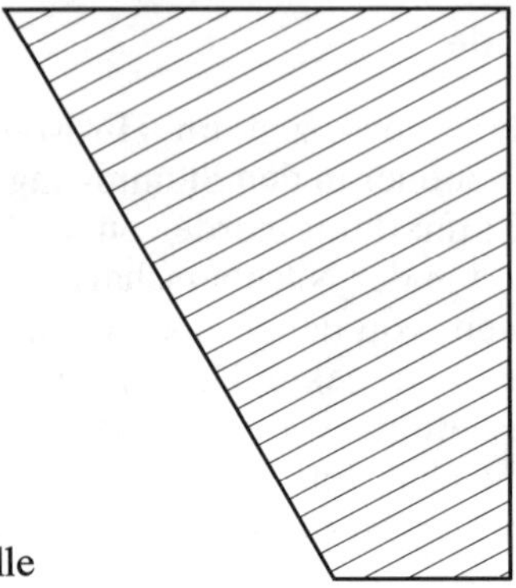

≈ 30% aller Fälle

- Spastische Symptome und Pyramidenbahnzeichen
- zerebelläre Störungen und Intentionstremor
- Sensibilitätsstörungen
- Augenmuskelparesen
- N. opticus-Erkrankungen (einschließlich temporaler Papillenabblassung)
- Nystagmus
- Beeinträchtigungen vegetativer Funktionen (Störungen der Blasen-, Darm- und Sexualfunktionen)
- Fazialisparesen
- Sprachstörungen

die MS charakteristische Liquorbefundkonstellation, die nur äußerst selten (unter 1%) bei anderen neurologischen Erkrankungen, am ehesten noch bei andersartigen neuroallergischen Prozessen anzutreffen ist, zeichnet sich aus durch:

- leichte (20/3–80/3 Zellen), meist passager während eines akuten Schubes auftretende, lymphozytäre Pleozytose;
- normalen oder nur leicht erhöhten Totalproteingehalt;
- deutliche Vermehrung des IgG, der wichtigsten antikörperhaltigen Komponente des Eiweißspektrums, die sich elektrophoretisch oder quantitativ-immunochemisch darstellen läßt und zu einer tiefen Linkszacke in den Kolloidreaktionen führt;
- eine zerebrogene, oligoklonale Produktion dieses IgG, darstellbar in der Agarelektrophorese oder mit besonderen immunochemischen Methoden.

Einen ebenfalls hohen diagnostischen Stellenwert bei der MS hat inzwischen auch die Latenzzeitverlängerung der VEP (S. 70ff.) erlangt, womit sich auch noch nach Jahren eine abgelaufene retrobulbäre Neuritis n. optici nachweisen läßt.

1.4.6.4. Therapie

Eine kausale Therapie der MS ist noch nicht bekannt. Seit etwa 2 Jahrzehnten steht im Vordergrund der Behandlungsbemühungen die immunsuppressive Therapie mit Kortikosteroiden, ACTH und langzeitigen Gaben von Zytostatika wie Azathioprin. Während Kortikosteroide und ACTH Intensität und Dauer der jeweiligen Schubphase zu mildern vermögen, läßt sich vom Azathioprin eine Senkung der Schubrate erhoffen. In jüngster Zeit wird unter der Annahme, daß ein Immundefekt für das Zustandekommen und den persistierenden Charakter der MS verantwortlich sein könnte, auch eine Immunstimulation therapeutisch erwogen, jedoch stehen hierfür geeignete Präparate bislang noch nicht zur Verfügung. Wenige bisher durchgeführte Behandlungsversuche mit dem Pyrogen und Lipopolysaccharid Novo-Pyrexal® haben ebenso wie in Einzelfällen erfolgte Plasmapheresebehandlungen noch keine überzeugenden Ergebnisse gebracht.

Daneben kommt der rein symptomatischen Behandlung mit Krankengymnastik, antispastischen Pharmaka und einer antibiotischen Bekämpfung der rezidivierenden Harnwegsinfekte große Bedeutung zu. In einzelnen Fällen können stereotaktische Verfahren zur Behandlung schwerer Koordinationsstörungen mit grobem Intentionstremor indiziert sein.

1.4.7. Neurolues

Die klassischen Bilder der Neurosyphilis sind heute selten geworden und haben unter dem Einfluß der Antibiotika in den letzten 25 Jahren einen deutlichen Gestaltwandel erfahren. So liegt der diagnostische Schwerpunkt für die Neurolues heute bei der Labormedizin. Sie muß klären, ob eine Treponema-Infektion vorliegt, in welcher Krankheitsphase der Patient sich befindet und ob er behandlungsbedürftig ist.

1.4.7.1. Serodiagnostik

Vorab ist zu betonen, daß die luesserologischen Untersuchungen mit den heute verfügbaren Methoden auch bei der Neurosyphilis sich in der Regel auf die Prüfung von Blutproben beschränken können, da serologische Liquoruntersuchungen keine zusätzlichen Informationen zum Serumbefund bringen. Die Liquordiagnostik vermag mit Untersuchung des Liquorzell- und -eiweißbildes lediglich – wie weiter unten angeführt – zur Differenzierung der verschiedenen neuroluetischen Krankheitsbilder beizutragen.

Die moderne serologische Luesdiagnostik bedient sich im wesentlichen folgender Methoden:

a) *Lipoidreaktionen.* Von den früher vornehmlich gebrauchten Lipoidantigenen findet heute lediglich noch das Cardiolipin Verwendung. Es hat in dem mit Titerangabe quantitativ auswertbaren VDRL-(Veneral-Disease-Research-Laboratory)Test und in der Cardiolipin-KBR einen festen Platz bei der Verlaufsbeobachtung behalten. Die quantitative Auswertung der VDRL-Test-Ergebnisse gestattet Rückschlüsse auf die Menge der produzierten Antikörper und damit auf die Aktivität des Krankheitsprozesses. Zu beachten bleibt allerdings, daß diese Lipoidreaktionen unspezifisch positiv sein können bei Tuberkulose, Malaria, Lepra, Kollagenosen und Tumoren.

b) *Treponemaspezifische Reaktionen,* mit denen im Gegensatz zu der unspezifischen Immunantwort der Lipoidantikörper (sog. Reagine) spezifische Antikörper gegen Treponema pallidum erfaßt werden. In der Laborpraxis bewährt haben sich:
   - TPI-(Nelson-)Test. Dieser Treponema-pallidum-Immobilisationstest ist teuer und störanfällig, wird daher heute nur noch als Bestätigungsreaktion in Zweifelsfällen benötigt.

- FTA-ABS-Test. Mit diesem Fluorescent-Treponema-Antibody-Absorptions-Test wird die Reaktion syphilitischer Antikörper mittels fluoreszenzmarkierten Antihumanglobulins sichtbar gemacht. Er erfordert sorgfältige mikroskopische Beurteilung der Testansätze. Seltene unspezifische Reaktionen sind bei Lupus erythematodes und rheumatoider Arthritis möglich.
- TPHA-Test. Bei diesem Treponema-Hämagglutinationstest werden Erythrozyten mit angelagerten Syphilistreponemen verwandt. Der TPHA-Test ist hinsichtlich Spezifität und Empfindlichkeit dem FTA-ABS-Test gleichwertig, jedoch wesentlich einfacher. Falsch positive TPHA-Test-Befunde sind selten bei Autoimmunkrankheiten und Mononucleosis infectiosa möglich.

Die aufgeführten serologischen Reaktionen werden in folgender Reihenfolge post infectionem positiv: Zuerst, d. h. etwa 3 Wochen nach der Infektion, werden TPHA- und FTA-ABS-Test positiv, nach 5–6 Wochen die Lipoidreaktionen und erst nach 12 Wochen der TPI-Test.

Leitlinien für die serologische Luesdiagnostik:

- Als Suchtest dient der TPHA-Test.
- Bei zweifelhaftem TPHA-Befund sollten FTA-ABS-Test und VDRL-Test angesetzt werden.
- Sind alle 3 Reaktionen positiv, liegt eine behandlungsbedürftige Form der Krankheit vor, sind alle negativ, kann davon ausgegangen werden, daß keine Syphilis (Ausnahme: frühes Primärstadium bis zur 3. Woche!) besteht.
- Sind nur TPHA- und FTA-ABS-Test positiv, liegt eine Lues vor, die in der Regel als ausreichend behandelt beurteilt werden kann.
- Ist nur VDRL-Test positiv, handelt es sich mit hoher Wahrscheinlichkeit um ein nicht-luesspezifisches Ergebnis.
- Bei diskrepantem Ergebnis von TPHA- und FTA-ABS-Test sind Wiederholungsuntersuchungen erforderlich, evtl. Durchführung eines speziellen IgM-FTA-Tests in Speziallaboratorien. In diesen Fällen spricht ein hoher VDRL-Titer eher für als gegen eine Lues.
- Die beste Beurteilung der Behandlungsbedürftigkeit einer Lues ermöglicht die Mitführung des VDRL-Tests. Ist dieser negativ, ist – wie schon erwähnt – die Syphilis in der Regel ausreichend therapiert. Die Therapieerfolgskontrolle kann mit Verlaufsbeobachtungen des VDRL-Titers erfolgen. Die Behandlung ist in der Regel ausreichend, wenn der VDRL-Titer innerhalb eines Jahres um mindestens 3 Stufen zurückgeht bzw. negativ wird und bei der weiteren Beobachtung negativ bleibt.

Obwohl die Klassifikation der klinischen Bilder immer schwieriger geworden ist und neuerdings vorgeschlagen wird, die Krankheitsstadien bei der Lues nach immunologisch-serologischen Kriterien zu ordnen, soll im folgenden an der konventionellen Gliederung der Neurolues festgehalten werden:

1.4.7.2. ZNS-Beteiligung im Sekundärstadium der Lues

Bereits zu Beginn des Sekundärstadiums der Lues, wenn die Treponemen auf dem Blutwege in alle Körperorgane verschleppt werden, kommt es in den allermeisten Fällen auch zu einem Mitbefall des ZNS und seiner Häute. Dieser äußert sich in einer *flüchtigen meningealen Reaktion* mit Kopfschmerzen, Reizbarkeit, Leistungsschwäche sowie mäßiger Zell- und Eiweißvermehrung im Liquor und bereits auch positiven Seroreaktionen. Auch in *peripheren Nerven* (betont in Interkostalnerven und Hirnnerven III, VII und VIII) können in diesem Frühstadium entzündliche Infiltrate auftreten und entsprechende Neuralgien, Parästhesien und Paresen verursachen. Bisweilen werden die peripheren Nerven auch durch eine luische Periostitis komprimiert, wodurch analoge Beschwerden resultieren. In der Mehrzahl der Fälle klingen die spezifischen Hirnhautreaktionen spontan wieder ab und der Liquor normalisiert sich wieder rasch und völlig. Vereinzelt jedoch bleibt die Selbstheilung der pathologischen Liquorbefunde aus, die Liquorveränderungen persistieren oder verstärken sich sogar in den ersten 2 Jahren nach der Infektion ohne Auftreten neurologischer Symptome. Man spricht dann von einer *Lues latens liquorpositiva,* die zwar immer noch die Chance einer Spontanheilung hat, jedoch wegen der Gefahr des Übergangs in eine spätluische Erkrankung spezifisch behandelt werden sollte.

In seltenen Fällen kann es im Sekundärstadium auch zum Vollbild einer floriden *frühluischen Meningitis* kommen, die als basalbetonte Meningitis Fieber, Bewußtseinsstörungen, Hirnnervenstörungen und Hirndruckzeichen ausbildet und u. U. einen foudroyanten, selbst tödlichen Verlauf wie eine bakterielle Meningitis nehmen kann. Auch radikuläre Symptome können dabei auftreten, weil der Prozeß häufig auf die Rückenmarkshäute übergreift. Als Residualerscheinungen der durch Behandlung ausgeheilten luischen Frühmeningitis finden sich nicht selten gestörte Lichtreaktionen der Pupillen und eine Areflexie an den Beinen, Symptome, die später allein nicht als Zeichen einer aktiven Neurolues gewertet werden dürfen.

1.4.7.3. ZNS-Beteiligung im Tertiär- und Quartärstadium der Lues

Als eigentliche Neurolues, mit der etwa 10% der Infizierten zu rechnen haben, werden alle Spätformen der Lues mit Beteiligung des ZNS bezeichnet. Diese nach einem kürzeren oder längeren Intervall sich entwickelnde Neurolues zeigt drei verschiedene Erscheinungsbilder:

a) Lues cerebrospinalis

Bei der Lues cerebrospinalis, die schon in den ersten 5 Jahren nach der Infektion aufzutreten pflegt, erkranken die mesenchymalen Strukturen des ZNS. Nach pathologisch-anatomischen Gesichtspunkten läßt sich die Lues cerebrospinalis in eine vaskuläre, eine meningitische und eine gummöse Form unterteilen.

Vaskuläre Form

Die *vaskuläre Form* bevorzugt als Endarteriitis syphilitica (Heubnersche Endarteriitis) die kleinen Gefäße des Hirnstamms. Die Gefäßwandentzündungen mit

Intimaproliferation führen zu fortschreitenden Gefäßstenosen und Obliterationen. Die Folge sind kleinere oder größere Erweichungen, die klinisch apoplektiform mit Monoparesen, Hemiparesen, Aphasien, extrapyramidalen und pseudobulbären Symptomen in Erscheinung treten. Auch epileptische Anfälle und ein frühzeitiges hirnorganisches Psychosyndrom können auftreten. Bei Befall der Rückenmarksgefäße kommt es zu wechselnden flüchtigen Strangsymptomen oder partiellen Querschnittssyndromen. Neben den von der Lokalisation des Gefäßprozesses abhängigen neurologischen Herdsymptomen zeigen sich bei einem Drittel der Fälle infolge einer begleitenden basalen Meningitis auch Hirnnervensymptome, vor allem Pupillenstörungen, aber auch Optikusneuritis, Optikusatrophie und Augenmuskellähmungen. Unbehandelt ist die Prognose der vaskulären Lues cerebrospinalis schlecht, da sie zu rezidivierenden Insulten und einer fortschreitenden Demenz führt.

Luische Spätmeningitis

Auch die *luische Spätmeningitis* des Tertiärstadiums ist eine basale Meningitis und eine Entzündung der Rückenmarkshäute. Im klinischen Bild mit einem häufig fluktuierenden Symptomenverlauf prävalieren dumpfe, vor allem nächtliche Kopfschmerzen, Hirnnervenlähmungen (Neuritis nervi optici, Gesichtsfelddefekte durch Arachnitis optico-chiasmatica, Augenmuskellähmungen, Fazialisparesen, Vestibularisstörungen und Taubheit) und polyneuroradikulitische Symptome.

Gummöse Form

Die sehr seltene *gummöse Form* ist durch multiple oder einzelne spezifische Granulationsknoten bis zu Faustgröße von gummiartiger Konsistenz („Gummata“) gekennzeichnet und verursacht entsprechend ihrer Lokalisation im Hirn oder Rückenmark eine Tumorsymptomatik, evtl. mit Hirndrucksteigerung und Stauungspapille.

Da somit die Lues cerebrospinalis eine Vielzahl neurologischer und psychischer Syndrome auszubilden vermag, stellt sie sich als differentialdiagnostische Frage bei vielen neurologisch-psychiatrischen Krankheitsbildern. Eine wesentliche diagnostische Hilfe erbringt stets die Liquoruntersuchung, denn hier finden sich fast regelmäßig eine lymphozytäre Pleozytose (etwa 50/3 bis 500/3 Zellen je nach Intensität der meningealen Beteiligung) und eine mäßiggradige Eiweißvermehrung mit Albuminabfall und Gammaglobulinanstieg.

b) Tabes dorsalis

Die Tabes dorsalis und auch die progressive Paralyse sind Manifestationsformen der Lues im Quartärstadium, sog. metaluische Erkrankungen. Der Krankheitsbeginn liegt 8–20 Jahre nach der Primärinfektion. Bei der Tabes dorsalis liegt pathologisch-anatomisch eine fortschreitend-entzündliche Degeneration der Hinterwurzeln und der Hinterstränge im Rückenmark mit Piabeteiligung vor. Das morphologische Bild entsteht infolge einer dorsalen Meningoradikulitis und aszendierender Wallerscher Degeneration der Hinterstränge. Daraus lassen sich unschwer die klinischen Kardinalsymptome der Tabes herleiten:

- Hypo- bzw. Atonie der Muskulatur, vor allem der Beinmuskulatur. Daraus folgt Überstreckbarkeit der Gelenke mit charakteristischer Ausbildung eines Genu recurvatum.
- Hypo- bzw. Areflexie mit frühzeitigem Erlöschen des PSR (Westphalsches Phänomen);
- Störung des Vibrations-, Lage- und Bewegungsempfindens, welche in Kombination mit der Muskelatonie zur typischen „Hinterstrangataxie" führt;
- Störung der Oberflächensensibilität durch den Hinterwurzelbefall, vielfach als radikuläre Kältehyperpathie, betont am Rücken, als Hoden- und Mamillenanästhesie, als verzögerte Schmerzleitung oder als plötzlich einschießende lanzinierende Schmerzen in wechselnden umschriebenen Regionen. Manchmal treten attackenförmig heftige Schmerzanfälle an den verschiedensten inneren Organen, sogenannte tabische Krisen, auf.
- Trophische Störungen ebenfalls als Folge der Hinterwurzelveränderungen zeigen sich besonders an der Haut (z. B. als Mal perforant) und an den Gelenken (tabische Arthropathie) mit schweren schmerzlosen Deformitäten oder Spontanfrakturen.
- Blasenstörungen.

Neben diesen Hinterwurzel- und Hinterstrangsymptomen finden sich bei der Tabes häufig noch:

- Hirnnervenstörungen, unter denen die reflektorische Pupillenstarre (Argyll Robertson-Phänomen) fast pathognomonisch für alle neuroluetischen Erkrankungen ist. Gelegentlich kommt es auch zu einer Optikusatrophie, die zu einem fortschreitenden Visusverlust in wenigen Jahren führt.
- Typische Liquorveränderungen mit mäßiger lymphozytärer Pleozytose (ungefähr 50/3 Zellen) und mäßiger Eiweiß- und Gammaglobulinvermehrung.

Gelegentlich tritt die Tabes auch in Kombination mit der progressiven Paralyse als Taboparalyse auf. Auch kann zusätzlich eine vaskuläre Lues cerebrospinalis bestehen, die dann Pyramidenbahnsymptome verursacht, welche zur reinen Tabes dorsalis niemals gehören.

Der Verlauf auch der unbehandelten Tabes kann spontanen Stillstand des Prozesses zeigen, in der Regel ist er aber langsam über Jahre progredient und führt zum Tode durch Marasmus, aufsteigende Harnwegsinfekte oder trophische Geschwüre.

c) Progressive Paralyse

Die progressive Paralyse ist eine durch die Spirochaeta pallida hervorgerufene subakute bis chronische Meningoenzephalitis, die bevorzugt die Stirnhirnrinde, aber auch andere Hirnregionen erfaßt. Sie tritt kaum vor dem 8. Jahr nach der Infektion auf und offenbar nur dann, wenn im Frühstadium keine ausreichende Penicillinbehandlung durchgeführt worden ist, also Spirochäten das Sekundärstadium im ZNS überdauert haben. Das klinische Achsensymptom ist eine chronisch progrediente symptomatische Psychose mit dementivem Verfall. Psychopathologisch treten unterschiedliche Erscheinungsbilder hervor:

- Bei der *stumpf dementen* Form, die heute am häufigsten ist, stehen Antriebsverlust und Verflachung der Affektivität im Vordergrund.
- Bei der *expansiv agitierten* Form, die es heute kaum noch gibt, prägt eine Megalomanie (unsinnige Größenwahnidee) das Bild.
- Bei der *depressiven* Form zeigen sich schwere organisch gefärbte depressive Verstimmungen.
- Bei der *paranoid-halluzinatorischen* Form treten „schizophrenieähnliche" Symptome in Erscheinung.

Neben den psychopathologischen Veränderungen zeigen sich bei der progressiven Paralyse folgende weitere Symptome:

- dysarthrische Sprachstörungen;
- Pupillenstörungen (Anisokorie, entrundete Pupillen und gestörte Pupillenreaktionen);
- abgeschwächte Fremdreflexe bei sehr lebhaften Eigenreflexen;
- schlaffe Gesichtszüge mit perioraler Unruhe („mimisches Beben");
- sogenannte paralytische Anfälle, bei denen passager für Stunden oder Tage andauernd, zerebrale Herderscheinungen (wahrscheinlich infolge lokaler Gefäßprozesse) auftreten;
- sogenanntes paralytisches Liquorsyndrom mit nur mäßiger lymphozytärer Pleozytose (selten über 200/3 Zellen), deutlicher Eiweißvermehrung und extremer Gammaglobulinvermehrung, die eine Umkehr des Albumin-Gammaglobulin-Verhältnisses ergibt und zu einem tiefen Linksausfall der Mastixreaktion führt.

Unbehandelt nimmt die progressive Paralyse einen rasch fortschreitenden Verlauf mit letalem Ende. Unzulänglich oder nicht rechtzeitig behandelte Fälle zeigen Defektzustände in Form einer schweren dementiven organischen Wesensänderung. Differentialdiagnostisch muß bei der progressiven Paralyse vor allem an Stirnhirntumoren und an einen Morbus Pick gedacht werden.

1.4.7.4. Therapie

Die Therapie aller neuroluetischen Erkrankungen besteht in einer ausreichend intensiven Penicillin-Therapie. Diese Behandlung ist bereits dann erforderlich, wenn ein „aktiver" Liquor (d. h. Pleozytose und Gesamteiweißvermehrung) und positive Ergebnisse der serologischen Luesdiagnostik vorliegen, jedoch neurologische oder psychopathologische Befunde noch fehlen. Die Behandlungsempfehlungen bezüglich Dosis und Zeitdauer sind immer noch uneinheitlich. Doch sollte in Anlehnung an die Richtlinien der WHO bei allen Neuroluesfällen mittels intramuskulärer Injektion von 1 Mega Penicillin/die über drei Wochen ein Penicillinserumspiegel von 0,03 IE/ml aufgebaut werden. Bei Penicillinunverträglichkeit ist Erythromycin oder Tetrazyklin (200 mg/die oral oder parental über 2 Wochen) anzuwenden. Eine Kombination mit Kortikoiden und fiebererzeugenden Mitteln zur Wirkungssteigerung wird heute nicht mehr empfohlen.

1.5. Traumatische Hirnschädigungen

Bei Gewalteinwirkungen auf den Kopf wird das Hirn vom knöchernen Schädel geschützt. Auch wenn es zu Schädelfrakturen kommt, müssen Hirn, Hirnhäute und Hirnnerven nicht obligat Schaden nehmen. Hirnverletzungen sind entweder gedeckt, d. h. sie liegen unter einer intakten harten Hirnhaut oder aber offen, wenn infolge einer Duraverletzung Verbindung zwischen Hirnwunde und Außenwelt besteht.

Aus klinischen Gründen sollte an der, trotz gewisser Unzulänglichkeiten, bewährten Einteilung der Hirnverletzungen in 3 Formen festgehalten werden (s. Abb. 57):

- Commotio cerebri (= Hirnerschütterung)
- Contusio cerebri (= Hirnwunde bzw. Hirnquetschung)
- Compressio cerebri (= traumatogener Hirndruck)

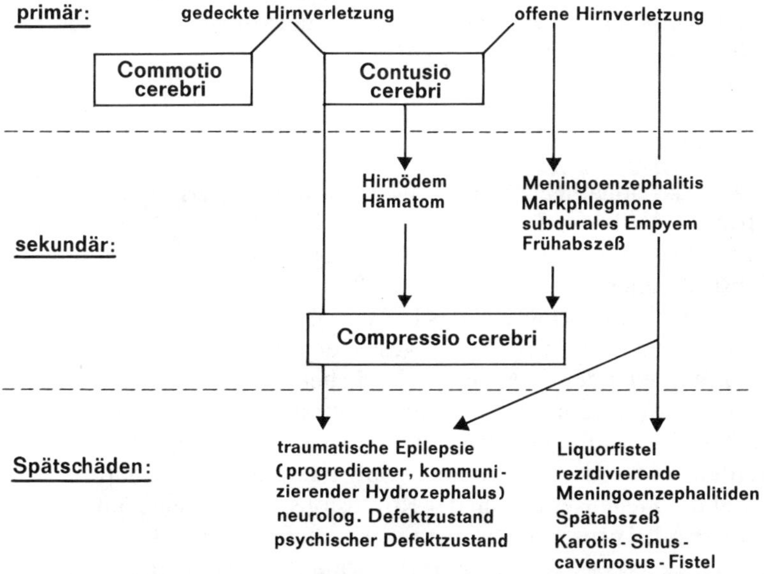

Abb. 57 Einteilung der traumatischen Hirnschädigungen

1.5.1. Commotio cerebri

Pathophysiologisch liegen der Hirnerschütterung reversible, wahrscheinlich kolloidchemische Veränderungen im Hirnparenchym, d. h. ein flüchtiger Übergang vom Sol- in den Gelzustand der Eiweißkörper (sog. Thixotropie) zugrunde. Das klinische Kardinalsymptom der Hirnerschütterung ist die sofort einsetzende kurzfristige, nur wenige Minuten bis etwa ¾ Std. andauernde Bewußtseinsstörung, allermeist Bewußtlosigkeit. Für den Zeitraum dieser Bewußtseinsstörung besteht hernach eine amnestische Lücke, eine Erinnerungsstörung (sog. kongrade bzw. anterograde Amnesie). Eine echte retrograde Amnesie, bei welcher der Patient unfähig ist, auch die letzten Erlebnisse vor dem Unfall in seine Erinnerung zu rufen, gehört in der Regel nicht zu einer einfachen Hirnerschütterung, sondern muß stets verdächtig sein auf eine stärkere Hirnsubstanzschädigung. Häufige, jedoch nur fakultative Erscheinungen im Kommotionssyndrom sind vegetative Reizsymptome wie Übelkeit, Erbrechen und Schwindel. Das EEG zeigt nur im Initialstadium während der Vigilanzbeeinträchtigung eine flüchtige Allgemeinveränderung.

Die häufig Wochen und Monate nach einer Commotio cerebri geklagten postkommotionellen Beschwerden in Form von Kopfschmerzen, Schwindel, Kreislauflabilität und auch Reizbarkeit, Vergeßlichkeit und Konzentrationsschwäche beruhen auf zentral-vegetativen Regulationsstörungen. Die Intensität und Dauer dieser Beschwerden werden leider nicht selten durch hypochondrische Ängste und hintergründige Entschädigungsansprüche geprägt oder auch durch Analgetikaabusus gefördert. Zur Behandlung der Hirnerschütterung ist Bettruhe nur für wenige Tage bis zur Stabilisierung der orthostatischen Kreislaufregulation erforderlich. Durch anschließendes Kreislauftraining läßt sich in vielen Fällen schon nach wenigen Wochen wieder völlige Beschwerdefreiheit und Arbeitsfähigkeit erreichen.

1.5.2. Contusio cerebri

Hirnsubstanzschädigungen können als gedeckte oder als offene Hirnverletzungen auftreten. Pathomechanisch lassen sich bei stumpfen Gewalteinwirkungen auf den frei beweglichen Schädel Beschleunigungs- oder Verzögerungstraumen, Rotationstraumen und umschriebene Stoßeffekte am Hirn unterscheiden. Wichtig ist dabei die Erkenntnis, daß das Hirn infolge seiner Massenträgheit nicht nur unter der Auftreffstelle der Gewalt geschädigt werden kann, sondern auch auf der gegenüberliegenden Seite einer erheblichen Sogwirkung ausgesetzt wird. Die auf der Gegenstoßstelle lokalisierten zerebralen Substanzschäden werden als Contre-coup-Verletzungen bezeichnet. Außer mit oberflächlichen Rindenprellungsherden am Ort der Gewalteinwirkung oder durch den Contre-coup-Mechanismus auf der Gegenseite kann der Kontusionsschaden auch mit Marklagerblutungen oder mit Hirnstammläsionen in Erscheinung treten.

Die Initialphase der Contusio cerebri wird klinisch gewöhnlich, doch keineswegs obligat durch eine längere bis zu Wochen dauernde Bewußtseinsstörung bestimmt. Die Aufhellung der Bewußtseinslage erfolgt langsamer als bei der Hirnerschütterung, nicht selten über mehr oder weniger ausgeprägte Durchgangssyndrome, bei welchen Störungen der verschiedenen psychischen Elementarfunktionen, also z. B. des Antriebs, der mnestischen Leistungen, der Affekte, der Wahrnehmung und des Denkens, im Vordergrund stehen. Diese Rückbildungsphase kann sich über viele Monate bis zu 2 Jahren hinziehen. Gelegentlich schließt sich an die initiale Bewußtlosigkeit auch für Tage oder Wochen eine Kontusionspsychose mit stärkerer Verwirrtheit, psychomotorischer Unruhe, Halluzinationen und Konfabulationen an. Die später resultierende amnestische Lücke (antero- und retrograd) ist entsprechend ausgedehnt. Neurologische Ausfälle, d. h. Herdsymptome von seiten des Großhirns, des Hirnstamms oder des Kleinhirns können je nach dem Ort der Hirngewebsläsion schon initial und unter Umständen nur flüchtig zur Beobachtung kommen. Der Liquor ist häufig blutig, im EEG können schon frühzeitig neben einer Allgemeinveränderung Herdzeichen registriert werden. Zu warnen ist vor einer nicht seltenen Fehlinterpretation von isolierten Hirnnervenstörungen als Kontusionsschäden, denn Hirnnervenverletzungen können durchaus auch ohne Contusio cerebri nach Schädeltraumen – häufig in Kombination mit Schädelbasisbrüchen – auftreten.

Therapeutisch bedürfen alle schweren Hirnverletzungen in der Akutphase einer sorgfältigen Intensivpflege. Vor allem ist auf eine Freihaltung der Atemwege (Gefahr der Aspirationspneumonie!) zu achten, eine rasche Stabilisierung der vegetativen Regulationen und der Kreislaufverhältnisse anzustreben und insbesondere mit einer Ödemprophylaxe die Gefahr einer Hirndrucksteigerung abzuwenden.

Der Kalorienbedarf eines Patienten nach einem schweren Hirntrauma beträgt in der Initialphase 4000–5000 Kalorien täglich und muß zunächst intravenös, später durch Sondenernährung sichergestellt werden.

Nach jedem schweren Schädel-Hirn-Trauma (SHT) bedarf der Verletzte auf der Intensivstation einer laufenden sorgfältigen neurologischen Überwachung. Insbesondere aus der Verlaufsbeobachtung der Bewußtseinslage können wichtige Hinweise für die Prognose und das weitere therapeutische Handeln entnommen werden. Mit Hilfe der „Glasgow coma scale“ besteht die Möglichkeit, Zustände von Bewußtseinstrübung rasch zu quantifizieren und deren Verläufe übersichtlich und vergleichbar darzustellen (s. Tab. 10).

Tabelle 10 Glasgow coma scale (nach *G. Teasdale* u. *B. Jennett* [1974])

	Punkte
1. *Augen öffnen*	
– spontan	4
– nach Ansprechen	3
– nach Schmerzreiz	2
– fehlend	1
2. *Beste motorische Reaktion*	
– folgt Aufforderungen	6
– gezielte Reaktion auf Schmerzreiz	5
– normale Beugemechanismen	4
– atypische Beugereaktionen	3
– Streckmechanismen	2
– fehlend	1
3. *Beste verbale Reaktion*	
– orientiert	5
– konfuse Antwort	4
– inadäquate Worte	3
– unverständliche Laute	2
– fehlend	1

Dabei werden drei verschiedene Reaktionen des Patienten (Augenöffnen, verbale und motorische Reaktionen) überprüft und mit den angegebenen Punktzahlen bewertet. Die Summe der drei erhaltenen Punktzahlen ergibt dann einen Zahlenwert (von 3–15) für den Helligkeitsgrad der Bewußtseinslage.

1.5.3. Compressio cerebri

Die am meisten gefürchtete Komplikation nach Hirnverletzungen in der frühen Sekundärphase ist die Hirnkompression. Erste Anzeichen einer intrakraniellen Drucksteigerung nach einem Schädel-Hirn-Trauma können zunehmende Kopfschmerzen und Erbrechen sein. Weiterhin dringend verdächtig zu werten sind (erneute) Eintrübung des Bewußtseins, sekundäre Pupillenstörungen (einseitige Mydriasis!) und langsam zunehmende Hemiparese. Die lebensbedrohende Folge der intrakraniellen Druckerhöhung besteht in der Entwicklung eines akuten Mittelhirn- bzw. Bulbärhirnsyndroms (s. S. 90ff.). Alarmierende Hinweise auf eine Mittelhirneinklemmung sind in Schweißausbrüchen bei hochrotem Gesicht, Anstieg der Puls- und Atemfrequenz und in einem progredienten Blutdruckanstieg zu sehen. In allen diesen Fällen, aber auch schon bei einer über 24 Stunden posttraumatisch anhaltenden Bewußtlosigkeit muß eine operationsbedürftige intrakranielle Blutung durch CCT und/oder Angiographie ausgeschlossen werden. Die Compressio cerebri kann sich auf verschiedenen pathogenetischen Wegen entwickeln. Für die klinische Differentialdiagnose sei hier als Faustregel angemerkt: Hirndrucksteigerung in den ersten 48 Stunden nach dem Trauma wird durch Hämatome bedingt, in der Zeit zwischen dem 3. und 7. Tag durch Hirnödem und nach der ersten Woche durch infektiöse Komplikationen.

1.5.3.1. Hirnödem

Die intrazerebrale, diffus oder auch umschrieben lokalisierte Entwicklung eines Ödems kann u. U. auch sehr rasch zu einer intrakraniellen Drucksteigerung mit den damit verbundenen Einklemmungsgefahren (s. o.) führen. Besonders schnelle Ödementwicklungen werden nach Kopfverletzungen bei Kindern gesehen. Pathophysiologisch führt das traumatische Ödem, das sich vor allem im Marklager bildet, zu einer Komprimierung des Hirngewebes und damit zu einer Hypoxie infolge Mangeldurchblutung. Diese wiederum fördert die Ödemproduktion, so daß sich ein Circulus vitiosus entwickelt. Daraus resultiert schließlich ein mehr oder weniger ausgedehnter Marklagerschwund, sog. Ödemnekrose, der bereits nach ca. 6 Wochen als ein Defektzustand mit einem Hydrocephalus internus sich im Echoenzephalogramm oder im CCT nachweisen läßt. Rasch progrediente traumatische Hirnödeme bieten klinisch das oben ausführlich beschriebene Syndrom der intrakraniellen Drucksteigerung. Alle intensivtherapeutischen Maßnahmen zur Prophylaxe und Behandlung des posttraumatischen Hirnödems dienen letzten Endes dazu, eine adäquate Sauerstoffversorgung des Hirngewebes zu sichern. Folgende Therapieformen vermögen das vasogene Ödem mit Blut-Hirn-Schranken-Störungen zu reduzieren:

- *Beatmung mit Hyperventilation.* Nach Freilegung und Freihaltung der Atemwege ist durch kontrollierte Hyperventilation eine Senkung des pCO_2 auf 25–30 mmHg anzustreben, um – via Hypokapnie, respiratorische Alkalose und Engstellung der Gefäße – rasch das zerebrale Blutvolumen zu drosseln. Für eine längerzeitige Beatmung empfiehlt sich eine nasotracheale Intubation.
- *Osmotherapie.* Die Gabe von hyperosmolaren Lösungen (Mannit 20%ig und Sorbit 40%ig) bewirkt eine Hirndrucksenkung durch Hirnvolumenschrumpfung (s. auch S. 212). Diese Volumenverminderung durch Wasserentzug kommt allerdings nur in gesund gebliebenen Hirnbereichen zustande. Beim generalisierten Hirnödem, insbesondere beim vasogenen Hirnödem mit seiner besonders ausgeprägten Blut-Hirn-Schranken-Störung kann daher die Osmotherapie keinen Erfolg bringen, weil sie zu einem Reboundeffekt mit vermehrter Wassereinlagerung im Ödembereich führt. Eine Osmotherapie ist somit meist nur in der Initialphase nach dem Trauma indiziert.
- *Saluretika.* Diese bewirken durch eine starke Diurese eine kurzfristige Senkung des intrakraniellen Druckes.
- *Steroidtherapie.* Kortikosteroide wie z. B. Dexamethason können leichte und begrenzte Ödeme stabilisieren und Zellmembranen abdichten. Allerdings ist deren Wirkung beim perifokalen Ödem in der Nähe eines Hirntumors wesentlich ausgeprägter als beim Hirntrauma. So kann vom Dexamethason nur in den ersten Stunden nach dem Trauma ein wesentlicher protektiver Effekt erwartet werden.
- *Barbiturate.* In schwersten Fällen kann hiermit (z. B. Thiopental, Pentobarbital) der Hirnstoffwechsel durch Senkung des O_2-Verbrauchs gedrosselt werden. Verminderung der oxydativen Prozesse bringt – solange die Autoregulation noch funktioniert – eine Vasokonstruktion der arteriellen zerebralen Gefäße und somit ebenfalls eine Reduktion des zerebralen Blutvolumens.
- *Plasmaexpander.* Zur Verbesserung der rheologischen Bedingungen und zur längeren Aufrechterhaltung des günstigen hohen Herzminutenvolumens kann anschließend an die Osmotherapie 20%iges Humanalbumin oder bei Volumenmangel eine Plasmaproteinlösung gegeben werden.

1.5.3.2. Hämatome

Die traumatischen Hämatome, die zu einer Compressio cerebri führen, können sich intrazerebral, epidural oder subdural entwickeln. Nicht selten kommt es zur Hämatombildung an mehreren Stellen, z. B. gleichzeitigen intra- und extrazerebralen Hämatomen.

a) Traumatisches intrazerebrales Hämatom

Es findet sich vorwiegend im Schläfen- oder Stirnhirnbereich und zeigt neben der progredienten intrakraniellen Drucksteigerung frühzeitig – entsprechend seiner Lokalisation – neurologische Herdsymptome. Wenn die Blutung nicht spontan zum Stillstand kommt, droht Gefahr eines fast immer tödlichen Ventrikeleinbruchs. Daher muß dann unverzüglich operative Behandlung angestrebt werden.

Die im Einzelfall oft schwierige Differentialdiagnose gegenüber dem Hirnödem erfordert Klärung mit CCT und/oder Angiographie.

b) Epidurales Hämatom

Dieses ist Folge einer arteriellen Blutung, allermeist bedingt durch Zerreißung der A. meningica media. Oft, jedoch keineswegs immer, tritt die Gefäßverletzung bei einer Frakturierung der Temporalschuppe auf. Ein epidurales Hämatom kann sich auch bei relativ leichten Hirntraumen, die initial nur ein Kommotionssyndrom gebracht haben, entwickeln. Dann wird in typischer Weise ein symptomarmes „freies Intervall" beobachtet, das für wenige Stunden zwischen der flüchtigen initialen Bewußtlosigkeit und einer dann erneut eintretenden progredienten Bewußtseinstrübung und Zustandsverschlechterung liegt. Doch fehlt das freie Intervall, wenn die initiale Bewußtlosigkeit, durch eine Hirnkontusion bedingt, länger anhält. Dann dauert die schwere Bewußtseinsstörung kontinuierlich an. Das epidurale Hämatom führt rasch zur Kompression einer Hirnhälfte mit kontralateraler Hemiparese und herdseitiger (aber auch gelegentlich kontralateraler) Mydriasis durch Okulomotoriuslähmung. Auch eine Abduzenslähmung kann beobachtet werden, wenn das Hämatom basal liegt.

Wesentliche diagnostische Hilfe kann das Echoenzephalogramm mit Verschiebung des Mittelechos und einem evtl. nachweisbaren Hämatomecho bringen. Der zweifelsfreie Nachweis gelingt mit der Karotisangiographie, wo sich ein gefäßfreier Raum zwischen Kalotte und Hirnoberfläche sowie eine Verlagerung der A. cerebri anterior zur Gegenseite findet, oder mit der CCT-Untersuchung.

Die Therapie des epiduralen Hämatoms, das stets eine akut lebensbedrohliche Komplikation von frischen Schädel-Hirn-Traumen darstellt, kann nur in einer möglichst raschen operativen Hämatomausräumung gesehen werden.

c) Subdurales Hämatom

Es liegt zwischen Dura und weichen Hirnhäuten und ist Folge einer Sickerblutung aus verletzten venösen Gefäßen, selten aus dem Riß einer kleinen Rindenarterie. Demzufolge entwickeln sich subdurale Hämatome wesentlich langsamer als epidurale Hämatome und bringen oft erste Symptome erst Tage oder gar Wochen und Monate (Unterscheidung von akuten, subakuten und chronischen subduralen Hämatomen) nach dem Trauma. Das klinische Erscheinungsbild ist aber dann ähnlich, nur weniger dramatisch und wird geprägt durch ein langsam fortschreitendes organisches Psychosyndrom und Halbseitensymptome. Auch Jackson-Anfälle können zur Beobachtung kommen. Die diagnostisch entscheidenden Befunde bringen wiederum Echoenzephalographie und Karotisangiographie bzw. CCT. Diagnostische Schwierigkeiten können bei doppelseitigen subduralen Hämatomen auftreten, weil dann weder das Mittelecho noch die A. cerebri anterior im Angiogramm verlagert sein müssen. Der Liquor ist infolge mitverletzter Arachnoidea häufig, bei chronisch subduralen Hämatomen aber seltener, blutig bzw. xanthochrom.

Mit der Komplikation eines subduralen Hämatoms muß vor allem bei älteren Patienten, selbst nach Bagatelltraumen gerechnet werden. Gelegentlich findet sich bei chronischen subduralen Hämatomen in der Anamnese überhaupt kein Hinweis auf ein vorausgegangenes Trauma. Dann bleibt differentialdiagnostisch an eine Pachymeningiosis haemorrhagica interna zu denken, die vorwiegend bei chronischem Alkoholabusus auftritt und Folge einer Duraerkrankung – wahrscheinlich durch Vitamin B_1-Mangel – ist.

Von Neurochirurgen und Neuropathologen wird allerdings heute eine Unterscheidung zwischen chronischem subduralem Hämatom und Pachymeningiosis haemorrhagica interna als obsolet angesehen. So sollen bei chronisch subduralen Hämatomen, von denen bevorzugt Säuglinge und Kleinkinder sowie Erwachsene im 6. und 7. Lebensjahrzehnt betroffen werden, neben traumatischen Blutungsquellen (Brückenvenenabrissen und Verletzungen kortikaler Schlagadern) fast regelhaft begünstigende Faktoren in Form von Ernährungsstörungen und chronischen Intoxikationen beim Kinde und von Gefäßprozessen, hirnatrophischen Prozessen und Intoxikationen beim Erwachsenen aufzufinden sein.

Die Behandlung der subduralen Hämatome ist wiederum Aufgabe des Neurochirurgen und besteht in einer operativen Druckentlastung bzw. Hämatomausräumung.

1.5.3.3. Entzündliche Komplikationen

Da offene Hirnwunden immer infiziert sind, sind hier die entzündlichen Komplikationsmöglichkeiten in der Frühphase besonders groß. Unterschieden werden können dabei diffuse Meningoenzephalitiden, Markphlegmonen, subdurale und auch epidurale Empyeme sowie Frühabszesse. Sie bedürfen alle einer neurochirurgischen Versorgung. Durch die ödematöse Schwellung der Hirnwunde kann es bei Nichtbehandlung und offenem Knochendefekt zu einem Prolaps von Hirngewebe kommen.

1.5.4. Spätschäden nach traumatischen Hirnverletzungen

1.5.4.1. Defektzustände

Der irreversible *Defektzustand* nach traumatischen Hirnverletzungen wird geprägt durch verschiedenartige neurologische und psychische Ausfallserscheinungen bzw. Störungen, welche im wesentlichen von Umfang und Ort der Läsion bestimmt sind. Die Beurteilung der posttraumatischen Enzephalopathie im Sinne eines Dauerschadens ist meist erst 2 Jahre nach dem Trauma möglich. Im Vordergrund des psychischen Defektbildes stehen Störungen der mnestischen Funktionen, des Antriebs und der affektiven Belastbarkeit. Doch auch erhebliche Persönlichkeitsveränderungen können resultieren. Unter den neurologischen Herdsymptomen finden sich vor allem zentrale Paresen und Sensibilitätsstörungen, Gesichtsfeldausfälle, Sprachstörungen, Läsionen des vestibulären Apparates und Hirnnervenausfälle. Dienenzephal-hypophysäre Herdstörungen – vor allem ein posttraumatisches Diabetes insipidus-Syndrom, das meist schon unmittelbar nach dem Trauma erste Symptome erkennen läßt – haben gute

Rückbildungstendenz und finden sich daher seltener unter den Defektzuständen. Im CCT lassen sich gelegentlich lokale Hirnatrophien nachweisen.

1.5.4.2. Spätkomplikationen

Doch auch mit *Spätkomplikationen* muß u. U. noch viele Jahre nach einer Hirnverletzung gerechnet werden. Unter diesen verdienen folgende eine besondere Erwähnung:

a) Traumatische Spätepilepsie

Sie tritt als Folge einer Narbenbildung an Hirn und Hirnhäuten nach offenen Hirnverletzungen (etwa bei einem Drittel der Fälle) wesentlich häufiger auf als nach geschlossenen Hirnschädigungen. Doch muß differentialdiagnostisch stets an die Möglichkeit nicht-traumatischer Anfallsursachen gedacht werden. Im klinischen Bild der posttraumatischen Epilepsie herrschen Herdanfälle vom Jackson-Typ und psychomotorische Anfälle vor. Die Therapie besteht in der Einstellung auf eine antiepileptische Medikation. Nur bei medikamentös unzureichender Anfallreduzierung kann sich in seltenen Fällen die Frage der operativen Behandlung (Exzision der Hirn-Dura-Narbe) stellen. Gelegentlich kann, insbesondere wenn das EEG eine Anfallsgefährdung wahrscheinlich macht, schon eine prophylaktische Behandlung mit Antikonvulsiva nach Hirnverletzungen angezeigt sein.

b) Entzündliche Spätkomplikationen

Diese können sich nach Duraverletzungen über eine persistierende Liquorfistel als Eingangspforte (Durchwanderungsmeningitiden) einstellen, sind also Folge von offenen Schädel-Hirn-Verletzungen. Liquorfisteln, die meist nach Frakturen der vorderen Schädelgrube oder des Felsenbeins auftreten, führen in der Regel zu einer nasalen Liquorrhoe bzw. zu Liquorabfluß aus dem äußeren Gehörgang, können sich aber auch röntgenologisch durch einen spontanen Pneumozephalus zu erkennen geben. In weit über der Hälfte der Fälle wird aber diese Liquorrhoe nicht rechtzeitig erkannt, so daß der Verdacht auf eine Liquorfistel erst bei Auftreten rezidivierender Spätmeningitiden oder eines Spätabszesses aufkommt. Der diagnostische Nachweis einer Liquorfistel erfolgt durch Auffangen und Untersuchen (Bestimmung des Zuckergehaltes!) der aus Nase oder Ohr abtröpfelnden Flüssigkeit oder gelingt am sichersten mit der Isotopenzisternographie. Eine länger bestehende posttraumatische Liquorrhoe sollte stets, insbesondere wenn bereits eine Meningitis abgelaufen ist, einer neurochirurgischen Behandlung zugeführt werden. Da in vielen Fällen posttraumatische Liquorfisteln sich spontan schließen, kann bei frischen Liquorrhoen zunächst unter antibiotischem Schutz zugewartet werden. Bei Otoliquorrhoen wird die Operationsindikation stets zurückhaltender gestellt als bei Rhinoliquorrhoen. Doch wenn die Liquorrhoe länger als eine Woche nach dem Trauma fortbesteht, sollte stets operative Deckung des Duradefektes erfolgen.

c) Karotis-Sinus-cavernosus-Fistel

Traumatogen kann diese sich als arteriovenöser Shunt nach Verletzung der A. carotis interna in ihrem intrakavernösen Verlauf entwickeln und sich u. U. erst Monate oder einige Jahre nach dem Unfall – in der Regel zwar früher – mit einem pulsierenden Exophthalmus, Gefäßgeräuschen und evtl. lokalen Hirnnervenausfällen zu erkennen geben. Mit einem operativen Eingriff muß nach angiographischer Klärung versucht werden, den arteriovenösen Kurzschluß zu beseitigen.

d) Progredienter kommunizierender Hydrozephalus („normal pressure hydrocephalus")

Hierbei handelt es sich um eine seltene Spätkomplikation. Er kann sich im Anschluß an eine (traumatische) Subarachnoidalblutung entwickeln, beruht auf einer liquorszintigraphisch nachweisbar gestörten Liquordynamik und führt zu fortschreitender Demenz, beinbetonter Spastizität, Ataxie und Harninkontinenz. In manchen Fällen kann hierbei das Anlegen eines ventrikuloatrialen Shunts überraschende Besserung bringen (s. auch S. 150).

1.5.5. Rehabilitation von Hirnverletzten

Durch die Folgen einer (traumatischen) Hirnschädigung resultiert für den Betroffenen nicht selten eine bleibende Behinderung, die ihn in seiner persönlichen Lebensgestaltung u. U. erheblich beeinflussen kann. Er bedarf dann für seine Wiedereingliederung in Familie, Schule, Beruf und Gesellschaft intensiver, oft langfristiger rehabilitativer Hilfen.

Aus Art und Umfang der erlittenen zerebralen Leistungseinbußen erwächst eine Vielzahl von Rehabilitationsaufgaben. Vorwiegend folgenden Störungen und Behinderungen bei Hirnverletzungen haben sich die Rehabilitationsbemühungen zuzuwenden:

1.5.5.1. Neurologische Defektsyndrome

Störungen der Motorik, der Sprache, der vegetativen Funktionen und der Sinnesorgane (Auge, Ohr, Geschmack, Geruch) können zu erheblichen Beeinträchtigungen der allgemeinen Beweglichkeit, der zwischenmenschlichen Kommunikationsmöglichkeiten und der körperlichen Belastbarkeit führen, sowie den Hirngeschädigten in eine Abhängigkeit von vielfältigen Hilfeleistungen bringen. Die Rehabilitation muß hier zunächst bemüht sein, die verbliebenen körperlichen Leistungsfähigkeiten zu mobilisieren und zu trainieren. Gezielter Einsatz von krankengymnastischer Behandlung, Beschäftigungs- und Arbeitstherapie sowie Logotherapie (bei aphasischen Störungen) vermag oft erstaunliche Erfolge zu bringen. Bei Schwerstbehinderten müssen vorrangig die täglichen Verrichtungen, wie Essen, Waschen, Toilette und Ankleiden geduldig geübt werden („Daily-Living-Training"). Nur gelegentlich werden orthopädische Hilfsmittel erforderlich. Zur Wiedereingliederung des Hirnverletzten in das Erwerbsleben müssen Werkstätten für Behinderte und, wo erforderlich, Umschulungsmöglichkeiten zur Verfügung stehen.

1.5.5.2. Psychische Defektsyndrome

Weit häufiger und schwerer als durch neurologische, d. h. körperliche Behinderungen ist der Hirnverletzte durch seine psychischen Veränderungen betroffen. Im Vordergrund des traumatischen Psychosyndroms steht in der Regel eine durchgängige psychophysische Verlangsamung, die sich bei allen motorischen Entäußerungen zu erkennen gibt und mit einer Reduzierung des Antriebs und Minderung von Spontaneität und Initiative das veränderte Persönlichkeitsbild des Hirnverletzten prägt. Häufig zu registrieren sind bei Hirnverletzten fernerhin Störungen der emotionalen Steuerung, des Urteils- und Kritikvermögens, der Aufmerksamkeit, der Konzentration und der mnestischen Funktionen, nur selten aber eine Minderung der intellektuellen Potenzen. Gelegentlich entwikkeln sich neben diesen psychopathologischen Störungen abnorme Verhaltensformen, die keine zerebral-organische Bedingung besitzen, sondern nur aus der Primärpersönlichkeit des Verletzten oder aus der Umweltresonanz verstehbar werden, also im weitesten Sinn als reaktiv bezeichnet werden können. Wichtige Zielsetzungen einer Rehabilitationsführung müssen somit gesehen werden in: Vermeidung von psychophysischen Überforderungen, Vermeidung von Arbeiten unter Zeit- und Leistungsdruck (z. B. Akkord- und Fließbandarbeiten), ausreichende körperliche und geistige Betätigung, Alkoholkarenz sowie Vorbeugung einer Medikamentenabhängigkeit. Insbesondere müssen die individuellen Fähigkeiten und die verbliebenen Leistungsmöglichkeiten des Verletzten erkannt und gezielt gefördert werden, um sein meist schwer beeinträchtigtes Selbstwertgefühl zu stärken. Wesentliche Voraussetzung für alle, oft mühevollen, sozialfürsorgerischen Betreuungen und psychotherapeutischen Bemühungen ist ein verstehendes und einfühlendes Verhalten des sozialen Umfeldes, in welchem der Verletzte lebt und arbeitet.

1.5.5.3. Anfälle bei Hirnverletzten

Die posttraumatisch auftretenden epileptischen Anfälle stellen eine besondere Belastung für Hirnverletzte dar. Leider wird auch in unserem Land ein erheblicher Teil dieser Anfallskranken noch unzulänglich medikamentös behandelt. Da „Epilepsien" immer noch zu den Krankheiten mit einem ausgesprochen niedrigen Sozialprestige gehören, gleiten Hirnverletzte mit Anfällen häufig in eine soziale Isolierung ab, sind schwierig auf Arbeitsplätze zu vermitteln und wechseln zu früh in den Rentnerstatus über. Auch hier muß die Rehabilitation neben einer Verbesserung in der regelmäßigen ärztlichen Überwachung vor allem um eine Förderung der beruflichen Eingliederung und, mit einer intensiven Aufklärungsarbeit in der Gesellschaft, um eine Besserung des Sozialimage dieser Kranken bemüht sein.

1.6. Zerebrale Durchblutungsstörungen

1.6.1. Anatomische Grundlagen

Das Verständnis der Hirndurchblutungsstörungen hat die Kenntnis der Gefäßversorgung des Gehirns zur Voraussetzung. Daher sollen hier zunächst die wesentlichen anatomischen Gefäßverhältnisse in Erinnerung gerufen werden:

Die Blutversorgung des Gehirns erfolgt durch die beiden Aa. carotides internae und Aa. vertebrales. Zur A. carotis externa bestehen anastomotische Verbindungen dieser Arterien einmal als vordere Anastomose zwischen der A. ophthalmica (Ast der Carotis interna) und Endästen der A. facialis und A. maxillaris (Äste der A. carotis externa), durch welche vor allem eine Kollateralversorgung auch des Bulbus oculi bei Verschluß der A. carotis interna ermöglicht wird, zum anderen als funktionell geringer bedeutungsvolle hintere Anastomose zwischen den Rr. musculares der A. vertebralis und der A. occipitalis (Ast der A. carotis externa).

Die großen zuführenden Arterien werden an der Hirnbasis durch den Circulus arteriosus cerebri (Willisi) untereinander verbunden (s. Abb. 58).

Seine anastomotische Leistungsfähigkeit hängt von den ihn bildenden Gefäßen ab, die in bezug auf Durchmesser und Form sehr variabel angelegt sind. Vom Circulus Willisi entspringen die wichtigsten Hirnarterien. Die verschiedenen Versorgungsareale der A. cerebri anterior, A. cerebri media, A. cerebri posterior und der A. chorioidea anterior, welch letztere in den Seitenventrikel eindringt und eine fast ausschließlich zentrale Blutverteilung bringt, können der Abb. 59 entnommen werden. Auch an den Grenzen der kortikalen Gefäßbezirke sind Anastomosen existent, die wiederum erheblichen Variationen unterworfen sind. Ob allerdings im Bedarfsfall, also bei einer akuten lokalen Unterbrechung der Blutzufuhr, hier im kortikalen Anastomosenbereich – wie gleichermaßen im extrakraniellen und basilären Anastomosensystem – die Ersatzwege genutzt werden, hängt nicht nur von der morphologischen Gefäßbeschaffenheit, sondern immer auch entscheidend von einer raschen funktionalen Verfügbarkeit der kollateralen Blutquellen ab.

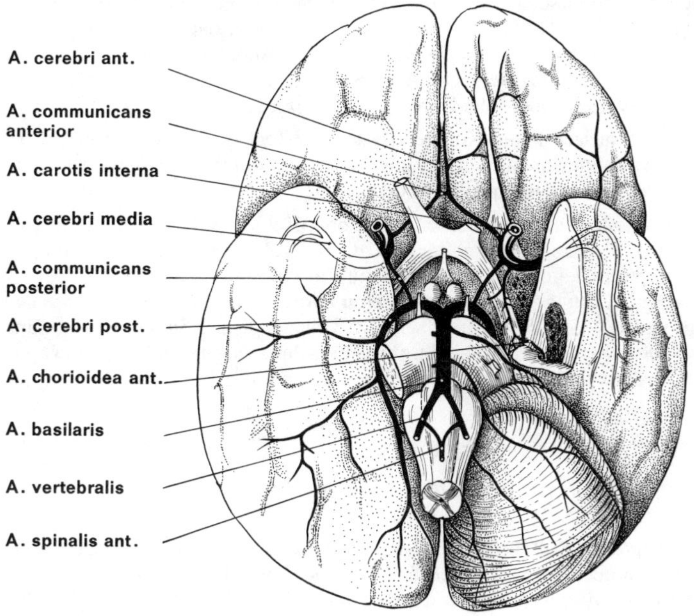

Abb. 58 Circulus arteriosus cerebri

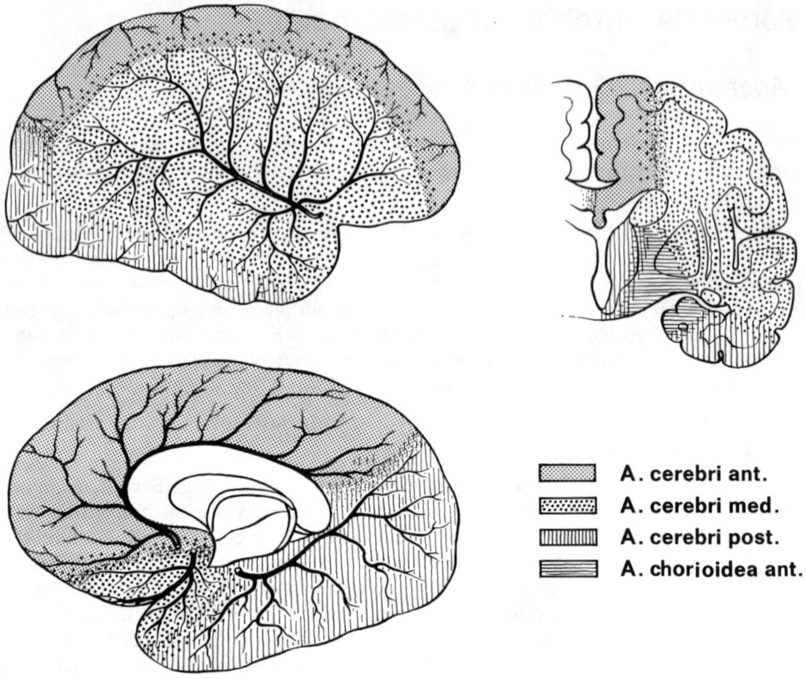

Abb. 59 Arterielle Gefäßversorgung des Großhirns (schematisch vereinfacht)

Die Gefäßversorgung der Medulla oblongata, des Pons und des Kleinhirns erfolgt aus den vertebrobasilären Arterien, die ganz besonders zahlreiche Variationen aufweisen, weshalb die Angaben über die Zuflüsse zum Hirnstamm schwanken. Für das Verständnis der klinischen Gefäßsyndrome in diesem Bereich ist aber bedeutungsvoller, daß im gesamten Hirnstammgebiet terminal 3 arterielle Versorgungsareale unterschieden werden können: ein paramedianes, ein laterales und ein dorsolaterales Gebiet (s. Abb. 60). Allerdings fehlt auf Ponshöhe das dorsolaterale Kreislaufgebiet, weil dieses hier dem Zerebellum entspricht.

Über ein sehr gut ausgeprägtes Kollateralsystem verfügt auch das Kleinhirn. Hier sind die Aa. cerebelli superior, inferior anterior und inferior posterior untereinander und mit den Arterien der Gegenseite vielmaschig verbunden (Plexus cerebelli).

Im venösen Hirnkreislauf unterscheidet man die oberflächlichen (kortikalen) Hirnvenen, die teils aszendierend (besonders kräftig ausgebildet sind die V. Trolard und/oder V. Rolandi) das Blut in den Sinus sagittalis superior leiten, teils deszendierend in die Sinus transversus, cavernosus, petrosus superior et inferior fließen lassen, von den tieferen Hirnvenen, welche das Blut aus den Stammganglien sammeln und mit der V. cerebri magna (V. Galeni) in den Sinus rectus abführen. Mit den venösen Sinus, die zwischen 2 Durablättern druckgeschützt liegen und ebenso wie die zerebralen Venen weder Muskulatur noch Klappen besitzen, gelangt das Blut schließlich in die ableitenden Vv. jugulares.

1.6.2. Pathophysiologische Grundlagen

Der zerebrale Blutdurchfluß (CBF) hat unter physiologischen Bedingungen eine Größe von 700–900 ml pro Minute, wird von vielen Faktoren (s. Abb. 61) mitbestimmt, jedoch durch einen Autoregulationsmechanismus weitgehend konstant gehalten. Diese *Autoregulation* wird vorwiegend durch den CO_2-Partialdruck gesteuert und hat mittels Änderung der Gefäßweite ihren Einwirkungsort am zerebralen Gefäßwiderstand. Trotz schwankenden Perfusionsdrucks ist so die Konstanz des

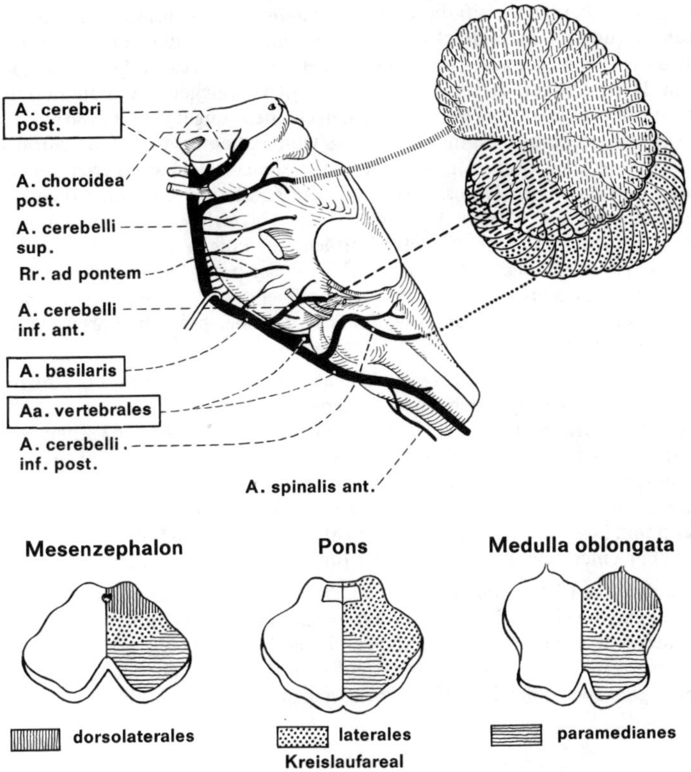

Abb. 60 Arterielle Gefäßversorgung des Hirnstammes und des Kleinhirns (schematisch vereinfacht)

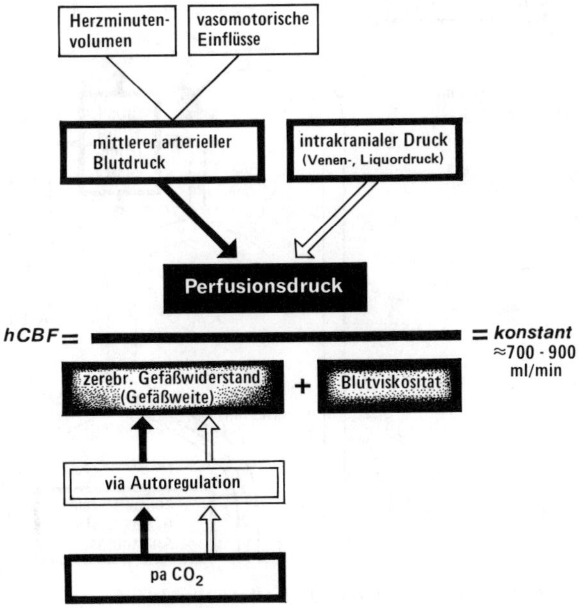

Abb. 61 Faktorenabhängigkeit der Hirndurchblutung

CBF gewährleistet. Allerdings greift dieser Autoregulationsmechanismus nur innerhalb bestimmter Blutdruckgrenzen (unterer Mitteldruckschwellenwert ungefähr 70 mm Hg, oberer ungefähr 160 mm Hg). Jenseits dieser Schwellenwerte des arteriellen Blutdrucks erlischt die Autoregulation. Wichtig ist, daß beim Hypertoniker dieser Mitteldruckbereich, welchen die Funktion der zerebralen Autoregulation zur Voraussetzung hat, erheblich nach oben (ungefähr 120–180 mm Hg) verschoben ist. Daher wird eine (rasche) Blutdrucksenkung vom Patienten mit einer chronisch arteriellen Hypertonie hinsichtlich der zerebralen Durchblutung weitaus schlechter toleriert als vom Normotoniker. Auch der intrakranielle Druck setzt der Autoregulation Grenzen, denn oberhalb eines Liquordrucks von ungefähr 450 mm H_2O (ca. 33 mm Hg) erfolgt ebenfalls eine Aufhebung der Autoregulation, welche somit eine der gefahrenträchtigen Folgen aller Prozesse mit intrakranieller Drucksteigerung ist. Schließlich kann in gleicher Weise eine Störung des sehr empfindlichen Autoregulationsmechanismus bereits nach vorübergehender Hypoxie, mit einem Absinken der arteriellen O_2-Sättigung auf Werte unter 60% der Norm oder bei hohen arteriellen CO_2-Drucken (pCO_2-Werte über 60 mm Hg) auftreten.

Neben der Autoregulation dient einem ausreichenden CBF – insbesondere bei lokalen Strombahnhindernissen – die Absicherung durch ein weit verzweigtes zerebrales *Kollateralkreislaufsystem.* Die klinisch wichtigsten extra- und intrakraniellen Kollateralen sind in Abb. 62 schematisch dargestellt. Ausbildung und Funktionstüchtigkeit dieser Umgehungskreisläufe sind sehr großen individuellen Variationen unterworfen. Verständlicherweise hängt bei einer Blutstrombahnbehinderung das Schicksal eines Patienten entscheidend ab vom morphologischen Zustand dieser Kollateralen, aber auch vom Zeitpunkt ihrer Verfügbarkeit, denn nicht alle kollateralen Bahnen sind sofort einsatzfähig, bedürfen vielmehr einer gewissen Zeit zu ihrer funktionalen Entwicklung.

Mit Nutzung kollateraler Blutquellen kann nun nicht nur eine Kompensation der akuten Sauerstoffnot im gefährdeten Gewebsareal erzielt werden, sondern u. U. auch über eine Blutstrombahnänderung im kollateralen Kreislauf ein O_2-Mangel in anderen Gefäßgebieten mit entsprechenden Ausfallserscheinungen ausgelöst werden („Anzapfsyndrome"). Ein ähnliches *intrazerebrales „Steal"-Phänomen* kann sich auch unter Hyperkapnie entwickeln, wenn die Gefäße im Hirnareal distal eines

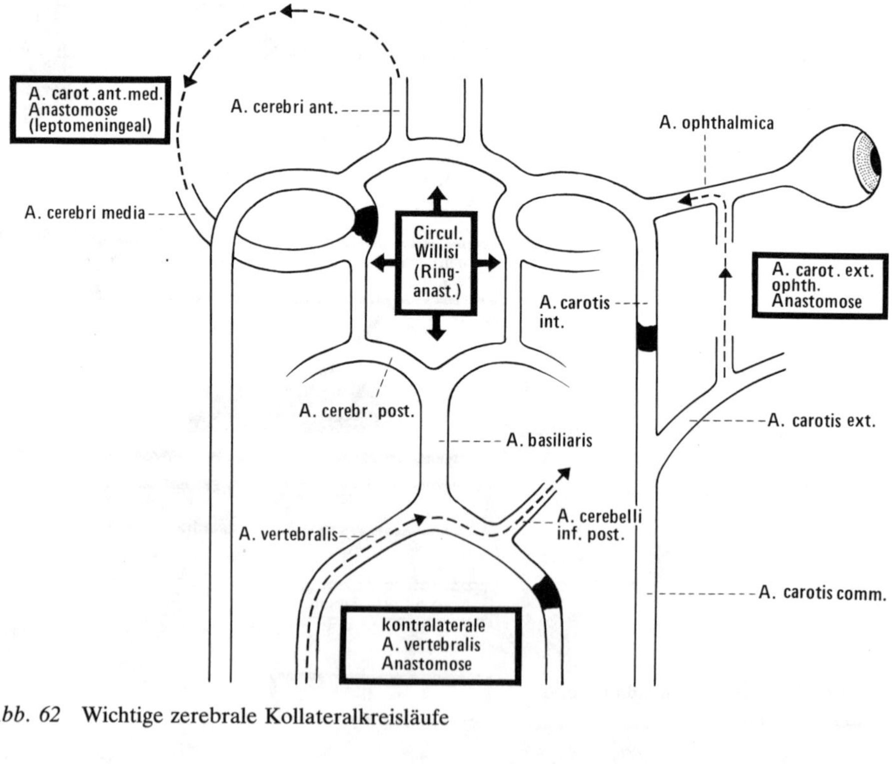

Abb. 62 Wichtige zerebrale Kollateralkreisläufe

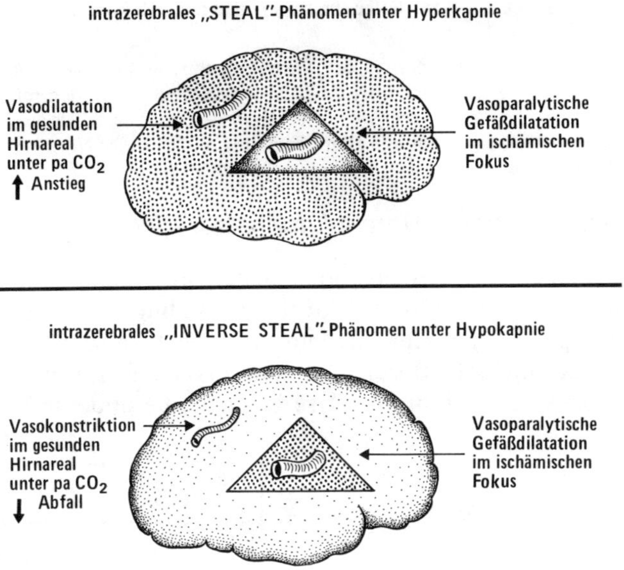

Abb. 63 Abhängigkeit der rCBF von Änderungen des $paCO_2$ (schematisch)

Gefäßverschlusses bereits maximal dilatiert sind, so daß eine normale CO_2-reaktive Dilatation der Gefäße im umgebenden, nicht geschädigten Hirngebiet zu einer weiteren Durchblutungsabnahme im geschädigten ischämischen Areal führt (s. Abb. 63). Ein umgekehrtes „Inverse steal"-Phänomen zeigt sich bei Verminderung des arteriellen CO_2-Gehaltes mit einem Anstieg der Hirndurchblutung im pathologisch geschädigten Hirnareal.

Eine Unterversorgung des Gehirns mit Sauerstoff kann auch Folge einer *Verminderung der O_2-Transportkapazität* des Blutes bei Anämien oder durch Blockierung des Hämoglobins sein. Eine Kompensation durch Steigerung der O_2-Auswertung steht dem Gehirn hier kaum zur Verfügung, weil – im Gegensatz zur Glukose – der Sauerstoff nicht durch einen aktiven Prozeß aus dem Blut in das Gehirn transportiert wird. Lediglich durch einen gesteigerten (Blut-Hirn-)Glukosetransport kann in gewissem Umfang das aus diesem zerebralen O_2-Mangel resultierende Energiedefizit ausgeglichen werden. Diese Möglichkeit besitzt der jugendliche Patient, jedoch nur sehr begrenzt der alternde Mensch. Außerdem führt jede Reduktion des O_2-Angebotes zu einer Umschaltung auf anaerobe Glykolyse, welche wiederum mit einem Milchsäureanstieg im Gewebe eine lokale Vasodilatation zur Folge hat.

Pathophysiologisch bedeutsam ist weiterhin, daß jede zerebrale Ischämie zur Ausbildung eines *Ödems* im perifokalen Gewebe führt. Überwiegend handelt es sich hier primär um ein zytotoxisches* Ödem, ausgelöst durch den O_2-Mangel und die Anhäufung von Stoffwechselmetaboliten (z. B. Milchsäure). Auch in dem vom perifokalen Ödem betroffenen Gewebsareal ist der CBF stark gesenkt.

Schließlich ist grundsätzlich zu bedenken, daß das Hirn für seine Energieversorgung neben Sauerstoff auch auf *Glukose* als fast ausschließliches Energiesubstrat angewiesen ist, jedoch ebensowenig über Glukose- wie über Sauerstoffreserven verfügt. Allerdings ist das Gehirn in der Lage, ein allmähliches Absinken des Blutzuckerspiegels (bis auf 50 mg%) durch adaptative Glukoseausschöpfung zu kompensieren. Unter akutem kompletten Glukosemangel nimmt das Gehirn verstärkt Plasmaaminosäuren auf und kann damit über einen Ersatzstoffwechsel wenigstens teilweise den Substratbedarf noch decken. Störungen der Blutversorgung haben somit stets nicht nur ein O_2-Defizit, sondern vor

* Abnorme intrazelluläre Wasseransammlung; im Gegensatz hierzu findet sich beim vasogenen, durch erhöhte Kapillarpermeabilität bedingten Ödem ein Flüssigkeitsaustritt aus der Blutbahn in den Extrazellulärraum.

allem auch einen Glukosemangel zur Folge, bedingen also letztlich komplexe zerebrometabolische Störungen.

Bei den Auswirkungen einer Minderung der Hirndurchblutung sind die zunächst auftretenden reversiblen *Störungen des Funktionsstoffwechsels* zu unterscheiden von den mit morphologischen Veränderungen einhergehenden, irreversiblen *Störungen des Strukturstoffwechsels*. Diese Strukturstoffwechselschäden setzen ein, wenn die Blutversorgung auf 15% der Norm vermindert ist.

1.6.3. Ätiologie zerebraler Durchblutungsstörungen

Die Ursache einer allgemeinen oder lokalen zerebrovaskulären Insuffizienz ist in der Regel in einem breiten, multifaktoriellen Bedingungsgefüge zu suchen (s. Abb. 64). Der pathogenetische Stellenwert, den hier sehr verschiedenartige intra- und extrakranielle Faktoren einnehmen können, ist sehr unterschiedlich. Bei der diagnostischen Faktorenanalyse bedürfen besonderer Beachtung:

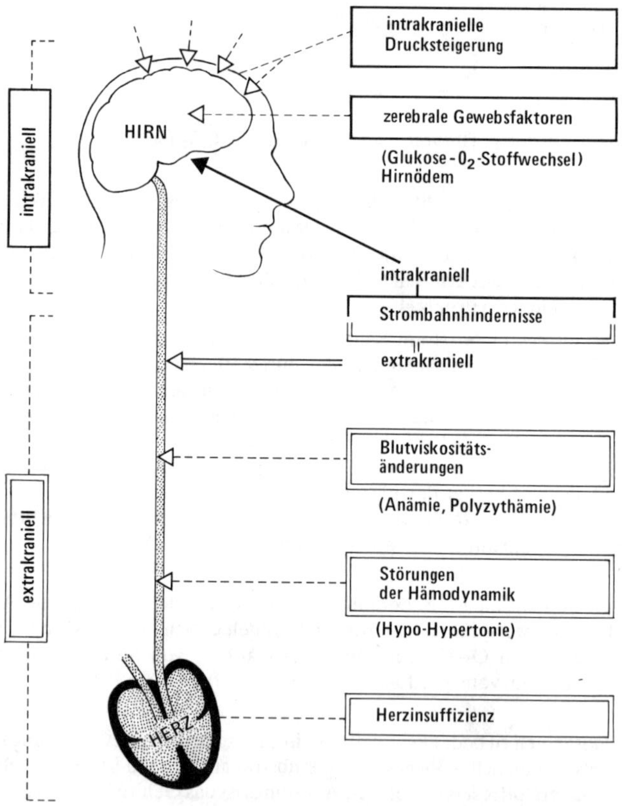

Abb. 64 Ursachen zerebraler Durchblutungsstörungen (schematische Übersicht)

1.6.3.1. Vermindertes Herzminutenvolumen

Eine ungenügende Förderleistung des Herzens, bedingt durch eine Herzinsuffizienz, durch einen Koronarinfarkt oder durch Herzrhythmusstörungen gehört zu den häufigsten Kausalfaktoren bei der zerebrovaskulären Insuffizienz. Nicht selten treten sogar zerebrale Erscheinungen als erste Symptome einer (akuten) Herzerkrankung auf.

1.6.3.2. Hypertonie – Hypotonie

Eine chronisch arterielle Hypertonie ist ein wesentlicher Risikofaktor für eine zerebro-vaskuläre Erkrankung. Da die Hypertonie zu einer Hyalinose der kleinen Gefäße und zu einer frühzeitigen Arteriosklerose führt, kann sie sowohl die Entwicklung eines Hirninfarktes fördern als auch eine hypertonische Massenblutung durch Ruptur eines vorgeschädigten Hirngefäßes auslösen.

Der wesentliche pathogenetische Mechanismus bei der Hochdruckenzephalopathie ist nicht – wie früher angenommen – in Gefäßspasmen, sondern im Versagen der Autoregulation der Hirndurchblutung zu sehen. Nach Ausfall der Autoregulation verhalten sich die Gefäße, vor allem die kapilläre Strombahn, druckpassiv, wodurch eine Störung der Blut-Hirn-Schranke mit nachfolgender Ödementwicklung ausgelöst wird.

Hypotone Regulationsstörungen, insbesondere Blutdruckabfall hinter Gefäßstenosen, können ebenfalls häufig zur Entwicklung einer zerebrovaskulären Insuffizienz beitragen.

1.6.3.3. Strombahnhindernisse

In fast 90% der Fälle trägt die *Hirnarteriosklerose* bzw. die Arteriosklerose der zuführenden extrakraniellen Gefäße wesentlich zur Ursache der akuten und chronischen zerebrovaskulären Insuffizienz bei. Aus den lokalen Gefäßwandveränderungen entwickeln sich *Stenosen* oder *thrombotische Verschlüsse,* die dann bei nicht mehr ausreichendem Perfusionsdruck und insuffizienter Kollateralversorgung eine Ischämie im Hirnareal hinter der Stenose zur Folge haben.

Eine besondere Gefahrenquelle stellt die Arteriosklerose in den zuführenden Hirngefäßen mit ihren ulzerösen Plaques dar, weil aus diesen atheromatöses Material sich ablösen und zu distalwärts gelegenen *Embolien* führen kann. Derartige Cholesterin- und Plättchen-Fibrin-Embolien sind verantwortlich für die transitorischen ischämischen Attacken, vor allem im Karotiskreislauf. Neben diesen arterioarteriellen Embolien verursachen auch Embolien aus dem Herzen, bei Vitien, Endomyokarditiden und nach Herzinfarkt, sowie aus dem Aortenbogen zerebrale Gefäßverschlüsse. Das Hirnembolierisiko bei Mitralstenose beträgt 15–20%. Die meisten Hirnembolien treten im Bereich der A. cerebri media auf und zwar als ein plötzliches, u. U. rezidivierendes Ereignis ohne Vorboten.

Die zerebrale Fettembolie ist eine seltene, aber gefürchtete Komplikation bei Patienten, die Frakturen erlitten und sich längere Zeit in einem Schock befunden haben.

Zerebrale Luftembolien sind äußerst seltene Ereignisse und werden bei Operationen am offenen Herzen oder bei Abtreibungsversuchen beobachtet.

Im Vergleich zur Arteriosklerose sind *entzündliche Erkrankungen* der zerebralen Arterien seltene Ursachen von zerebralen Durchblutungsstörungen. Herdförmige, aber auch diffuse entzündliche Reaktionen am Hirngefäßsystem kommen vor bei bakteriellen Meningitiden, Fleckfieber, Malaria, Rickettsiosen sowie bei der tuberkulösen Meningitis und im Tertiärstadium der Lues (vaskuläre Lues). Zerebrale Arteriitiden entwickeln sich auch im Verlauf chronisch-entzündlicher Bindegewebskrankheiten, sogenannter Kollagenosen, wozu der Lupus erythematodes visceralis, die Panarteriitis nodosa und die Arteriitis temporalis (Riesenzellarteriitis) gezählt werden.

Blande und septische Thrombosen der *intrakraniellen Venen* und Sinus sind wesentlich seltener als arterielle Gefäßprozesse. Wird die dabei mit Hirndrucksymptomatik sich entwickelnde venöse Abflußstauung nicht durch Kollateralen kompensiert, kommt es zu blutigen Erweichungen (hämorrhagischen Hirninfarkten).

1.6.3.4. Blutviskositätsänderungen

Gestörte hämorheologische Verhältnisse, welche in Form einer erhöhten Blutviskosität meßbar sind, tragen nicht selten zur Entwicklung zerebraler Durchblutungsstörungen bei. Auch eine Hyperkoagulabilität des Blutes oder eine Hämokonzentration, gleich welcher Genese, seien als mögliche Ursachenfaktoren genannt. So können eine Reihe von hämatologischen Erkrankungen, z. B. Polyzythämien, Anämien, Hämoblastosen, Thrombopathien oder Koagulopathien, zu Beeinträchtigungen des Hirnkreislaufes führen.

1.6.3.5. Intrakranielle Drucksteigerung und Hirnödem

Die Auswirkungen jeder intrakraniellen Drucksteigerung auf die zerebrale Durchblutung haben bereits mehrfach (s. S. 112 u. 186) Erwähnung gefunden. Das Hirnödem ist nicht nur Folge jeder akuten, ausgedehnteren Hirnischämie, sondern bewirkt seinerseits wiederum eine Beeinträchtigung der zerebralen Durchblutung mit weiteren reversiblen oder irreversiblen Hirngewebsschäden. Daher muß ein Hirnödem bei progredienter Verschlechterung einer akuten Schlaganfallsymptomatik stets als ätiologischer Faktor mit in Betracht gezogen werden.

1.6.4. Zerebrale Gefäßsyndrome

Die kurz vorangestellten pathophysiologischen Grundlagen dürften deutlich gemacht haben, daß die Folgen einer umschriebenen Behinderung der zerebralen Strombahn keineswegs eng begrenzt im Versorgungsareal des betroffenen Gefäßes zu erwarten sind. Vielmehr entscheiden wesentlich die reaktiven Vorgänge, insbesondere die funktionale Reaktion der Kollateralkreisläufe, ob, wo und in welchem Ausmaß die Unterbrechung der Sauerstoff- und Substratversorgung Gewebsläsionen hinterläßt. Entsprechend variabel sind dann auch die klinischen Erscheinungsbilder. Dennoch wird die klinische Symptomatik mit gewisser Regelmäßigkeit von der Lokalisation der Gefäßstenose bzw. des Gefäßverschlusses geprägt, so daß es berechtigt ist, von unterschiedlichen zerebralen Gefäßsyndromen zu sprechen:

1.6.4.1. A. carotis interna-Syndrom

Von allen zerebralen Arterien wird die A. carotis interna von Stenosen und Verschlüssen am häufigsten betroffen. Hauptursache ist die Arteriosklerose mit Prädilektionsstellen in der Karotisbifurkation und im Karotissyphon. Dem Vollbild des A. carotis interna-Syndroms gehen häufig transitorische ischämische Attacken mit mehr oder weniger abortiver Symptomatik voraus. Die Ausfallserscheinungen entsprechen hierbei vor allem einer Funktionsstörung im proximalen Zuflußgebiet der A. cerebri media am Fuß der sensomotorischen Rindenregion, weil dieses Gebiet am weitesten von einer Kollateralversorgung entfernt liegt. Flüchtige Lähmungen des kontralateralen Armes und Gesichtes und, bei Befall der dominanten Großhirnhemisphäre, auch passagere Sprachstörungen prägen daher das Erscheinungsbild dieser ischämischen Attacken. Des weiteren können durch Zuflußstörungen in der ipsilateralen A. ophthalmica kurzfristige retinale Visusverluste (Amaurosis fugax) auftreten. Oft läßt sich über der A. carotis interna ein deutliches Stenosegeräusch hören. Die persistierende klinische Symptomatik des durch einen A. carotis interna-Verschluß(-Stenose) bedingten Hirninfarktes ist gekennzeichnet durch:

- kontralaterale, brachiofazial betonte Parese und Sensibilitätsstörungen,
- gelegentlich (wenn die A. chorioidea anterior mit verlegt ist) Hemianopsie,
- Aphasie (bei Befall der dominanten Hirnseite),
- evtl. Bewußtseinsstörungen.

1.6.4.2. A. chorioidea anterior-Syndrom

Von Zuflußstörungen in der A. chorioidea ant. werden Teile der Basalganglien, der Sehstrahlung und der hintere Schenkel der Capsula interna betroffen. Infolgedessen finden sich bei Verschluß dieses Gefäßes:

- homonyme Hemianopsie,
- kontralaterale Hemiparese und Hemihypästhesie,
- extrapyramidale Störungen (Mangel an mimischen Ausdrucksbewegungen).

Durch gute Kollateralversorgung bildet sich die sensomotorische Halbseitensymptomatik meist rasch zurück, während die Hemianopsie in der Regel bestehen bleibt.

1.6.4.3. A. cerebri posterior-Syndrom

Hauptsymptom bei Verschluß dieses Gefäßes ist eine

- kontralaterale homonyme Hemianopsie (manchmal unvollständig als Quadrantenausfall oder Skotom) meist mit Aussparung des zentralen (makulären) Sehens.

Plötzlicher Verschluß beider Aa. cerebri posteriores, z. B. durch einen „reitenden Embolus“ auf der Basilarisbifurkation, führt akut zu einer doppelseitigen Erblindung bei erhaltenen Pupillenreaktionen und unauffälligem Papillenbefund.

1.6.4.4. A. cerebri media-Syndrom

Unter allen intrakraniellen Hirnarterienverschlüssen sind die der A. cerebri media weitaus am häufigsten anzutreffen. Ätiologisch überwiegen neben ortsständigen Arteriosklerosen Embolien aus dem Herzen oder aus atheromatösen Plaques an der Karotisgabel. Das klinische Erscheinungsbild ist abhängig vom Ort des Verschlusses, und zwar sind die Ausfälle um so intensiver, je weiter proximal die Arterie verschlossen ist. Rein symptomatologisch sind Mediaverschlüsse von Verschlüssen der A. carotis interna oft schwer zu unterscheiden. In der Regel sprechen aber vorausgegangene ischämische Attacken und insbesondere flüchtige monokuläre Sehstörungen gegen einen Media- und für einen Karotisverschluß.

a) Stammverschluß

Die Folgen eines kompletten A. cerebri media-*Stammverschlusses,* die meist plötzlich einsetzen, sind:
- kontralaterale sensomotorische Hemiparese mit brachio-fazialer Betonung,
- manchmal hemianopischer oder quadrantenförmiger Gesichtsfeldausfall,
- komplette (gemischte) Aphasie, wenn dominante Hemisphäre betroffen,
- häufig Bewußtseinsstörungen,
- intrakranielle Drucksteigerung durch ausgedehntes Hirnödem,
- gelegentlich Kopfwendung und Déviation conjuguée zur Gegenseite im akuten Stadium.

b) Astverschluß

Liegt der Mediaverschluß weiter distal, kommt es also lediglich zu *Mediaastverschlüssen* (Verschlüsse der A. praerolandica oder der A. rolandica), so ergeben sich sogenannte oberflächliche Mediainfarkte mit weit geringeren neurologischen Ausfällen:
- kontralaterale brachiofaziale oder nur faziale Paresen und analoge sensible Störungen,
- motorische Aphasie, wenn dominante Hemisphäre betroffen.

Bei persistierenden Halbseitenlähmungen nach Mediaverschlüssen, insbesondere nach Verschlüssen der Rr. striatae mit Erweichungen im Bereich der inneren Kapsel und der Basalganglien findet sich ein recht kennzeichnendes Gangbild, der sog. *Wernicke-Mann*sche Lähmungstyp (s. Abb. 65) mit
- gebeugtem, mäßig proniertem, adduziert gehaltenem Unterarm,
- im Kniegelenk gestrecktem, spastisch gelähmtem Bein und plantarflektiertem leicht supiniertem Fuß,
- nach außen gerichteter Bogenführung des Beines beim Vorwärtsgang.

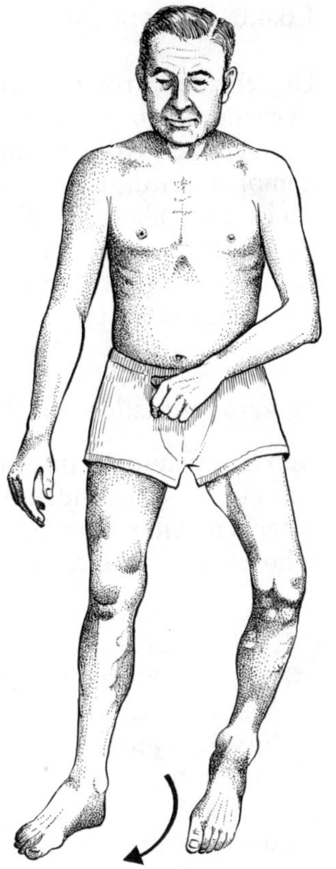

Abb. 65 Wernicke-Mannscher Lähmungstyp

1.6.4.5. A. cerebri anterior-Syndrom

Stenosen und Verschlüsse der vorderen Hirnarterie sind sehr viel seltener als Mediaverschlüsse, jedoch ebenfalls in der Regel auf arteriosklerotische Prozesse zurückzuführen. Gelegentlich können benachbarte Raumforderungen mit transfalxialer Einklemmung des Gyrus cinguli (s. S. 112) eine Abklemmung der A. cerebri ant. verursachen.

Liegt der Verschluß der A. cerebri ant. in der Pars praecommunicalis, also proximal von der A. communicans ant., finden sich meist keine Ausfallserscheinungen, sofern die Kollateralversorgung von der Gegenseite ausreicht. Weiter distal gelegene Strombahnverlegungen bringen, wenn über den kortikalen Anastomosenbereich keine ausreichende Blutversorgung erfolgt, folgende Symptomatik:

- kontralaterale, beinbetonte Hemiparese und entsprechende Sensibilitätsstörungen,
- Apraxie der linken Gliedmaßen (auch bei linksseitigen Infarkten!),
- Blaseninkontinenz.

Doppelseitige Thrombosen der A. cerebri ant. führen zu einer spastischen Paraparese der Beine mit Blasenstörungen sowie stets auch zu einem frontalen Psychosyndrom mit Antriebsmangel und psychomotorischer Verlangsamung.

1.6.4.6. Vertebrobasiläre Syndrome

Ursache der Strombahnverlegungen in der A. vertebralis und in der A. basilaris ist wiederum in erster Linie die Arteriosklerose. Daneben, häufig als zusätzlicher ätiologischer Faktor, müssen degenerative HWS-Veränderungen mit Gefäßkompression durch Osteophyten, Fehlbildungen des atlantookzipitalen Übergangs und abnorme Knickbildungen („Kinking") der Vertebralarterien in Betracht gezogen werden. Auch ist von großer Bedeutung, ob bei dem oft erheblichen Größenunterschied der beiden Aa. vertebrales das stärkere oder nur das rudimentäre Gefäß stenosiert ist.

a) Vertebrobasiläre Insuffizienz

Den Erweichungen im Ausbreitungsgebiet der Aa. vertebrales bzw. der A. basilaris mit persistierenden Ausfällen gehen in der Regel transitorische ischämische Attacken unter dem Bild einer *vertebrobasilären Insuffizienz* voraus. Hierzu gehören als passagere Symptome in bunten, wechselnden Kombinationen:

- Drehschwindel,
- Kopfschmerzen,
- Augenmuskellähmungen mit Doppelbildersehen,
- Gesichtsfeldstörungen,
- Hörstörungen,
- Nystagmus,
- Ataxie,
- flüchtige Paresen und Sensibilitätsstörungen,
- „Drop attacks", d. h. blitzartiges Hinstürzen ohne oder mit nur momentaner Bewußtseinsstörung („Blitzsynkopen"),
- Dysarthrie, Dysphagie,
- transitorische, globale Amnesie.

b) Wichtige vertebrobasiläre Syndrome

Durch vollständige und unvollständige Infarkte im vertebrobasilären Stromgebiet ergibt sich eine sehr vielgestaltige Symptomatologie, weil im Hirnstamm auf engem Raum Hirnnervenkerne und Bahnen benachbart liegen und daher geringfügige Verschiedenheiten der Infarktlokalisation zu erheblichen Unterschieden der klinischen Syndrome führen. In der Literatur ist eine Vielzahl von mit Eigennamen belegten, lokalisationsbezogenen Syndromen beschrieben worden. Diese sich zu merken, erübrigt sich, zumal im Einzelfall kaum je die aufzufindenden Ausfälle mit diesen Syndrombeschreibungen völlig übereinstimmen. Unerläßlich für die topische Analyse der verschiedenen, meist als Alternans-Syndrome mit ipsilateralen Hirnnervenstörungen und kontralateralen sensomotorischen Extremitätenlähmungen auftretenden Störungsbilder ist allerdings die Kenntnis der nervalen Strukturen und der Kreislaufareale im Hirnstamm. Wegen ihrer klinischen Bedeutung sind unter den vertebrobasilären Syndromen folgende Erscheinungsbilder besonders herauszustellen (s. Abb. 66):

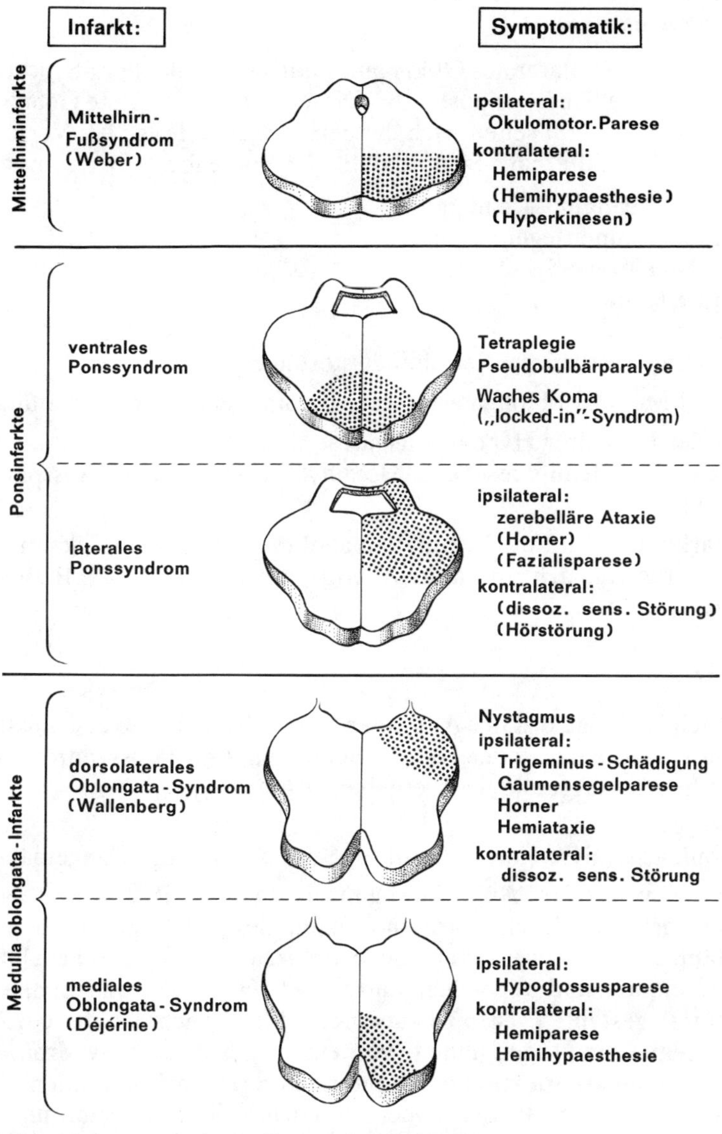

Abb. 66 Die wichtigsten vertebrobasilären Infarktsyndrome

Doppelseitiger vollständiger Hirnstamminfarkt

Der *vollständige,* sich auf den rostralen Gefäßabschnitt erstreckende A. basilaris-Verschluß, welcher allermeist rasch zum Tode führt, hat einen massiven doppelseitigen Hirnstamminfarkt zur Folge mit entsprechenden Symptomen:

- vollständige Tetraplegie mit Sensibilitätsstörungen,
- Augenmuskellähmungen,
- Hyperthermie,
- Koma oder „Coma vigile“.

Medulla oblongata-Infarkt

Er tritt meist als dorsolaterales Oblongatasyndrom (Wallenberg-Syndrom, Syndrom der A. cerebelli inferior post.) auf. Dieses weitaus häufigste Gefäßsyndrom des Hirnstamms ist nicht selten auch die persistierende Folge bei Verschluß der A. vertebralis. Zur Alternans-Symptomatik des Wallenberg-Syndroms gehören:

- ipsilaterale Trigeminusschädigung,
- ipsilaterale Gaumensegelparese,
- ipsilaterales Horner-Syndrom,
- ipsilaterale Hemiataxie,
- Nystagmus,
- kontralaterale dissoziierte Sensibilitätsstörung.

Seltener sind Medulla oblongata-Infarkte paramedian gelegen. Sie führen zu:

- ipsilateraler nukleärer Hypoglossusparese,
- kontralateraler Hemiparese und Hemihypästhesie (unter Aussparung des Gesichtes).

Ist der Infarkt genau auf die Pyramidenbahnkreuzung begrenzt, kann eine sog. Hemiplegia cruciata, d. h. ipsilaterale Arm- und kontralaterale Beinlähmung, resultieren.

Ponsinfarkt

Er findet sich als Folge distaler A. basilaris- oder Basilarisastverschlüsse entweder ventral (paramedian) oder lateral. Beim ventralen Ponssyndrom, dem ein bilateraler Infarkt zugrunde liegt, ergeben sich:

- Tetraplegie,
- Pseudobulbärparalyse (mit Dysarthrie, Schlucklähmung, Zungenlähmung).

Da dabei die vertikalen Augenbewegungen und das Bewußtsein (auch der α-Rhythmus im EEG!) erhalten sind, kann der völlig gelähmte und auch sprechunfähige Patient wenigstens noch optische und akustische Umwelteindrücke aufnehmen und versuchen, durch aktives Heben und Senken seiner Augen auf ihm gestellte Fragen zu antworten. Man spricht bei diesem Zustand, der sehr einem Coma vigile ähnelt, von einem „locked-in"-Syndrom (s. auch S. 92). Pseudobulbärparalytische Symptome können nach multiplen, beidseitigen Mikroinfarkten im Hirnstammbereich auch isoliert auftreten und sind die Folge einer supranukleären Schädigung der kaudalen Hirnnerven.

Die lateralen Ponsinfarkte, bei denen man ein A. cerebelli sup.- und ein A. cerebelli inferior anterior-Syndrom unterscheidet, sind vordergründig durch eine ipsilaterale zerebelläre Ataxie geprägt.

Kleinhirninfarkte

Sie treten in der Regel in Verbindung mit lateralen Ponsinfarkten auf. Isolierte Infarzierungen im Kleinhirn sind selten und zeigen wegen des guten Kollateralkreislaufes im Plexus cerebelli eine rasche Rückbildung der zerebellären Funktionsstörungen.

Mittelhirninfarkt

Der Erweichungsbezirk ist hierbei in der Regel im Mittelhirnfußbereich aufzufinden. Es finden sich dann:

- ipsilaterale Okulomotoriusparese,
- kontralaterale Hemiparese mit oder ohne sensible Störungen

und, falls der Nc. ruber in das Infarktgebiet mit einbezogen ist, auch

- kontralaterale Hyperkinesen (Tremor, Chorea, Athetose) (sog. Benedikt-Syndrom).

Das Syndrom der *Mittelhirnhaube* (sog. Parinaud-Syndrom, S. 10) wird seltener vaskulär, sondern meist durch Tumoren (z. B. Pinealome) verursacht.

1.6.4.7. Extrakranielle Hirngefäßsyndrome

Stenosen oder Verschlüsse der extrakraniellen Abschnitte der Hirnarterien treten zwar recht häufig auf, können aber über den Circulus Willisi einen gut kompensierenden Kollateralkreislauf erhoffen lassen, so daß sie öfter symptomlos oder symptomarm bleiben als Verschlüsse der intrakraniellen Hirnarterien. Denn generell gilt für alle zerebralen Gefäßsyndrome, daß die Voraussetzungen für eine Kollateralversorgung um so günstiger sind, je proximaler, d. h. herznäher die Gefäßstenose liegt. So bleiben selbst doppelseitige Obliterationen der A. carotis interna gelegentlich und einseitige Verschlüsse der Vertebralarterie sogar häufig ohne gravierende Symptome. Neben den vergleichsweise seltenen Verschlüssen der Aortenbogenäste, der A. carotis communis und der nur als kollaterale Blutquelle für den Hirnkreislauf bedeutungsvollen A. carotis externa, stehen die extrakraniellen Zuflußbehinderungen in der A. vertebralis und in der A. carotis interna klinisch weit im Vordergrund.

Neben den bereits beschriebenen vertebrobasilären Syndromen und dem Syndrom der A. carotis interna wären hier noch ergänzend anzufügen:

Extrakranielle „Steal-Syndrome“

Eine mangelhafte Blutzufuhr zum Gehirn kann auch durch eine Strömungsumkehr in extrakraniellen Hirngefäßbereichen bedingt sein. Derartige Blut-„steal“-Phänomene können sich ergeben, wenn bei Verschlüssen in den vom Aortenbogen abgehenden Arterienstämmen der physiologischerweise hirnwärts gerichtete Blutstrom abgeleitet wird. Am bekanntesten ist das sogenannte Subclavian-steal-Syndrom, das bei proximalem A. subclavia-Verschluß oder -Stenose vor Abgang der A. vertebralis auftritt. Bei stärkerer Beanspruchung, d. h. vermehrtem Blutbedarf des betroffenen Armes, wird Blut rückläufig aus der A. vertebralis „angezapft“ und somit dem Hirnkreislauf entzogen. Die Folge ist eine vorwiegend vertebrobasiläre Insuffizienz mit Schwindel, Ohrgeräuschen, Sehstörungen, Hinterkopfschmerzen sowie evtl. Bewußtseinsstörungen in Form von „drop attacks“. Kaum vermißt werden beim Subclavian-steal-Syndrom erhebliche Blutdruck- und Pulsminderungen sowie Kältegefühle und eine Claudicatio intermittens an dem durch die Subklavia-Durchblutungsbehinderung arteriell mangelhaft versorgten Arm.

1.6.5. Klinik

Das klinische Erscheinungsbild der zerebrovaskulären Störungen, in dem eine bunte Vielzahl von neurologischen Ausfallserscheinungen und/oder psychischen Störungen aufzufinden ist, wird entscheidend geprägt durch die Dauer der Gewebshypoxie und durch die Lokalisation und Ausdehnung der hypoxisch geschädigten Hirngebiete. Die Charakteristika und die topischen Bezüge der verschiedenen Gefäßsyndrome sind bereits oben beschrieben worden.

1.6.5.1. Akute Erscheinungsbilder

Wiederholt sei nochmals, daß ein örtlicher, akuter Blutmangel im Gehirn entweder hämodynamisch (durch Blutdruckabfall oder auch durch Blutflußumkehr hinter Gefäßstenosen oder -verschlüssen) oder embolisch verursacht wird.

Klinisch tritt die akute zerebrovaskuläre Insuffizienz (der sogenannte Schlaganfall) als eine transitorische, ischämische Attacke mit akuter, rasch vorübergehender Symptomatik oder aber apoplektiform mit persistierenden zerebralen Funktionsstörungen in Erscheinung. Nach dem klinischen Verlauf der ischämischen Insulte werden noch differenzierender unterschieden:

1. transitorische ischämische Attacken (TIA) mit Symptomrückbildung innerhalb von 24 Stunden,
2. prolongierte reversible Ischämien (PRIND) mit Symptomrückbildung innerhalb von 7 Tagen,
3. progredienter Hirninfarkt mit Symptomprogredienz innerhalb von 48 Stunden,
4. kompletter Hirninfarkt mit akut auftretender Symptomatik oder Endstadium des progredienten Hirninfarktes.

a) Die transitorischen ischämischen Attacken (TIA)

sind Insulte mit plötzlich einsetzenden, flüchtigen, d. h. nur höchstens 24 Std. andauernden, meist relativ geringen neurologischen Störungen. Die Ausfälle bilden sich wieder vollständig zurück, jedoch haben die Attacken die Tendenz, sich zu wiederholen, weil die Einschwemmung embolischen Materials aus den ulzerierten Plaques der Arterienwände oder aus dem Herzen in der Regel rezidivierend erfolgt. Aus der Art der zerebralen Funktionsstörungen lassen sich die transitorischen Ischämien dem Karotis- oder dem vertebrobasilären Kreislauf zuordnen (s. Tab. 11).

Besonders häufig treten transitorische ischämische Attacken bei extrakraniellen Gefäßläsionen, vor allem A. carotis interna-Stenosen auf. Prognostisch sind sie als typische Vorläufer eines Hirninfarktes zu werten und bedürfen daher einer genauen diagnostischen Abklärung, wozu die eingehende Untersuchung des Herzens, Blutdruckkontrollen, Palpation und Auskultation der Halsgefäße, Augenhintergrundbefund, Dopplersonographie und ophthalmodynamographische Befunde und schließlich vor allem die zerebrale Angiographie beitragen. Bei vertebrobasilären Kreislaufattacken sollte auch an die Möglichkeit eines Subclavian-steal-Syndroms gedacht werden. Ersten Hinweis darauf kann neben

Tabelle 11 Häufige Funktionsstörungen bei transitorischen Ischämien

im Karotiskreislauf	*im vertebrobasilären Kreislauf*
Amaurosis fugax, ipsilateral (retinale TIA)	passagere Augenmuskelparesen Dysarthrie – Dysphagie
flüchtiges, kontralaterales, sensomotorisches Hemisyndrom mit brachiofazialer Betonung und zentraler Fazialisparese	„drop attacks"
evtl. dysphasische Attacken (dominante Hirnhälfte!)	flüchtige sensomotorische Hemisyndrome (Bein und Arm gleich schwer betroffen, mit/ohne periphere Fazialisparese) oder sensomotorische Extremitätenstörungen in verschiedenen Kombinationen
Hemianopsien (wenn A. cerebri post. aus A. carotis int. entspringt)	Schwindel – Nystagmus – Gangunsicherheit
(zerebrale TIA)	Ohrgeräusch – Hörminderung – (akuter Hörsturz) transitorische globale Amnesie

der typischen Abhängigkeit der Beschwerden von Armbewegungen eine Blutdruck- und Pulsdifferenz der Arme geben.

Wenn gelegentlich die klinischen Symptome eines ischämischen Insultes auch nach der für die TIA zugebilligten Grenze von 24 Stunden noch restlos abklingen, wird von einem prolongierten reversiblen ischämischen Insult (PRIND = „**p**rolonged **r**eversible **i**schemic **n**eurological **d**eficit") gesprochen.

b) Hirninfarkt (Enzephalomalazie)

Der komplette Hirninfarkt stellt sich mit seiner klinischen Symptomatik akut innerhalb weniger Stunden oder Minuten in voller Ausprägung ein oder entwikkelt sich als progredienter Hirninsult im Verlauf von Stunden, höchstens 1–2 Tagen, wobei auch vorübergehende Besserungen möglich sind. Nicht selten erwacht der Patient morgens mit einer Lähmung. Embolisch bedingte Hirninfarkte treten stets als plötzliches Ereignis auf. Die Symptomatik ist auch hier abhängig von der Lokalisation des arteriellen Verschlusses bzw. dem ischämisch gewordenen Hirnbezirk.

Das typische Bild der Großhirninfarkte ist die motorische oder senso-motorische Halbseitenlähmung mit oder ohne Aphasie. Oft schwierig zu erkennen sind die selteneren Kleinhirninfarkte mit einer ipsilateralen Ataxie, zerebellärer Dysarthrie und Augenmuskelparesen.

Das kennzeichnende Syndrom der Hirnstamminfarkte ist die Hemiplegia alternans (s. S. 89). Bei Verschluß der A. basilaris entwickelt sich zunächst ein ventrales Ponssyndrom mit Tetraplegie, Pseudobulbärparalyse und „locked-in"-Syndrom, dann mit fortschreitender Erweichung tiefes Koma und rascher Tod.

Der (weiße) Hirninfarkt stellt sich im CCT als hypodense Zone dar, während die Blutung und der hämorrhagische Infarkt sich durch ein hyperdenses Areal zu erkennen geben.

c) Hirnmassenblutung (Enzephalorrhagie)

Nur ungefähr bei 15% aller apoplektischen Insulte liegt eine Hirnblutung zugrunde. Die häufigste Ursache der intrazerebralen Massenblutung ist die chronische arterielle Hypertonie. Des weiteren kommen Angiome und Aneurysmen (s. Subarachnoidalblutung! S. 216) ätiologisch in Betracht, ebenfalls Tumoren, Blutkrankheiten, chronischer Vitamin B_1-Mangel und entzündliche Gefäßkrankheiten. Auch als Komplikation einer Antikoagulantientherapie kann eine Hirnblutung auftreten. Hauptsitz der hypertensiven Hirnblutung ist die Putamen-Claustrum-Region, die zum Versorgungsgebiet der Aa. lenticulostriatae gehört, während kleinere (Kugel-)Blutungen vorwiegend in der Großhirnrinde anzutreffen sind.

Das klinische Bild der Hirnmassenblutung unterscheidet sich von dem des Hirninfarktes vor allem durch die Hochdruckanamnese, die meist akut einsetzende schwere Bewußtseinsstörung und den häufig (durch Blutungseinbruch in die Liquorräume) blutigen Liquor. Sehr ausgeprägt sind in der Regel die zerebralen Herdsymptome mit Halbseitenlähmung, Aphasie, Déviation conjuguée und Pupillenerweiterung auf der Herdseite. Auch epileptische Anfälle können in der akuten Phase auftreten.

Die Prognose der Massenblutung ist erheblich schlechter als die des Hirninfarktes. Bei Blutungen in der Capsula interna beträgt die Frühmortalität etwa 80%. Die meisten Patienten sterben innerhalb der ersten drei Tage durch einen Ventrikeleinbruch der Blutung (Ventrikeltamponade), der klinisch zu Koma, Tetraplegie, Streckkrämpfen, zentralen Regulationsstörungen und blutigem Liquor führt, oder durch ein rasch progredientes perifokales Hirnödem mit Massenverschiebung von Hirnanteilen und einer dabei eintretenden Mittelhirneinklemmung im Tentoriumschlitz. Therapeutisch ist neben einer konservativen Behandlung, mit welcher vor allem die intrakranielle Drucksteigerung bekämpft, der Blutdruck normalisiert, die vitalen Funktionen stabilisiert und die Herzkraft gestärkt werden müssen, eine operative Ausräumung des Hämatoms in Erwägung zu ziehen. Allerdings ist das Operationsergebnis bei den perakuten Verläufen und insbesondere bei den Stammganglienblutungen erfahrungsgemäß sehr schlecht.

1.6.5.2. Subakute und chronische Erscheinungsbilder

Neben den apoplektiform sich manifestierenden zerebralen Durchblutungsstörungen kann eine zerebrovaskuläre Insuffizienz – meist auf dem Boden einer schweren diffusen Hirnarteriosklerose – auch zu *subakuten oder chronischen Erscheinungsbildern* führen. Dieser chronischen zerebrovaskulären Insuffizienz liegen morphologisch zahlreiche kleine Infarkte zugrunde, die klinisch zunächst stumm bleiben, sich aber allmählich in ihren Auswirkungen summieren zum sogenannten *Syndrom der Multiinfarktdemenz*. Auf dem Wege dieser Entwicklung können sehr verschiedene, vorwiegend psychopathologische Krankheitserscheinungen hervortreten, deren Achsensymptome die emotionale Labilität, Störungen der Merkfähigkeit und eine Zuspitzung der Primärpersönlichkeit sind.

a) Chronische Durchgangssyndrome

Die diffuse Hirnarteriosklerose führt in der Regel zur allmählichen Ausbildung psychoorganischer Syndrome mit Gedächtnis-, Denk- und Affektstörungen. Die Initiative der Patienten erlahmt, das schöpferische Denken versiegt, das Unvermögen, sich auf neue Situationen einzustellen, nimmt zu. Starrsinnigkeit, affektive Reizbarkeit und depressive Verstimmungen stören zunehmend die zwischenmenschlichen Beziehungen. Recht charakteristisch ist der auffallende Wechsel dieser durch die zerebrale Hypoxidose bedingten Erscheinungen, welche somit in Form reversibler chronischer Durchgangssyndrome anzutreffen sind. Selbst luzide Intervalle von längerer Dauer sind möglich, so daß diese Krankheitsbilder nicht voreilig als progrediente Wesensänderung oder gar schon als Demenz angesprochen werden dürfen.

b) Flüchtige Verwirrtheitszustände

Vor allem nachts kann es zu episodischen Verwirrtheitszuständen kommen, in denen der Patient plötzlich hochgradig desorientiert ist. Insbesondere körperliche und seelische Belastungen sind hierfür auslösend in Betracht zu ziehen. Nicht selten sind diese passageren Verwirrtheitszustände das Prodromum einer deliranten Psychose.

c) Symptomatische Psychosen

Das Vollbild einer arteriosklerotischen Psychose entwickelt sich vielfach durch Hinzutreten einer kardialen Insuffizienz oder interkurrenter Erkrankungen. Auch nach Abklingen oder erfolgreicher Behandlung dieser zusätzlichen extrazerebralen Krankheitsstörungen bilden sich die psychotischen Erscheinungen häufig erst nach einer gewissen Latenz allmählich wieder zurück.

d) Arteriosklerotische Demenz

Das morphologische Substrat des dementiven Abbaus bei der Hirnarteriosklerose ist schließlich die Hirnatrophie, die sich durch disseminierte kleine Gefäßverschlüsse und Blutungen entwickelt hat, also das Ergebnis einer multifokalen Reduktion der Hirndurchblutung („disseminierte Hirnarteriosklerose") ist. Häufige Begleiterscheinungen dieses progredienten intellektuellen Abbaus sind pseudobulbärparalytische und parkinsonistische Symptome.

1.6.6. Therapie

Das therapeutische Bemühen bei den zerebralen Durchblutungsstörungen muß sich an dem multifaktoriellen Bedingungsgefüge ihrer Ätiopathogenese orientieren und hat daher eine exakte diagnostische Analyse der Ursachenfaktoren des Einzelfalles zur Voraussetzung. Als therapeutische Leitlinien sind zu beachten:

1.6.6.1. Behandlung in der Akutphase

In der Akutphase eines Schlaganfalls läßt sich – mit Ausnahme einer nur wenige Minuten bestehenden TIA, deren Symptomatik bereits vor Eintreffen des Arztes wieder abgeklungen sein kann – meist nicht entscheiden, ob sich die Ausfälle rasch, allmählich oder gar nicht zurückbilden werden. Erst der Verlauf gibt dann die Möglichkeit zu einer Differenzierung zwischen einem transitorischen Geschehen und einem voll ausgebildeten Hirninfarkt. Daher muß stets sofort mit der Therapie begonnen und müssen den Erfordernissen des Einzelfalles entsprechend folgende Maßnahmen ergriffen werden:

- *Digitalisierung,* beginnend mit 0,2 mg Methyl-Digoxin (1 Ampulle Lanitop®) intravenös, bei manifester Herzinsuffizienz oder zur Besserung der latent insuffizienten Herzleistung.
- *Regulierung der Herzfrequenz.* Bei Tachyarrhythmie z. B. mit Verapamil (Isoptin®) oder mit Betarezeptorenblockern (Dociton®). Bei extremer Bradyarrhythmie sympathomimetisch z. B. mit Alupent®.
- *Vorsichtige Blutdrucksenkung,* wenn Blutdruck über 190/100 mm Hg liegt. Hierzu eignet sich Reserpin (z. B. Briserin®) und vor allem Clonidin (z. B. Catapresan®), evtl. als Clonidin-Infusion in 5% Lävulose unter ständiger Blutdruckkontrolle, weil der arterielle Hypertonus nach einem Insult nur flüchtig sein kann.
- *Behandlung hypotoner Krisen* wird je nach der Genese mit Volumenauffüllung oder mit Noradrenalin durchgeführt. Evtl. Angiotensin-Infusionen (0,5–5,0 mg Hypertensin Ciba® in 250 ml physiologischer Kochsalzlösung).
- *Hämodilutionstherapie,* da erwiesen ist, daß durch Besserung der Fließeigenschaften des Blutes die Hirndurchblutung in normal- und minderdurchbluteten Arealen zunimmt ohne Gefahr von Steal-Phänomenen. Besonders geeignet sind hierzu niedermolekulare Dextrane, mit denen Hämodilution (Blutverdünnung), Senkung von Hämatokrit und Fibrinogen, Senkung der Blutviskosität und Verbesserung der Erythrozytenverformbarkeit erreicht werden kann. So empfiehlt sich z. B. sofortige Infusion von 500 ml 10%igem Rheomacrodex® in 60 min, weitere Infusion von 500 ml Rheomacrodex in den folgenden 12 Stunden und Fortsetzung der Rheomacrodex-Infusionen über 1–2 Wochen. Kontraindikation zu dieser Therapie besteht allerdings bei manifester Herz- oder Niereninsuffizienz und bei drohendem Lungenödem. Selten sind allergische Zwischenfälle zu befürchten. Wegen des geringen Risikos unerwünschter Nebenwirkungen (anaphylaktische Reaktionen, kardio-pulmonale Drucküberlastung und Nierenversagen) werden neuerdings zur Verbesserung der Mikrozirkulation statt der niedermolekularen Dextrane häufiger mittelmolekulare Hydroxyäthylstärkelösungen (HAES-steril 10%®) verwandt.
- *Hirnödemtherapie.* Diese ist angezeigt bei größeren Hirninfarkten in den ersten 3 Tagen, da hier ein stärkeres perifokales Hirnödem anzunehmen ist.
  - Eine protrahierte Hirnödembehandlung ist am ehesten zu erzielen mit 20%igem *Mannitol* (Osmofundin®-Infusion 250 ml in 30 min, evtl. innerhalb 24 Std. einmal wiederholen). Raschere Hirndrucksenkung bei starker Ödembildung kann mit 40%igem *Sorbit* (Tutofusion S 40® 250 ml in 40 min) angestrebt werden. Hyperosmolare Substanzen dürfen nur bei ausrei-

chender Filtrationsleistung der Nieren eingesetzt werden, da diese sonst im Körper mit Verteilung im gesamten Extrazellulärraum retiniert werden und dann zu einer paradoxen Reaktion auf das Hirnödem führen (cave hyperosmolares Koma!).

- *Glycerin.* Auch Glycerin (z. B. als Glycerosteril® 10% – i.v. Infusion) findet als hyperosmolare Substanz zur Ödemtherapie Verwendung. Es soll sich durch eine rasch einsetzende und mindestens 8 Stunden anhaltende Wirkung auszeichnen und weder einen unerwünschten Reboundeffekt noch eine diabetische Stoffwechselentgleisung oder Störungen des Elektrolythaushaltes bewirken.
- *Saluretika.* Diese bergen zwar keine Gefahr einer paradoxen Reaktion wie die Zuckeralkohole, weil sie durch starke Salz- und Wasserdiurese wirken, jedoch ist ihr Effekt auf das Hirnödem sehr viel geringer.
- *Kortikosteroide.* Die Wirkung der Steroide auf das primär zytotoxische Ödem beim Hirninfarkt ist sehr zweifelhaft im Gegensatz zu ihrer positiven Wirkung auf das vasogene Ödem bei Hirntumoren und traumatischen Hirnschäden. Dennoch wird Dexamethason (Fortecortin® i. v., beginnend mit 16 mg, dann alle 6 Std. weitere 4 mg) vor allem bei protrahierten Hirnödemen nach Infarkten gelegentlich gegeben.

Bei den Therapierichtlinien für die akute Phase des Hirninfarktes sei besonders erwähnt, daß Vasodilatantien ausnahmslos überflüssig, ja wegen eines evtl. „intrazerebralen Steal-Effektes" sogar gefahrenträchtig sind. Auch Antikoagulantien, wie Heparin oder Marcumar®, sind in diesem Frühstadium nicht ohne Risiko, weil es darunter zu Einblutungen in den Infarkt kommen kann. Eine Senkung des pCO_2 auf 25–30 mmHg mit Hyperventilation vermag zwar auch über die Konstriktion der Hirngefäße in gesunden Arealen den intrakraniellen Druck zu vermindern, bringt jedoch die Gefahr einer Ausbreitung des Infarktbezirks durch die Gefäßverengung in latent insuffizienten Gewebsarealen. Eine gleiche, nicht ungefährliche vasokonstriktive Wirkung haben Theophyllinpräparate.

1.6.6.2. Behandlung in der subakuten Phase

Nach der 2. Woche ist in der Regel eine intensive Infusionstherapie zur Hämodilution nicht mehr erforderlich. Im Vordergrund muß jetzt neben der medikamentösen Weiterbehandlung von evtl. Störungen der Herztätigkeit und des Blutdrucks eine konsequente tägliche Physiotherapie stehen. Frühzeitig sollte nach Hirninfarkten mit allen Rehabilitationsmaßnahmen begonnen werden. Ein straffer Behandlungsplan konzentriert sich insbesondere auf eine frühe Mobilisierung des Patienten mit Bewegungstherapie, Gehschule, Schulung der Selbständigkeit in Alltagsverrichtungen, u. U. Aphasiebehandlung und medikamentöse Minderung der Spastizität der paretischen Extremitäten.

In Erwägung zu ziehen ist fernerhin eine medikamentöse Prophylaxe, wenn dem Insult mit großer Wahrscheinlichkeit ein embolisches Geschehen zugrunde gelegen hat. Genannt seien hier:

- *Thrombozytenaggregationshemmung* mit Dipyridamol (Persantin®), Sulfinpyrazon und vor allem Azetylsalizylsäure (Colfarit®). Hierunter kann bei TIA die

Rezidivneigung der Attacken signifikant, vornehmlich bei Männern, gemindert werden. Eine Azetylsalizylsäuretherapie soll in diesen Fällen unverzüglich mit ausreichender Dosierung – manche Autoren geben bis zu 3000 mg/die – eingeleitet und bis zur Abheilung der arteriosklerotischen Ulzerationen (ca. 3–6 Mon.) oder bis über die Gefäßoperation hinaus fortgesetzt werden. Allerdings muß mit Unverträglichkeitserscheinungen von seiten des Magen-Darm-Traktes gerechnet werden, weshalb sich dann Zugabe von Antazida empfiehlt.

- *Antikoagulantientherapie* mit Heparin und Marcumar® bei zerebralen Insulten ist sehr umstritten und in den ersten Wochen nach dem akuten Ereignis – wie schon betont – wegen der Blutungsgefahr kontraindiziert. Eine spätere prophylaktische Therapie mit Antikoagulantien kann erwogen werden bei zerebralen Embolien, die vom Herzen ausgehen.
- *Thrombolytische Therapie* mit Streptokinase oder Urokinase hat keine überzeugenden Erfolge gebracht, hat vielmehr sehr großes Blutungsrisiko und ist daher bei zerebralen Gefäßinsulten nicht zu verwenden.

1.6.6.3. Behandlung der chronischen zerebralen Durchblutungsstörung

Auch hier muß zunächst – wo erforderlich – die Behandlung einer Herzinsuffizienz, einer Hypertonie oder anderer, möglicherweise interkurrenter Erkrankungen, welche zur Verstärkung der zerebralen Hypoxidose beitragen können, im Vordergrund stehen. Weiterhin sind alle notwendigen rehabilitativen Maßnahmen fortzusetzen. Schließlich sollte bei Kranken mit einem Multiinfarktsyndrom oder einem hirnatrophischen Prozeß ein Therapieversuch mit sog. enzephalotropen Präparaten unternommen werden, auch wenn deren durchblutungsfördernder oder stoffwechselaktivierender Effekt noch umstritten ist. Genannt seien hier:

- Präparate zur *Stoffwechselsteigerung*. Mit diesen wurde zumindest im Tierversuch eine Umsatzänderung von ATP, Glukose und Ribonukleinsäure im zerebralen Stoffwechsel festgestellt, so daß von ihnen eine günstige Beeinflussung der Energieversorgung und des Proteinstoffwechsels zu erhoffen ist. Zu diesen Pharmaka zählen u. a.: Piracetam (Nootrop®, Normabrain®), Centrophenoxin (Helfergin®) und Pyritinol (Encephabol®). Ferner ist hier Hydergin® zu nennen, dem neben einer Ökonomisierung des neuronalen Stoffwechsels auch eine Kompensierung des Neurotransmittermangels durch eine zentrale Dopamin- und Serotoninrezeptorenstimulation zugesprochen wird.
- Präparate zur Verbesserung der *Glukoseaufnahme*. Eine derartige Wirkung wird neben dem Pyritinol und dem Centrophenoxin z. B. auch Fludilat®, Nikotinsäure (Complamin®) und Theophyllin zugeschrieben. Nicht bewiesen ist aber vor allem, ob auch im hypoxisch geschädigten Gewebsareal die Glukoseaufnahme hierdurch stimuliert werden kann.
- Präparate zur Erhöhung des *Perfusionsvolumens*. Über eine Steigerung des Herzminutenvolumens wird mit Betasympathomimetika (Vasculat®, Dilatol®) oder mit Theophyllinderivaten (Euphyllin®, Trental®) eine Förderung des CBF angestrebt. Hierbei darf aber nicht die Gefahr übersehen werden, daß durch

gleichzeitige Erweiterung mancher extrazerebraler Gefäßgebiete Steal-Phänomene ausgelöst werden können.

- Präparate zur Behandlung *psychischer Insuffizienzerscheinungen*. Vielfach kann bei der Behandlung von chronischen zerebralen Durchblutungsstörungen auf Psychopharmaka nicht verzichtet werden. Unproblematisch ist die Anwendung von Tranquillizern oder Ataraktika bei leichten Unruhezuständen, vegetativen Symptomen und Schlafrhythmusstörungen. Gut bewährt haben sich hier vor allem verschiedene Benzodiazepinverbindungen (Diazepam [Valium®], Lorazepam [Tavor®], Bromazepam [Lexotanil®]) und mit bestem schlafanstoßenden Effekt das Flunitrazepam (Rohypnol®). Bei zerebrovaskulären Unruhezuständen und deliranten Erscheinungen bewirkt Distraneurin® einen sehr günstigen sedierenden und schlaffördernden Effekt.

  Bei schwerer Unruhe und Agitiertheit kann auch die Anwendung von Basisneuroleptika (z. B. Melleril®, Truxal® und Neurocil®) unvermeidbar werden. Auch stärkere Verstimmungszustände bei zerebrovaskulärer Insuffizienz lassen sich in der Regel mit diesen Basisneuroleptika günstiger beeinflussen als mit trizyklischen Thymoleptika.

1.6.6.4. Operative Behandlung zerebraler Durchblutungsstörungen

In den letzten Jahrzehnten hat mit dem Ausbau operationstechnischer Methoden auch die gefäßchirurgische Behandlung von Verschlußkrankheiten hirnversorgender Arterien an Bedeutung gewonnen. Grundsätzlich handelt es sich hierbei lediglich um prophylaktische Maßnahmen gegenüber weiteren Insulten, da eine einmal eingetretene Enzephalomalazie, also ein irreversibler Gewebsschaden, auch durch eine operativ verbesserte Blutzufuhr nicht mehr zu beeinflussen ist. Bislang liegen statistisch abgesicherte Beweise für die Prognoseverbesserung bei Hirn-(re)infarkt-gefährdeten Patienten durch diese operativen Eingriffe nur unzulänglich vor, so daß allgemein verbindliche Indikationen für dieses therapeutische Vorgehen noch kaum entwickelt sind.

Für ein operatives Vorgehen sind vornehmlich Gefäßverengungen im extrakraniellen Bereich der A. carotis, vor allem an der Bifurkation, und auch an der A. subclavia in Betracht zu ziehen. Eine abgewogene *Operationsanzeige* erwächst aus der Stadieneinteilung der zerebrovaskulären Insuffizienz:

Stadium I: Asymptomatische Stenosen, die noch nicht hämodynamisch wirksam oder durch einen Umgehungskreislauf ausreichend kompensiert sind.
Stadium II: Stenosen mit intermittierender Insuffizienz in Form transitorischer Attacken.
Stadium III: Frischer ischämischer Infarkt mit bereits gestörtem Strukturstoffwechsel.
Stadium IV: Definitiver Infarkt mit Gewebsuntergang.

Berechtigte Aussicht auf Erfolg einer Operation besteht nur in den beiden ersten Stadien, insbesondere im Stadium II, in welchem rezidivierende TIA ein alsbaldiges, manifestes Infarktereignis befürchten lassen. Zur Beurteilung der Operationschancen ist fernerhin wichtig zu klären, in welchem Ausmaß auch die intrakraniellen Arterien am Obliterationsprozeß beteiligt sind, um enttäuschenden gefäßchirurgischen Bemühungen im extrakraniellen Gefäßbereich vorzubeugen. Grundlegende Voraussetzung für die Operationsplanung ist daher eine eingehende diagnostische Erfassung der zerebrovaskulären Gesamtsituation. Neben exakten neurologischen Befunderhebungen können hierzu EEG, Szintigraphie, Dopplersonographie, CCT und vor allem eine adäquate Angiographie – möglichst mit Darstellung des gesamten supraaortalen Gefäßbereichs – entscheidend beitragen.

Der operative Eingriff besteht in der Regel in einer *Endarteriektomie,* d. h. in einer direkten Ausschälung des stenosierenden bzw. ulzerierenden Intimazylinders. Zur Korrektur einer A. subclavia-Abgangsstenose kann sich die Anlage eines Karotis-Subklavia-Bypass anbieten.

In jüngster Zeit werden bei A. cerebri media- und nicht zugänglichen A. carotis interna-Verschlüssen auch *extra-intrakranielle Bypass-Operationen* durchgeführt. Dabei wird ein Ast der A. carotis externa, in der Regel die A. temporalis superficialis, durch den eröffneten Schädelknochen mit einem kortikalen Ast der A. cerebri media verbunden. Dieser einer besseren Hirndurchblutung unmittelbar dienende Eingriff kann – nach Auffassung einiger Autoren – bisweilen sogar bei Infarkten mit bereits länger als 3 Monate bestehenden neurologischen Ausfällen noch überraschende Resultate bringen.

1.6.7. Spontane Subarachnoidalblutung

Auch eine spontane Blutung in den Subarachnoidalraum kann einem akuten Schlaganfall – vor allem im jüngeren und mittleren Lebensalter – zugrunde liegen. Die Blutungsquelle bilden in über der Hälfte der Fälle sackförmige Aneurysmen, welche ganz vorwiegend (zu 90%) im Stromgebiet der A. carotis und hier vor allem an der Hirnbasis liegen. Als weitere Blutungsursachen kommen arteriovenöse Mißbildungen, primär-intrazerebrale Blutungen, Tumoren (auch spinale Tumoren und Angiome!), Blutkrankheiten, Antikoagulantien, Avitaminosen und Hirnvenenthrombosen in Betracht. Neben den kongenitalen, sackförmigen Aneurysmen können sich – sehr viel seltener – fusiforme, segmentale Hirngefäßerweiterungen auch auf dem Boden einer erworbenen (arteriosklerotischen) Gefäßwanderkrankung entwickeln. Mykotische Aneurysmen der Hirnarterien, die auf einer bakteriellen Infektion der Arterienwand nach septischer Hirnembolie beruhen, können ebenso wie traumatische Aneurysmen seltene Ursache einer Subarachnoidalblutung sein.

Die Symptome der Subarachnoidalblutung, die in der Regel plötzlich aus völliger Gesundheit heraus auftreten, sind:

- schlagartig einsetzende, heftigste Kopfschmerzen, vorwiegend in der Nacken-, aber auch in der Stirnregion,
- Übelkeit und Erbrechen,
- mehr oder weniger ausgeprägte Bewußtseinsstörungen, evtl. Krampfanfälle,
- Meningismus mit Nackensteifigkeit und positivem Lasègue-, Kernig- u. Brudzinski-Zeichen,
- evtl. Anstieg von Temperatur und Blutdruck und weitere zentral-vegetative Regulationsstörungen.

Die diagnostische Klärung erfolgt durch den Nachweis eines autochthon blutigen Liquors.

Gröbere neurologische Ausfälle sind insbesondere dann zu erwarten, wenn es neben einer Subarachnoidalblutung auch zu einer zerebralen Einbruchblutung bei der Aneurysma- oder Angiomruptur kommt.

Herdsymptome können auch durch lokale Zirkulationsstörungen infolge durch die Subarachnoidalblutung ausgelöster Gefäßspasmen (oft angiographisch faßbar!) bedingt sein.

Häufige Vorboten einer Aneurysmablutung sind Kopfschmerzen und Augenmuskellähmungen, evtl. unter dem Bild einer ophthalmoplegischen Migräne, während der Angiomblutung nicht selten neben migräneartigen Kopfschmerzen und zerebralen Herdsymptomen auch Krampfanfälle vorausgehen.

Auslösende Faktoren, wie Heben schwerer Lasten, Defäkation, Bücken, Husten oder Koitus werden in ihrer Bedeutung vielfach überschätzt, denn in ⅔ der Fälle tritt die Subarachnoidalblutung bei völliger Ruhe auf.

Zur diagnostischen Aufgabe bei jeder Subarachnoidalblutung gehört die Suche nach der Blutungsquelle mit Hilfe des CCT und der zerebralen Angiographie. Die Angiographie sollte so bald wie möglich, jedoch nicht vor bestehender Operationsfähigkeit des Patienten, also erst nach Stabilisierung der vitalen Funktionen erfolgen. In jüngster Zeit wird von einigen Neurochirurgen auf eine computertomographische bzw. angiographische Suche der Blutungsquelle noch am Blutungstag gedrängt, weil operationstechnische Verbesserungen wie Mikrochirurgie, Spezialclips und bipolare Koagulation eine risikoarme Frühoperation erlauben sollen und somit verhängnisvolle Komplikationen (Zweitblutungen und Spasmen der Hirngefäße) verhindern könnten. Dieses Vorgehen entspricht jedoch bislang noch keineswegs einer allgemein verbindlichen Auffassung.

Gelingt der Nachweis eines Aneurysmas oder eines Angioms, ist grundsätzlich alsbald die Möglichkeit einer operativen Beseitigung der Blutungsquelle zu erörtern, denn Aneurysma- und Angiomblutungen besitzen zweifelsohne eine ausgeprägte Rezidivneigung.

Zu den Behandlungsmaßnahmen im akuten Krankheitsstadium der Subarachnoidalblutung gehören strikte Bettruhe, Schmerzbekämpfung, Sedativa bei motorischer Unruhe und Stabilisierung der Herz-Kreislauf-Situation, vor allem Senkung hoher Blutdruckwerte. Um Nachblutungen durch eine möglicherweise reaktiv gesteigerte Fibrinolyse vorzubeugen, werden Antifibrinolytika (z. B. Epsilonaminokapronsäure) gegeben. Die Letalität der rupturierten Aneurysmablutung ist hoch. Etwa die Hälfte der nicht operierten Kranken stirbt in den ersten 4 Wochen nach der Blutung meist durch Rezidivblutungen. Eine gefürchtete, aber seltene Spätfolge nach Subarachnoidalblutungen ist der bereits erwähnte (s. S. 150 u. 191) normotensive Hydrozephalus.

1.6.8. Hirnvenen- und Sinusthrombosen

Thrombosen der Sinus und intrakraniellen Venen sind relativ seltene Hirngefäßkrankheiten. Sie entwickeln sich entweder primär als blande Thrombosen oder fortgeleitet von eitrigen Prozessen, vorwiegend aus dem Ohr-Nasen-Bereich, als

Tabelle 12 Ursachen der Hirnvenen- und Sinusthrombosen

Bei blanden Thrombosen:	*Bei septischen Thrombosen:*
Arteriosklerose und Hypertonie	Infektionen im Ohrbereich
Schwangerschaft und Wochenbett	Infektionen der Nasennebenhöhlen
Blutkrankheiten	Infektionen im Gesicht und an der Kopfhaut
Allgemeininfektionen	
Schädel-Hirn-Traumen	
Intrakranielle Tumoren	
Rechtsherzinsuffizienz	
Kachexie	
Erhöhte Thromboseneigung (auch durch Ovulationshemmer)	

septische Thrombosen. Der Ablauf der Erkrankungen wird maßgeblich vom Grundleiden (s. Tab. 12) her bestimmt.

In den Quellgebieten der thrombosierten Hirnvenen kommt es zu Abflußstauungen, diapedetischen Blutungen und schließlich zu hämorrhagischen Infarkten. Diese Infarkte werden von einem Ödem begleitet, das in der Mehrzahl der Fälle zu einer rasch progredienten intrakraniellen Drucksteigerung führt. Der zunehmende Hirndruck bestimmt im wesentlichen auch die Allgemeinerscheinungen der Hirnvenenthrombosen, zu denen Kopfschmerzen, Übelkeit, Erbrechen, Nackensteifigkeit, Bewußtseinsstörungen, Papillenschwellung oder Stauungspapille, evtl. auch fokale oder generalisierte Anfälle gehören. Häufig sind auch Temperatursteigerungen, Leukozytose, Beschleunigung der Blutsenkung sowie in etwa 50% der Fälle blutiger oder xanthochromer Liquor zu finden. Der Hirndruck kann schließlich zu einer Tentoriumeinklemmung mit allen Folgen führen.

Darüber hinaus sind zerebrale Herdsymptome anzutreffen, die vom Ort der venösen Strombahnbehinderung bestimmt werden.

1.6.8.1. Verschiedene Syndromtypen

Thrombosen der Vv. cerebri superiores entwickeln hämorrhagische Infarkte im Bereich der Hirnkonvexität mit kontralateralen Mono- oder Hemiparesen, Blasenstörungen und einer Aphasie bei Erkrankung der dominanten Hemisphäre.

Thrombosen der Vv. cerebri inferiores führen zu einem Infarkt im Schläfenlappen- und basalen Okzipitallappenbereich mit entsprechenden Symptomen.

Thrombosen der inneren Hirnvenen bringen eine Infarzierung im Gebiet der Stammganglien und des Hemisphärenmarks. Hierbei treten rasch zunehmende Bewußtseinstrübung bis zum Koma, evtl. doppelseitig extrapyramidale Symptome und schließlich schwere Dezerebrationserscheinungen auf.

Für die Symptomatik der Sinusthrombosen ist grundsätzlich das Übergreifen der Thrombose auf die vorgeschalteten Hirnvenen und die sich daraus entwickelnden

Infarktbezirke entscheidend. So können lokal begrenzte Thrombosen des Sinus sagittalis superior (im vorderen Drittel) oder des Sinus transversus auch nur spärliche klinische Erscheinungen hervorrufen oder gar symptomlos bleiben. Thrombosen des Sinus cavernosus bieten in der Regel eine sehr typische Herdsymptomatik mit Protrusio bulbi, Lidschwellung, Schmerzen im Auge, Stauungspapille, Venenstauung und Blutungen am Augenhintergrund und schließlich auch eine Ophthalmoplegia totalis als Folge einer Schädigung des III., IV. und VI. Hirnnerven am Sinus cavernosus.

Die Therapie der venösen zerebrovaskulären Störungen erfordert im wesentlichen die gleichen Maßnahmen wie bei den arteriellen Durchblutungsstörungen. Bei septischen Thrombosen sind darüber hinaus Antibiotika und evtl. chirurgische Behandlung der Quellregion notwendig.

1.7. Anfallsleiden

Der *„epileptische Anfall"* wird bedingt durch eine vorübergehende totale oder partielle Dysfunktion des Gehirns und kommt am Patienten als eine plötzlich einsetzende transitorische Störung mit motorischen, sensorischen, vegetativen und/oder psychischen Erscheinungen zur Beobachtung. Das Anfallsgeschehen wird somit klinisch durch sehr verschiedenartige Anfallsmuster oder Anfallstypen geprägt und kann als einmaliges oder sehr seltenes Ereignis (sog. Gelegenheitskrampf) auftreten.

Grundsätzlich kann jeder Mensch einen epileptischen Anfall erleiden, weil die Fähigkeit zu epileptischen Reaktionen in jedem menschlichen Hirn bereitliegt und der epileptische Anfall als Symptom, einmalig oder rezidivierend, bei schlechthin allen zerebralen Affektionen morphologischer oder metabolischer Art auftreten kann. Der epileptische Anfall ist also lediglich ein Symptom und keine Krankheit sui generis. Unbekannt sind bisher die spezifischen zerebralen Funktionsstörungen, die letztlich einen Anfall auszulösen vermögen. Zu diesen Funktionsstörungen, die vornehmlich im Bereich des biochemischen Gleichgewichts zwischen verschiedenen Transmittersubstanzen und im intrazellulären Energiestoffwechsel gesucht werden und mit Veränderungen der Elektrolytverteilung an den Zellmembranen einhergehen, führen exogene Einwirkungen (zerebrale Noxen) ebenso wie genetisch-metabolische Gegebenheiten, meist aber wohl ein multifaktorielles Bedingungsgefüge.

Der epileptische Anfall ist ein keineswegs seltenes Ereignis; rund 5% aller Menschen werden irgendwann in ihrem Leben, teils unter besonderen Umständen von einem oder auch mehreren Anfällen betroffen.

Unter *„Epilepsie"* ist eine chronische zerebrale Funktionsstörung unterschiedlicher Ätiologie zu verstehen, die durch rezidivierende epileptische Anfälle charakterisiert ist. Der Begriff „Epilepsie" sollte nur dort verwendet werden, wo epileptogene zerebrale Funktionsstörungen chronisch geworden sind und das rezidivierende Anfallsgeschehen keine unmittelbar auslösende Ursache mehr erkennen läßt, vielmehr einen eigengesetzlichen Verlauf nimmt.

1.7.1. Ätiopathogenetische Bedingungen

Wenn bereits betont wurde, daß im ätiopathogenetischen Bedingungsgefüge epileptischer Anfälle und der Epilepsie letztlich alle zerebralen Affektionen morphologischer oder metabolischer Art in Betracht gezogen werden müssen, sollen im folgenden lediglich die häufigsten *Ursachen* aufgeführt werden:

- *Frühkindliche Hirnschäden*
  Wo diese abgeschlossenen Folgezustände aus prä-, peri- oder postnatalen Läsionen zu einem Anfallsleiden (sog. Residualepilepsie) führen, finden sich meist auch gleichzeitig psychopathologische Auffälligkeiten in Form einer organischen Wesensänderung und/oder eines intellektuellen Tiefstandes.
- *Intrakranielle raumfordernde Prozesse* (Tumoren, intrakranielle Hämatome und Abszesse)
  In nicht seltenen Fällen sind bei diesen Erkrankungen epileptische Anfälle das erste klinische Symptom. Vor allem Prozesse im Bereich der motorischen Zentralregion und im Temporallappen führen häufig zu Krampfanfällen. Es kann sich dabei sowohl um generalisierte als auch um fokale Anfälle handeln.
- *Hirntraumata*
  Nach diesen können epileptische Anfälle schon innerhalb der ersten Stunden oder Tage (posttraumatische epileptische Frühreaktion) auftreten oder sich als posttraumatische Spätepilepsien meist nach 1–2 Jahren, selten noch später einstellen. Als besondere Dispositionsfaktoren für die Entwicklung einer chronischen posttraumatischen Epilepsie gelten offene Hirnverletzungen, Läsionen der Zentroparietalregion, Hirnverletzungen im Kindesalter, die Entwicklung eines epileptogenen Fokus im EEG und eine familiäre Epilepsiebelastung.
- *Weitere Ursachen*
  Als weitere, ebenfalls nicht seltene Ursachen für epileptische Reaktionen seien genannt Meningoenzephalitiden, lokale oder diffuse Hirngefäßerkrankungen und Gefäßmißbildungen, hirnatrophische Prozesse, Stoffwechselerkrankungen und Intoxikationen (Alkohol!).
- *Ungeklärte Ursachen*
  Alle bisher aufgeführten Ursachen führen zu sog. symptomatischen Anfällen bzw. Epilepsien. Ein nicht unwesentlicher Teil der Anfallsleiden bleibt jedoch ungeklärt, kryptogenetisch. Bei diesen, früher als „genuine" Epilepsien bezeichneten Anfallsleiden spielt vielfach eine erbliche epileptische Disposition eine Rolle, die allerdings auch im Bedingungsgefüge der symptomatischen Epilepsien nicht selten von Bedeutung ist. Zu betonen bleibt, daß grundsätzlich aus dem Anfallstyp keine völlig sichere Unterscheidung zwischen „genuinen" und „symptomatischen" Anfällen hergeleitet werden kann, wenngleich bestimmte, von Beginn an generalisierte Anfälle (Aufwach-Grand mal, pyknoleptische Absencen, Impulsiv-Petit mal) ganz vorwiegend eine erbliche Bedingung haben.

Von den Ursachen der epileptischen Anfälle zu trennen sind eine Reihe von *auslösenden Faktoren.* Bei allen Anfallsleiden verschiedenster Genese kann die

Auslösung des einzelnen Anfalls durch bestimmte Bedingungen provoziert werden. Zu diesen auslösenden Anfallsfaktoren gehören vor allem Schlafentzug, Alkoholgenuß, übermäßige Flüssigkeits- oder Nahrungszufuhr, abrupte Änderung der antikonvulsiven Medikation, fieberhafte Infekte und auch psychogene Faktoren sowie rhythmischer Lärm (z. B. in Diskotheken, evtl. kombiniert mit Lichtorgeln) und Flackerlicht (z. B. beim Fernsehen oder beim Entlangfahren an Gittern oder Baumreihen).

1.7.2. Einteilung der Epilepsien

Zur systematischen Einteilung der Anfallsleiden werden sehr verschiedenartige Ordnungsprinzipien benutzt, die teils vom klinischen Anfallstyp, teils von der Ätiologie oder aber vornehmlich von EEG-Befunden ausgehen. Durch eine verwirrende Vielfalt von Nomenklaturen und Klassifikationen wird die Verständigung in der Epileptologie oft mehr erschwert als erleichtert. Auch die Einteilung der Epilepsien nach der internationalen Klassifikation (IKE) hat sich bislang noch nicht allgemein verbindlich durchsetzen können.

Einteilung der Epilepsien nach der internationalen Klassifikation (IKE)

I. Generalisierte Epilepsien

I. a) generalisierte primäre Epilepsien
Grand mal-Anfälle (vorwiegend vom Aufwach-Typ)
Petit mal-Anfälle (pyknoleptisches Petit mal, myoklonisches [Impulsiv-] Petit mal)

I. b) generalisierte sekundäre Epilepsien
Grand mal-Anfälle (vorwiegend vom Schlaf-Typ)
Petit mal-Anfälle (Propulsiv-Petit mal, myoklonisch-astatisches Petit mal)

II. partielle (fokale, lokale) Epilepsien

II. a) partielle epileptische Anfälle mit elementarer Symptomatik (ohne Beeinträchtigung des Bewußtseins)
Anfälle mit motorischen Symptomen
Anfälle mit sensorischen oder sensomotorischen Symptomen
Anfälle mit vegetativen Symptomen

II. b) partielle epileptische Anfälle mit komplexer Symptomatik (mit Störungen des Bewußtseins)
Anfälle mit ausschließlichen Bewußtseinsstörungen
Anfälle mit kognitiven oder mit affektiven Symptomen
psychomotorische (sog. Temporallappen-)Anfälle

III. Nicht klassifizierbare Epilepsien

Zur Erläuterung der Begriffe in diesem Einteilungsschema ist anzumerken:

Bei den generalisierten Epilepsien treten die klinischen Erscheinungen von Anfang an generalisiert auf.

Die generalisierten primären Epilepsien zeigen keine fokalen Initialerscheinungen, es fehlen bei ihnen auch interiktal Hinweise auf eine umschriebene anatomische zerebrale Störung, sie beginnen meist in der Kindheit oder Adoleszenz, und im EEG treten die epileptischen Entladungen bilateral-synchron und symmetrisch auf. Die Ätiologie dieser Epilepsien ist unklar, doch ist vorwiegend eine erbliche epileptische Disposition anzunehmen. Die alten Termini: „essentielle", „genuine", „kryptogenetische", „idiopathische" und auch „zentrenzephale" Epilepsien entsprechen in etwa dieser Anfallsklasse.

Die generalisierten sekundären Epilepsien sind Folge einer diffusen oder multifokalen Hirnläsion in kortikalen oder subkortikalen Bereichen. Sie beginnen ebenfalls in der Jugend, jedoch (seltener) auch erst im Erwachsenenalter. Regelhaft finden sich neurologische oder psychopathologische Zeichen einer diffusen Hirnschädigung. Das EEG zeigt interiktal häufig asymmetrische und asynchrone epileptische Entladungen. Dieser Terminus deckt sich weitgehend mit dem Begriff „symptomatische" Epilepsien.

Bei den partiellen (fokalen, lokalen) Epilepsien gibt der Anfallsbeginn Hinweise auf ein umschriebenes anatomisches oder/und funktionelles Neuronensystem. Ätiologisch liegen vielfältige, lokale, meist kortikale Läsionen vor, somit sind auch partielle Epilepsien „symptomatische" Epilepsien. Im EEG kommen weitgehend lokalisierte, rhythmische Entladungen mit Spitzen und/oder langsamen Wellen zur Beobachtung. Partielle Epilepsien können in jedem Lebensalter auftreten.

Bei den partiellen Epilepsien mit elementarer Symptomatik gehen die Anfälle stets ohne Bewußtseinsstörungen einher, bei partiellen Epilepsien mit komplexer Symptomatik ist das Bewußtsein regelhaft beeinträchtigt.

Zu ergänzen wäre noch der Begriff des *Status epilepticus.* Als solcher wird ein Zustand gehäuft wiederkehrender epileptischer Anfälle bezeichnet. Gewöhnlich wird unter dieser Bezeichnung der Grand mal-Status verstanden, bei dem Grand mal-Anfälle kurz aufeinander folgen, ohne daß der Kranke zwischen den einzelnen Anfällen das Bewußtsein wiedererlangt. Grundsätzlich jedoch können alle Anfallsformen in der Häufung eines Status auftreten. So sind vom Grand mal-Status verschiedenartige Petit mal-Status oder partielle (fokale) Status zu unterscheiden.

1.7.3. Anfallstypen

Im folgenden soll eine kurze Beschreibung der klinisch wichtigsten Anfallsformen gegeben werden.

1.7.3.1. Grand mal-Anfälle

Den generalisierten Grand mal-Anfällen können fakultativ Stunden oder gar Tage andauernde Prodromalerscheinungen in Form von vermehrter Reizbarkeit, motorischer Unruhe, Schwindel, Kopfschmerzen oder depressiver Verstimmung vorausgehen. In etwa 10% der Fälle beginnt dann das eigentliche Anfallsgeschehen mit einer vom Patienten bewußt erlebten Aura von wenigen Sekunden Dauer. Diese ist immer als fokales Zeichen mit lokaldiagnostisch richtungweisender Bedeutung, somit als Symptom einer fokalen Epilepsie zu werten und besteht z. B. in Sprachstörungen, Blickwendungen, Lichtblitzen, epigastrischem Unbehagen oder lokalen Empfindungsstörungen. In den weitaus meisten Fällen jedoch stürzt der Patient bei Anfallsbeginn abrupt, häufig unter Ausstoßen eines Initialschreis bewußtlos zu Boden, wobei er sich nicht selten Verletzungen zuzieht. Diese erste tonische Phase des Anfalls wird geprägt durch einen Strecktonus der Arme und Beine, durch einen Opisthotonus sowie durch eine apnoebedingte Gesichtszyanose und lichtstarre, weite Pupillen. Nach etwa 30 Sekunden setzt dann die klonische Phase mit rhythmischen, klonischen Zuckungen ein, die etwa ½ bis 2 Minuten andauert und mit einer allgemeinen Muskelerschlaffung endet. Häufig, jedoch keineswegs obligatorisch, sind im Anfall vermehrte Speichelproduktion mit Schaumbildung vor dem Mund, Bißverletzungen der Zunge sowie Einnässen zu beobachten. Einkoten ist selten festzustellen. Gelegentlich treten subkonjunktivale Blutungen und Petechien an der Haut, im Gesicht und am Hals auf. Als unglückliche Sturzfolgen muß mit verschiedenartigen Verletzungen, besonders Schädeltraumen und auch Wirbelfrakturen gerechnet werden. Während ein tödlicher Anfallsverlauf durch Atemstillstand extrem selten ist, bringt die mögliche Aspiration von Speiseresten oder Ähnlichem die Gefahr des Erstickungstodes. Postparoxysmal folgt ein bis zu Stunden sich hinziehender Terminalschlaf, aus dem der Kranke mit einem Muskelkater als Folge der ungewöhnlichen Muskelarbeit beim Krampf erwacht. Die außergewöhnliche muskuläre Belastung im Krampfanfall gibt sich auch mit einer deutlichen Serum-CPK-Erhöhung postparoxysmal zu erkennen, so daß CPK-Befunde differentialdiagnostisch Bedeutung bei unklaren zerebralen Anfällen haben können. Seltener findet sich postparoxysmal ein Dämmerzustand mit motorischer Unruhe, Verwirrtheit, Ratlosigkeit, Sprech- und Wahrnehmungsstörungen. Für den gesamten Anfall einschließlich eines evtl. Dämmerzustandes besteht eine Erinnerungslücke (Amnesie).

Von großer Bedeutung ist die in vielen Fällen bei Langzeitbeobachtung festzustellende Bindung der Grand mal-Anfälle an den Schlaf-Wach-Rhythmus. So treten bei bestimmten Patienten die Krämpfe ganz vorwiegend im Schlaf (sog. Schlafepilepsien) auf, bei anderen unmittelbar oder kurze Zeit nach dem Erwachen (sog. Aufwachepilepsien). Wo eine solche zeitliche Bindung an den Schlaf-Wach-Rhythmus nicht vorliegt, spricht man von diffusen Epilepsien. Ätiologisch sind die Aufwachepilepsien häufig genetisch bedingt („genuine“, generalisierte primäre Epilepsie), während die Schlafepilepsien und die diffusen Epilepsien häufiger auf eine organische Hirnschädigung zurückzuführen sind („symptomatische“, generalisierte sekundäre Epilepsie).

Eine EEG-Befunderhebung im Anfall selbst ist unter den üblichen Bedingungen wegen der hochgradigen Artefakte nicht möglich. Im anfallsfreien Intervall ist bei einer Grand mal-Epilepsie das EEG nicht selten völlig unauffällig.

Von Grand mal-Varianten wird gesprochen, wenn im Anfallsablauf nur eine tonische oder nur eine klonische Phase zu sehen ist oder aber das ganze

Anfallsgeschehen nur fragmentarisch abläuft (sog. abortives Grand mal, z. B. unter unzureichender antiepileptischer Behandlung).

Wenn sich große Anfälle innerhalb weniger Stunden häufen, wobei der Kranke in den Anfallspausen stets wieder bewußtseinsklar wird, liegt eine Grand mal-Serie vor. Im sog. Grand mal-Status jedoch rezidivieren die Anfälle in der Regel noch häufiger und vor allem erlangt der Patient intervallär nicht wieder sein Bewußtsein.

Generalisierte Krampfanfälle kommen in jedem Lebensalter vor. Bei Erstmanifestation im Kindes- oder Jugendalter ist vorwiegend an eine genetische Bedingung, im Erwachsenenalter zunächst immer an ein symptomatisches Geschehen zu denken. Hier müssen dann grundsätzlich alle Ursachen, die ein symptomatisches Anfallsleiden auslösen können, in Betracht gezogen und durch entsprechende Maßnahmen abgeklärt werden.

1.7.3.2. Petit mal-Anfälle

Auch die Petit mal-Anfälle sind generalisierte Anfälle. Petits maux, die in der Regel kürzer dauern und mit geringeren oder gar keinen motorischen Entäußerungen einhergehen, zeichnen sich insbesondere dadurch aus, daß bei ihnen die Erstmanifestation der Anfälle an bestimmte Altersstufen oder besser gesagt an bestimmte zerebrale Reifungsstadien gebunden ist. Außerdem sind die verschiedenen Typen der kleinen Anfälle durch recht charakteristische EEG-Phänomene gekennzeichnet, die auch im Intervall gefunden werden können. Kleine Anfälle treten bei einem Patienten regelhaft zunächst als einzige epileptische Reaktionsform auf, können aber auch in unregelmäßigem Wechsel mit großen Anfällen vorkommen oder später völlig von einer Grand mal-Epilepsie abgelöst werden.

So werden nach Erkrankungsalter, Erscheinungsbild und EEG-Befunden folgende Petit mal-Typen unterschieden (s. auch Tab. 13):

a) Propulsivanfälle

Die Ursache dieser wegen ihres Erscheinungsbildes auch BNS-(Blitz-Nick-Salaam-)Krämpfe genannten Anfälle ist oft in prä- oder perinatalen Hirnschädigungen, zerebralen Mißbildungen oder angeborenen Stoffwechselkrankheiten (z. B. Phenylketonurie) zu finden. Typisch für die Propulsivanfälle, bei denen jeder einzelne Anfall nur 2–5 Sekunden dauert, ist ihr serienartiges Auftreten. Abortive Anfallsformen äußern sich in kurzen, unsystematischen Myoklonien der Augenmuskeln als „Augenzittern“. Ohne Behandlung droht bei Propulsivanfällen schwere Entwicklungshemmung mit Demenz. Etwa 50% der BNS-Krampf-Kinder entwickeln früher oder später Grand mal-Epilepsien oder fokale Anfälle.

b) Myoklonisch-astatische Anfälle

Das Kennzeichen dieser Anfälle, die den BNS-Krämpfen ansonsten ähneln, ist neben einschießenden Myoklonien die gestörte Haltungskontrolle, die aus einem

Tabelle 13 Synopsis der altersgebundenen kleinen Anfälle

Anfalltyp	*Erkrankungsalter*	*Erscheinungsbild*	*EEG-Befund*
Propulsiv-Anfälle (BNS-Krämpfe) (West-Syndrom)	3.–8. Lebensmonat	Blitzartiges Vorneigen des Kopfes. Evtl. mit Anheben der Beine und Einschlagen der Arme. Bewußtseinsverlust	Hypsarrhythmie 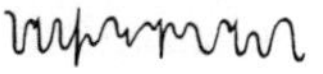 („diffuse" gemischte Krampfpotentiale)
Myoklonisch-astatische Anfälle (Lennox-Syndrom)	3.–5. Lebensjahr	Blitzartiges Hinstürzen Beugemyoklonien der Arme. Zuckungen der Gesichtsmuskulatur. Mit und ohne Bewußtseinsverlust	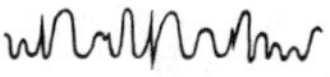 Spike-wave-Variant
Pyknolepsie (Friedmann-Syndrom)	4.–14. Lebensjahr	Absence. Manchmal leichte, rhythmische Augen-Kopf-Arm-Bewegungen oder orale Automatismen	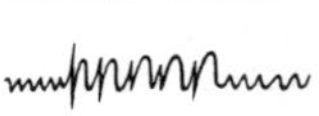 3/sec. spike-waves
Myoklonische Anfälle (Impulsiv-Petit mal) (Janz-Syndrom)	13.–18. Lebensjahr	Einzelne oder salvenartige, myoklonische Stöße, vornehmlich im Schulter-Arm-Bereich keine Bewußtseinsstörung	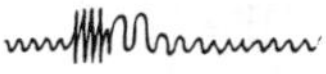 polyspikes-waves

plötzlichen Tonusverlust resultiert. Abrupt können diese Anfallskinder hinstürzen, dann aber sofort wieder aufstehen („Sturzanfälle"). Abortive Anfallsformen können allerdings das Bild lediglich von Blinzel- oder Nick-Anfällen bringen. Bei den nicht seltenen und oft Tage andauernden Status-Formen dieser Anfälle kommt es zu dämmerartigen Bewußtseinstrübungen, zu deren diagnostischer Abklärung das EEG dann wesentlich beitragen kann. Auch bei myoklonisch-astatischen Anfällen sind ursächlich häufiger organische Hirnschädigungen als genetische Faktoren von Bedeutung.

c) Pyknolepsie

Die pyknoleptischen Absencen, deren Kennzeichen die oftmals täglich in großer (pyknos = dicht) Zahl auftretenden, 5–10 Sekunden andauernden Bewußtseinspausen sind, sind vorwiegend genetisch bedingt. Da diese Bewußtseinspausen, die bisweilen mit vegetativen Erscheinungen (Kopfröte oder -blässe, Pupillenerweiterungen und seltener Einnässen) einhergehen, jeweils nur sehr kurz sind, können automatisierte Bewegungen während des Anfalls fortgesetzt werden. Bei einem großen Teil dieser Kranken (etwa ⅓–⅔) treten in der Pubertät große Anfälle, und zwar bezeichnenderweise als Aufwachepilepsie hinzu. Statusbilder sind bei der Pyknolepsie eher selten. Durch forcierte Hyperventilation lassen sich pyknoleptische Absencen mit großer Regelmäßigkeit provozieren. Da bei den manchmal im Anfallsbild auch anzutreffenden rhythmisch-motorischen Elementen eine ruckartige Rückwärtsbewegung von Kopf und Rumpf (wie „Hans-guck-in-die-Luft") sowie der Bulbi nach oben zu sehen ist, spricht man auch von retropulsiven Absencen. Bei sogenannten myoklonischen Absencen treten gleichzeitig mit der Absence auch myoklonische Zuckungen bevorzugt im Fazialisbereich oder in den Armen auf. Seitwärtsbewegungen des Kopfes und der Bulbi finden sich bei den adversiven Absencen. Eine sichere diagnostische Zuordnung bringt bei pyknoleptischen Petits maux häufig erst das typische EEG-Muster mit 3/sec-spike-wave-Komplexen. Psychisch sind die pyknolepsiekranken Kinder fast immer unauffällig und altersgemäß entwickelt.

d) Myoklonische Anfälle

Diese Impulsiv-Petits maux werden häufig als Anfälle nicht gewertet, weil die Patienten nicht bewußtseinsgetrübt sind und im Anfall nicht hinstürzen. Der Bewegungseffekt bei diesen Anfällen wird oft nur als eine „innerliche Zuckung" empfunden, die z. B. zum plötzlichen Fallenlassen der Tasse beim Frühstück führt oder recht typische Schreibstörungen verursacht. Da sich die Anfälle ganz vorwiegend in den frühen Morgenstunden nach dem Aufstehen einstellen, werden sie nicht selten als unbedeutende morgendliche „Nervosität" verkannt. Wie bei der Pyknolepsie ist auch bei den myoklonischen Anfällen eine genetische Disposition der wesentliche ursächliche Faktor. Demzufolge ist im Verlauf der Erkrankung ein Übergang zur Aufwachepilepsie ebenfalls nicht selten zu beobachten.

1.7.3.3. Hirnfokale Anfälle

Fokale Anfälle kommen in jedem Lebensalter vor. Ihre Ursache ist stets in einer lokalisierten, morphologischen Veränderung des Hirns zu suchen und sie beruhen auf einer örtlich begrenzten Steigerung der bioelektrischen Aktivität am Kortex. Die Gefahr, in Grand mal-Anfälle überzugehen, zu „generalisieren", ist bei den fokalen Anfällen unterschiedlich und hängt im wesentlichen davon ab, ob es dem Hirn gelingt, die Erregung einzudämmen und ein Überspringen über die Kommissurenbahnen auf die kontralaterale Hemisphäre zu verhindern.

a) Jackson-Anfälle

Bei den Jackson-Anfällen geht die primär fokale Erregung vom motorischen Rindenareal (motorische Jackson-Anfälle) oder von der sensiblen Zentralregion (sensible Jackson-Anfälle) aus. Die motorischen Anfälle zeichnen sich durch tonisch-klonische Verkrampfungen der Muskulatur in einem bestimmten kontralateralen Körperbereich, die sensiblen durch Kribbeln, Taubheitsempfindungen, Schmerzen oder abnorme Temperaturempfindungen ebenfalls in umschriebenen Körperabschnitten der Gegenseite aus. Das Bewußtsein bleibt dabei stets erhalten. Infolge der unmittelbaren Nachbarschaft der motorischen und sensiblen Zentralwindung sind Kombinationen von motorischen und sensiblen Störungen (sog. sensomotorische Jackson-Anfälle) nicht selten. Da die Repräsentation von Hand und Gesicht in den Rindenarealen besonders ausgeprägt ist (s. Penfield-Schema, Abb. 39), werden unter den Jackson-Anfällen solche der Hand und des Gesichts besonders häufig gesehen. Die selteneren Jackson-Anfälle im Fußbereich finden sich bei Mantelkantenprozessen (z. B. beim parasagittalen Meningeom).

Jackson-Anfälle haben die Tendenz, sich sukzessiv auf die betroffene Körperhälfte auszubreiten (sog. Jackson-Marsch) oder gar sich auszudehnen auf die kontralaterale Körperseite mit Einmündung in das Vollbild eines generalisierten Grand mal-Anfalls, wozu dann auch der Bewußtseinsverlust gehört.

Jackson-Anfälle besitzen des weiteren eine ausgesprochene und gefahrvolle Neigung, sich status- bzw. serienartig zu wiederholen und hinterlassen dann nicht selten passagere Lähmungen.

Im EEG sind während eines fokalen Anfalls über der betroffenen Hirnregion Spitzenpotentiale abzuleiten; das Intervall-EEG kann unauffällig sein.

b) Adversiv-Anfälle

Reine kortikale Adversiv-Anfälle gehen von der prämotorischen Rinde (Area 6 und 8) aus und sind in ihrem Erscheinungsbild durch eine tonische Wendung von Bulbi, Kopf und Rumpf zur kontralateralen Herdseite geprägt. Auch kann es zu einer Anhebung des kontralateralen Armes, den der Patient dann „anblickt“, kommen. Das Bewußtsein ist nicht gestört, nur bei subkortikalem Auslösungsort kann bei Adversivanfällen auch initial eine Bewußtseinstrübung eintreten.

c) Psychomotorische Anfälle

Die psychomotorischen Anfälle sind ebenfalls fokale Anfälle, die von medialen und basalen Strukturen des Temporallappens ausgelöst werden, daher auch als temporale Epilepsie oder als Unzinatusanfälle Bezeichnung finden. Als Ursache psychomotorischer Anfälle kommen vor allem perinatale Schädigungen, traumatische und hypoxische Schäden sowie Tumoren in Betracht. Die Einzelsymptome bei diesen Anfällen sind sehr wechselhaft ausgeprägt, doch bleibt deren Sequenz beim gleichen Patienten fast immer konstant.

In typischen Fällen beginnt der Anfall mit einer Aura, die häufig in Form eines „dreamy state“ abläuft. In diesem Zustand einer Bewußtseinsveränderung empfindet der Kranke seine Umwelt eigenartig traumhaft (es ist „alles so komisch“), mit einem Gefühl der Entfremdung (z. B. jamais vu) oder unbestimmter Vertrautheit (z. B. déjà vu). Aber auch andere Auraphänomene, wie Veränderungen der Sinneswahrnehmungen (Makropsie, Mikropsie, Pseudo-Wahrnehmung meist unangenehmer Gerüche = Unzinatuskrisen) oder Schwindelgefühle können den psychomotorischen Anfall einleiten.

Das Kernsymptom des dann folgenden, auch vom Beobachter registrierbaren Anfallsgeschehens ist die Bewußtseinstrübung. Währenddessen zeigt der Kranke häufig Automatismen, d. h. elementare oder komplexe Bewegungsabläufe in sehr stereotyper Weise. So kommt es zu Leck-, Schluck-, Kau- und Schmatzbewegungen (sog. orale Automatismen), zu Wisch-, Strampel- und Nestelbewegungen oder auch zu komplexeren mehr oder weniger sinnlosen Handlungsabläufen, wie An- und Ausziehen oder Verrücken von Gegenständen.

Wenn derartige Dämmerzustände, in denen die Patienten scheinbar geordnet wirken, sich selten einmal über Stunden oder gar Tage hinziehen, kann es sogar zu längerem ziellosen Weglaufen oder zu gefährlichen dranghaften Aggressionshandlungen kommen. Auch vegetative Symptome, wie Herzklopfen, Hypersalivation, Erbrechen, Pupillenveränderungen und Harndrang oder verbale oder literale Elementaräußerungen sind im psychomotorischen Anfall recht häufig zu beobachten. Nach einer durchschnittlichen Anfallsdauer von ½-2 Minuten hellt das Bewußtsein unter Abklingen auch aller anderen Anfallsymptome langsam auf. Der Kranke versucht, sich zu reorientieren und wirkt dabei etwas verwirrt oder verlegen. Für das Anfallsgeschehen besteht eine Amnesie.

Besondere differentialdiagnostische Schwierigkeiten zeigen sich bei der Abgrenzung psychomotorischer Anfälle von psychogenen, d. h. organisch nicht begründbaren Anfällen. Hier kann das EEG hilfreich sein. Der typische EEG-Befund im psychomotorischen Anfall ist durch generalisierte, rhythmische 3–6/sec-Wellen mit eingestreuten steilen Abläufen und Spitzenpotentialen gekennzeichnet. Auch im Intervall-EEG zeigt die Mehrzahl der Fälle einseitig oder doppelseitig über der Temporalregion herdförmige Veränderungen mit trägen, scharfen oder steilen Wellen. Unter Schlafprovokation lassen sich bei Patienten mit psychomotorischen Anfällen diese spezifischen EEG-Befunde in fast 90% der Fälle auffinden. Doch darf nicht außer acht bleiben, daß es Kranke gibt, bei denen neben echten psychomotorischen Anfällen – wie überhaupt neben epileptischen Anfällen – auch psychogene Anfälle nebeneinander auftreten, so daß ein pathologischer Intervall-EEG-Befund nicht jeden Anfall zweifelsfrei als organisch ausweist.

d) Epilepsia partialis continua (Koževnikovsche Epilepsie)

Hierbei handelt es sich um eine Sonderform der fokalen Epilepsie, die sich von der Jackson-Epilepsie durch das stunden-, tage- ja wochenlange mehr oder weniger rhythmische Krampfen in umschriebenen Muskelgruppen und das Fehlen einer Anfallsausbreitung unterscheidet. Oft verschwinden diese wahrscheinlich subkortikal (durch Tumoren oder Enzephalitiden) ausgelösten Myoklonismen auch im Schlaf nicht. Bevorzugt befallen sind einseitige Muskelgruppen an der Hand und am Unterarm oder auch in der Mundregion. Im EEG können träge Wellenabläufe oder Salven von Spitzenpotentialen registriert werden.

1.7.4. Psychische Veränderungen bei Anfallsleiden

Bei vielen Anfallskranken, insbesondere wenn das Anfallsleiden einen prozeßhaften Verlauf nimmt, sind *psychische Veränderungen* zu beobachten, die man früher unzutreffend als typisch *epileptische Wesensänderung* bezeichnet hat. Im

Vordergrund stehen dabei meist eine Verlangsamung, affektive Indolenz, Reizbarkeit, Schwerbesinnlichkeit und Neigung zu Perseverationen. Die Patienten werden pedantisch und selbstgerecht. Die Ursache dieser chronischen Wesensänderung, die in der Regel mit der Häufigkeit und Schwere der Anfälle zunimmt, aber auch gelegentlich der Manifestation des Krampfleidens vorausgehen kann, oder auch bei klinisch gesunden Verwandten von Anfallspatienten zur Beobachtung kommt, ist noch nicht geklärt. Bevorzugt betroffen werden Kranke mit Temporallappenanfällen, die im Entwicklungsalter beginnen. In vielen Fällen dürfte die Wesensänderung auf eine antikonvulsive Therapie, z. B. Barbiturate zurückzuführen sein, oder als ein Symptom der Grunderkrankung sich entwikkeln, oder durch sekundäre zerebrale Schädigungen als Folge gehäuft abgelaufener Anfälle verursacht werden. Manchmal sind bei schweren Anfallsleiden mit anwachsender Zahl der durchgemachten Anfälle auch ausgeprägte dementive Entwicklungen zu beobachten.

Als weitere psychische Veränderungen bei Anfallskranken kommen *Verstimmungszustände* vor, in welchen die Patienten stunden- oder tagelang anhaltend reizbar, mürrisch depressiv und auch suizidgefährdet sind. Der Zusammenhang dieser episodischen Verstimmungen mit dem epileptischen Krankheitsgeschehen ist noch nicht näher bekannt.

Gelegentlich forensische Bedeutung können die bei Anfallsleiden zu beobachtenden *Dämmerzustände* bekommen, die meist postparoxysmal anzutreffen sind, aber auch dem Anfall vorausgehen oder an seiner Stelle auftreten können. Kennzeichnend dafür ist die Bewußtseinseinengung, die Allgemeinveränderung mit periodisch eingestreuten Krampfpotentialen im EEG und die Ruhe- und Ratlosigkeit, die in oft überschießenden aggressiven Verhaltensweisen zum Ausdruck kommt.

Schließlich kommen auch produktive *epileptische Psychosen* vor mit „schizophrenieartigen" Wahnbildungen und Sinnestäuschungen ohne Bewußtseinsstörungen, bzw. mit auffällig luziden Bewußtseinslagen. Für diese Psychosen, die Tage bis Wochen andauern können, besteht hernach meist keine Amnesie – im Gegensatz zur Erinnerungslücke nach den Dämmerzuständen. Während der epileptischen Psychose ist das EEG in auffälliger Weise normal, auch wenn es zuvor allgemein oder epileptisch verändert gewesen ist. Nicht selten treten diese Psychosen nach zu rasch eingeleiteter antikonvulsiver Medikation auf, so daß man dann auch von einer forcierten Normalisierung des EEG spricht.

1.7.5. Nicht-epileptische Anfälle

An dieser Stelle sollen – ungeachtet ihrer sehr unterschiedlichen Ätiopathogenese – die wichtigsten unter jenen anfallsartigen Zuständen zusammenfassend Berücksichtigung finden, bei denen die klinischen Erscheinungsbilder (mit akuten Bewußtseinsstörungen und/oder motorischen Entäußerungen) zu einer differentialdiagnostischen Abgrenzung gegenüber den epileptischen Anfällen zwingen, denen jedoch nicht eine abnorme synchrone Entladung von Ganglienzellgruppen – wie sie bei der Epilepsie stets vorliegt und dort vielfach im EEG nachzuweisen ist – zugrunde liegt.

Hervorgerufen werden diese Anfälle nicht-epileptischer Natur vor allem durch eine krisenhaft gestörte Herz-Kreislauf-Funktion, durch Stoffwechselstörungen sowie durch Dysregulationen in der Schlaf-Wach-Rhythmik.

Wegen ihrer klinischen Relevanz sind unter diesen Anfällen besonders zu erwähnen:

1.7.5.1. Synkopale Anfälle

Diese Anfälle, deren Kardinalsymptom die akut auftretende Bewußtlosigkeit (Ohnmacht) ist, sind Folge einer zerebralen Minderdurchblutung und Hypoxie. Sehr verschiedenartige pathologische Vorgänge können zu dieser Mangeldurchblutung führen.

a) Kardiogene Synkopen (Morgagni-Adams-Stokes-Anfall)

Hier liegt ein akutes Versagen der Herztätigkeit zugrunde. Dabei lassen sich zwei Formen unterscheiden: die tachysystolische hyperdyname Form (sympathikokardiale Anfälle) und die asystolische hypodyname Form, die durch sinuaurikuläre oder atrioventrikuläre Blöcke bedingt ist (auch vagokardialer Block genannt). Die Anfallsymptomatik wird bestimmt von der Dauer der zerebralen Anoxie infolge der unzureichenden oder gestoppten Blutförderung des Herzens. Als Anhaltszahlen können gelten:

bei 2–4 Sekunden Asystolie tritt flüchtiger Schwindel,
bei 4–12 Sekunden Asystolie tritt synkopaler Bewußtseinsverlust,
bei 12–30 Sekunden Asystolie treten Erstickungskrämpfe mit Streckspasmen,
bei 60 Sekunden Asystolie tritt Atemstillstand,
bei 3–4 Minuten Asystolie tritt Tod ein.

Das Erwachen aus einer synkopalen Ohnmacht erfolgt stets sehr rasch ohne Terminalschlaf, wie er nach epileptischen Anfällen zu beobachten ist. Gelegentlich kann ein Adams-Stokes-Anfall über eine diffuse hypoxische Hirnschädigung zu einem Grand mal-Anfall führen.

Die Sofortbehandlung bedrohlicher tachykarder Rhythmusstörungen besteht in Defibrillation und in i. v. Gaben von Lidocain (Xylocain®) bei Kammerflimmern bzw. Verapamil (Isoptin®) oder Pindolol (Visken®) bei supraventrikulären Tachykardieformen. Bei asystolischen Adams-Stokes-Anfällen erfolgt als Notfallmaßnahme eine i. v. Injektion von Orciprenalin (Alupent®) oder Atropin. Später ist hier eine Schrittmachertherapie angezeigt.

b) Vaskulär bedingte Synkopen

Diese treten als vagovasale Anfälle mit Schwindel, Übelkeit, Blässe, Schweißausbruch, langsamem Umsinken bei zunehmender Bewußtseinstrübung oder als sympathikovasale Anfälle mit Tachykardie, Tachypnoe, Blutdruckerhöhung, retrosternalem Schmerz, „Absterben“ der Glieder, Erstickungs- und Vernichtungsgefühl auf. Die vagovasalen Anfälle werden häufig durch bestimmte Belastungen, wie Schmerz, Schreck, orthostatische und emotionale Faktoren ausgelöst. Auch eine plötzliche Anhebung des intrathorakalen Drucks, z. B.

beim Lachen oder Husten kann – insbesondere bei Emphysematikern – über eine Drosselung des venösen Zustroms zum Herzen im Zusammenwirken mit einer konstitutionellen Vagotonie kurze Ohnmachten auslösen („Husten- oder Lachschlag“). Bei den sympathikovasalen Anfällen ist ursächlich neben vegetativ-funktionellen Faktoren stets auch an eine organische Basis (z. B. Herzvitien und Phäochromozytome) zu denken.

Gelegentlich, vor allem bei älteren Patienten, kann eine abnorme, meist arteriosklerotisch bedingte Reizempfindlichkeit der Rezeptoren in der Gefäßwand des Bulbus caroticus zu Synkopen führen, ausgelöst z. B. durch Druck beim Rasieren, brüske Kopfbewegungen, Bücken, Lachen oder Husten (sog. Karotissinus-Syndrom). Auch hier ist eine Herzschrittmachertherapie in Erwägung zu ziehen.

Schließlich werden bei intermittierenden Vertebralisdurchblutungsstörungen, die auf dem Boden einer Gefäßsklerose oder degenerativer HWS-Veränderungen unter Reklinations- und Torsionsbewegungen des Kopfes entstehen, neben Schwindel und Gesichtsparästhesien auch ganz kurz dauernde Bewußtseinsstörungen mit atonischem Hinstürzen (sog. „drop seizures“) gesehen.

1.7.5.2. Stoffwechselbedingte, nicht-epileptische Anfälle

Hierunter müssen zunächst die *hypoglykämischen* Anfälle Erwähnung finden. Für diese charakteristisch ist ihr Auftreten in Abhängigkeit von der Nahrungsaufnahme, einerseits nach längerer Nahrungskarenz, andererseits nach größeren kohlenhydratreichen Mahlzeiten, denen gegenregulativ ein starker Blutzuckerabfall folgt. Sie beginnen mit Müdigkeit, Gähnzwang, Zittern, Hunger und profusem Schwitzen und können zu Somnolenz, Dämmerzuständen, Koma und auch zu symptomatischen epileptischen Krampfanfällen führen. Ursächlich muß neben einer falschen antidiabetischen Medikation, Pankreas- und Lebererkrankungen auch an ein Inselzelladenom gedacht werden.

Eine gesteigerte neuromuskuläre Erregbarkeit mit Muskelspasmen (Karpopedalspasmen, Fischmaulstellung, Pfötchenstellung der Finger), begleitet von ängstlicher Unruhe, Parästhesien, positivem Chvostek-Zeichen, positivem Trousseauschen Phänomen (Oberarmkompression mit Blutdruckmanschette ruft nach wenigen Minuten Pfötchenspasmus hervor), jedoch ohne Bewußtseinsstörung kennzeichnet das tetanische Syndrom, die *Tetanie.* Diese ist keine nosologische Einheit, sondern entwickelt sich bei Störungen im Mineralhaushalt (vor allem Kalziummangel), bei Hyperventilation und auch bei vegetativen Dysregulationen. Es ist daher wichtig, zwischen hypokalzämischen und normokalzämischen Tetanien zu unterscheiden, weil nur die hypokalzämische Tetanie, z. B. die parathyreogene Tetanie, erfolgreich mit Kalzium, Vitamin D oder Dihydrotachysterin (A.T.10) zu behandeln ist.

Störungen im Wasser- und Kochsalzhaushalt können zu einer *Hypernatriämie* führen, die ihrerseits eine Zelldehydratation auch im Hirngewebe auslöst. Folgeerscheinungen sind motorische Unruhe, Durstgefühl, Verwirrtheit, Somnolenz und schließlich Koma. Die dabei im Liquor anzutreffende Proteinvermehrung darf nicht auf diagnostische Irrwege führen.

1.7.5.3. Anfälle bei Störungen der Schlaf-Wach-Regulation

Diese summarisch als Narkolepsien bezeichneten Anfälle werden zusammen mit den sog. extrapyramidalen Anfällen (die z. B. als Schauanfälle und Dyskinesien nach Überdosierung von Psychopharmaka auftreten können) auch unter den Begriff der Diakopen oder diakoptischen Anfälle gefaßt, weil sie auf der Desintegration kortikaler und subkortikaler Funktionen beruhen.

Im narkoleptischen Syndrom sind vier Symptome aufzufinden, die kombiniert oder auch jedes für sich isoliert auftreten können:

- Der *narkoleptische Anfall,* d. h. das anfallsweise Auftreten eines imperativen unabwendbaren Schlafzustandes, vornehmlich in den späten Vormittags- oder frühen Nachmittagsstunden. Dieser dauert in der Regel einige Minuten, selten mehrere Stunden. Die Kranken bieten im Anfall das Bild eines natürlichen Schlafs, aus dem sie durch kräftige Reize erweckbar sind. Das EEG des Narkoleptikers gibt im Schlafanfall eine verminderte REM-Zeit zu erkennen, während bei der Kataplexie das EEG-Muster des REM-(paradoxen) Schlafes registriert wird.
- Auch der *kataplektische Anfall* (oder affektive Tonusverlust, Gelolepsie = Lachschlag) ist als Schlafsteuerungsstörung zu verstehen, weil sich dabei, ausgelöst durch Affekte, wie Lachen, Weinen oder Schreck, schlagartig für wenige Sekunden ein muskulärer Tonusverlust, der physiologischerweise zur Schlafeinstellung gehört, einstellt, während der Hirnschlaf, also eine Bewußtseinsänderung, ausbleibt. Die plötzliche Erschlaffung der Muskulatur, selten mit Urinabgang verbunden, bringt Verlust der Statik und führt zu einem Herabsinken von Kopf und Armen oder auch zu einem abrupten Hinstürzen.
- Gewissermaßen das Gegenstück zum narkoleptischen Anfall ist der *Wachanfall,* der vor allem nachts auftritt. Während dieser Anfälle ist der Kranke hellwach, aber für einige Minuten außerstande, sich zu bewegen, weil die Muskulatur atonisch erschlafft ist. Wachanfälle können sich auch an kataplektische Anfälle anschließen, sind dann als prolongierte, affektive Tonusverluste zu verstehen.
- Schließlich leiden Narkolepsiekranke häufig an Störungen der normalen Schlafperiodik. Dabei können auch Zustände mit Dissoziationserscheinungen in den komplexen Schlaf-Wach-Einstellungen auftreten, und zwar insofern, als die Psychomotorik schon „erwacht ist", der Hirnschlaf aber noch andauert (somnambule Zustände, in etwa eine Gegenerscheinung zum Wachanfall). Manchmal stellen sich bei diesen Patienten halbwache, traumähnliche Episoden ein, in denen sie von meist bedrohlichen Sinnestäuschungen *(hypnagoge Halluzinationen)* geplagt werden.

Zur Behandlung der Kataplexie, der Wachanfälle und der hypnagogen Halluzinationen hat sich eine Imipramin-(Tofranil®-)Medikation (75 mg/die), wodurch eine drastische Reduzierung des REM-Schlafes erfolgt, bewährt. Die Schlafanfälle hingegen sprechen am besten auf Methamphetamin (Pervitin®), Methylphenidat (Ritalin®) oder L-Dopa (z. B. 2–3 × Madopar 125 mg/die) an.

Vom narkoleptischen Syndrom zu trennen ist das sog. *Pickwick-Syndrom* (benannt nach einer Romanfigur von *Charles Dickens*), zu dem episodische

Somnolenz und Benommenheit mit unregelmäßiger hypoventilierender Atmung, Fettsucht, Polyglobulie, Zyanose und konsekutive Rechtsherzinsuffizienz gehören. Hierbei handelt es sich um eine primäre Störung im Atemzentrum.

1.7.5.4. Psychogene Anfälle

Schließlich sollte nicht unerwähnt bleiben, daß psychogene Anfälle eine wichtige und keineswegs immer leichte differentialdiagnostische Aufgabe bei der Klärung zerebraler Anfälle darstellen. Wenn auch große hysterische Anfälle mit dem von Charcot beschriebenen „arc de cercle" selten geworden sind, so sind doch organisch nicht begründbare „Krämpfe" auch heute noch eine keineswegs seltene Anfallsform. Diagnostisch richtungweisend kann festgestellt werden, daß den psychogenen Anfällen die Brutalität des echten Grand mal fehlt, daß dabei der Kranke eher langsam zu Boden gleitet, sich nicht verletzt, häufig hyperventiliert und eine Hypermotorik mit ausfahrenden Strampelbewegungen der Arme, Beine und des ganzen Körpers bietet. Die Anfallsdauer beschränkt sich meist nicht wie beim epileptischen Anfall auf wenige Minuten. Es fehlen Zungenbiß, spontaner Urinabgang, Zyanose, Hypersalivation und Pupillenstarre, vor allem aber trägt das ganze Anfallsgeschehen einen häufig unverkennbar demonstrativen Charakter. Erhebliche differentialdiagnostische Schwierigkeiten, insbesondere gegenüber psychomotorischen Anfällen, bereiten psychogene Anfälle mit diskreteren Anfallsbildern. Auch sei nochmals vermerkt, daß beim gleichen Patienten psychogene Anfälle neben echten epileptischen Anfällen auftreten können und man gelegentlich – nicht nur bei Kindern – unter antikonvulsiver Therapie beobachtet, daß epileptische Anfälle allmählich von hysterischen verdrängt werden. Das kann zur Folge haben, daß dann bei zweifelsfrei psychogenen Anfällen auch eindeutige Krampfpotentiale im Intervall-EEG gesehen werden (sog. Hysteroepilepsie).

1.7.6. Diagnostische Leitlinien bei Anfallsleiden

Bereits beim ersten Auftreten von epileptischen Anfällen werden sorgfältige diagnostische Maßnahmen erforderlich. Diese müssen davon ausgehen, daß die Ätiologie der epileptischen Reaktionen multikonditional ist. So gilt es vor allem einerseits die Relevanz einer genetischen Disposition, andererseits die mögliche Bedeutung einer zerebralorganischen Schädigung als epileptogenen Faktor in jedem Einzelfall diagnostisch abzuklären. Die Diagnostik bei zerebralen Anfällen baut sich im wesentlichen auf aus:

- *Anfallstyp*
  Bereits die genaue Beobachtung des Anfallsgeschehens kann wichtige diagnostische Hinweise bringen. So sind z. B. pyknoleptische Absencen und ein Impulsiv-Petit mal als Prototypen der genetisch bedingten, generalisierten primären Epilepsien aufzufassen, hingegen alle fokalen, kortikalen Anfälle als Ausdruck einer symptomatischen Epilepsie, also als Auswirkung einer umschriebenen Hirnschädigung zu werten.

- *Manifestationsalter*
  Vor allem bei den verschiedenen Petits maux ist die Erstmanifestation der Anfälle an bestimmte jugendliche Altersstufen gebunden. So manifestieren sich im Kleinkindalter vorwiegend die symptomatischen Anfallsformen (Propulsiv-Anfälle und myoklonisch-astatische Anfälle), in späteren Jugendjahren die genetisch bedingten Anfälle (Pyknolepsien und Impulsiv-Petit mal). Bei erstmaligem Auftreten von Anfällen im Erwachsenenalter (>20 Jahre) ist regelhaft ein symptomatisches Anfallsgeschehen anzunehmen.

- *EEG-Befund*
  Auch der EEG-Befund kann wesentliche Aufschlüsse zur Ätiologie des Anfallsgeschehens geben. Allerdings darf nicht außer acht bleiben, daß bei Epilepsien nicht selten das EEG interiktal völlig normal ist. Primär generalisierte spike-wave-Komplexe können als Hinweis auf eine genetische Disposition gewertet werden. EEG-Herdbefunde sind stets als Verdacht auf eine symptomatische Anfallsform zu werten. Bei Residualepilepsien ist dieser Herdbefund meist nicht progredient, während progrediente Herdbefunde eher einen zerebralorganischen Prozeß vermuten lassen.

- *Neuroradiologische Untersuchungen*
  Eine Röntgendiagnostik mit Schädelleeraufnahmen, CCT und Hirnszintigraphie wird in allen Fällen erforderlich, wo Herdzeichen im Neurostatus oder im EEG, wo ein fokales Anfallgeschehen oder wo eine Spätmanifestation der Anfälle im Erwachsenenalter vorliegen. In manchen dieser Fälle, vor allem bei Verdacht auf Tumoren oder Angiodysplasien, wird man auch auf eine zerebrale Angiographie nicht verzichten können.

- *Liquoruntersuchung*
  Da auch entzündliche ZNS-Prozesse als Ursache für epileptische Anfälle in Betracht kommen können, wird bei entsprechendem klinischen Verdacht eine Liquoruntersuchung erfolgen müssen.

- *Internistische Untersuchung*
  Schließlich sind auch interne Erkrankungen als Ursache oder als auslösender Faktor epileptischer Reaktionen in Erwägung zu ziehen. Erinnert sei hier unter anderem an metabolisch bedingte Gelegenheitskrämpfe und an möglicherweise exotoxische (Alkoholentzug, Analeptika, Antipyretika, Anthelminthika, Antibiotika, Psychopharmaka) Anfallsprovokationen. Eingehende internistische Untersuchungen sind insbesondere auch zur differentialdiagnostischen Abgrenzung gegenüber nicht-epileptischen Anfällen erforderlich.

1.7.7. Therapie bei Anfallsleiden

Ziel der Epilepsiebehandlung ist die Anfallsfreiheit. Diese wird angestrebt – wo möglich – durch eine Ursachenbehandlung und – wo notwendig – durch eine optimale antikonvulsive Therapie mit gut verträglichen Medikamenten. Nicht unbedingt erforderlich ist dabei eine EEG-Sanierung.

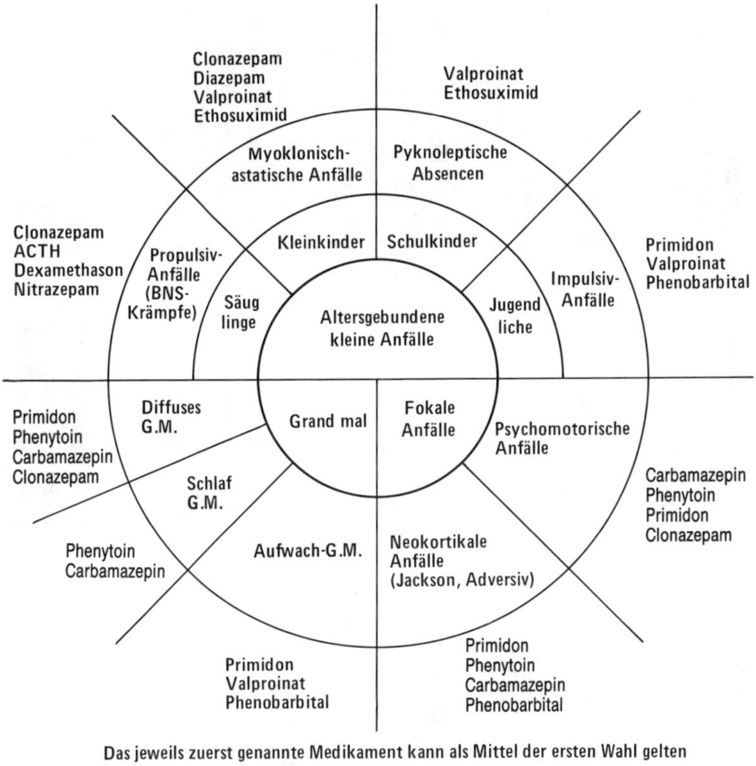

Abb. 67 Richtlinien für die antikonvulsive Medikation

Bei allen symptomatischen Anfallsleiden muß somit zunächst die Behandlung der auslösenden Erkrankung (Tumor, entzündlicher Prozeß usw.) versucht werden. Wo diese nicht möglich ist bzw. Anfälle weiter bestehen oder bei den kryptogenetischen Anfällen wird eine medikamentöse Behandlung erforderlich. Richtungsweisend für die Wahl des Antikonvulsivums ist grundsätzlich der Anfallstyp. Die wichtigsten Antikonvulsiva und deren gezielte Verwendung bei den verschiedenen Anfallsformen mögen zunächst der Tab. 14 und der Abb. 67 entnommen werden.

Als *allgemeine Grundsätze* bei der Pharmakotherapie der Epilepsien müssen Beachtung finden:

- Ein einzelner epileptischer Anfall oder sehr seltene Anfälle (weniger als 1–2 Anfälle pro Jahr) bedürfen in der Regel noch keiner antikonvulsiven Therapie.
- Jede medikamentöse Therapie der Epilepsie ist eine Langzeitbehandlung, die einer sorgfältigen Einstellung und Überwachung bedarf.
- Stets ist die antikonvulsive Behandlung mit einer Monotherapie, d. h. nur einem Antiepileptikum anzustreben. Erst wenn diese nicht zum Erfolg führt, ist mit einer Kombinationsbehandlung von mehreren Medikamenten zu beginnen. Bei jeder Mehrfachtherapie muß eine mögliche Interaktion der Antikonvulsiva in Betracht gezogen werden.

Tabelle 14 Antikonvulsiva

	Handelspräparate		*Tagesdosis (für Erwachsene)*	*Therapeutische Plasmakonzentration*	*Pharmakologisch zu beachten*	*Mögliche Nebenwirkungen*
Phenobarbital	Luminal Maliasin 100	(0,1) (0,1)	1–3 2–4	20–40 µg/ml		Müdigkeit, evtl. Verstärkung der krankheitsbedingten Wesensänderungen
Primidon	Mylepsinum Liskantin	(0,25) (0,25)	3–6 3–6	5–20 µg/ml für Metabolit Phenobarbital s. o.		wie bei Phenobarbital evtl. zu Beginn: Schwindel, Übelkeit und Ataxie
Phenytoin	Phenhydan Zentropil Epanutin	(0,1) (0,1) (0,1)	2–4 2–4 2–4	10–20 µg/ml	Plasmaspiegel wird erniedrigt durch: Carbamazepin Clonazepam erhöht durch: Ethosuximid	Schwindel, Gangataxie verwaschene Sprache Erregungszustände Gingivahyperplasie Hypertrichose
Carbamazepin	Tegretal Timonil	(0,2) (0,2)	3–8 3–8	4–10 µg/ml	starke Schwankungen der Plasmakonzentration, daher mindestens 3-Teilung der Tagesdosis erforderlich	allergische Erscheinungen Übelkeit Ataxie Müdigkeit

Tabelle 14 (Fortsetzung) Antikonvulsiva

	Handelspräparate		*Tagesdosis (für Erwachsene*	*Therapeutische Plasmakonzentration*	*Pharmakologisch zu beachten*	*Mögliche Nebenwirkungen*
Valproinat	Ergenyl Orfiril Convulex	(0,3/0,5) (0,3) (0,3)	3–4 3–4 3–4	40–120 µg/ml	ebenfalls mindestens 3-Teilung der Tagesdosis erforderlich. Bei Kombination mit Phenobarbital oder Primidon kann Abbau dieser Mittel gehemmt werden	Haarausfall Gewichtszunahme Leberschäden Gerinnungsstörungen Pankreasschäden
Clonazepam	Rivotril	(0,002/ 0,0005	2–4	0,02–0,07 µg/ml		hypnotischer Effekt emotionale Steuerungsschwäche (bei Kindern)
Ethosuximid	Petnidan	(0,25)	bei Kleinkindern 2–4	40–100 µg/ml		selten hämato-toxische (Leukopenien) Erscheinungen, gastrische Störungen, Singultus
	Suxinutin	(0,25)	bei Schulkindern 3–6			
	Pyknolepsinum	(0,25)	bei Erwachsenen 3–8			

- Die Therapieeinleitung soll prinzipiell einschleichend erfolgen. Zur Überprüfung des therapeutischen Effektes dienen neben dem klinischen Befund EEG-Kontrollen und Serumspiegelbestimmungen des verwendeten Antiepileptikums.
- Zur Überwachung möglicher allergischer, neurotoxischer und hämatotoxischer Nebenwirkungen müssen – je nach besonderer Toxizität der verschiedenen Präparate – vor allem Blutbild-, Thrombozytenwerte-, Urin- und Leberenzymkontrollen durchgeführt werden.
- Beachtet werden muß, daß – durch Enzyminduktion – Ovulationshemmer unter Barbiturat- oder Phenytoineinnahme einen Wirkungsverlust erfahren können. Auch ein Digitoxinspiegel kann durch Phenytoineinnahmen absinken.
- Der Patient bedarf der Aufklärung, daß gewisse Medikamente (Analeptika, Antipyretika [Novalgin®], Penicillin in hohen Dosen, Tuberkulostatika und Neuroleptika) und Alkohol die „Krampfschwelle“ herabsetzen können und daß nach abruptem Entzug der Antikonvulsiva die Gefahr eines Status epilepticus droht.
- Beendigung einer antikonvulsiven Therapie kann in der Regel erst nach 3jähriger Anfallsfreiheit mit normalisiertem EEG erwogen werden und sollte dann mit langsamer Medikamentenreduktion unter regelmäßiger ärztlicher Kontrolle erfolgen.

Eine dringliche lebensgefährliche Notfallsituation stellt der *Status epilepticus* dar. Beim Grand mal-Status ist unter intensivmedizinischen Bedingungen eine sofortige intravenöse Therapie mit Phenytoin, Clonazepam (1 mg Rivotril®) oder Diazepam (10–20 mg Valium®) erforderlich. Gleichzeitig empfiehlt sich eine medikamentöse Behandlung des sich dabei oft rasch entwickelnden Hirnödems.

Eine Notwendigkeit zur *operativen Behandlung* epileptogener Rindenherde wird heute, dank der Verbesserung der antikonvulsiven Pharmakotherapie, nur noch äußerst selten gesehen.

Jede medikamentöse Anfallsbehandlung sollte unterstützt werden durch eine *Diätetik* der Lebensführung, wobei insbesondere auf regelmäßigen Schlaf, Meidung von Alkohol sowie leicht verdauliche Kost hinzuwirken ist.

Epileptische Anfälle hinter dem Steuer eines Fahrzeuges sind zwar nur selten eine Unfallursache. Jedoch sollte einem Anfallskranken nur dann *Fahrerlaubnis* gegeben werden, wenn der letzte Anfall mindestens 3 Jahre zurückliegt und die medikamentöse Behandlung regelmäßig fachärztlich überwacht wird.

Ergänzend seien noch die oft schwierigen *sozialen* Probleme, die sich bei der Betreuung von Anfallskranken stellen, erwähnt. Selbst nach optimaler medikamentöser Einstellung hat das Anfallsleiden für den Betroffenen meist schwerwiegende Konsequenzen. Da viele Berufe wie Kraftfahrer, Lokomotivführer, alle Berufe, die das Besteigen von Leitern und Gerüsten erforderlich machen, für ihn grundsätzlich ausscheiden, ist seine Berufswahl sehr begrenzt, und bei bereits berufstätigen Patienten wird nicht selten ein Berufswechsel erforderlich. Die *eugenische Beratung* bei Anfallkranken muß sehr behutsam und mit großem Einfühlungsvermögen erfolgen. Bei Erörterung der Frage der Heirat und der

Nachkommenschaft ist von wesentlicher Bedeutung, ob vorwiegend genetische Faktoren für die Krankheit verantwortlich sind. Es bleibt dann zu bedenken, daß bei genetisch bedingter Epilepsie eines Elternteils die Wahrscheinlichkeit, ein anfallskrankes Kind zu bekommen, um das Achtfache erhöht ist.

Eine *forensische Relevanz* kommt Anfallsleiden viel seltener zu als allgemein vermutet. Es kann vielmehr davon ausgegangen werden, daß manche psychopathologischen Züge der Epileptiker, wie Hypersozialität, Pedanterie und ein besonders ausgeprägtes Rechtsgefühl eher einen Schutz gegen eine Verstrickung in strafbare Handlungen mit sich bringen. Nur äußerst selten werden Delikte in einem epileptischen Dämmerzustand mit Bewußtseinseinengung begangen. In diesem Fall steht der Kranke unter dem Schutz des § 20/21 StGB.

2. Fehlbildungen, Krankheiten und Schäden des Rückenmarks, der Kauda und der Rückenmarkshüllen

2.1. Fehlbildungen

Dysrhaphische Fehlbildungen der Wirbelsäule, des Rückenmarks und seiner Häute sind am häufigsten im lumbosakralen Abschnitt anzutreffen, kommen aber auch im okzipitozervikalen (s. S. 137) und zervikothorakalen Übergangsbereich vor. Bei der *Spina bifida occulta,* die bei ca. 17% der Bevölkerung zu beobachten ist, ist lediglich die Verschmelzung der beiden Wirbelbogenhälften ausgeblieben. Die resultierende dorsale Spaltbildung tritt äußerlich nicht in Erscheinung. Allenfalls findet sich an der darüberliegenden Haut eine lokale Hypertrichose. Bei der *Spina bifida aperta* ist die hintere Wirbelspalte verbunden mit einer gradweise abgestuften Entwicklungsstörung des Rückenmarks einschließlich seiner Häute und Nerven (Meningozele – Myelomeningozele – Myelomeningozystozele – vollständige Rhachischisis). Die Spina bifida dorsalis occulta hat in den meisten Fällen keine klinische Bedeutung; nur selten treten neurologische Begleitsymptome in Form eines partiellen Kauda-Konus-Syndroms mit Schmerzen in den Beinen, Sphinkterschwäche, trophischen Ulzera an den Beinen und auch schlaffen, distalen Beinparesen, evtl. mit Klumpfußbildung auf. Art und Ausmaß der neurologischen Ausfälle bei der Spina bifida aperta hängen vom Schweregrad und der Lokalisation der Mißbildung ab. Die Indikation zu einer operativen Versorgung sollte dabei möglichst weit gestellt werden, weil diesen Kindern größte Gefahren entweder durch Hirn- bzw. Hirnhautinfektionen oder durch aufsteigende Harnwegsinfektionen infolge der Blasenlähmung drohen. Eine Operation ist auch stets angezeigt bei einem *Dermalsinus.* Hierbei handelt es sich um Fistelgänge mit bevorzugtem Sitz in der Lumbosakralgegend, die bei Ablösestörungen des Neuralrohres von der Haut entstanden sind und bis an den Zentralkanal des Rückenmarkes heranreichen können. Sie werden oft lange Zeit übersehen, sind aber gefährliche Eintrittspforten für Infektionen (Meningitiden). Der *Spondylolisthesis,* einem Abgleiten der Wirbelsäule nach vorn und unten vor den 1. Sakralwirbel, liegen eine angeborene Spaltbildung im Gelenkfortsatz des 5. LWK und eine erworbene Degeneration der lumbosakralen Bandscheibe zugrunde. Neurologische, vor allem radikuläre Störungen sind auch hierbei keineswegs obligat anzutreffen. Schließlich bleiben auch häufige Variationen der lumbosakralen Grenze, wie *Lumbalisation,* d. h. Einbeziehung des 1. Sakralwirbels als 6. Lendenwirbel und *Sakralisation,* d. h. Verschmelzung des 5. Lendenwirbels mit dem Kreuzbein, vielfach ohne Beschwerden, können aber auch zur Ursache hartnäckiger Lumbalgien werden.

Den wesentlichen Beitrag zur diagnostischen Erfassung der Wirbelsäulenfehlbildungen bringen radiologische Untersuchungsverfahren (Nativaufnahmen, evtl. Myelographie). Mit Tomographie, neuerdings auch Computertomographie, und Röntgenbildvergrößerungen lassen sich auch feinere Anomalien des Spinalkanals fassen. Hier verdienen *kongenitale Stenosen* besondere Beachtung. Eine zervikale Kanalstenose kann Ursache einer zervikalen Myelopathie mit intermittierenden, bewegungsabhängigen Halsmarksymptomen (sog. Claudicatio intermittens des Halsmarks) sein. Eine lumbale Kanalstenose kann, vor allem bei hinzutretender Spondylose im höheren Lebensalter, zu einem schmerzhaften Kaudasyndrom (Claudicatio intermittens der Kauda) führen.

2.1.1. Status dysrhaphicus

Als Status dysrhaphicus bezeichnet man eine Kombination multipler dysrhaphischer Störungen. Diese Defektkonstitution kann verschiedene Schweregrade aufweisen. In schwersten Fällen finden sich neben den neuraxialen Fehlbildungen auch Mißbildungen am Urogenitalsystem, den Gliedmaßen (z. B. beidseitige Klumpfüße und Hüftgelenksluxationen) und Analmißbildungen. Leichte Fälle werden durch eine Mehrzahl dysrhaphischer Stigmata geprägt. Hierzu gehören: Trichterbrust, Kyphoskoliosen (häufig mit Spina bifida verbunden), Überlänge der Arme, Arachnodaktylie, Fußdeformitäten, Behaarungsanomalien, Mammadifferenzen, Irisheterochromie, angeborenes Hornersyndrom und ein hoher „gotischer“ Gaumen.

Der Status dysrhaphicus ist ein angeborener Fehlbildungszustand und keine fortschreitende Krankheit. Jedoch bilden diese multiplen Entwicklungsstörungen die Disposition für verschiedene, chronisch verlaufende dystrophisch-degenerative Erkrankungen des ZNS.

Die *Therapie* bei schweren spinalen Spaltmißbildungen besteht zunächst in einer frühzeitigen (möglichst schon innerhalb der ersten Stunden nach der Geburt) operativen Verschließung der Weichteile über dem Nervenparenchym, um die Infektionsgefahr zu bannen. Zur Behandlung der nervalen Funktionsstörungen soll dann bald mit physiotherapeutischen Maßnahmen begonnen werden, an die sich oft jahrelange Rehabilitationsbemühungen anschließen müssen. Später können auch orthopädisch-operative, prothetische und urologische Maßnahmen erforderlich werden.

2.1.2. Syringomyelie-Komplex

Eine bedeutsame Fehlbildungskrankheit, die sich auf dem Boden einer dysrhaphischen Grundstörung entwickelt, ist die Syringomyelie. Sie nimmt eine Zwischenstellung zwischen einer Mißbildung und einem blastomatösen Prozeß ein. Da es sich bei diesem Rückenmarksleiden weder um ein ätiologisch und morphologisch einheitliches noch in seiner Pathogenese abgeklärtes Krankheitsgeschehen handelt, werden alle chronisch progredienten Spinalaffektionen, bei denen sich – mit unterschiedlicher Prävalenz – Folgen einer dysrhaphischen Fehlbildung des Rückenmarks mit tumorhaften Wucherungen und regressiven Gewebsveränderungen kombinieren, auch unter dem Begriff des Syringomyelie-Komplexes zusammengefaßt. So ist der Syringomyelie-Komplex durch folgende *morphologische* Befunde, die graduell sehr verschieden ausgeprägt sein können, gekennzeichnet:

- zystische, sich längs ausweitende Höhlenbildung im dorsalen Rückenmarksgrau, die aber – seltener – auch vom Zentralkanal ausgehen kann (Hydromyelie);
- ausgeprägte (Höhlen-)Randgliose evtl. raumfordernde Gliastiftbildung durch Gliaproliferation;
- Zerstörung des Rückenmarkgewebes unter Verschonung der Blutgefäße.

In Kombination mit diesen Befunden kann intramedullär sogar nicht-gliomatöses Tumorgewebe (Angiome, Lipome oder Teratome) aufgefunden werden.

Bevorzugt betroffen von den genannten Veränderungen ist der Bereich des Zervikalmarks. Seltener, doch nicht isoliert findet sich die Syringomyelie im Lendenmark. Auch höhere Regionen des ZNS können beteiligt sein; man spricht dann von Syringobulbie und Syringomesenzephalie.

Zur *klinischen* Symptomatik, die sich in der Regel erst im 2.–4. Lebensjahrzehnt manifestiert und meist nur langsam fortschreitet, gehören:

- diffuse Schulter-Arm-Schmerzen, die nicht selten lange Zeit als Initialsymptom bestehen können;
- dissoziierte Empfindungsstörungen, bedingt durch Zerstörung der nahe dem Zentralkanal kreuzenden Schmerz- und Temperaturbahnen. Als Folge der Schmerz- und Temperaturempfindungslosigkeit treten Verbrennungen, Verletzungen und schließlich Verstümmelungen an den Händen auf;
- vegetativ-trophische Störungen durch Seitenhornläsion. Sie bestehen in Horner-Syndrom, Anhidrose, Akrozyanose, Hyperkeratose, ödematösen Handschwellungen und Störung des Nagelwachstums. Eine Entkalkung der Knochen führt nicht selten zu schmerzlosen und mangelhaft heilenden Spontanfrakturen und deformierenden Arthropathien, insbesondere im Schultergelenksbereich;
- periphere Lähmungen mit Muskelatrophie bei Einbeziehung der Vorderhornareale in die Zerfallshöhle bzw. Gliose. In erster Linie und oft asymmetrisch betroffen sind die kleinen Handmuskeln;
- spastische Lähmungen, gelegentlich auch Hinterstrangsymptome an den Beinen als funikuläre Symptome durch perifokale Druck- und Zirkulationsschädigung der Pyramidenbahnen bzw. der Hinterstränge;

- Eiweißvermehrung im Liquor kann, muß aber nicht bestehen. Manchmal ist myelographisch oder computertomographisch eine Halsmarkverbreiterung zu erkennen.

Nach langem chronischen Verlauf kann das Endbild der Syringomyelie in ein komplettes Querschnittssyndrom ausmünden.

Bei der differentialdiagnostisch oft schwierigen Abgrenzung gegenüber Tumoren, vor allem intramedullären Gliomen, ist neben der charakteristischen Prozeßlokalisation der Syringomyelie das Auffinden von oft multipel vorliegenden dysrhaphischen Stigmata wegweisend.

Bei der Syringobulbie stehen dissoziierte Sensibilitätsstörungen im Gesicht (mit zentralen, zwiebelschalenförmigen Begrenzungen), Nystagmus und nukleäre Hirnnervenlähmungen, vor allem Lähmungen der Kehlkopf-, Schlund-, Zungen- und Kaumuskulatur, im Vordergrund.

Therapeutisch kann versucht werden, durch Röntgentiefenbestrahlung des erkrankten Rückenmarkabschnittes das Fortschreiten der Krankheit aufzuhalten oder bei raumfordernden Auswirkungen (erkennbar durch Liquorstopsyndrom!) des Prozesses eine operative Entlastung herbeizuführen.

2.2. Raumfordernde intraspinale Prozesse

2.2.1. Allgemeines

Die raumfordernden spinalen Prozesse gehen entweder vom Spinalkanal selbst aus oder entwickeln sich sekundär aus vertebralen bzw. paravertebralen Prozessen, wenn diese in den Wirbelkanal eindringen. Als Ursache für eine intraspinale Raumforderung müssen nicht nur echte Tumoren, sondern auch nicht-tumoröse Erkrankungen wie Bandscheibenvorfälle, Zysten, Hämatome und epidurale Abszesse in Betracht gezogen werden. Auch spinale Gefäßmißbildungen, insbesondere spinale Varikosen oder arteriovenöse Angiome können lokale Druckschäden hervorrufen, wenngleich deren oft apoplektiformes Erscheinungsbild in der Regel aus Blutungen und Durchblutungsstörungen resultiert. Die häufigsten primären intraspinalen Tumoren im Erwachsenenalter sind Neurinome und Meningeome, bei Kindern Gliome und Mißbildungstumoren. Daneben – vor allem im fortgeschrittenen Lebensalter – kommt den metastatischen Tumoren eine große Bedeutung zu. Klinisch führen diese Metastasen, ähnlich wie viele nicht-tumoröse Prozesse (z. B. Bandscheibenvorfälle, Hämatome und Abszesse) meist zu einem rasch progredienten Kompressionssyndrom. Die *klinische Symptomatik* der spinalen Tumoren hängt in entscheidender Weise von deren Lokalisation ab, und zwar einmal von der Höhenlokalisation – so werden zervikale, thorakale, lumbale und sakrale Tumoren unterschieden – und zum anderen von ihrer Lage zum Rückenmark und zur Dura.

2.2.2. Arten der intraspinalen Prozesse

Man unterteilt die spinalen Geschwülste wie folgt:

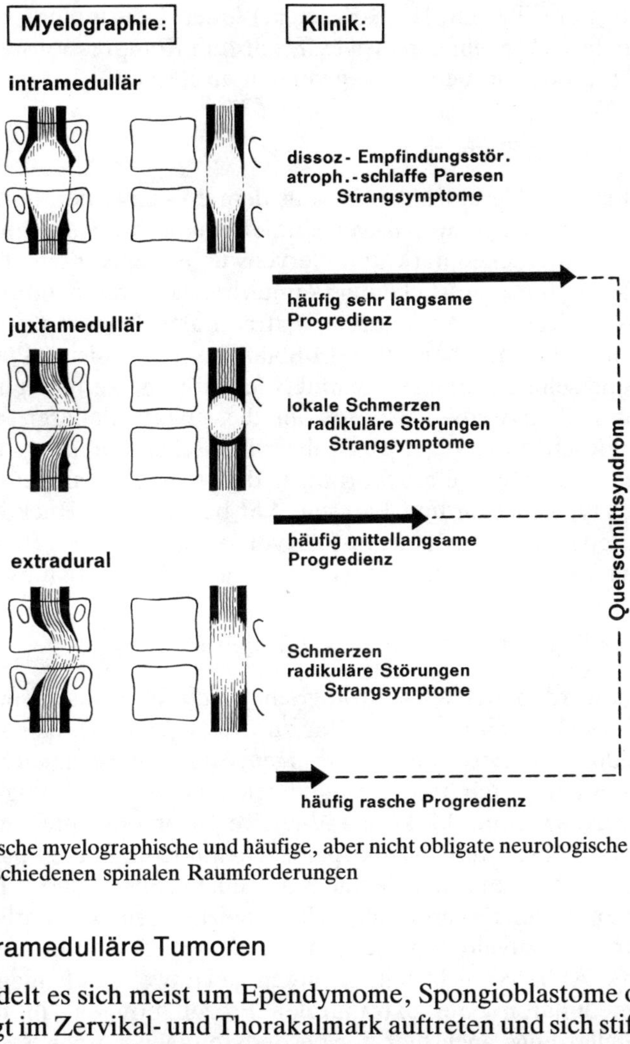

Abb. 68 Typische myelographische und häufige, aber nicht obligate neurologische Befundentwicklungen bei verschiedenen spinalen Raumforderungen

2.2.2.1. Intramedulläre Tumoren

Hierbei handelt es sich meist um Ependymome, Spongioblastome oder Gliome, die bevorzugt im Zervikal- und Thorakalmark auftreten und sich stiftförmig nach kranial und kaudal ausdehnen können. Sie zeigen meist eine langsame Wachstumstendenz und führen unter Zerstörung nervaler Strukturen zu einer zunehmenden Auftreibung des Rückenmarks. Das klinische Erscheinungsbild bietet dementsprechend eine niveaubezogene, progrediente Querschnittssymptomatik, die häufig mit dissoziierten Empfindungsstörungen und atrophisch-schlaffen Lähmungen (Vorderhornzellschädigung im Tumorbereich!) beginnt und dann im fortgeschrittenen Stadium spastische Lähmungen und sensible Ausfälle unterhalb des Tumors sowie schließlich auch Blasen-Mastdarm-Störungen entwickelt. Doch können auch Strangsymptome schon anfänglich im Vordergrund stehen.

2.2.2.2. Juxtamedulläre Tumoren

Diese extramedullär, jedoch intradural liegenden Geschwülste machen über die Hälfte aller spinalen Tumoren aus. Es sind ganz vorwiegend entweder Meningeome (häufigster Sitz im BWS-Bereich!) oder Neurinome, also benigne Tumoren, die durch ihr rein expansives Wachstum Kompressionserscheinungen am Rückenmark oder an den Nervenwurzeln auslösen.

2.2.2.3. Extradurale Tumoren

Hierunter fallen alle Geschwülste, die aus dem epi- bzw. periduralen Gewebe oder aus dem vertebralen bzw. paravertebralen Raum heraus sich entwickeln und raumbeengend auf Rückenmark und Nervenwurzeln einwirken. Auch können sie die Blutversorgung zum Rückenmark unterbrechen und so indirekte Myelonschädigungen bewirken. Die wichtigsten extraduralen Tumoren sind Karzinom- und Sarkommetastasen, aber auch Mißbildungsgeschwülste, Plasmozytome, Chondrome und selten Meningeome und Neurofibrome kommen hier vor. Alle extramedullären Tumoren – also sowohl die juxtamedullären als auch die extraduralen Geschwülste – zeigen in ihrer klinischen Symptomatik initial oft lokale Schmerzen und radikuläre Störungen, d. h. segmental angeordnete Brennparästhesien, Hypästhesien und Paresen. Mit beginnender Rückenmarkskompression gesellen sich hierzu dann Ausfälle von seiten der langen Bahnen oder bei Tumorlokalisation im lumbalen Bereich ein Kauda-Konus-Syndrom.

2.2.3. Differentialdiagnose der intraspinalen Prozesse

Es muß betont werden, daß die neurologischen Reiz- und Ausfallserscheinungen – auch im Längsschnittbild – keine völlig zuverlässigen Merkmale für den intra- oder extramedullären Geschwulstsitz bringen. So können sich auch intramedulläre Tumoren initial durch heftige Schmerzen ausweisen und umgekehrt extramedulläre Prozesse ohne stärkere radikuläre Symptome bleiben. Auch der Liquor, der erst bei stärkerer Liquorpassagebehinderung einen pathologischen Ausfall des Queckenstedtschen Versuchs und einen „Sperrliquor"-Befund zeigt, vermag nicht zu dieser Differentialdiagnose beizutragen. Wesentlich größer ist die Aussagekraft der myelographischen Befunde, wo die Konturen des Kontrastmittelstopps (s. Abb. 68) nicht selten eindeutige Hinweise auf einen intramedullären, juxtamedullären oder extraduralen Prozeß bringen. In jüngster Zeit zeichnet sich allerdings auch hier der besondere diagnostische Stellenwert von CT- und NMR-Untersuchungen ab.

Schwierigkeiten bereiten kann bisweilen die differentialdiagnostische Abgrenzung der intraspinalen Tumoren gegen epidurale Abszesse, intra- und extramedulläre Hämatome und insbesondere gegen eine chronische zervikale Myelopathie (s. S. 130), die sich als Folge chronisch deformierender Veränderungen der HWS entwickelt.

2.2.4. Therapie

Die *Therapie* der spinalen Geschwülste richtet sich verständlicherweise nach der Geschwulstart und Lokalisation. In Betracht kommen Operation, Bestrahlung und Zytostatika. Die besten Chancen für eine operative Tumortotalentfernung haben die juxtamedullären Tumoren. Hiernach ist nicht selten eine gute Rückbildung selbst länger bestehender Querschnittssyndrome zu beobachten. Auch bei intramedullären Geschwülsten (z. B. Gliomen) wird heute unter Zuhilfenahme des Operationsmikroskopes eine vollständige Tumorexstirpation angestrebt. Bei malignen Geschwülsten jedoch ist von einer Operation meist Abstand zu nehmen.

Auch raumfordernde Bandscheibenvorfälle bedürfen einer operativen Behandlung sofern neurologische (vor allem motorische) Ausfälle vorliegen oder trotz konservativer Behandlungen radikuläre Schmerzsyndrome persistieren oder rezidivieren. Als Alternative zur offenen chirurgischen Behandlung des lumbalen Bandscheibenvorfalls kommt neuerdings unter bestimmten Voraussetzungen eine sog. Chemonukleolyse in Betracht. Hierbei wird durch eine intradiskale Applikation eines proteolytischen Enzyms (z. B. Chymopapain) eine Volumen- und Druckreduktion in der degenerierten Bandscheibe herbeigeführt.

2.3. Degenerative Prozesse

Von degenerativen Prozessen werden im Rückenmarksbereich vorwiegend die Vorderhornzellen und die Pyramidenbahnen betroffen.

Das zentrale und das periphere motorische Neuron können isoliert oder auch kombiniert einem derartigen degenerativen Prozeß unterliegen. Daraus resultieren klinisch unterschiedliche Krankheitsbilder (s. Abb. 69 und Abb. 71).

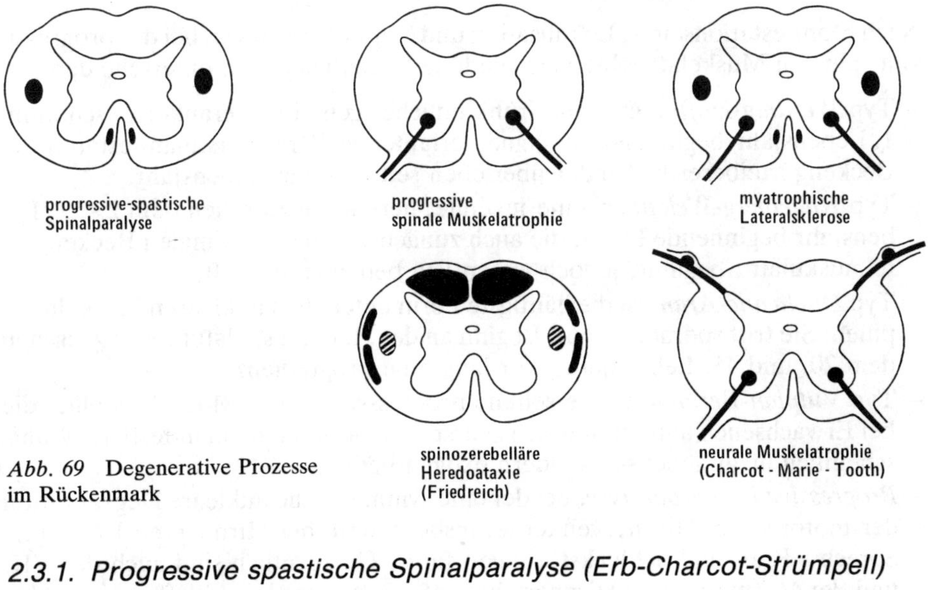

Abb. 69 Degenerative Prozesse im Rückenmark

2.3.1. Progressive spastische Spinalparalyse (Erb-Charcot-Strümpell)

Hier kommt es aufgrund degenerativer Zelluntergänge im Bereich der motorischen Rinde zu einer Degeneration der kortikospinalen Bahnen. Der degenerative Prozeß bleibt also beschränkt auf das zentral-motorische Neuron mit

Betzschen Riesenzellen und Pyramidenbahnen. Es handelt sich um ein seltenes, meist erbliches Leiden, das vorwiegend im Kindesalter mit Steifigkeit und Schwächegefühl in den Beinen beginnt und allmählich eine spastische Paraparese der Beine entwickelt. Häufig findet sich dabei auch ein Adduktorenspasmus. Grundsätzlich bleibt zu bedenken, daß die hereditäre spastische Spinalparalyse eine sehr seltene Krankheit ist, jedoch paraspastische Syndrome der Beine keineswegs so selten beobachtet werden. Daher müssen differentialdiagnostisch stets eine Multiple Sklerose, ein Rückenmarkstumor, eine funikuläre Spinalerkrankung, ein parasagittales Meningeom und auch eine myatrophische Lateralsklerose, die mit einer spastischen Paraparese der Beine beginnen kann, in Erwägung gezogen werden.

2.3.2. Progressive spinale Muskelatrophie

Dabei gehen die Vorderhornzellen und evtl. auch die motorischen Hirnnervenkerne allmählich degenerativ zugrunde. Hier liegt also eine isolierte Erkrankung des peripheren motorischen Neurons vor. Das klinische Bild wird geprägt durch rein peripher-motorische Lähmungen und Muskelatrophien. In den befallenen Muskelgebieten sind meist deutliche Faszikulationen zu beobachten. Da mit den vorderen Wurzeln auch sympathische Fasern von den Seitenhörnern verlaufen, kommt es in den betroffenen Gebieten auch zu vasomotorischen Störungen, z. B. Störungen der Schweißsekretion. Im EMG finden sich deutliche Zeichen einer chronischen Denervierung und im Serum kann durch die fortschreitende Muskelatrophie die CPK erhöht sein.

Nach Manifestationsalter, Lokalisation und Verlauf lassen sich bei der progressiven spinalen Muskelatrophie verschiedene Krankheitstypen unterscheiden:

- Typ *Werdnig-Hoffmann,* eine frühkindliche, genetisch verankerte, schon im 1. Lebensjahr beginnende maligne verlaufende Form. Erstmanifestation im Beckengürtelbereich. Kinder überleben selten das 6. Lebensjahr.
- Typ *Kugelberg-Welander,* eine juvenile, hereditäre zwischen dem 2.–17. Lebensjahr beginnende Form, die auch zunächst an der proximalen Beckengürtelmuskulatur beginnt, jedoch wesentlich benigner verläuft.
- Typ *Duchenne-Aran,* ist die häufigste Form unter allen nukleären Muskelatrophien. Sie tritt sporadisch auf. Beginn an der Handmuskulatur meist zwischen dem 20. und 45. Lebensjahr. Nur langsame Progredienz.
- Typ *Vulpian-Bernhard,* eine seltene progressive spinale Muskelatrophie, die bei Erwachsenen auftritt und sich zuerst skapulo-humeral manifestiert. Wahrscheinlich nicht genetisch sondern exogen bedingt.
- *Progressive Bulbärparalyse,* bei der eine symmetrische nukleäre Degeneration der motorischen Hirnnervenkerne, insbesondere der Hirnnerven IX–XII zu Sprech-, Kau- und Schluckstörungen führt. Gelegentlich sind auch der VII. und der V. (motorisch) Hirnnerv betroffen, woraus eine schlaffe, ausdruckslose Mimik der Patienten resultiert. Beginn der Erkrankung zwischen 30. und 50. Lebensjahr und meist rasche Progredienz mit zunehmender Gefährdung durch Aspirationspneumonien, da diese Patienten schlecht abhusten können

und sich häufig verschlucken. Viele Fälle der progressiven Bulbärparalyse dürften Sonderformen der ALS sein.

2.3.3. Myatrophische Lateralsklerose (Charcot) (ALS)

Hier findet sich sowohl eine nukleäre Atrophie (Vorderhornzellen und evtl. auch motorische Hirnnervenkerne), als auch eine Pyramidenbahndegeneration, wobei nicht beide Systeme gleichzeitig und gleich stark betroffen sein müssen. Die ALS ist die häufigste unter allen Systematrophien des Nervensystems, tritt sporadisch auf, befällt Männer häufiger als Frauen und beginnt zwischen dem 40. und 60. Lebensjahr und zwar bevorzugt mit Atrophie der kleinen Handmuskeln. Aber auch eine Paraspastik der Beine oder bulbäre Lähmungen können schon am Anfang stehen. Frühzeitig finden sich im EMG systemische neurogene (nukleäre) Ausfälle, während die motorische Nervenleitgeschwindigkeit lange im Normbereich bleibt. Endzustände zeigen hochgradige Lähmungsbilder mit einem Nebeneinander von schweren Muskelatrophien, bulbärparalytischen Erscheinungen und spastischen Symptomen ohne Sensibilitätsstörungen. Rascher Verlauf, der fast stets nach wenigen Jahren zum Tode führt. Da kein organisches Psychosyndrom auftritt, müssen die Kranken völlig bewußtseinsklar und ohne eingeschränktes Kritikvermögen ihr oft grausames Siechtum erleben. Differentialdiagnostisch muß stets bedacht werden, daß auch „symptomatische" ALS-Bilder, also gleichzeitige herdförmige Affektionen der Pyramidenbahnen und der Vorderhörner auftreten können, z. B. bei raumfordernden Prozessen, zervikalen Myelopathien und als paraneoplastische Syndrome. Therapeutisch bleibt bei der ALS – wie bei allen spinalen Muskelatrophien – bislang lediglich die Möglichkeit zu versuchen, die erhalten gebliebenen Motoneurone durch intensive Übungsbehandlung (auch durch isometrisches Training) kompensatorisch zu nutzen. Außerdem können orthopädische Hilfen (z. B. Schienung der Handgelenke) bei atrophischen Lähmungen eine gewisse Funktionserleichterung bringen. Kurzfristige symptomatische Hilfe wird manchmal von Prostigmin® und Mestinon® bei Schluckstörungen und zur Erleichterung des Abhustens gesehen.

2.3.4. Spinozerebellare Heredoataxie (Friedreich)

Dieses auch hier bei den degenerativen Rückenmarksprozessen aufzuführende Krankheitsbild ist bereits oben (S. 151) unter den Systematrophien des spino-ponto-zerebellaren Systems besprochen worden.

2.4. Entzündliche Prozesse und Entmarkungskrankheiten

Bereits bei Beschreibung der entzündlichen Hirnkrankheiten (S. 160ff.) wurde mehrfach auf die Beteiligung des Rückenmarks, seiner Häute und Wurzeln an entzündlichen ZNS-Prozessen hingewiesen. Besonders hervorgehoben wurden radikulo-myelitische Syndrome bei viralen Infektionen und im Rahmen parabzw. postinfektiöser Krankheitsbilder. Auch die spinale Manifestation der disseminierten Enzephalomyelitis hat ebenso eingehende Erwähnung gefunden wie die Tabes dorsalis als wichtige luetische Rückenmarkserkrankung.

Ergänzend hierzu seien noch Hinweise auf einige weitere entzündliche Rückenmarksprozesse angefügt:

2.4.1. Rückenmarksabszeß

Bakterielle Infektionen des Rückenmarks in Form epiduraler oder (selten) intramedullärer Abszesse können sich nach offenen Verletzungen, fortgeleitet von Dekubitalgeschwüren oder Spondylitiden und auch hämatogen-metastatisch entwickeln. Das klinische Bild wird meist durch ein rasch progredientes Querschnittssyndrom mit mehr oder weniger deutlichen meningitischen Erscheinungen geprägt. Entsprechend zeigt der Liquor entzündliche Veränderungen mit Pleozytose und Eiweißvermehrung. Zur weiteren diagnostischen Klärung, vor allem Höhenlokalisation, führt die Myelographie. Zur Behandlung sind rasche operative Maßnahmen unter antibiotischem Schutz erforderlich.

2.4.2. Akute Querschnittsmyelitis

Von einer *Myelitis transversa* wird dort gesprochen, wo ein entzündliches Geschehen im Rückenmark überwiegend transversal lokalisiert ist und zu einem entsprechenden Querschnittssyndrom führt. Ursächlich sind sowohl bakterielle als auch virale Infektionen, des weiteren die Lues und post- bzw. parainfektiöse Reaktionen in Betracht zu ziehen. Die Kombination einer Querschnittsmyelitis mit einer Optikusneuritis gehört zur sogenannten *Neuromyelitis optica* (Devicsche Erkrankung), die – wahrscheinlich postinfektiös – vorwiegend bei Jugendlichen als ein seltenes akutes Krankheitsgeschehen beobachtet wird. Im Gegensatz zur Multiplen Sklerose finden sich hierbei keine weiteren Schübe, leider aber auch nur selten eine Rückbildung des meist schweren Rückenmarkssyndroms. Im höheren Lebensalter kommen subakute Entwicklungen von Querschnittssyndromen vor, die wegen der morphologisch anzutreffenden Rückenmarksnekrosen als *Myelitis necroticans* bezeichnet werden. Ihnen liegen wahrscheinlich vaskuläre Störungen (Myelomalazien), bisweilen auf dem Boden angiomatöser Gefäßmißbildungen, zugrunde.

2.4.3. Poliomyelitis acuta anterior

Diese von Heine-Medin erstmals beschriebene Erkrankung wird durch ein neurotropes Enterovirus, bei dem serologisch 3 Typen unterschieden werden, übertragen, und zwar von Mensch zu Mensch durch Schmutz- und Schmierinfektion. Die Inkubationszeit nach peroraler Virusaufnahme beträgt 7–21 Tage. Das früher epidemische Auftreten der Erkrankung konnte durch Einführung der Schluckimpfung wirksam bekämpft werden, so daß heute nur noch mit seltenen sporadischen Krankheitsfällen zu rechnen ist. Die Entzündungserscheinungen finden sich in der grauen Substanz des zentralen Nervensystems und zwar ganz bevorzugt in den motorischen Vorderhornzellen des Rückenmarks. Doch nur ein kleiner Teil der infizierten Personen erkrankt mit neurologischen Krankheitssymptomen. Vielmehr erwerben die Betroffenen meist über einen „inapparenten“ Krankheitsverlauf eine andauernde Immunität („stille Feiung“).

Der *klinische Verlauf* ist in der Regel biphasisch. Er beginnt mit einem unspezifischen fieberhaft-grippalen Vorstadium, in dem auch leichte meningeale Reizerscheinungen angetroffen werden können, das aber nach wenigen Tagen wieder abklingt. Ein bis vier Tage später entwickeln sich unter erneutem Fieberanstieg in wenigen Stunden bis Tagen schlaffe Paresen mit einer oft unregelmäßigen Verteilung. Das Vollbild der Krankheit wird dann durch folgende Symptome geprägt:

- asymmetrische, oft proximal betonte schlaffe Paresen;
- evtl. bedrohliche Lähmung der Atemmuskulatur;
- evtl. motorische Hirnnervenstörungen (Augenmuskel-, Fazialis-, Schlucklähmungen);
- fehlende Sensibilitätsstörungen (nur initial können flüchtige Parästhesien auftreten);
- Liquorveränderungen mit erst granulozytärer, dann lymphozytärer Pleozytose (ungefähr 50–500/3 Zellen) und leichter bis mäßiger Eiweißvermehrung.

Sehr selten sind enzephalitische Syndrome bei der Poliomyelitis anzutreffen. Einige Tage nach dem Auftreten der Lähmungen beginnt bereits die Rückbildungsphase, in der es nicht selten zu weitgehender Besserung der Paresen kommen kann. Vielfach aber bleiben umfangreiche Lähmungen mit Muskelatrophien zurück. Bei Kindern wird das weitere Wachstum der betroffenen Extremitäten beeinträchtigt, bei Schädigung der Rumpfmuskulatur kommt es zu schweren Wirbelsäulendeformitäten.

Die *Diagnose* der Poliomyelitis kann durch Erregernachweis im Stuhl bis etwa 3 Wochen nach Krankheitsbeginn gesichert werden. Außerdem sind schon frühzeitig im Serum komplementbindende und neutralisierende Antikörper aufzufinden. Differentialdiagnostisch bleibt zu bedenken, daß auch andere Viren, z. B. Echo-, Coxsackie- und Arbo-Viren das gleiche klinische Krankheitsbild auszulösen vermögen.

Da eine wirksame *Therapie* bei der Poliomyelitis bislang nicht bekannt ist, kommt der Prophylaxe mit aktiver Immunisierung entweder nach Sabin durch orale Einnahme abgeschwächter Lebendvakzine oder nach Salk durch intramuskuläre Impfung mit inaktivierter Virussuspension größte Bedeutung zu.

2.5. Rückenmarkstraumen

Analog zu den Hirnverletzungen lassen sich auch bei den traumatischen Rückenmarksschäden offene und gedeckte Verletzungen sowie eine Commotio, Contusio und Compressio spinalis unterscheiden. Gedeckte Rückenmarksverletzungen sind häufig mit Frakturen und Luxationen der Wirbelsäule verbunden, kommen aber auch ohne diese vor. Pathogenetisch entwickelt sich die traumatische Rückenmarkschädigung entweder primär durch Druckeinwirkung dislozierter Knochenteile bzw. Bandscheibenmaterials oder sekundär-ischämisch infolge einer gestörten spinalen Blutversorgung. Stets bildet sich um den Verletzungsort ein perifokales Ödem, welches seinerseits weiteres Rückenmarksgewebe schädigt. Dadurch entwickelt sich im klinischen Bild zunächst ein Querschnittssyndrom, das einige Segmente oberhalb der primären Rückenmarksverletzung zu lokalisieren ist.

2.5.1. Commotio spinalis

Hierbei sind die spinalen Ausfallserscheinungen nur flüchtig, bilden sich innerhalb von Stunden vollständig zurück und entsprechen in ihrem Erscheinungsbild einem spinalen Schocksyndrom (s. S. 102).

2.5.2. Contusio spinalis

Die dabei anzutreffenden, in Abhängigkeit von der Höhe und Querschnittslokalisation stehenden Rückenmarkssyndrome sind ebenfalls oben ausführlich beschrieben worden. Unter den Spätfolgen nach Rückenmarkskontusionen, die wesentlich das Schicksal der Patienten mitbestimmen, sind neben dem neurologischen Defektsyndrom zu erwähnen: Dekubitalgeschwüre, Harnwegsinfektionen, Kontrakturen, Osteoporosen und periartikuläre Ossifikationen sowie posttraumatische Arachnopathien. Selten kann es auch zu einer sog. posttraumatischen Spätmyelomalazie kommen, der meist eine „wachsende“ Nekrosezyste zugrunde liegt. Klinisch entspricht das progrediente Bild dann einer Syringomyelie.

2.5.3. Compressio spinalis

Sie kann durch die andauernde Druckwirkung von dislozierten Knochenfragmenten, vor allem aber durch ein epidurales spinales Hämatom hervorgerufen werden. Bei Patienten, die unter einer Antikoagulantientherapie stehen, kann sich ein derartiges Hämatom schon nach einem Bagatelltrauma, ja selbst spontan entwickeln.

2.5.4. Schleuderverletzungen der Halswirbelsäule („whiplash-injury“)

Diese Verletzungen sind durch das Anwachsen der Auffahrunfälle, bei denen der Kopf plötzlich nach hinten geschleudert wird, häufig geworden. Folge sind – auch ohne röntgenologisch faßbare Wirbelsäulenschäden – oft hartnäckige radikuläre Zervikobrachialgien und Kopfschmerzen, u. U. sogar Halsmarksymptome. Recht typisch ist eine Latenz von einigen Stunden, mit der die radikulären Beschwerden nach dem Trauma erst „verspätet“ einsetzen.

2.6. Gefäßkrankheiten des Rückenmarks

2.6.1. Allgemeines

Das Rückenmark erhält seine Blutzuflüsse aus der A. vertebralis und den gegenüber der Embryonalzeit an Zahl reduzierten segmentalen Wurzelarterien. Die aus den beidseitigen Ästen der Aa. vertebrales gebildete A. spinalis anterior verläuft entlang der Fissura anterior und versorgt die ventralen und lateralen Anteile des Rückenmarks, in die die Vorderhörner, der Tr. spinothalamicus lateralis und teilweise auch die Pyramidenbahnen einbezogen sind. Von den beiden Aa. spinales posteriores werden Hinterstränge und Hinterhörner mit Blut versorgt (s. Abb. 70). Der Kollateralkreislauf im Rückenmark ist besonders gut ausgebildet, so daß selbst eine ausgeprägte Aortensklerose trotz der wenigen Spinalarterien nur selten eine vaskuläre Myelopathie zur Folge hat.

Folge einer Mangeldurchblutung des Rückenmarkes ist eine ischämische Erweichung, eine Myelomalazie. In Abhängigkeit von der Lokalisation der arteriellen Zuflußstörung werden verschiedene Gefäßsyndrome des Rückenmarkes unterschieden:

2.6.2. A. spinalis anterior-Syndrom

Bei den Störungen der arteriellen Blutversorgung des Rückenmarks hat die Thrombose der A. spinalis ant. die weitaus größte klinische Bedeutung. Aus dem Versorgungsareal dieser Arterie (s. oben) läßt sich das Erscheinungsbild des *A. spinalis anterior-Syndroms* unschwer herleiten. Sofern die Thrombose im zervikalen Bereich liegt, ergeben sich:

- schlaffe Lähmung der oberen Gliedmaßen (durch beidseitige Vorderhornschädigung),
- beidseitige dissoziierte Empfindungsstörung (durch beidseitige Schädigung des Tr. spinothalamicus lat.),
- spastische Paraparese der Beine (durch beidseitige Schädigung des Tr. pyramidalis lat.),
- Blasen- und Mastdarmstörungen.

Bei tiefer gelegenen Verschlüssen der A. spinalis ant. erfährt das klinische Syndrom eine entsprechende Abwandlung. Wird lediglich ein sulkokommissura-

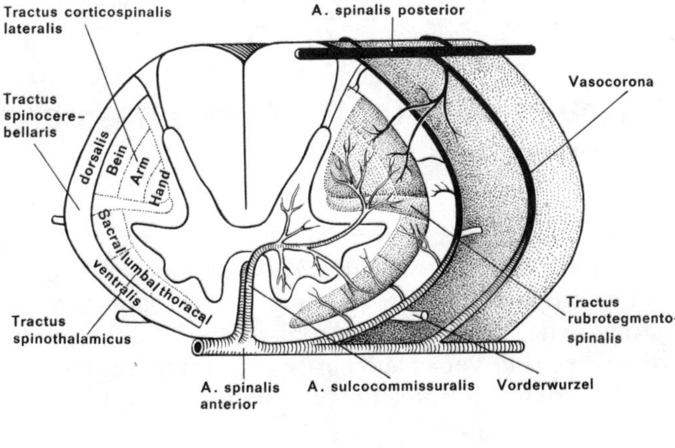

Abb. 70 Gefäßversorgung des Rückenmarks (nach *Schneider* und *Crosby:* Vascular insufficiency of brain stem and spinal cord trauma. Neurology 9: 643–656 [1959])

ler Ast der A. spinalis ant., der nur die vorderen Abschnitte einer Rückenmarkshälfte versorgt, verschlossen, kann ein partielles Brown-Séquardsches Syndrom die Folge sein (sog. *Syndrom der A. sulcocommissuralis*).

2.6.3. A. spinalis posterior-Syndrom

Sehr viel seltener ist ein *Verschluß der dorsalen Spinalarterien* zu beobachten. Hierbei kommt es zum Ausfall der Hinterstrangsensibilität und auch zur spastischen Paraparese, weil das Areal des Tr. pyramidalis lateralis zum Teil auch über die A. spinalis posterior versorgt wird.

Eine ungenügende Blutzufuhr über die Aorta, bedingt z. B. durch eine schwere lokale Atheromatose oder eine gleichzeitige Herzinsuffizienz mit Hypotonie, kann auch zu einer ischämischen Erweichung eines großen Rückenmarkssegmentes mit einem kompletten Querschnittssyndrom führen. Doch sind auch bei diesen primär „vor“ dem Rückenmarksbereich liegenden schweren Gefäß- und Kreislaufstörungen die klinischen Erscheinungen eines A. spinalis anterior-Syndroms häufiger zu beobachten.

2.6.4. Verläufe der RM-Gefäßsyndrome

In der Regel treten die arteriellen Gefäßsyndrome des Rückenmarks plötzlich auf. Nicht selten gehen ihnen allerdings transitorische Störungen, in Form von „schweren Beinen“, Mißempfindungen an Rumpf und Beinen, Blaseninkontinenz und auch radikulären Schmerzen voraus, und zwar insbesondere nach längerem Gehen, so daß man hier von einer *Claudicatio intermittens spinalis* spricht. Schließlich können sich im höheren Lebensalter Gefäßsyndrome des Rückenmarks auch chronisch-progredient entwickeln unter dem Bild einer *progressiven vaskulären Myelopathie,* doch bleibt in diesen Fällen ein andersartiger Rückenmarksprozeß stets sehr gewissenhaft differentialdiagnostisch auszuschließen.

2.6.5. Synopsis der wichtigsten RM-Erkrankungen (Abb. 71a und 71b)

3. Krankheiten und Schäden des peripheren Nervensystems

Krankheiten des peripheren Nervensystems treten als eine eng begrenzte Lokalerkrankung (Mononeuropathie) oder als eine polytope, systemische Erkrankung (Polyneuropathie) in Erscheinung. Den Mononeuropathien liegt regelhaft eine mechanische, vorwiegend traumatische Ursache zugrunde. Polyneuropathien haben eine sehr verschiedenartige Pathogenese. Bereits oben (S. 71 ff.) wurden die klinischen Syndrome bei peripheren, radikulären, Plexus- und polyneuropa-

Synopsis von Lokalsituation und Leitsymptomen* des Rückmarks- und/oder Wurzelbefalls bei verschiedenen Krankheitsbildern *stets abhängig von der Höhenlokalisation

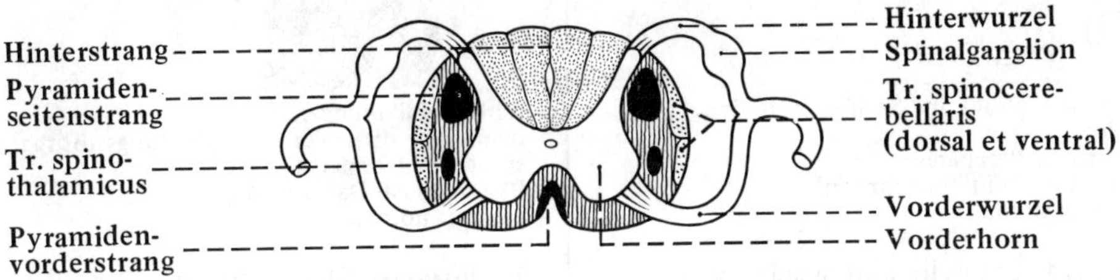

1. Multiple Sklerose

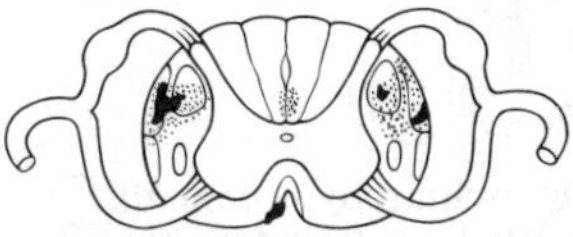

spastische Paresen (disseminiert)
Sensibilitätsstörungen (disseminiert)
Hyperreflexie – pathologische Reflexe -
Blasenstörungen
Immunaktives Liquorsyndrom

2. Poliomyelitis

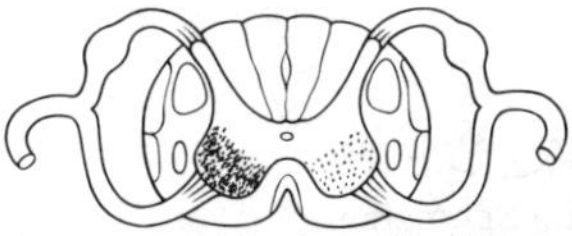

asymmetrische (proximal betonte) schlaffe Paresen – keine (!) Sensibilitätsstörungen
Hyporeflexie – Areflexie
später Muskelatrophien
Liquor: mässige Zell- und Eiweißvermehrung

3. Polyneuroradiculitis

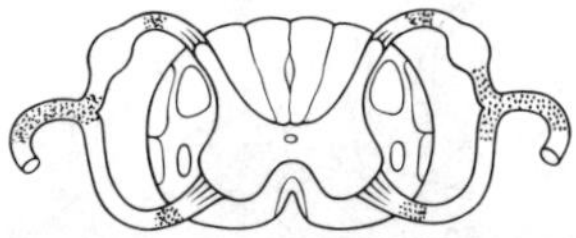

symmetrische schlaffe Paresen
geringe Sensibilitätsstörungen
Areflexie
Muskelatrophien
Liquor: Guillain-Barré'sches Liquorsyndrom

4. Tabes dorsalis

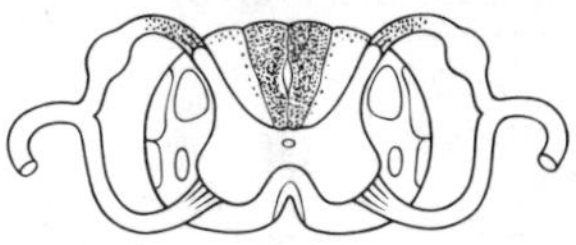

Kombinierte Sens.Störungen (Hinterstrang plus Hinterwurzel!) Muskel-Hypotonie, troph. Störungen,Hypo-/Areflexie (Westphal'sches Zeichen!) „Hinterstrangataxie"
Liquor: mäßige Pleozytose,
mäßige IgG-Vermehrung

5. Herpes Zoster

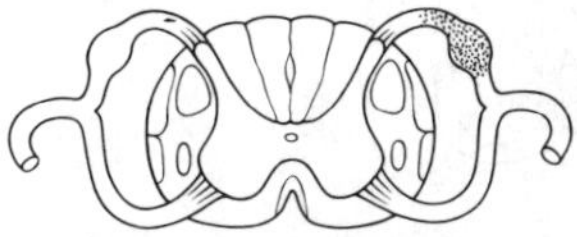

segmentale einseitige Schmerzen
segmentale einseitige Parästhesien
Bläschenauschlag
Liquor: mäßige lymphozytäre Pleozytose ohne Eiweißvermehrung

6. funikuläre Myclose

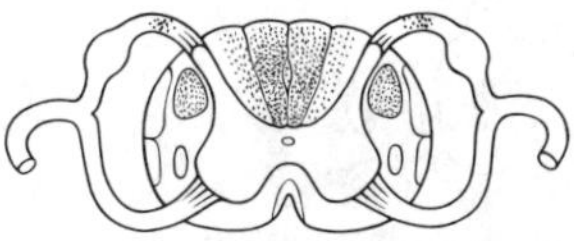

Symmetr. (beinbetonte) Dysästhesien – Pallästhesie. Paraspastik, Pyramidenbahnzeichen. Hypo-Areflexie (Hinterwurzelbefall!) Blasenentleerungsstörungen.
Liquor: normal

7. diabetische Polyneuropathie

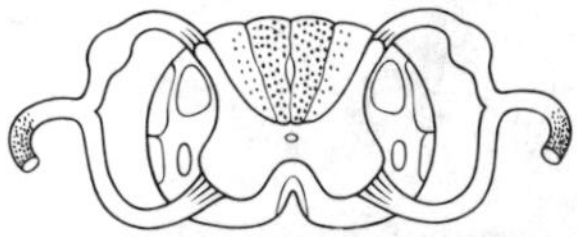

Polyneuropathisches Syndrom (symmetrisch senso-motorisch-vegetativ oder vom Multiplex-Typ) + „Pseudotabes diabetica"
Liquor: leichte Eiweißvermehrung

8. progressive spinale Muskelatrophie

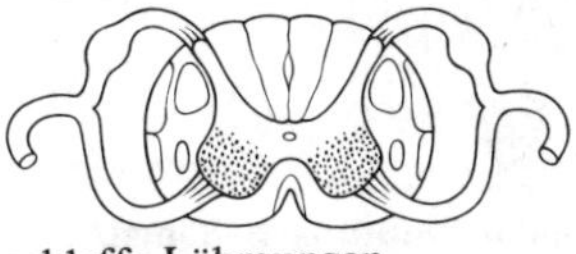

schlaffe Lähmungen
Muskelatrophien – Faszikulationen. Unterschiedliche Manifestations-, Lokalisations- und Verlaufstypen. Keine Sensibilitätsstörungen!
Liquor: normal

Abb. 71a

9. progressive spastische Spinalparalyse

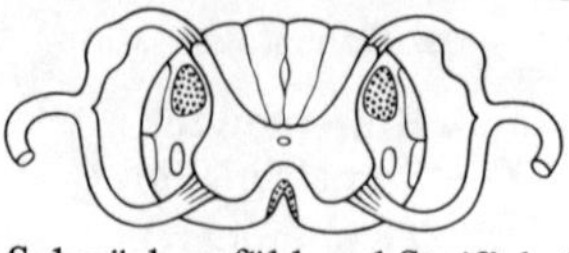

Schwächegefühl und Steifigkeit in den Beinen
spastische Paraparese
keine Sensibilitätsstörungen!
Liquor: normal

10. myatrophische Lateralsklerose

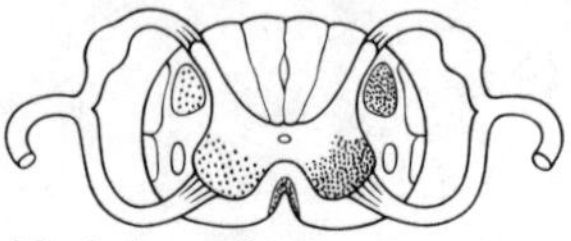

Muskelatrophien
Faszikulationen
spastische Symptome
keine Sensibilitätsstörungen! Liquor: normal oder leichte Eiweißvermehrung

11. spinozerebelläre Heredoataxie
(Friedreich)

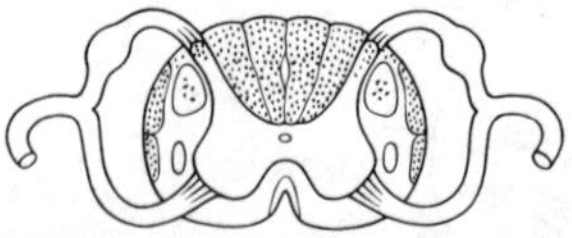

fortschreitendes Hinterstrangsyndrom
spinale Gangataxie. Pyramidenbahnsymptome
spastische Symptome, Liquor: normal

12. neurale Muskelatrophie
(Charcot - Marie - Tooth)

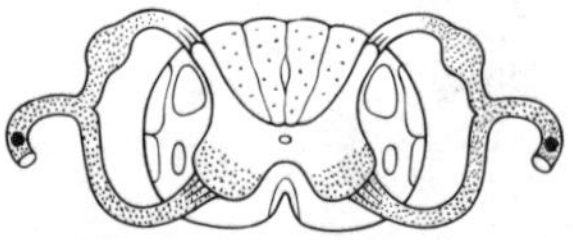

sensible Störungen (strumpf- oder handschuhförmig) schlaffe Lähmungen (beidseitiger Steppergang) hochgradige Muskelatrophie („Storchenbeine")
Liquor: normal

13. Syringomyelie

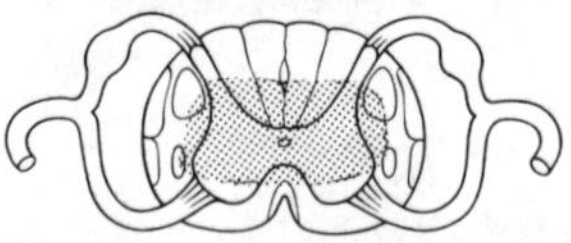

Dissoziierte Empfindungsstörungen. Schlaffe atrophische Lähmungen (Vorderhornbefall!) Spastische Lähmungen (Pyramidenbahnbefall!) Vegetativ-troph. Störungen (Seitenhornbefall!)
Liquor: Evtl. leichte Eiweißvermehrung

14. Art. spinalis anterior-Syndrom

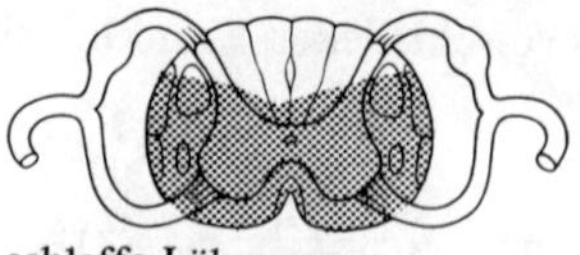

schlaffe Lähmungen
beidseitige dissoziierte Empfindungsstörung
spastische Paraparese
Blasen- Mast- Darmstörungen
Liquor: normal

15. intramedullärer Tumor

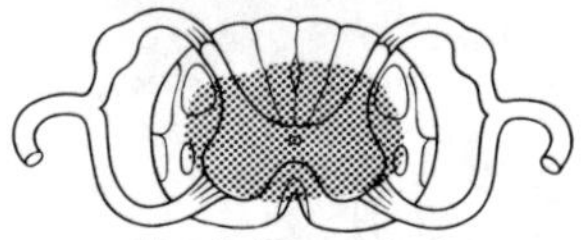

progrediente Querschnittssymptomatik. dissoziierte Empfindungsstörungen (in Tumorhöhe), atrophisch-schlaffe Lähmungen (in Tumorhöhe). Liquor: leichte bis mäßige Eiweißvermehrung

16. extramedullärer Tumor

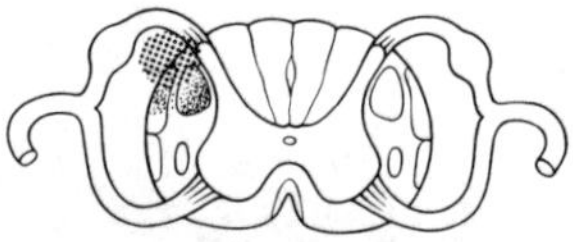

initial radikuläre Schmerzen
segmentale Sensibilitätsstörungen
Ausfälle der langen RM-Bahnen
Liquor: oft deutliche Eiweißvermehrung

17. lateraler Bandscheibenprolaps

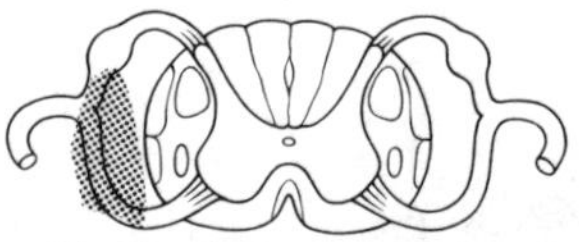

radikuläre Schmerzen
segmentale Sensibilitätsstörunge
schlaffe Parese der „Kennmuskeln"
evtl. isolierte Eigenreflexverluste
Liquor: leichte Eiweißvermehrung

18. Brown - Séquard - Syndrom
(durch extramedullären Prozeß)

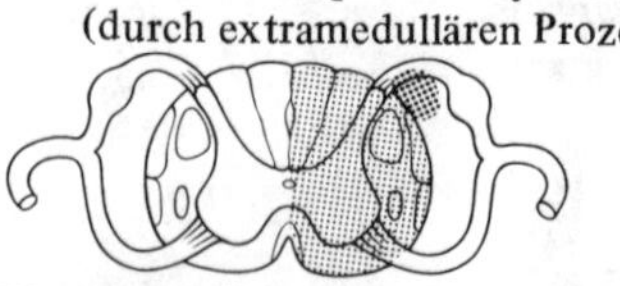

Herdseitig: Radikuläre Symptome in Läsionshöhe. Spastische Parese und Aufhebung von Lage- und Vibrationsempfinden unterhalb Läsionshöhe. Gegenseitig: dissoziierte Sens. Störungen.
Liquor: deutliche Eiweißvermehrung

Abb. 71 b

thischen Erkrankungen sowie deren Ätiopathogenese beschrieben. Ergänzend hierzu bleiben noch einige wichtige Krankheitsbilder ausführlicher anzufügen:

3.1. Periphere Nervenverletzungen

3.1.1. Schweregrade

Als Grundlage für die Beurteilung der Schwere einer Nervenverletzung dient die von Seddon angegebene *Klassifikation* (Abb. 72):

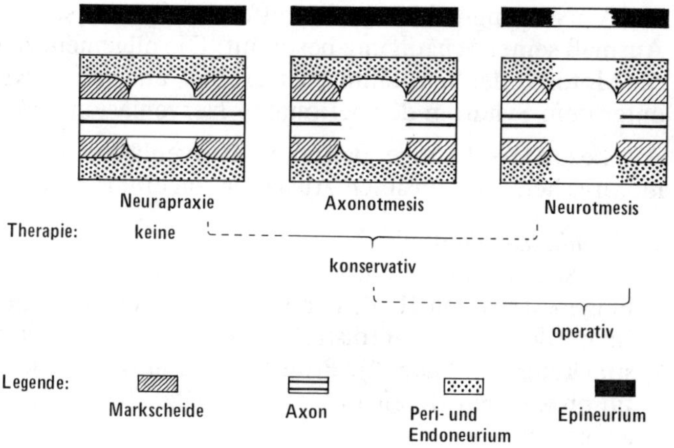

Abb. 72 Schweregrade der Nervenverletzungen (Seddon-Einteilung)

Neurapraxie
Hier liegt lediglich eine passagere Funktionsstörung („temporärer Block") eines peripheren Nerven im Sinne einer Nervenkommotion ohne Kontinuitätsunterbrechung der leitenden Strukturen vor. Klinisch resultiert eine höchstens Tage andauernde Parese mit leichten Sensibilitätsstörungen. Das EMG zeigt keine Denervierungspotentiale, nur die NLG kann vorübergehend abnehmen oder blockiert sein.

Axonotmesis
Ihr liegt eine lokale Zerstörung der Axone und Markscheiden bei jedoch erhaltenen bindegewebigen Strukturen (Epi-, Peri-, Endoneurium) zugrunde. Die äußere Struktur des Nerven, insbesondere auch die Kontinuität der Faszikel ist also nicht verletzt. Nach einer Axonotmesis tritt zwar eine Wallersche Degeneration der Nervenfasern im distalen Abschnitt auf, doch wird der Regenerationsprozeß kaum durch bindegewebige Proliferationen beeinträchtigt, so daß sich in der Regel eine chirurgische Intervention erübrigt. Klinisch besteht bei einer Axonotmesis eine voll ausgeprägte Lähmung mit nachfolgender Muskelatrophie, und im EMG treten nach 1–2 Wochen typische Denervierungspotentiale auf. Diese verschwinden wieder mit Einsetzen der Regeneration bei gleichzeitigem Hervortreten von Reinnervationspotentialen.

Neurotmesis
Darunter versteht man eine totale oder subtotale Durchtrennung eines peripheren Nerven, also sowohl der Nervenfasern als auch der Hüllstrukturen. Die Regenerationsvorgänge sind hier erheblich behindert, weil den jungen proximalen Axonaussprossungen die bindegewebigen „Leitstrukturen" zum distalen Abschnitt hin fehlen. Neurochirurgische Versorgung dieser Verletzungen in Form einer frühen Sekundärnaht ist die Therapie der Wahl.

3.1.2. Symptomatik der wichtigsten Nervenläsionen

Die klinische Symptomatik der peripheren Nervenverletzungen wird durch Art und Versorgungsgebiet des betreffenden Nerven sowie durch Lokalisation und Ausmaß seiner Schädigung bestimmt. Die allgemein zu erwartenden Störungen der Motorik, der Sensibilität, der Trophik und vegetativen Funktionen sind oben unter dem Syndrom der peripheren Nervenläsion beschrieben worden.

Als besonders häufige periphere Nervenläsionen seien mit ihren typischen motorischen und sensiblen Ausfällen angeführt (s. auch Abb. 73 u. 74):

- *N. radialis-Lähmung*
  - Bei Schädigung im distalen Bereich (proximaler Unterarm): Parese der Fingerextensoren II–V, Parese der Daumenabduktion (keine Fallhand!).
  - Im mittleren Bereich (distales Oberarmdrittel): zusätzlich: Ausfall der Handstreckung („Fallhand"), Pronationsstellung des Unterarmes.
  - Im proximalen Bereich (Axilla): zusätzlich: Ausfall der Streckung im Ellbogengelenk.

- *N. medianus-Lähmung*
  - Bei Schädigung im distalen Bereich (distaler Unterarm): Lähmung der vom N. medianus versorgten Handmuskulatur, vor allem Opposition und Abduktion des Daumens sind ungenügend („positives Flaschenzeichen").
  - Im proximalen Bereich (Ellenbeuge): zusätzlich: Lähmung der Hand- und langen Fingerbeuger („Schwurhand").

- *N. ulnaris-Lähmung*
  - Bei Schädigung im distalen Bereich (unterhalb des Ellbogens): Beeinträchtigung des Fingerspreizens und Adduzierens (Fromentsches Zeichen). Überstreckt gehaltene Grundphalangen, leicht gebeugte Mittel- und Endphalangen („Krallenhand").
  - Im proximalen Bereich (Ellbogen): zusätzlich: Schwächung der Beugung und Ulnarflexion der Hand.

- *N. peronaeus superficialis*-Lähmung
  - Supinationsstellung des Fußes, Pronation (Hebung des äußeren Fußrandes) nicht möglich.

- *N. peronaeus profundus*-Lähmung
  - Unfähigkeit, den Fuß anzuheben, Fersengang nicht möglich, sog. „Stepper- oder Hahnentrittgang".

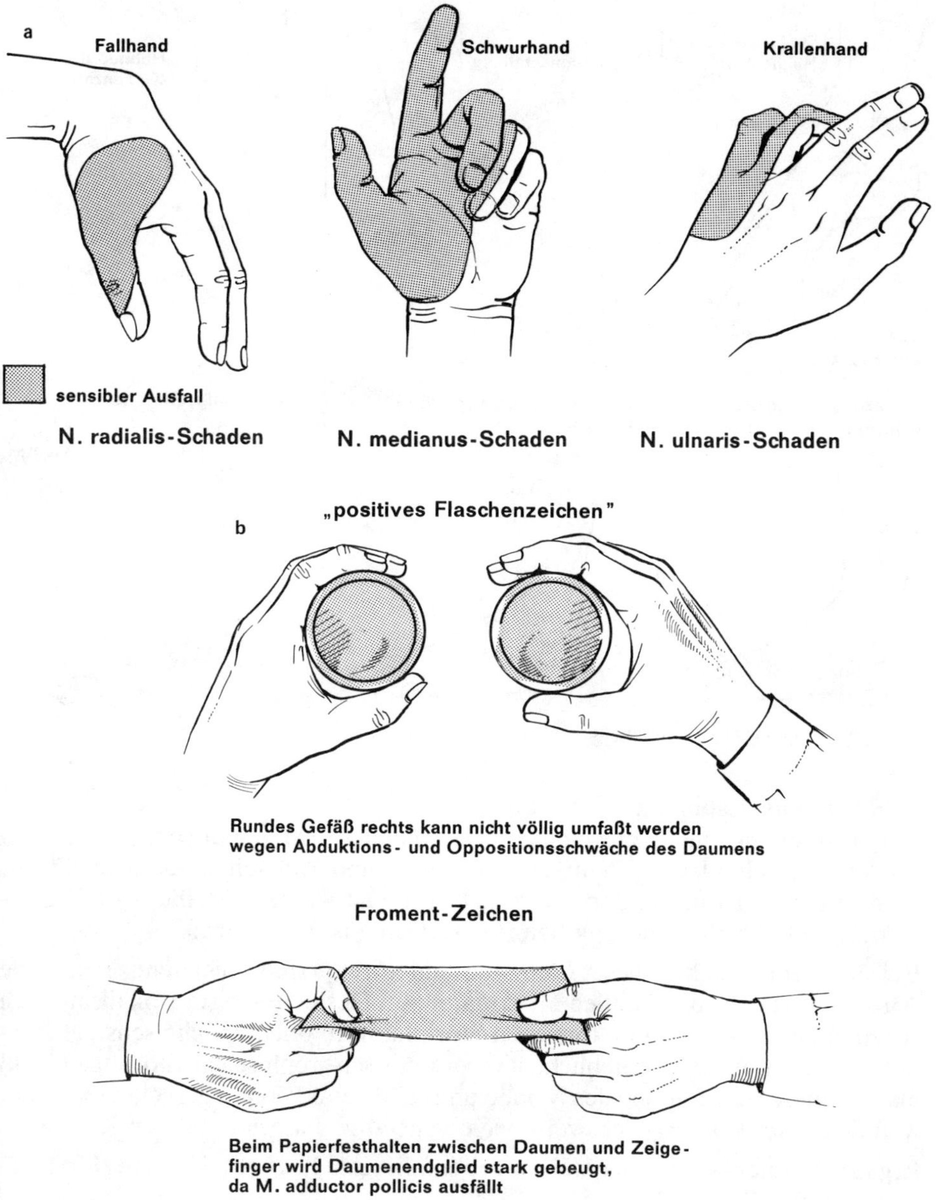

Abb. 73 Armnervenschädigungen

- *N. tibialis*-Lähmung
- Pronationsstellung des Fußes. Zehengang nicht möglich. Fuß wird beim Gehen nicht abgerollt („Bügeleisengang").

- *N. ischiadicus*-Lähmung
- Kombinierte Ausfälle des N. peronaeus- und des N. tibialis-Schadens.

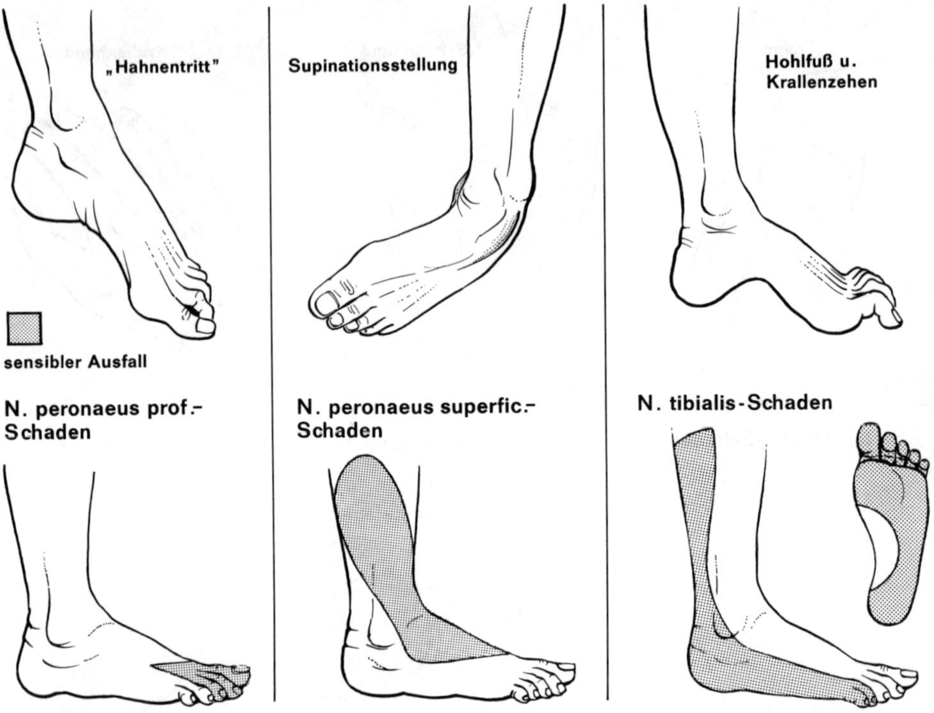

Abb. 74 Beinnervenschädigungen

- *N. femoralis*-Lähmung
  - Beinstreckung im Kniegelenk nicht möglich (M. quadriceps-Schwäche). Dadurch Behinderung beim Treppengehen und Aufstehen aus dem Sitzen. Oberschenkel kann in der Hüfte nicht gebeugt werden (M. iliopsoas-Schwäche), dadurch Behinderung beim Aufsetzen aus dem Liegen.

Bei längerem Bestehen dieser Lähmungsbilder treten stets recht kennzeichnende Atrophien der entsprechenden Muskulatur auf. Des weiteren sind lokalisatorisch zuordnungsfähig zu den motorischen Störbildern jeweils typische sensible Ausfälle anzutreffen. Mit erheblichen vasomotorisch-trophischen Störungen muß insbesondere bei Läsionen des N. medianus und des N. tibialis gerechnet werden, weil diese Nerven vergleichsweise viele vegetative Fasern enthalten.

Ergänzend seien noch einige weitere, ebenfalls recht häufige periphere Nervenläsionen aufgeführt: s. Tab. 15.

3.1.3. Therapie

Die therapeutisch wichtige Frage nach einer konservativen und/oder operativen Behandlung muß eine Antwort aus genauer Verlaufsbeobachtung erfahren, wobei zur Beurteilung der Regenerationsvorgänge insbesondere das EMG, die NLG und die i/t-Kurven dienlich sind. Ohne apparativen Aufwand läßt sich der Regenerationsverlauf nach einer traumatischen Nervenverletzung mit dem Hoff-

Tabelle 15 Periphere Nervenläsionen

Nerv	*Versorgte Muskeln*	*Versorgtes Sensibilitätsareal*	*Funktionsausfall bei Lähmung*	*Häufige Schädigungsursachen*
N. suprascapularis (C4/C6)	M. supraspinatus M. infraspinatus	–	Außenrotation und Abduktion des Armes	Schultertraumen neuralgische Schulteramyotrophie
N. thoracicus longus (C5/C7)	M. serratus anterior	–	Armhebung über die Horizontale Scapula alata	Schultertraumen („Rucksacklähmung") iatrogen bei Mamma-OP u. Thorakotomie neuralgische Schulteramyothrophie
N. axillaris (C5/C6)	M. deltoideus M. teres minor	handtellergroßer Bezirk über lateralem Oberarmkopf	Abduktion und Elevation des Armes	Schulterluxation
N. musculocutaneus (C5/C7)	M. coracobrachialis M. biceps brachii M. brachialis	am lateralen Unterarm	Beugung und Supination des Unterarmes	Oberarmfrakturen „Narkoselähmung" neuralgische Schulteramyotrophie
N. obturatorius (L2/L4)	M. adduktor longus M. adduktor brevis M. adduktor magnus M. obturatorius ext. M. gracilis	mediale Seite des Oberschenkels	Adduktion sowie Außen- und Innenrotation des Oberschenkels	Traumen Tumoren im Becken Hernia obturatoria
N. glutaeus superior (L4/S1)	M. glutaeus medius u. M. glutaeus minimus	–	Abduktion und Innenrotation im Hüftgelenk	Traumen Tumoren „Spritzenlähmung"
N. glutaeus inferior (L5/S2)	M. glutaeus maximus	–	Streckung im Hüftgelenk	wie beim N. glutaeus superior

mann-Tinel-Zeichen (Auslösung von distal empfundenen Parästhesien bei Klopf oder Druck auf bereits ausgewachsene Axone) verfolgen.

Zur Förderung der Regeneration eines peripheren Nervs sollen gezielte krankengymnastische Übungsbehandlungen dienen. Bei kompletten Lähmungen kann Reizstromtherapie die Entwicklung von Muskelatrophien verzögern. Eine elektrische Behandlung wird aber überflüssig, wenn willkürliche Innervationsimpulse wieder erkennbar sind. Weitere Ziele der konservativen Therapie müssen in der Vermeidung von sekundären Gelenkversteifungen und Muskeldehnungen sowie eventuell in orthopädischen Hilfen gesehen werden.

Eine operative Nervennaht oder – wo erforderlich – Neurolyse ist anzustreben bei allen Kontinuitätsunterbrechungen der Nerven und bei schweren Neurotmesisschäden.

3.1.4. Wichtige Nervenkompressionssyndrome

Unter den chronischen Druckschädigungen peripherer Nerven ist das *Karpaltunnelsyndrom* besonders häufig anzutreffen. Hierbei wird der N. medianus unter dem Ligamentum carpi transversum einem chronischen Druck ausgesetzt. Gelegentlich handelt es sich dabei um Folgezustände nach Handgelenksverletzungen. Im allgemeinen entwickelt sich aber ein Karpaltunnelsyndrom ohne ein vorausgegangenes Trauma, und zwar vor allem bei Frauen im mittleren Lebensalter. Die Symptomatik besteht in Kribbelparästhesien im sensiblen Versorgungsbereich des N. medianus (evtl. als Brachialgia paraesthetica nocturna, mit Ausstrahlung der Beschwerden vor allem in den Unterarm) und in einer langsamen Atrophie der Mm. abductor pollicis brevis und opponens pollicis. Die Behandlung besteht in einer operativen Freilegung des Nerven nach Spaltung des Ligamentes.

Eine weitere chronische Druckschädigung, die häufiger zu beobachten ist, ist die des N. ulnaris in der Olekranonrinne, das sog. *Sulcus n. ulnaris-Syndrom.* Es kann als Spätlähmung noch Jahre nach Ellenbogentraumen auftreten, wird aber auch bei habituellen Luxationen des Nerven über den Epicondylus ulnaris gesehen.

Der *Meralgia paraesthetica,* bei der sensible Ausfälle und Schmerzen im Versorgungsbereich des N. cutaneus femoris lateralis an der Außenseite des Oberschenkels geklagt werden, liegt eine Kompression dieses Nerven am Leistenband vor der Spina iliaca anterior superior zugrunde.

Erwähnt sei hier auch das *Tibialis anterior-Syndrom,* das die Folge einer akuten Ischämie der, in einer gemeinsamen osteofibrösen Loge fest eingeschlossen liegenden Mm. tibialis anterior, extensor hallucis longus und extensor digitorum longus ist. Die primäre arterielle Zuflußbehinderung in der A. tibialis anterior findet sich meist an der Durchtrittsstelle dieses Gefäßes durch die Membrana interossea. Ein pathogenetischer Circulus vitiosus entwickelt sich dann über eine Muskelschwellung und Kompression des Kapillarsystems zur weiteren Sauerstoffnot des Muskels und schließlich zur ischämischen Muskelnekrose. Häufig kommt es dann auch zu einer Druckschädigung des benachbarten N. peronaeus profundus. Das klinische Bild des Tibialis anterior-Syndroms, das meist nach stärkeren sportlichen Belastungen, längeren Märschen, nach intensivem Fußballspiel oder auch nach Unterschenkeltraumen auftritt, wird durch eine sehr schmerzhafte, hartteigige Schwellung und Rötung der prätibialen Region und einem oft, aber nicht immer erloschenen Puls der A. dorsalis pedis geprägt. Im weiteren Verlauf zeigt sich dann ein Funktionsausfall des N. peronaeus profundus. Die Therapie besteht in einer sofortigen operativen Fasziendurchtrennung zur Druckentlastung.

3.2. Polyneuropathien

Die Polyneuropathien manifestieren sich in verschiedenen Syndromen (s. S. 78), entwickeln sich akut, subakut oder auch schleichend und zeigen pathologisch anatomisch entweder eine primär segmentale Entmarkung oder eine primäre Axondegeneration. Unter ätiologischen Gesichtspunkten werden metabolische, entzündliche, vaskuläre, exotoxische, paraneoplastische und schließlich idiopathische Polyneuropathien unterschieden. Im einzelnen sind die wichtigsten Faktoren, die als Ursache einer Polyneuropathie in Betracht zu ziehen sind, bereits oben (s. S. 79) aufgezählt worden.

Die klinische Diagnose stützt sich bei den Polyneuropathien auf das Verteilungsmuster der neurologischen Störungen (Typ des polyneuropathischen Syndroms!), den EMG-NLG-Befund (frühzeitige Verlangsamung der NLG bei Polyneuropathien mit primär segmentaler Entmarkung!), internistische Befunde und evtl. auch auf muskelbioptische- sowie Liquoruntersuchungen.

Einige klinisch wichtige Polyneuropathien seien im folgenden ausführlicher beschrieben:

3.2.1. Diabetische Polyneuropathie

Bei fast ⅓ aller Polyneuropathien muß heute ein Diabetes mellitus als Ursache, zumindest als ursächlicher Teilfaktor in Betracht gezogen werden, und über 80% aller Diabetiker zeigen wenigstens leichte polyneuropathische Erscheinungen in Form subjektiver Sensibilitätsstörungen. Auch sei hier schon erwähnt, daß neben einer Polyneuropathie der Diabetes noch zu weiteren neurologischen Komplikationen, vor allem zu zerebrovaskulären Störungen auf dem Boden einer diabetischen Angiopathie und möglicherweise auch zu einer diabetischen Myelopathie („Pseudotabes diabetica“ und auch ALS-Syndrome) führen kann.

Pathogenetisch sind für die diabetische Polyneuropathie neben der diabetischen Stoffwechselstörung mit ihren toxisch wirkenden Metaboliten oder über einen Nährstoff- bzw. Enzymmangel wahrscheinlich auch angiopathische Momente, d. h. Durchblutungsstörungen in den Vasa nervorum, von wesentlicher Bedeutung. Beachtenswert ist, daß keine ausschließliche Beziehung des polyneuropathischen Syndroms zur Dauer und zur Schwere des Diabetes besteht, und daß sogar die Polyneuropathie zu den Frühsymptomen eines Diabetes gehören kann.

Morphologisch findet sich primär eine Schädigung der Schwannschen Zellen mit Markscheidenzerfall. Sekundär tritt dann eine Wallersche Degeneration hinzu.

3.2.1.1. Symptomatik

Bei einer Vielzahl leichterer Fälle beschränkt sich das klinische Erscheinungsbild auf nächtliche Parästhesien, Reflexabschwächungen und eine Verminderung des Vibrationsempfindens. Auch können – vor allem bei jugendlichen Diabetikern – isoliert oder kombiniert mit anderen Ausfällen, Störungen des autonomen Nervensystems, vornehmlich Blasenstörungen, Diarrhöen, Impotenz, schweiß- und hauttrophische Störungen (z. B. mal perforant du pied) im Vordergrund stehen. Im wesentlichen jedoch lassen sich bei der diabetischen Polyneuropathie drei verschiedene Manifestationstypen unterscheiden.

Sensomotorische diabetische Neuropathie

Bei der am häufigsten anzutreffenden sensomotorischen diabetischen Neuropathie dominieren distalbetonte, symmetrische sensible Reiz- und Ausfallserscheinungen. Stets sind dabei Parästhesien und Brennschmerzen an den unteren Extremitäten, viel seltener auch an den oberen, sowie ein Fehlen der ASR anzutreffen. Auch ein distal gestörtes Vibrationsempfinden liegt fast regelhaft vor. Quälende Muskelkrämpfe, besonders Wadenkrämpfe, können hinzutreten. Gröbere motorische Ausfälle fehlen allermeist, nur in sehr schweren Fällen zeigt sich eine motorische Störung in Form eines Steppergangs oder einer ataktischen Gangunsicherheit.

Asymmetrische diabetische Neuropathie

Die seltene asymmetrische diabetische Neuropathie zeigt meist plötzlichen, recht schmerzhaften Beginn und eine gewisse Rezidivneigung. Sie ist in der Regel einseitig proximal an den unteren Extremitäten (Oberschenkel) lokalisiert, so daß sich recht häufig eine Symptomkonzentrierung auf den N. femoralis mit Nervendehnungsschmerz, PSR-Verlust sowie nachfolgender Quadrizepsatrophie ergibt und anfängliche Verwechslungen mit einer Ischialgie bzw. einem L3/L4-Syndrom nicht selten sind. Gelegentlich findet sich der Schwerpunkt der Polyneuropathie auch im Bereich des Becken- und Schultergürtels oder des N. peronaeus. Bei diesem asymmetrischen Manifestationstyp sind im Befund stets die motorischen Störungen und später die neurogene Myatrophie (diabetische Myatrophie) vordergründig. Objektiv faßbare sensible Störungen können ganz fehlen. Prognostisch darf mit einer guten Rückbildung der motorischen Ausfälle gerechnet werden.

Diabetogene Hirnnervenlähmungen

Als eine Sonderform der asymmetrischen diabetischen Neuropathie können die diabetogenen Hirnnervenlähmungen betrachtet werden. Am häufigsten treten einseitige Abduzens- und Okulomotoriuslähmungen (ohne Beteiligung der inneren Augenmuskeln!), seltener Trochlearis- und Fazialisparesen in Erscheinung. Oft ist das akute Auftreten dieser Hirnnervenlähmungen mit heftigen lokalen Schmerzen verbunden. In der Regel bilden auch diese Lähmungsbilder sich rasch wieder zurück.

Zur klinischen Symptomatik aller diabetischen Polyneuropathien gehören Verzögerungen der NLG, evtl. Denervierungszeichen im EMG und eine leichte bis mäßige Eiweißvermehrung ohne Pleozytose im Liquor.

3.2.1.2. Therapie

Die wichtigste therapeutische Aufgabe bei der diabetischen Polyneuropathie ist die Behandlung der diabetischen Stoffwechsellage. Stärkere Schmerzzustände lassen sich mit Thioctsäure-Medikation gut beeinflussen. Im übrigen werden gefäßerweiternde Mittel, Vitamin-B-Komplex-Präparate und Nikotinabstinenz in Vorschlag gebracht.

3.2.2. Alkohol-Polyneuropathie

Als neurologische Komplikationen bei chronischem Alkoholismus sind neben einem Delirium tremens, einer Wernicke-Enzephalopathie, einer Manifestation epileptischer Anfälle und einer Kleinhirnatrophie am häufigsten polyneuropathische Syndrome zu erwarten. Die Pathogenese dieser alkoholtoxischen Polyneuropathien ist nicht einheitlich. Teils dürfte es sich um unmittelbare toxische Einflüsse des Alkohols und seiner Abbauprodukte handeln, teils dürfte ein Leberparenchymschaden – der keineswegs eine obligate Voraussetzung für die Entwicklung der Polyneuropathie ist – ursächliche Bedeutung haben, und schließlich scheint eine Mangelernährung, insbesondere ein Vitamin-B_1-Mangel von Bedeutung zu sein. Auch scheint eine individuelle Disposition noch unbekannter Art eine Rolle zu spielen. Demzufolge finden sich unterschiedliche morphologische Bilder, bei denen entweder eine segmentale Entmarkung oder aber ein primär-axonaler Schaden im Vordergrund stehen, klinisch erkennbar an einer differierenden Beeinträchtigung der NLG.

Die klinische Symptomatik, die Ähnlichkeit mit der einer diabetischen Polyneuropathie aufweist, wird anfänglich bestimmt durch:
- distale Parästhesien, Schmerzen und Muskelkrämpfe, betont an den unteren Extremitäten;
- Druckempfindlichkeit der Nervenstämme;
- beiderseitigen Verlust des ASR;
- gestörte Oberflächen- und Tiefensensibilität, insbesondere an den Beinen, aufgehobenes Vibrationsempfinden.

Später treten bei schwereren Fällen dann hinzu:
- schlaffe distale Paresen, vor allem Fußheberlähmungen und auch Lähmungen der Unterarmextensoren;
- ataktische Störungen;

– Augensymptome (Pupillenstörungen, Amblyopie und evtl. Augenmuskellähmungen).

Prognostisch kann bei Alkoholabstinenz sowie einer Behandlung mit hochdosiertem Vitamin B_1 (und B_{12}) sehr rasch ein Nachlassen der heftigen Schmerzzustände und auch eine langsame Besserung der übrigen polyneuropathischen Erscheinungen erwartet werden.

3.2.3. Medikamentös-toxische Polyneuropathien

Zunehmende Bedeutung haben auch diejenigen Polyneuropathien bekommen, die sich unter der Einwirkung medikamentöser Intoxikationen entwickeln können. Diese sind überwiegend sensomotorischer Art, nur bei der Resochin-Polyneuropathie stehen atrophisierende Lähmungen der Schulter- und Beckengürtelmuskulatur im Vordergrund. Zu den wichtigsten medikamentös-toxischen Polyneuropathien zählen:

- *Thalidomid-Polyneuropathie,* solange Contergan® als ein häufiges Schlafmittel Verwendung fand. In typischer Weise treten dabei strumpf- und handschuhförmige, schmerzhafte Parästhesien verbunden mit motorischer Schwäche auf. Fast regelhaft fehlt der ASR. Auch nach Absetzen des Medikamentes können die polyneuropathischen Erscheinungen noch lange, sogar jahrelang fortbestehen.
- *Vincristin-Polyneuropathie,* wohl derzeit die häufigste medikamentös-toxische Polyneuropathie, seit dieses Medikament als Zytostatikum breite Verwendung findet. Klinisch meist leichtere, distalbetonte sensomotorische Störungen, die oft mit Alopezie und Obstipation verbunden sind.
- *Isonicotinsäurehydrazid (INH-)-Polyneuropathie,* mit der bei der Tbc-Behandlung gerechnet werden muß. Meist stehen hierbei sensible und vasomotorische Störungen im Vordergrund. Da die Entwicklung dieser Polyneuropathie über eine Pyridoxinstoffwechselstörung erfolgt, sind Pyridoxin-(Vit. B_6)Gaben prophylaktisch und therapeutisch wirkungsvoll.
- *Nitrofurantoin-Polyneuropathie* kann selbst bei üblicher Dosierung dieses zur Behandlung von Harnwegsinfekten gebräuchlichen Medikamentes auftreten, sofern gleichzeitig eine Niereninsuffizienz besteht. Die dabei nicht selten ausgeprägten sensomotorischen Störungen haben eine relativ schlechte Rückbildungstendenz.
- Schließlich muß auch bei Behandlungen mit Sulfonamiden, Meprobamat, Metaqualon und Disulfiram (Antabus®) mit der Möglichkeit toxischer Polyneuropathien gerechnet werden.

Kurze Hinweise auf weitere – nicht medikamentös bedingte – exotoxische Polyneuropathien können der Tab. 18 (S. 294f.) entnommen werden.

3.2.4. Polyneuropathie bei Porphyrie

Bei der akuten intermittierenden Porphyrie, einem dominant vererbten Leiden, das vorwiegend Frauen im Alter von 20–40 Jahren befällt, liegt eine Störung des

Porphyrinstoffwechsels infolge eines Enzymdefektes mit reaktiver Steigerung der Delta-Aminolävulinsäure-Synthase vor. Hieraus resultiert eine im Blut und Urin nachweisbare Überproduktion der als neurotoxisch geltenden Delta-Aminolävulinsäure und des Porphobilinogens. Die Krankheit tritt krisenhaft auf. Der „porphyrische Anfall" ist gekennzeichnet durch vegetative Störungen wie Schweißausbrüche, kolikartige Leibschmerzen, Erbrechen, Obstipation, Singultus, leichtes Fieber, Tachykardie und Oligurie. In schweren Krisen besteht akute Lebensgefahr durch paralytischen Ileus und Herz-Leber-Nieren-Versagen. Oft treten dann auch Zeichen einer Schädigung des ZNS in Form einer Amaurose, pyramidaler und extrapyramidaler Störungen, epileptischer Anfälle und exogener Psychosen, die nicht selten als hysterische Verhaltensweisen verkannt werden, hinzu.

Mit Abklingen dieser Krisensymptomatik entwickelt sich in einem großen Teil der Fälle eine durch ausgedehnten Markscheidenzerfall geprägte Polyneuropathie. Diese ist klinisch gekennzeichnet durch:

- schwere, schlaffe, symmetrische Lähmungen und Sensibilitätsstörungen;
- obere Extremitäten zunächst stärker betroffen als untere;
- frühzeitige Ausbildung von Myatrophien;
- evtl. auch Lähmung der Atemmuskulatur.

Die diagnostische Klärung der Porphyrie-Polyneuropathie erfolgt durch den während des porphyrischen Anfalls regelmäßig positiven Hoesch-Test (umgekehrte Ehrlich-Probe) bzw. durch den positiven Schwartz-Watson-Test, mit dem ein qualitativer Nachweis des Porphobilinogens im Urin erbracht wird. Die Prognose der oft – entsprechend der Rezidivneigung der Krisen – in Schüben verlaufenden Polyneuropathie ist unsicher. Letale Ausgänge sind bei progredienten Lähmungen der Atemmuskulatur nicht außergewöhnlich. Besonders zu beachten bleibt, daß porphyrische Krisen vielfach durch exogene Belastungen, durch Medikamente (Barbiturate, Sulfonamide, Novalgin, Valium, Hydantoin u. a.) und durch Infekte ausgelöst werden.

Therapeutisch ist in der porphyrischen Krise reichlich Flüssigkeit (3 Liter und mehr) zuzuführen, wenn nötig durch Dauertropfinfusionen sowie eine hochdosierte Glukosebehandlung, intravenös bzw. oral angezeigt. Als Schmerzmittel sind Azetylsalizylsäure und Morphinderivate und als Beruhigungsmittel Chloralhydrat oder ein Neuroleptikum erlaubt. Zur Behandlung der Obstipation sind Einläufe und Prostigmin indiziert.

3.2.5. Entzündliche, parainfektiöse und allergische Polyneuropathien

Bei einer Reihe von Infektionskrankheiten, bei Kollagenosen und im Rahmen allergischer Reaktionen kommen nicht selten Polyneuropathien zur Beobachtung, bei denen noch am ehesten der früher allgemein übliche Begriff der „Polyneuritis" Verwendung finden kann. Aus der Gruppe dieser ebenfalls meist polytop auftretenden Erkrankungen des peripheren Nervensystems sollen aufgeführt werden:

3.2.5.1. Idiopathische entzündliche Polyneuritis (Polyneuroradikulitis oder Morbus Guillain-Barré)

a) Ätiologie

Das polyneuroradikulitische Syndrom hat keine einheitliche Ätiologie. Es kann sich parainfektiös z. B. bei Zoster, Mumps oder infektiöser Mononukleose entwickeln. Wesentliche Bedeutung wird in der Pathogenese auch (auto-)immunologischen Vorgängen zugesprochen. Wo – wie in den meisten Fällen – keine bestimmte Ätiologie faßbar ist, spricht man von einer „idiopathischen" Polyneuroradikulitis. Die Krankheit, die einen auffälligen jahreszeitlichen Höhepunkt im Frühjahr und Herbst erkennen läßt, kann in jedem Lebensalter auftreten.

b) Morphologie

Pathologisch-anatomisch spielt sich der entzündliche Prozeß mit Ödem und Markscheidenschwellung im Bereich der Wurzeln, besonders der Vorderwurzeln ab. Selten kommt es zu einem Übergreifen auf das Rückenmark (Polyneuroradikulomyelitis). Auch die Hirnnerven können beteiligt sein.

c) Symptomatik

Das recht typische klinische Bild beginnt nach oft kurz vorausgegangenen Symptomen eines unspezifischen Infektes meist mit Parästhesien und Schmerzen an den Füßen, seltener auch an den Händen. Bald darauf stellt sich eine motorische Schwäche zunächst ebenfalls an den Beinen ein. Diese schlaffen Paresen steigen in wenigen Tagen auf und können zum Vollbild einer Tetraparese mit Blasen- und Sphinkterlähmung führen (sog. „aszendierende Landry-Paralyse"). Atemlähmungen durch Zwerchfellparesen sind die Folge eines Befalls der Wurzel C4. Prognostisch ernst zu bewerten ist die Mitbeteiligung der kaudalen Hirnnerven. Auf dem Höhepunkt der Erkrankung, meist in der 2.–3. Woche, finden sich somit im Untersuchungsbefund:

- symmetrische schlaffe Paresen, die an den Beinen meist stärker ausgeprägt sind als an den Armen;
- evtl. Schlucklähmung sowie bds. Fazialis-, Hypoglossus-, Akzessorius- und Zwerchfellähmungen;
- evtl. Symptome der langen Rückenmarksbahnen (bei Mitbeteiligung des Myelons);
- Areflexie und beginnende Muskelatrophien;
- nur relativ geringfügige Sensibilitätsstörungen;
- evtl. vegetative Störungen, vor allem kardiovaskuläre Symptome (arterielle Hypertonie);
- Guillain-Barrésches Liquorsyndrom. Dieses regelhaft vorliegende transsudative Liquorsyndrom mit einer Dissociation proteino-cytologique (d. h. starke bis zu 300 mg% ansteigende Liquortotalproteinerhöhung ohne oder nur mit geringer Pleozytose) fehlt nicht selten in den ersten 2 Wochen der Krankheit!

- gelegentlich Stauungspapille, bedingt durch die starke Eiweißvermehrung im Liquor;
- Verlangsamung der motorischen Nervenleitgeschwindigkeit.

Insgesamt entspricht die Symptomatologie im wesentlichen der eines polyneuropathischen Syndroms, wobei allerdings der Landrysche Verlauf und insbesondere der Liquorbefund kennzeichnend sind. In der Regel bilden sich alle Krankheitserscheinungen in der umgekehrten Reihenfolge ihres Auftretens allmählich in 8–12 Wochen bis zur vollständigen Restitution zurück.

d) Therapie und Prognose

Die Behandlung muß sich im wesentlichen auf eine sorgsame Pflege vor allem bei bestehenden Atem- und Schlucklähmungen sowie Blasenfunktionsstörungen beschränken. Die Wirksamkeit von Kortikoiden ist sehr umstritten. Komplikationen drohen durch Dekubitalgeschwüre und Beinvenenthrombosen mit Lungenemboliegefahr (Antikoagulantientherapie!). Die Prognose des Leidens ist relativ gut, die Letalität beträgt etwa 15%, dabei sind die subakuten Verläufe günstiger als die chronisch protrahierten zu bewerten.

3.2.5.2. Post- und parainfektiöse Polyneuritis

Polyneuropathische Syndrome können als Begleit- oder Folgeerscheinungen bei verschiedenartigen Infektionskrankheiten auftreten. Die Bezeichnung „Polyneuritis" ist eigentlich auch hierfür nur selten angebracht, weil es sich in der Regel um keine echten Entzündungen sondern um Folgen toxischer, dystrophisch-avitaminotischer oder allergischer Vorgänge am peripheren Nervensystem handelt.

a) Infektiös-toxische Polyneuritiden

Sie kommen im wesentlichen durch die Toxinwirkung der Erreger zustande, werden vor allem bei Typhus, Paratyphus, Fleckfieber, Sepsis, bei der Diphtherie und beim Botulismus gesehen.

Die *postdiphtherische Polyneuritis* tritt vor allem nach schwerer „toxischer" Diphtherie auf und wird durch die Diphtherie-Toxinwirkung auf den Schwann-Zell-Metabolismus ausgelöst. Durch Hemmung der Synthese von Proteolipiden und basischen Proteinen des Myelins kommt es zur segmentalen Entmarkung. Klinisch findet sich entweder im Frühstadium der diphtherischen Erkrankung (3.–6. Woche) ein (unteres) Hirnnervensyndrom mit im Vordergrund stehender Gaumensegel- und Schlundlähmung, seltener auch mit Trigeminusausfällen und Akkommodationsparese oder aber im Spätstadium (5.–12. Woche) ein mehr oder weniger vollständiges tetraplegisches Syndrom, in welchem proximale Lähmungen der unteren Extremitäten und distal betonte Sensibilitätsstörungen an Händen und Füßen vorherrschen. Aus der Lähmung der beckennahen Muskeln resultiert ein Watschelgang, der früher als spinale Ataxie fehlgedeutet wurde („postdiphtherische Pseudotabes"). Die Prognose der postdiphtherischen

Polyneuritis ist im allgemeinen gut. Gefahren drohen durch Atemmuskelparesen, Aspirationen und Beinvenenthrombosen.

Die Toxine des anaeroben Clostridium botulinum, der sich mit Vorliebe in schadhaften Konserven entwickelt, führen zu einer „Polyneuritis" (s. Abb. 75 [S. 280] und S. 293) mit Augenmuskelparesen, bulbären Symptomen und Amaurose. Der Tod kann dabei rasch durch Atem- und Herzlähmung eintreten.

b) Parainfektiöse Polyneuritiden

sind nicht allzu seltene Begleiterscheinungen bei Grippe, Pfeifferschem Drüsenfieber, Mumps, Masern, Röteln und Windpocken. Bei einer Reihe von Viruserkrankungen des Nervensystems (Echo-, Arbo-, Coxsackie-Infektionen) können polyneuritische Erscheinungen neben der meist im Vordergrund stehenden lymphozytären Meningitis bzw. Meningoenzephalitis auftreten.

c) Direkt-infektiöse Polyneuritiden

Echte Entzündungsreaktionen des peripheren Nervensystems auf unmittelbare Einwirkung von Krankheitserregern finden sich außer bei der Lues und der Tuberkulose vor allem bei der Lepra. Die Leprapolyneuritis, bei der sich in den perivaskulären Infiltraten um die zerfallenden Nerven Bakterien nachweisen lassen, beginnt mit berührungsempfindlichen Parästhesien, aus denen sich alsbald dissoziierte Empfindungsstörungen und schließlich Anästhesien („Lepra nervosa anaesthetica") entwickeln. Es folgen motorische Ausfälle, eine allmähliche Verdickung der Nervenstränge und zunehmend trophische Störungen, welche schließlich zum Verlust der Gliedmaßen, zur sog. Lepra mutilans, dem typischen Endstadium der Lepra nervosa führen.

3.2.5.3. Serogenetische Polyneuritis

Bei den serogenetischen Polyneuritiden handelt es sich um allergische Reaktionen nach Seruminjektionen. Sie kommen vor allem nach Tetanus- und Diphtherie-Antitoxininjektionen zur Beobachtung, weil diese am häufigsten angewendet werden. Doch auch nach Typhus-, Lyssa- und anderen Schutzseren können serogenetische Polyneuritiden gesehen werden. Sie treten stets mit einer gewissen Latenz am 6. bis spätestens 21. Tag nach der Impfung auf und zwar unter anfänglich heftigen Schmerzen mit bevorzugtem Befall der Motoneurone für die Schulter- und Oberarmmuskulatur. Das daraus resultierende Bild einer oberen Plexuslähmung findet sich in der Regel asymmetrisch oder gar einseitig. Die Applikationsstelle der Seruminjektion ist für den Ort und das Verteilungsmuster der Polyneuritis ohne Bedeutung. Der Liquor ist in der Regel bei der serogenetischen Polyneuritis unauffällig. Meist – vor allem unter Cortisontherapie – kommt es nach mehreren Monaten zu einer völligen Rückbildung der Lähmungen.

Klinisch kaum zu trennen von der serogenetischen Polyneuritis ist die *neuralgische Schulteramyotrophie* („Plexusneuritis"), der ebenfalls – jedoch ohne vorausgegangene Seruminjektionen – ein entzündlich-allergisches Geschehen unklarer Genese zugrunde liegt. Bevorzugt angetroffen werden dabei – meist rechtsseitige – Serratuslähmungen mit Scapula alata, sowie Lähmungen des M. deltoideus und M. biceps brachii. Sensible Störungen können völlig fehlen. In der Regel erfolgt unter rein symptomatischer Behandlung mit Analgetika und lokaler Wärme rasch Schmerzfreiheit und unter krankengymnastischer Übungstherapie auch völliger Rückgang der motorischen Ausfälle, manchmal allerdings erst nach 12–15 Monaten.

3.2.5.4. Polyneuropathie bei Panarteriitis nodosa

Die Panarteriitis nodosa, die der Krankheitsgruppe der Kollagenosen zugerechnet wird und im fortgeschrittenen Lebensalter keineswegs so selten ist, bevorzugt Männer. Bei etwa der Hälfte der Fälle tritt eine vaskuläre Polyneuropathie als Komplikation auf. Sie verläuft entweder unter dem Bild einer Mononeuritis multiplex oder als symmetrische Polyneuropathie mit heftigen Schmerzen und gewöhnlich rasch fortschreitenden Lähmungen und Muskelatrophien. Zur diagnostischen Klärung tragen bei: eine regelmäßig stark beschleunigte BSG, eine Leukozytose, eine meist normale NLG, ein weitgehend unauffälliger Liquorbefund und letztlich eine Muskelbiopsie.

Die Prognose dieser häufig in Schüben verlaufenden Polyneuropathie ist schlecht. Durch hohe Cortisonmedikation oder Azathioprin gelingt bisweilen eine günstige Verlaufsbeeinflussung.

3.2.5.5. Herpes zoster

Schließlich soll hier noch eine recht häufige entzündliche Erkrankung des peripheren Nervensystems, nämlich die Zoster-Ganglioradikulitis Erwähnung finden.

Der Zoster ist eine Viruserkrankung, hervorgerufen durch das mit dem Varizellenvirus identische Herpes zoster-Virus. Er tritt als Zweiterkrankung nach vorausgegangener Sensibilisierung durch Varizellen auf. Der Krankheitsprozeß spielt sich fast ausschließlich in den Spinalganglien als hämorrhagisch-nekrotisierende Ganglionitis ab. Die klinische Symptomatik beginnt nach einer Inkubationszeit von 1–2 Wochen mit Allgemeinerscheinungen eines leicht fieberhaften Infektes, dem nach wenigen Tagen im befallenen Segment ziehende Schmerzen, Parästhesien und ein typischer Bläschenausschlag folgen. Dieser Hautausschlag kann hämorrhagisch werden (Zoster hämorrhagicus) oder mit Hinterlassung von Hautnarben ulzerieren (Zoster gangraenosus). Prädilektionsstellen des Zoster sind die Thorakalsegmente („Gürtelrose"), das Gebiet des 1. Trigeminusastes (Zoster ophthalmicus) oder bei Befall des Ganglion geniculi die Ohrregion einschließlich des inneren Gehörgangs (Zoster oticus). Im Bläschenstadium findet sich im Liquor fast regelhaft eine mäßige lymphozytäre Pleozytose ohne Eiweißvermehrung. Sehr seltene Komplikationen des Zoster sind Radikulomyelitiden oder sogar Enzephalitiden. Bei Jugendlichen heilt der Zoster folgenlos ab, bei älteren Patienten schließen sich nicht selten hartnäckige Zosterneuralgien mit brennend-bohrenden Dauerschmerzen an. Therapeutisch gilt es, Superinfektionen des Bläschenausschlags zu verhindern, wo erforderlich, antibiotisch zu behandeln und die Schmerzen mit Analgetika und Hydergin® zu bekämpfen. Rasche Schmerzlinderung wird der möglichst frühzeitigen Gabe von Moroxydin (Flumidin®), das eine spezifisch virostatische Wirkung besitzen soll, zugeschrieben. Zur Behandlung der Zosterneuralgien werden Psychopharmaka und auch Carbamazepin bevorzugt.

3.2.6. Neurale (peroneale) Muskelatrophie (Charcot-Marie-Tooth)

Unter den genetisch bedingten Polyneuropathien, aber auch unter den Systematrophien des motorischen Neurons wird die *neurale Muskelatrophie* aufgeführt. Dieses erbliche Leiden ist eine kombinierte Systemerkrankung, bei welcher sowohl Vorderhorn, Spinalganglion, vordere und hintere Wurzel als auch die peripheren Nerven (vor allem deren Markscheiden) einem degenerativen Prozeß unterliegen (s. Abb. 69 und Abb. 71b). Es ergibt sich also klinisch ein Syndrom, das eine Kombination von sensiblen Störungen und schlaffen Lähmungen mit Muskelatrophien darstellt. Auch Schmerzen als sensible Reizerscheinungen und Störungen der Trophik sind nicht selten anzutreffen. Typisch sind neben den strumpf- und handschuhförmigen, sensiblen Ausfällen eine hochgradige Atrophie der Wadenmuskulatur („Storchenbeine") mit dadurch bedingtem beidseitigem Steppergang. In fortgeschrittenen Fällen zeigen sich Hohlfuß und Krallenzehen. Die NLG ist infolge der Markscheidendegeneration stets deutlich verlangsamt. Die Krankheit beginnt im jugendlichen Alter, befällt vorwiegend Männer und verläuft nur langsam progredient.

Eine seltene Unterform der neuralen Muskelatrophie ist die ebenfalls erbliche hypertrophische Neuritis (Dejerine-Sottas), bei der es zu Verdickungen der peripheren Nervenstämme und auch der Nervenwurzeln kommt. Auch hier ähnelt das klinische Erscheinungsbild wie stets bei den neuralen Muskelatrophien sehr einer Polyneuropathie.

Eine Behandlung des chronisch fortschreitenden Leidens kann nur in physiotherapeutischen Maßnahmen und eventuell orthopädischen Hilfen bestehen.

4. Muskelkrankheiten

Muskelerkrankungen können – worauf mehrfach hingewiesen wurde – neurogen bedingt sein, d. h. sekundär im Gefolge einer Störung des peripheren Nerven (von der Vorderhornzelle bis zur neuromuskulären Übertragung) unter dem Bild einer Muskelatrophie auftreten. Daneben gibt es primäre Myopathien, bei welchen die Ursache in einer Störung des Stoffwechsels der Muskelzellen oder in einer Störung der verschiedenen membran- oder strukturgebundenen Muskelfunktionen zu suchen ist.

Bei diesen originären Muskelerkrankungen können unterschieden werden:

- Funktionsmyopathien (Myasthenien, Myotonien, paroxysmale Lähmungen), bei denen trotz gestörter Funktion keine oder nur geringe morphologische Veränderungen anzutreffen sind.
- Strukturmyopathien (Muskeldystrophien, entzündliche oder toxische Myopathien sowie Myopathien bei Endokrinopathien und Stoffwechselstörungen) mit mehr oder weniger kennzeichnenden morphologischen Strukturabweichungen.

Die wesentlichsten Kriterien aller Myopathien sind:

- schlaffe motorische Paresen *ohne* Parästhesien und ohne Sensibilitätsstörungen;
- normale, abgeschwächte oder fehlende Eigenreflexe, niemals gesteigerte Eigenreflexe oder pathologische Reflexe;
- langsam fortschreitende Muskelatrophien, die aber nicht obligat sind (z. B. Myasthenie) oder durch vikariierendes Fettgewebe (z. B. progressive Dystrophia musculorum) verdeckt werden;
- vorwiegend symmetrischer Befall der Muskulatur in bestimmten Körperbereichen ohne nervale Verteilungsmuster;
- *keine* Faszikulationen, *keine* elektrische EAR, *keine* Zeichen eines neurogenen Schadens im EMG, *keine* pathologischen Liquorbefunde;
- im EMG häufig verkürzte und amplitudengeminderte Willküraktionspotentiale als unspezifischer Ausdruck zugrundegegangener Muskelfasern. Bei myasthenischen und myotonen Reaktionen spezifische EMG-Befunde.
- Kreatinkinase- und Aldolase-Erhöhung im Serum sofern aktiver Muskelfaseruntergang vorliegt. CK-Erhöhung erlaubt aber keine sichere Differenzierung zwischen primären und neurogenen Muskelerkrankungen (z. B. auch bei der myatrophischen Lateralsklerose ist die Serum-CK häufig erhöht)!
- In der Muskelbiopsie häufig signifikante Befunde. Kennzeichnend für die primären Myopathien (Strukturmyopathien) ist der diffus verteilte Untergang von Muskelfasern im Gegensatz zu der felderförmigen Anordnung dieser Zelluntergänge bei den neurogenen Muskelatrophien.
- Meist keine Schmerzen;
- oft nachweisbare familiäre Belastung.

Die klinische Diagnose und Differentialdiagnose bei Muskelerkrankungen stützt sich somit und wie aus den nachfolgenden Darlegungen weiter ersichtlich im wesentlichen auf folgende Befunderhebungen:

- Anamnese und klinische Untersuchung unter Einbeziehung der Familie (große Bedeutung des genetischen Aspektes bei Myopathien!).
- Laboruntersuchungen zu denen als erstes Screeningprogramm die Bestimmung von CK, Aldolase und Elektrolyten im Serum, ferner BKS und Thyroxin/Trijodthyroxin gehören sollte.
- EMG.
- Muskelbiopsie mit histologischer und histochemischer Aufarbeitung.

Eine Klassifikation der Myopathien unter ätiopathogenetischen Gesichtspunkten ist bislang nicht möglich, da eine Ursache bei vielen Myopathien noch nicht bekannt ist. So sollen im folgenden lediglich die klinisch wichtigsten Erscheinungsbilder verschiedener Muskelkrankheiten kurz aufgeführt und beschrieben werden:

4.1. Dystrophische Myopathien

Der Gruppe der progressiven Muskeldystrophien ist die Heredität und eine progrediente Degeneration von Muskelfasern mit einem recht typischen histopathologischen Substrat (Muskelfaseruntergang in verschiedenen Stadien, Kernvermehrung und Zunahme von Fett- und Bindegewebe) gemeinsam. Die *Ätiologie* der Muskeldystrophien wird in genetisch bedingten Struktur- und Stoffwechselstörungen der Muskelzelle vermutet. Wahrscheinlich besteht ein primärer Membrandefekt der Muskelfaser, der sich mit einem stetigen Efflux von Enzymproteinen und anderen Zellinhaltsstoffen, z. B. Aminosäuren, Kalium, Glykogen und Kreatinin in den extrazellulären Raum und weiter in Blut und Harn zu erkennen gibt.

Unterschiede bei verschiedenen *Formen* der Dystrophia musculorum progressiva bestehen hinsichtlich des Erbgangs, des Manifestationsalters, des Verteilungstyps und der Progredienz des Muskelschwundes.

Die Haupttypen der progressiven Muskeldystrophie mit ihren wesentlichen Unterscheidungskriterien können der Tab. 16 entnommen werden.

Mehr als die Hälfte aller Fälle gehören zum relativ bösartigen Typ Duchenne, der als Beckengürtelform beginnt, jedoch in späteren Stadien auch schweren Muskelschwund im Schultergürtelbereich mit Scapula alata sowie Kardiomyopathien aufweist. Neben diesen 4 Haupttypen sind weitere (seltene) dystrophische Myopathien bekannt, bei denen vorwiegend die distale Extremitätenmuskulatur (z. B. Myopathia distalis tarda hereditaria [Welander] mit spätem Manifestationsalter zwischen dem 40. und 60. Lebensjahr, dominantem Erbgang und guter Prognose) oder die äußeren Augenmuskeln (okuläre Muskeldystrophie) betroffen sind. Sonst aber wird bei allen Dystrophieformen regelhaft die proximale Extremitätenmuskulatur befallen. Daraus resultieren typische Bewegungs- und Haltungsstörungen, z. B. „Watschelgang“, „lose Schultern“, positives Trendelenburg-Zeichen und – bei Befall der Bauch- und Rückenmuskulatur – „Wespentaille“ mit starkem „Hohlkreuz“. Nicht selten wird der Muskelschwund durch eine Zunahme des Fett- und Bindegewebes kompensiert. Solche Pseudohypertrophien zeigen sich an den Waden (vor allem auch beim Duchenne-Typ) oder beim fazio-skapulo-humoralen Typ an der zirkulären Mundmuskulatur, die dann bei gleichzeitiger Atrophie der übrigen Gesichtsmuskulatur zu dem charakteristischen Bild der „Tapirschnauze“ führt. Für die klinische Diagnosesicherung sind bei den progressiven Muskeldystrophien neben EMG und muskelbioptischen Befunden besonders wichtig auch einige biochemische Befunde. So ist in der Regel die Kreatinausscheidung im Urin erhöht, die Kreatininausscheidung bisweilen vermindert. Im Serum können Transaminasen, LDH und Aldolase-Aktivitäten erhöht sein. Sehr ausgeprägt ist meist die CPK-Erhöhung, insbeson-

Tabelle 16 Haupttypen der progressiven Muskeldystrophien

	Erbgang	*Häufigkeit*	*Manifestat.-Alter*	*Verteilungstyp*	*Verlaufsdynamik*
1. Typ Duchenne	rezessiv X-chromosomal	≈ 300 pro Mill. *nur* Knaben!	1.–3. Lebensjahr	maligne Beckengürtelform	rasch, Tod tritt meist vor dem 20. Lebensjahr ein
2. Typ Becker-Kiener	rezessiv X-chromosomal	≈ 50 pro Mill. *nur* Knaben!	12.–25. Lebensjahr	benigne Beckengürtelform	langsam, oft erst im 5. Lebensjahrzehnt gehunfähig
3. Typ Leyden	rezessiv autosomal	≈ 50 pro Mill. ♂ = ♀	Kindheit oder mittleres Lebensalter	Gliedergürtelform mit einem aszendierenden und einem deszendierenden Verlaufstyp	variabel, aber meist langsam, manchmal schon im Kindesalter gehunfähig
4. Typ Erb	dominant autosomal	≈ 5 pro Mill. ♂ = ♀	7.–25. Lebensjahr	fazio-skapulo-humerale Form. Beginn immer im Schultergürtelbereich (Scapula alata!) Schultergürtelform	langsam, Arbeitsfähigkeit und Lebenserwartung kaum eingeschränkt

dere die Aktivitätserhöhung der muskelspezifischen Kreatinkinase (CKMM) im Serum, am stärksten beim Duchenne-Typ, wo auch die sonst symptomfreien weiblichen Konduktorinnen erhöhte CPK-Werte aufweisen können.

Zum *Verlauf* der progressiven Muskeldystrophien läßt sich verallgemeinernd sagen, daß die rezessiven Formen in der Regel rascher fortschreiten als die dominanten, und daß Krankheitsbilder, die erst jenseits des 5. Lebensjahres beginnen, meist gutartiger verlaufen. Grundsätzlich zeigen in der Ausbreitung der Störungen die Beckengürtelformen eine aszendierende, die Schultergürtelform eine deszendierende Progredienz.

Die Möglichkeit einer kausalen *Therapie* besteht bei den progressiven Muskeldystrophien nicht. Im Vordergrund des Behandlungsbemühens muß die heilgymnastische Therapie mit isometrischem Muskeltraining und sogenannten Klopf-Druck-Übungen nach Teirich-Leube stehen, um die noch bestehenden Muskelfunktionen zu erhalten, evtl. zu verbessern und um Gelenkkontrakturen zu verhüten. Ferner soll eine kalorienarme Kost mit reichlich tierischem Eiweiß, wenig Kohlenhydraten und Fett dem evtl. Übergewicht und Fettansatz entgegenwirken. Medikamentös kann mit anabolen Steroidhormonen und adenosintriphosphathaltigen Nukleosid-Nukleotid-Gemischen (Laevadosin) in Kombination mit Vitamin E versucht werden, den stetigen Energieverlust der Skelettmuskulatur auszugleichen. Auch wird von gelegentlichen Erfolgen einer Behandlung mit somatotropem Hormon (HGH) berichtet.

4.2. Myotonien

Der charakteristische pathophysiologische Befund der Myotonien sind repetierende Depolarisationen der Muskelfasermembran. Eine dadurch bedingte, für mehrere Sekunden verzögerte Erschlaffungsphase der Muskelfasern kommt nach Abschluß der Willkürbewegungen, Beklopfen des Muskels oder Bewegen der Nadelelektrode im Muskel bei der Elektromyographie zur Beobachtung. Pathogenetisch wird eine Störung in der Muskelfasermembran oder im muskulären Anteil der motorischen Endplatte angenommen. Myotone Phänomene können als isolierte Krankheitserscheinung (z. B. Myotonia congenita) auftreten oder in Verbindung mit weiteren Symptomen (z. B. dystrophische Myotonie) ein Krankheitsbild kennzeichnend prägen.

Eine differentialdiagnostische Relevanz zu den Myotonien besitzt die *Neuromyotonie,* welche durch eine kontinuierliche Muskelfaseraktivität (andauernde Versteifung der gesamten Skelett- und Gesichtsmuskulatur, die weder im Schlaf noch in der Narkose, sondern erst unter Wirkung von Muskelrelaxantien – z. B. Curare – erlischt), begleitet von starkem Schwitzen, Verlust der Eigenreflexe und Grundumsatzerhöhung gekennzeichnet ist. Im EMG findet sich hierbei eine Daueraktivität mit weitgehend unauffälligen Aktionspotentialen ohne myotone Entladungssalven. Ursächlich werden pathologische Veränderungen in den peripheren Motorneuronen angenommen. Therapeutisch ist bei der Neuromyotonie – im Gegensatz zu den myotonen Reaktionen – eine prompte Besserung durch Antiepileptika (insbesondere Phenytoin oder Carbamazepin) zu erzielen.

Auch bei dem seltenen *„Stiff-man-Syndrom“,* dessen Ätiologie ebenfalls ungeklärt ist, kommt es zu einer Steifigkeit der Stamm-, Hals- und paroxysmalen Extremitäten-Muskulatur, die aber im Gegensatz zur Myotonie schmerzhaft ist und nicht die Gesichtsmuskulatur befällt. Ähnlich wie bei der Neuromyotonie zeigt das EMG eine Daueraktivität ohne myotone Symptome, die allerdings im Schlaf und in der Narkose verschwindet. Gute therapeutische Erfolge mit Diazepam und Clonazepam.

4.2.1. Myotonia congenita (Thomsen)

Die myotonen Erscheinungen bei diesem dominant erblichen Leiden machen sich schon in früher Jugend bemerkbar, lassen im Laufe des Lebens etwas nach, verschwinden aber nicht vollständig. Die Kranken klagen über Muskelsteifigkeit und dadurch bedingte Behinderungen vor allem beim Starten von Willkürbewegungen. Abgesehen von einem zu den motorischen Störungen auffällig kontrastierenden athletischen Aussehen bestehen keine weiteren Krankheitserscheinungen.

Als eine Sonderform wird die *Paramyotonia congenita* (Eulenburg) aufgefaßt, bei der die myotonen Verkrampfungen nur unter Kälteeinwirkung, dann aber auch im Bereich der mimischen Muskulatur auftreten.

Eine Behandlung dieser kongenitalen Myotonien ist meist nicht erforderlich, weil die Patienten lernen, durch Trainingsbewegungen zumindest bei den alltäglichen Verrichtungen die Störungen zu kompensieren. In schwereren Fällen kann ein medikamentöser Therapieversuch mit Novocamid®, Hydantoin oder Diazepam erforderlich werden.

4.2.2. Dystrophia myotonica (Curschmann-Steinert)

Diese unter den erblichen Myopathien zweithäufigste Krankheit hat einen autosomal-dominanten Erbgang, befällt beide Geschlechter und manifestiert sich im frühen Erwachsenenalter. Im Vordergrund des Krankheitsbildes stehen der progrediente muskeldystrophische Prozeß, frühzeitig an den Mm. sternocleidomastoidei, den Kau-, Zungen-, Larynx-, Pharynx- und Gesichtsmuskeln und den Unterarmstreckern, sowie die myotone Reaktion, eine abnorme Kontraktilität der Muskulatur (prüfbar mit Reflexhammer an der Daumenballen-, Unterarm- und Zungenmuskulatur!). Da es sich bei dieser Krankheit um einen allgemeinen generalisiert-dystrophischen Prozeß unklarer Genese (genbedingte enzymatische Störung des Eiweißstoffwechsels?) handelt, treten meist noch eine Reihe weiterer klinischer Erscheinungen auf, so daß das Vollbild folgende Charakteristika aufweist:

Neurologische Befunde
- Facies myopathica,
- distalbetonte Muskelatrophien,
- myotone Reaktion mit charakteristischem EMG-Befund (auf Einzelreiz folgen Entladungssalven von an- und abschwellender Frequenz).

Psychische Befunde
- angeborene Minderbegabung oder Schwachsinn,
- progredientes hirnorganisches Psychosyndrom mit dementivem Abbau,
- evtl. akute psychotische Schübe.

Endokrine Störungen
- Haarausfall („Stirnglatze“)
- Hodenatrophie bzw. Amenorrhoe,
- Schilddrüsenunterfunktion (evtl. verbunden mit Struma),
- myotonische Katarakt.

Eine Kausaltherapie ist unbekannt. Auch bei dieser Krankheit werden medikamentöse Versuche mit Anabolika, Sexualhormonen und Vitamin E-Gaben empfohlen. Eine Kortikoidbehandlung in mittlerer Dosierung kann bisweilen zu einer muskulären und allgemeinen Leistungssteigerung führen. Nicht selten wird operative Kataraktbehandlung erforderlich. Das myotone Muskelverhalten kann mit Chinin beeinflußt werden.

4.3. Myopathien bei Stoffwechselerkrankungen

4.3.1. Paroxysmale (periodische) Lähmungen

Myopathische Symptome können auch bei Kaliumstoffwechselstörungen unterschiedlicher Genese auftreten, und zwar sowohl mit als auch ohne familiäre Belastung. Das klinische Bild ist durch periodische Lähmungen geprägt, die meist mit Kribbelparästhesien beginnen, dann als schlaffe Lähmungen rasch in wenigen Stunden von unten nach oben bis zu tetraplegischen Syndromen mit Areflexie und Verlust der elektrischen Erregbarkeit aufsteigen. In schwersten Anfällen können auch die Gesichts-, Sprech-, Atem- und Schluckmuskulatur, jedoch niemals die Augenmuskeln, betroffen sein. Die bei den hypokaliämischen Lähmungen während des Anfalls regelhaft bestehende Hypokaliämie findet auch im EKG mit QT-Verlängerung und ST-Senkung ihren Niederschlag. Die einzelnen Attacken, die nur Stunden oder wenige Tage andauern und sich wiederholen können, lassen sich durch Kaliumchloridgaben schnell erfolgreich behandeln. Dabei ist eine orale Kaliumzufuhr (10–15 g Kaliumchlorid) wenig problematisch. Bei intravenösen Gaben dürfen wegen der Gefahr des Herzstillstandes stündlich nicht mehr als 20–30 mMol/K^+ in 1000 ml Infusionsflüssigkeit infundiert werden und die tägliche Höchstdosis bei normaler Diurese 240 mMol nicht überschreiten. Zur Anfallsprophylaxe sind exzessive muskuläre Belastungen zu vermeiden und eine strenge eiweißreiche und kochsalz- und kohlenhydratarme Kost zu empfehlen. Gleichzeitig sollten zum Ausgleich der möglichen Entwicklung eines sekundären Aldosteronismus Aldosteronantagonisten, z. B. Spironolacton (Aldactone®) gegeben werden. Eine orale Kaliumdauerbehandlung kann das Auftreten weiterer Anfälle nicht verhindern. Hypokaliämische Lähmungen werden gelegentlich durch Laxantienabusus, langdauernde Diuretika-Therapie oder auch durch schwere Thyreotoxikosen und Nierenstörungen ausgelöst.

Neben den hypokaliämischen Lähmungen werden selten auch bei normalem Serumkaliumspiegel paroxysmale Lähmungen (sog. normokaliämische Formen) beobachtet. Schließlich gibt es auch hyperkaliämische Lähmungen (Adynamia episodica hereditaria – Gampstorp), die mit einer Hyperkaliämie im Anfall verlaufen und mit i. v. Zufuhr von 1–2 g Calcium-Glukonat zu behandeln sind. Zur Prophylaxe der hyperkaliämischen Lähmungen sind eine salzreiche Diät sowie regelmäßige Einnahme von Karboanhydrasehemmern (Diamox®) angezeigt.

4.3.2. Myopathien bei Glykogen-Stoffwechselerkrankungen

Diesen Myopathien liegen Störungen im Glykogenabbau (Glykogenosen), die durch verschiedenartige, erblich bedingte Enzymdefekte hervorgerufen werden, zugrunde. Die myopathische Symptomatik ist bei den verschiedenen Glykogenosen sehr unterschiedlich ausgeprägt. Die wesentliche klinisch-diagnostische Bedeutung bei diesen Myopathien kommt der Muskelbiopsie mit einer histochemischen Untersuchung zu. Zur einfachen klinischen Prüfung der anaeroben Glykogenolyse und Glykolyse kann der sog. Ischämietest dienen. Dabei wird der Patient nach Aufblasen einer Blutdruckmanschette am Oberarm bis über den systolischen Druck zu etwa 60 kräftigen Faustschließbewegungen in einer Minute aufgefordert. Nach dieser ischämischen Arbeitsleistung steigt normalerweise der Blutlaktatspiegel auf das 3–4fache des Ausgangswertes. Fehlende Laktatanstiege, die allerdings nicht nur bei enzymatischen Störungen des Glykogen-Stoffwechsels sondern auch bei einigen anderen Myopathien vorkommen können, geben einen Hinweis auf eine anaerobe Glykolyse.

Bei der *Glykogenose Typ II (Pompe),* die auf einem Mangel der sauren Maltase (Alpha-1,4 Glykosidase) beruht, beginnt infolge einer polytopen Glykogenspeicherung die klinische Symptomatik bereits im frühen Kindesalter mit einer Kardiohepatomegalie, Makroglossie und symmetrischen, proximal betonten Extremitätenlähmungen und führt gewöhnlich schon nach wenigen Jahren zum Tode. Aber auch Spätformen dieser Glykogenose, die sich erst zwischen dem 20. bis 40. Lebensjahr manifestieren, sind bekannt. Hierbei findet sich die Glykogenspeicherung hauptsächlich in der Skelettmuskulatur, während die anderen Organe weitgehend verschont bleiben. Daher werden diese Fälle oft als progressive Muskeldystrophien falsch klassifiziert. Die Diagnose wird gesichert durch myopathische Veränderungen im EMG, CK-Erhöhung im Serum und insbesondere durch histochemische Untersuchung der Muskelbiopsie. Die Therapie beschränkt sich auf eine kohlehydratarme, aber dennoch kalorisch ausreichende Diät sowie Vermeidung stärkerer körperlicher Belastungen.

Das *McArdle-Syndrom* (Glykogenose Typ V) ist durch einen Muskel-Phosphorylase-Mangel bedingt und manifestiert sich bereits in der Kindheit mit belastungsabhängiger Muskelschwäche, Schmerzen und Kontrakturen, die in Ruhe rasch reversibel sind. Bisweilen treten auch passagere Muskelschwellungen und eine Myoglobinurie nach größeren körperlichen Belastungen auf. Einigen Patienten gelingt es, die Muskelbeschwerden nach dem Überwinden eines „toten Punktes" bei der Belastung zu bessern und dann anschließend noch bessere Muskelleistungen zu erbringen (sog. „second wind"-Phänomen). Diagnostische Klärung erfolgt durch Ischämie-Test, EMG und Muskelbiopsie mit histochemischem Nachweis des Phosphorylase-Mangels. CK-Werte im Serum sind häufig normal. Therapeutisch kann die Belastungstoleranz mit oralen Gaben von Glykose und Fruktose vor körperlichen Anstrengungen verbessert werden.

4.3.3. Myopathien bei Lipid-Stoffwechsel-Störungen

Die seltenen Lipidspeichermyopathien beruhen auf Störungen des Lipidmetabolismus. Bei einigen läßt sich ein Mangel an Carnitin, der als Carrier für den intrazellulären Transport der langkettigen Fettsäuren anzusehen ist, in der Muskulatur nachweisen. Klinisch stehen schmerzhafte Attacken von Crampi, proximale Paresen und Atrophien sowie Myoglobinurie belastungsabhängig und nach fettreichen Mahlzeiten im Vordergrund. Auch hier wird die Diagnose durch den histochemischen Nachweis des entsprechenden Enzymmangels gestellt.

4.4. Entzündliche Myopathien

Unter den (Poly-)Myositiden werden eine Reihe von entzündlichen Muskelerkrankungen zusammengefaßt, die keine einheitliche Ätiologie haben und auch unterschiedliche klinische Erscheinungsbilder aufweisen. Als Ursache einer Polymyositis sind u. a. Virusinfektionen, Autoimmunkrankheiten, Kollagenosen, Toxoplasmosen, eine Trichinose und auch der Morbus Boeck in Betracht zu ziehen. Durch Bakterien, Pilze oder Parasiten werden interstitielle Herdmyositiden hervorgerufen. Wesentlich häufiger als erregerbedingte Myositiden sind entzündliche Muskelerkrankungen unbekannter Ätiologie. Von diesen „idiopathischen" Polymyositiden, die in jedem Lebensalter auftreten können, werden Frauen öfter betroffen als Männer. Finden sich gleichzeitig auf der Haut Veränderungen in Form leichter Ödeme, einer lividen Verfärbung, eines an den Akren lokalisierten Raynaud-Syndroms oder umschriebener Pigmentverschiebungen und Teleangiektasien, wird von einer Dermatomyositis gesprochen. Der Verlauf der Polymyositis kann stürmisch sein und unter hohem Fieber, Muskelschmerzen, allgemeiner Adynamie, Ödemen und Gelenkschwellungen innerhalb weniger Tage zum Tode führen. Häufiger jedoch sind chronische Verlaufsformen. Hierbei ist die *Symptomatik* wie folgt gekennzeichnet:

- initiale Muskelschmerzen und proximale Muskelschwäche betont im Schulter- bzw. Beckengürtelbereich;
- progrediente myogene Paresen und Muskelatrophien, die – wenn symmetrisch ausgeprägt – Anlaß zur Verwechselung mit einer progressiven Muskeldystrophie geben können;
- allgemeine Entzündungssymptome wie BSG-Beschleunigung, Serum-Gammaglobulinvermehrung, leichte Temperaturerhöhungen, häufig positive Rheumateste;
- erhöhte CPK-, Aldolase- und Transaminasenwerte im Serum. (Diese Befunde sind bei allen Erkrankungen, die mit ausgedehntem Muskelschwund einhergehen, anzutreffen!);
- im EMG alle typischen Zeichen einer myogenen Erkrankung;
- in der Muskelbiopsie zeigen sich Muskelfaserdegenerationen und entzündliche, vorwiegend perivenöse Infiltrate.

Therapeutisch ist, vor allem bei den akuten und subakuten Verläufen, eine Kortikosteroidmedikation (beginnend mit 60–80 mg Prednison/die) dringend erforderlich. Doch sollte diese auch nach Abklingen der akuten Krankheitserscheinungen zur Vorbeugung von chronischen Entwicklungen und Rezidiven für etwa 2 Jahre fortgesetzt werden mit einer Erhaltungsdosis von etwa 5–15 mg Prednison/die. Auch kann eine immunsuppressive Medikation mit Azathioprin erfolgen, doch kann deren Behandlungserfolg erst nach 2–3 Monaten sichtbar werden. Im akuten Stadium ist außerdem strenge Ruhe einzuhalten, später sollten langfristige krankengymnastische Maßnahmen sowie Moor- und Schwefelbäder durchgeführt werden.

Differentialdiagnostisch abzugrenzen von den echten Polymyositiden ist die bei älteren Menschen häufiger auftretende *Polymyalgia rheumatica.* Diese oft mit einer Arteriitis cranialis einhergehende, ätiologisch ungeklärte Erkrankung führt zu heftigen Muskelschmerzen im Schulter- und Beckengürtelbereich, zeigt auch eine BSG-Beschleunigung, jedoch in der Muskelbiopsie kaum entzündliche Veränderungen. Unter Glukokortikoidtherapie rasche Beschwerdefreiheit und gute Prognose.

4.5. Weitere symptomatische Myopathien

Hierunter wären noch einige weitere Myopathien nachzutragen, die im Gefolge verschiedenartiger Grunderkrankungen oder unter toxischen Einwirkungen zur Beobachtung kommen können.

4.5.1. Myopathien bei endokrinen Störungen

Die chronische *thyreotoxische Myopathie* geht mit einer vorwiegend proximalen Muskelschwäche, vor allem im Beckengürtelbereich einher und bessert sich nach Normalisierung der Stoffwechselstörung. Für die sogenannte *endokrine Ophthalmopathie* bei Hyperthyreose – bisweilen auch bei Euthyreose – sind neben einem Exophthalmus multiple Augenmuskellähmungen kennzeichnend.

Auch bei *Hypothyreosen* können Störungen der Muskelfunktionen auftreten, die teils myotonen, teils myastheniformen Charakter haben. Muskelsymptome beim *Morbus Cushing* und in ähnlicher Weise bei Langzeitbehandlung mit Kortikosteroiden *(Kortisonmyopathien)* zeigen sich in Form von Muskelschwäche und Muskelatrophien betont im Bereich der proximalen Beinmuskulatur und des Beckengürtels.

4.5.2. Exotoxische Myopathien

Chronischer *Alkoholismus* kann neben einer Polyneuropathie und Schädigungen des ZNS auch zu einer akuten oder chronischen Myopathie führen. Auch hier finden sich Muskelschmerzen, Paresen und Atrophien vorwiegend in den stammnahen Muskelbereichen. Häufig besteht eine Hypokaliämie. Bei Alkoholabstinenz kann, wenn auch langsam, Rückbildung der myopathischen Erscheinungen erhofft werden.

Unter den durch *Medikamente* induzierten Myopathien sind neben der bereits erwähnten Steroidmyopathie auch Neuromyopathien nach Resochin-Behandlung und nach Medikation von Clofibrat, Vincristin und Disulfiram bekannt geworden. Nach D-Penicillamin und auch nach Phenytoin-Medikation kann es zu myastheniformen Myopathien kommen.

4.6. Myasthenie

Das charakteristische subjektive Symptom der Myasthenie ist eine vorzeitige, nicht schmerzhafte muskuläre Ermüdung besonders unter Belastung. Myasthenische Syndrome können bei verschiedenen neuromuskulären Erkrankungen zur Beobachtung kommen.

4.6.1. Myasthenia gravis pseudoparalytica

Das Leitsymptom dieser nicht erblichen Muskelkrankheit ist eine bei Belastung abnorme Ermüdbarkeit der quergestreiften Muskulatur. Nach längeren Ruhepausen stellt sich – zumindest im Anfangsstadium der Krankheit – eine passagere

Normalisierung der Muskelfunktion wieder ein. *Pathogenetisch* kann davon ausgegangen werden, daß bei dieser Krankheit die neuromuskuläre Übertragung gestört ist. Bis jetzt ist aber noch nicht eindeutig geklärt, ob eine prä- oder postsynaptische Lokalisation der Störung bzw. eine Alteration beider Synapsenteile vorliegt.

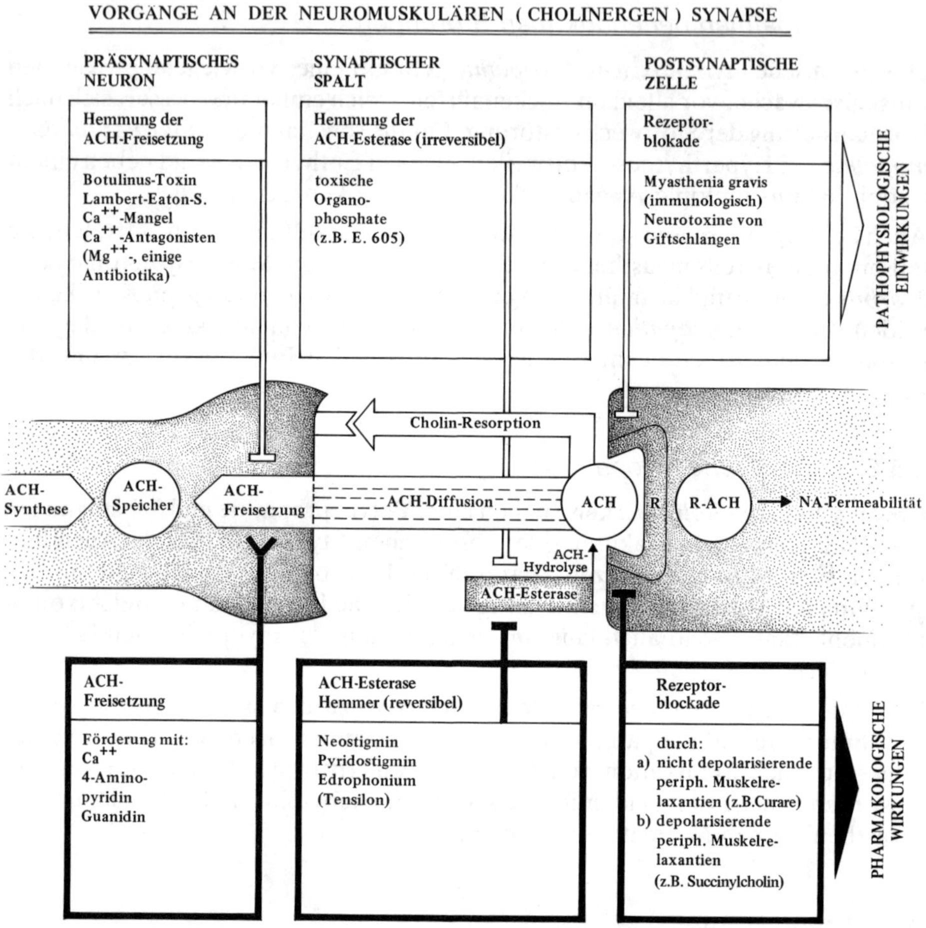

Legende: ACH = Acethylcholin ACHE = Acethylcholinesterase R = Rezeptor *Abb. 75*

Die derzeit prävalierende Hypothese einer postsynaptischen Störung nimmt an, daß an der postsynaptischen Membran eine Blockierung der Azetylcholinrezeptoren durch Antikörper besteht. In 87% der Myastheniekranken lassen sich Antikörper gegen Azetylcholinrezeptorprotein nachweisen. Für diese Antikörperproduktion werden autoimmunologische Vorgänge postuliert, bei denen der Thymus eine wesentliche Rolle spielt. In 10% der Fälle sind Thymome und in etwa 70% Thymushyperplasien zu finden. Tierexperimentell ist es gelungen, durch Übertragung von T-Lymphozyten eine Myasthenie von einem Tier auf das andere weiterzugeben.

Die myasthenische Reaktion läßt sich bei der elektrischen Reizstromdiagnostik eindrucksvoll nachweisen. Bei faradischer Dauerreizung werden die tetanischen Muskelkontraktionen zunehmend schwächer und erlöschen schließlich. Wird dann ein rasch wirksamer Cholinesterasehemmer (z. B. Tensilon® 2–10 mg i. v.) verabfolgt, zeigt sich sofort eine Besserung der Muskelleistung. Mit der Stimulations-Elektromyographie (Harvey-Marsland-Test) läßt sich die charakteristische Störung der neuromuskulären Impulsübertragung durch repetitive, supramaximale Nervenreizung und Ableitung des Summenpotentials vom Muskel feststellen.

An dem nicht allzu seltenen Leiden (100 pro Mill.) erkranken Frauen 3mal häufiger als Männer. Es manifestiert sich meist, doch nicht ausschließlich zwischen dem 20. und 40. Lebensjahr. Bei Kindern myasthenischer Mütter besteht (bei ca. 10% der Neugeborenen) eine neonatale transitorische Myasthenie, die Ursache lebensbedrohlicher, asphyktischer Zustände sein kann, sonst aber rasch wieder abklingt. Der Verlauf der Myasthenie ist chronisch, wobei schubweise Verschlechterungen mit zwischenzeitlichen Remissionen, die mehrere Jahre andauern können, nicht ungewöhnlich sind. Aber auch Vollremissionen kommen vor. Foudroyante Verläufe können in wenigen Monaten zum Tode führen. Die Letalität beträgt insgesamt etwa 15–20%.

4.6.1.1. Symptomatik

Da die Krankheit häufig an den von den motorischen Hirnnerven versorgten kurzen Muskeln beginnt, treten in der Regel beidseitige Oberlidptose, Doppelbildersehen, Kau- und Schluckstörungen sowie eine näselnd-kloßige Sprache als Frühsymptome auf. Später breitet sich der Prozeß auf die Muskulatur der oberen Extremitäten aus, und schließlich kann die gesamte Hals-Nacken-Rumpf- und Extremitäten-Muskulatur einschließlich der Atemmuskulatur ergriffen sein. Neben diesen generalisierten Formen gibt es auch Myasthenien, bei denen die Funktionsstörungen lokalisiert, z. B. auf die äußeren Augenmuskeln (okuläre Form) oder auf die Gesichts-, Zungen- und Schlundmuskulatur (bulbäre Form), bleiben. Zusammenfassend können für die Myasthenie folgende Symptomcharakteristika herausgestellt werden:

- abnorme Ermüdbarkeit der quergestreiften Muskulatur, beginnend und betont im Kopf- und oberen Extremitätenbereich;
- rasche Erholung der Muskelkraft bei Ruhe;
- Fehlen von Sensibilitätsstörungen, Schmerzen, Faszikulationen und Myatrophien;
- positiver Tensilontest;
- charakteristische myasthenische Reaktion im EMG.

4.6.1.2. Therapie

Die Behandlung der Myasthenie muß in vielen Fällen mehrgleisig erfolgen:

- Die als erstes Mittel der Wahl einzuleitende medikamentöse Behandlung mit *Cholinesterasehemmern* (Prostigmin®, Mestinon®, Mytelase®) muß individuell

Tabelle 17 Kriterien zur Unterscheidung einer cholinergischen und myasthenischen Krise

Myasthenische Krise	*Cholinergische Krise*
Allgemeine Muskelschwäche Atemstörungen Schluckstörungen Verschleimung durch Unfähigkeit abzuhusten Rote Gesichtsfarbe	Allgemeine Muskelschwäche Atemnot Starkes Schwitzen, Übelkeit Starke Bronchialsekretion bis zum Lungenödem Magen-Darm-Krämpfe Faszikulationen, Muskelkrämpfe, Angst, Reizbarkeit, Unruhe

über den Tag verteilt dosiert werden, da der Bedarf im Einzelfall sehr unterschiedlich ist und die erforderliche Dosis u. U. im Verlauf der Erkrankung erheblich ansteigen kann. Die Behandlung mit Cholinesterasehemmern ist eine rein symptomatische Therapie und bedarf einer strengen Überwachung, weil es bei Überdosierung zu einer lebensbedrohlichen cholinergischen Krise durch Anhäufung von Azetylcholin im Organismus kommen kann. Dabei ist es besonders wichtig, eine cholinergische von einer myasthenischen Krise rasch zu unterscheiden (s. Tab. 17).

Im Zweifelsfall kann die Situation durch i. v. Injektion von 1–2 mg Tensilon® – bei Intubationsbereitschaft – geklärt werden. Bei negativem Effekt dieses Tensilon-Testes muß sofort die Behandlung der cholinergischen Krise mit Atropin (1 mg, evtl. wiederholt) und Absetzen der Cholinesterasehemmer begonnen werden.

Bei einer medikamentös nicht zu steuernden myasthenischen Krise muß hingegen rasch eine Intubation bzw. Tracheotomie und Beatmung durchgeführt werden.

– Eine *immunsuppressive* Therapie mit Kortikosteroiden oder mit Azathioprin, zu der die neueren Kenntnisse über die autoimmunologischen Vorgänge bei dieser Krankheit geführt haben, hat sich in vielen Fällen als erfolgreich und besonders geeignet zur kausalen Langzeitbehandlung erwiesen. Allerdings kommt es unter Kortikoid- oder ACTH-Therapie in den ersten 4–5 Tagen zunächst regelmäßig zu einer Verstärkung der myasthenischen Symptome, so daß diese Behandlung nur auf einer Intensivstation eingeleitet werden darf. Der Erfolg der Kortikoid-Behandlung stellt sich nach 6–8 Wochen, der der Azathioprin-Medikation meist erst nach 3 Monaten ein.

  Die therapeutischen Möglichkeiten einer – nicht völlig gefahrlosen – sogenannten maximalen Immunsuppression mit Antilymphozytenserum und Ductus-thoracicus-Drainage sind bei der Myasthenie noch nicht genügend gesichert.

– Da in dem Thymus immunkompetente Lymphozyten, Träger der zellständigen Immunreaktionen (autoimmunologische Vorgänge beruhen auf zellständigen Immunreaktionen!), produziert werden, kann in vielen Myastheniefällen – besonders bei Frauen unter 40 Jahren und erst kurzem Krankheitsverlauf –

eine *Thymektomie* (auch wenn kein Thymom vorliegt) eindrückliche Erfolge bringen. Nach neueren Erkenntnissen sollte bei allen Myasthenien, mit Ausnahme der rein okulären Myasthenien und der Kranken im höheren Lebensalter, eine Thymektomie in Erwägung gezogen werden.

- Mit *Spironolactone* (Aldactone®) läßt sich in manchen Fällen eine Einsparung der Cholinesterasehemmer erzielen. Ständige Kontrollen des Serum-Kaliumspiegels sind dann erforderlich.
- In schweren Myastheniefällen, bei denen die herkömmlichen Behandlungsverfahren versagt haben, kann nach Erfahrungen der jüngsten Zeit eine *Plasmapherese*-Therapie in Kombination mit Kortikosteroiden oder Azathioprin zumindest vorübergehend überraschende Erfolge bringen. Die Durchführung der Plasmapherese, mit der hier eine Eliminierung der Antikörper gegen Azetylcholinrezeptorprotein aus dem Blut angestrebt wird, sollte Behandlungszentren mit entsprechender Erfahrung vorbehalten sein.

Besonders zu beachten ist, daß bestimmte Medikamente, vor allem Curare-Chinidin-Derivate (auch „tonic water"!), Phenothiazine, Diazepam, Tetrazykline und Magnesium wegen ihrer verschlimmernden Wirkung auf die Muskelschwäche bei Myasthenikern dringend gemieden werden müssen.

4.6.2. Symptomatische Myasthenien

Myasthenien sind nicht selten auch in Kombination mit anderen Autoimmunkrankheiten anzutreffen. So kommen *myasthenische Begleitreaktionen* gehäuft bei rheumatoider Arthritis, Lupus erythematodes und Polymyositis, fernerhin auch bei manchen Muskeldystrophien, myatrophischer Lateralsklerose, bei einigen Polyneuropathien und bei aplastischen und perniziösen Anämien zur Beobachtung. Die bereits erwähnten Begleitmyopathien bei endokrinen Erkrankungen, z. B. Thyreotoxikosen, Hypothyreosen und Morbus Cushing, sowie die medikamentös-toxisch bedingten Myopathien können ebenfalls myasthenische Erscheinungen aufweisen.

In der Regel sprechen die symptomatischen Myasthenien wenig gut auf Cholinesterasehemmer an, so daß hier andere pathogenetische Mechanismen als bei der Myasthenia gravis pseudoparalytica vermutet werden.

Auch bei dem *paraneoplastischen myasthenischen Syndrom* (Lambert-Eaton), welches nahezu ausschließlich im Zusammenhang mit einem kleinzelligen Bronchialkarzinom auftritt, führen Cholinesterasehemmer, auch im Tensilontest, kaum zu einer Besserung der Muskelkraft. Diagnostisch entscheidend ist beim Lambert-Eaton-Syndrom, welches durch eine gestörte präsynaptische Freisetzung von Azetylcholin an der motorischen Endplatte verursacht wird (Abb. 75), ein typischer EMG-Befund (s. S. 293).

Erwähnung finden soll schließlich noch die *D-Penicillamin-induzierte Myasthenie.* Dieses Medikament (Metalcaptase®, Trolovol®), das zur Behandlung des Morbus Wilson und der primär-chronischen Polyarthritis Verwendung findet, kann zu schweren myasthenischen Reaktionen führen, die symptomatologisch – auch hinsichtlich der guten Wirkung von Cholinesterasehemmern – nicht von einer echten Myasthenie zu unterscheiden sind. Ähnliche myasthenische Erscheinungen sind auch unter einer Hydantoin-Behandlung bei Epileptikern bekannt geworden.

4.7. Idiopathische paroxysmale Myoglobinurie (Rhabdomyolyse)

Neben den symptomatischen Myoglobinurien, die u. a. nach ausgedehnten Muskelverletzungen, Elektrotraumen, Schlangenbißverletzungen, bei Tibialis-anterior-Syndrom, einigen Myopathien sowie bei Kohlenmonoxyd- und Barbiturat-Vergiftungen auftreten können, gibt es sehr seltene idiopathische paroxysmale Myoglobinurien. Eine Ursache des zugrunde liegenden akuten Untergangs der quergestreiften Muskeln (Rhabdomyolyse) ist unbekannt. Das Leiden tritt häufiger sporadisch als familiär, bevorzugt bei Männern, auf. Den Krankheitsschüben, die meist schon im Adoleszentenalter beginnen, gehen oft körperliche Anstrengungen oder fieberhafte Infekte voraus. Das klinische Bild ist durch akute Muskelschmerzen, Muskelkrämpfe, proximal-betonte oder generalisierte Lähmungen sowie eine tiefbraune Urinverfärbung (Myoglobinurie) gekennzeichnet. Massive Erhöhung der CK-Aktivität im Serum! Muskelbioptisch finden sich neben Muskelfasernekrosen und entzündlichen Reaktionen schon nach wenigen Tagen intensive Regenerationszeichen. Bedrohliche Komplikationen während der Myoglobinurie erwachsen aus Nierenversagen, Ateminsuffizienz und Hyperkaliämie. Daher Therapie auf Intensivstation mit forcierter Diurese sowie Regulierung des Flüssigkeits-, Säure-Basen- und Elektrolythaushaltes erforderlich.

4.8. Maligne Hyperthermie

Diesem Syndrom, das als seltener, aber gefürchteter Narkosezwischenfall – insbesondere bei Halothannarkosen – in Erscheinung tritt, soll eine latente Myopathie zugrunde liegen. Die dominant-erbliche Anomalie der Skelettmuskulatur führt insbesondere bei Kindern unter der Narkose zu exzessivem Anstieg der Körpertemperatur, häufig begleitet von Tachykardie, Myoglobinurie und einer generalisierten Rigidität des Muskeltonus. Zur Therapie werden neben Maßnahmen zur physikalischen Fiebersenkung auch Procaingaben empfohlen. Unerklärbar hohe CK-Werte im Serum vor der Narkose sollten an die Komplikationsmöglichkeit einer malignen Hyperthermie denken lassen!

5. Beteiligung des Nervensystems bei extraneuralen Grundkrankheiten

Zahlreiche internistische Krankheiten führen zu einer Mitbeteiligung des Nervensystems. Diese sehr verschiedenartigen Krankheitsprozesse können das Hirn und/oder das Rückenmark und das periphere Nervensystem beeinflussen und treten teils auf dem Höhepunkt der Grundkrankheit, teils zu Beginn derselben, aber u. U. auch erst in deren Rückbildungsphase auf. Die klinischen Erscheinungsbilder dieser Begleit- und Folgeerkrankungen des NS sind demzufolge vielgestaltig und können zerebrale Funktionsstörungen (insbesondere auch symptomatische Psychosen), ebenso aber auch medulläre und polyneuropathische Syndrome in den Vordergrund treten lassen.

Die wichtigsten Beziehungen neurologischer Erkrankungen zu extraneuralen Grundkrankheiten haben bereits in den vorausgegangenen Beschreibungen der neurologischen Krankheitsbilder bei Erörterung der jeweiligen Pathogenese Erwähnung gefunden. So sollen, um Wiederholungen zu vermeiden, in der folgenden Übersicht vielfach nur stichwortartige Hinweise erfolgen und lediglich einige bisher noch nicht besprochene Krankheitsbilder ergänzend eingefügt werden.

5.1. Beteiligung des Nervensystems bei Herz-Kreislauf-, Gefäß- und Lungenerkrankungen

Krankheiten des Herzens und der Gefäße sind sehr häufige und bedeutungsvolle Ursachenfaktoren bei der Entwicklung einer akuten oder chronischen zerebrovaskulären Insuffizienz und auch bei einer spinalen Durchblutungsstörung. *Herzerkrankungen* wirken sich prinzipiell entweder über eine ungenügende Förderleistung, d. h. eine Verminderung des Herzzeitvolumens bei Myokardinsuffizienz oder Herzrhythmusstörungen, oder aber über eine embolische Verlegung der Versorgungsarterien des Gehirns aus. Als Ausgang für diese Embolien sind Endokarditiden und Herzfehler, insbesondere mit Vorhofflimmern verbundene Mitralklappenfehler, in erster Linie Mitralstenosen, in Betracht zu ziehen. Erinnert sei an dieser Stelle auch an die embolische Herdenzephalitis (S. 171) bei einer chronisch-bakteriellen Endokarditis. Die aus Herzerkrankungen resultierenden neurologischen Krankheitsbilder sind sehr vielgestaltig. So muß bei TIA, synkopalen Anfällen und allen Hirninfarkten oder auch bei hirnorganischen Psychosyndromen stets auch an die Möglichkeit einer Kardiogenese gedacht werden.

Die Bedeutung der *arteriellen Hypertonie* als Risikofaktor für Durchblutungsstörungen des ZNS wurde mehrfach betont. Sie kann zur Entwicklung von Hirninfarkten ebenso beitragen wie zur zerebralen Massenblutung. Das Bestehen einer langjährigen (renalen) Hypertonie kann zu einer sogenannten *Hochdruckenzephalopathie* führen. Diese tritt akut oder subakut mit heftigen Kopfschmerzen, Bewußtseinsstörungen und deliranten Psychosyndromen, gelegentlich auch mit Papillenödem, zerebralen Herdsymptomen und epileptischen Anfällen auf. Im Liquor ist häufig eine deutliche Eiweißvermehrung zu sehen. Die Pathogenese dieser klinischen Erscheinungen, für die keine einheitlichen morphologischen Befunde vorliegen, wird in Strukturveränderungen an den kleinen Hirngefäßen und in einem Versagen der Autoregulation der Hirndurchblutung gesehen. Eine *hypertensive* Krise, die insbesondere bei Phäochromozytomen vorkommt, führt zu Schwindel, Angst, Schweißausbruch, Kopfschmerzen, nicht aber zu Bewußtseinsverlust und nur selten zu flüchtigen neurologischen Herdzeichen.

Auch *hypotone Kreislaufregulationsstörungen,* insbesondere bei bereits bestehenden Wandveränderungen der Hirnarterien, können zu zerebro-vaskulären Insuffizienzerscheinungen mit Kopfschmerzen, Schwindel und auch Ohnmachtszuständen führen.

An dieser Stelle kann noch die *primäre orthostatische Hypotonie (Shy-Drager-Syndrom)* kurze Erwähnung finden. Dieses, bei Männern häufiger als bei Frauen und meist erst im mittleren Lebensalter auftretende Leiden ist initial durch orthostatische synkopale Anfälle bei auffällig konstant bleibender Herzfrequenz (im Gegensatz zu anderen orthostatischen Hypotonien!) gekennzeichnet. Später treten mit unterschiedlicher Ausprägung weitere vegetative Symptome – Störungen der Blasen-Mastdarmtätigkeit, der Sexualfunktionen und Verlust des Schwitzens – Pyramidenbahnzeichen, neurogene Muskelatrophien auf dem Boden eines Vorderhornprozesses und vor allem ein Parkinson-Syndrom hinzu. Als Ursache der Erkrankung, die langsam fortschreitend zum Tode führt, werden multiple Zelldegenerationen verschiedenster Genese in der Großhirn- und Kleinhirnrinde, in den Seitenhörnern des Rückenmarks und besonders in den Stammganglien, betont in der S. nigra, angesehen. Therapeutisch sind diese orthostatischen Synkopen schwer zu beeinflussen. Versucht werden kann eine Behandlung mit Mineralocorticoiden und Gaben von L-Dopa.

Unter den Gefäßerkrankungen kommt der *Arteriosklerose* die weitaus größte Bedeutung für die zerebralen und auch spinalen Durchblutungsstörungen zu. Besonders zu beachten ist eine periphere, d. h. extrakranielle Arteriosklerose im Bereich der supraaortalen Gefäße, und zwar sowohl mit ihren lokalen Verschlüssen und Stenosen als auch als Ursprungsort (atheromatöse Plaques!) für zerebrale Embolien.

Von den vergleichsweise seltenen entzündlichen Gefäßerkrankungen, vor allem der *Periarteriitis nodosa,* wird neben anderen inneren Organen sehr häufig auch das Nervensystem betroffen. So führt diese Gefäßkrankheit nicht nur in der Hälfte der Fälle schon frühzeitig zu einer vaskulären Polyneuropathie, sondern gelegentlich auch zu zerebralen Symptomen mit Kopfschmerzen, zerebralen Herdzeichen, organischen Psychosyndromen und Anfällen. Hingewiesen sei fernerhin noch auf die *Riesenzellarteriitis* mit ihrer bevorzugten Lokalisation an den kranialen Gefäßen und hier vor allem an der Arteria temporalis („Arteriitis cranialis" (s. S. 116).

Auch eine *respiratorische Insuffizienz,* d. h. ein fehlerhafter intrapulmonaler Gasaustausch mit pathologischen Veränderungen der arteriellen Blutgasspannungen kann sich mit ihren Auswirkungen auf das Zentralorgan durch eine Reihe von Begleitsymptomen zu erkennen geben. Unabhängig von den verschiedenen pathophysiologischen Wegen, auf denen sich eine respiratorische Insuffizienz entwickelt hat, führt allgemein eine Hypoxämie (pO_2 unter 70 mm Hg) klinisch zu: motorischer Unruhe, Tachykardie, Zyanose, kalter, schwitzender Haut, arterieller Hypotension und, erst wenn die Hypoxämie auf Werte unter 30 mm Hg pO_2 absinkt, zu Bewußtseinsstörungen. Typische Krankheitszeichen der Hyperkapnie (pCO_2 über 45 mm Hg) sind: Kopfschmerzen, arterielle Hypertension, konjunktivale Injektionen, warme, schwitzende Haut, „flapping tremor“ und Bewußtseinsstörungen. Aus neurologischer Sicht bleibt darauf hinzuweisen, daß eine respiratorische Insuffizienz aber nicht nur Ursache zentraler Störungen sein kann, sondern auch Folge neurologischer Erkrankungen u. U. mit Entwicklung eines Circulus vitiosus. So gehört die alveoläre Hypoventilation („Globalinsuffizienz“) mit erniedrigten pO_2- und erhöhten pCO_2-Werten zu den gefürchteten Komplikationen aller zentralnervösen Erkrankungen mit Depression des Atemzentrums (Hirnödem, intrakranielle Drucksteigerung, Schlafmittelintoxikationen) und ebenfalls aller neuromuskulären Erkrankungen mit Schwächung der Atemmuskulatur (z. B. Myasthenie, myatrophische Lateralsklerose, Poliomyelitis, Polyradikulitis und zervikale Querschnittsläsionen).

5.2. Beteiligung des Nervensystems bei Erkrankungen der Leber, des Pankreas und des Magen-Darm-Traktes

5.2.1. Enzephalopathien und Myelopathien bei Lebererkrankungen

Verschiedenartige Lebererkrankungen können zu eindrucksvollen zerebralen, vereinzelt auch zu medullären Symptomen führen. Der schwerste Grad einer Hirnbeteiligung bei Leberleiden ist das Coma hepaticum mit Bewußtlosigkeit und Reflexverlust. Eine bunte Fülle leichterer psychiatrisch-neurologischer Syndrome wird allgemein unter dem Begriff der *hepatogenen Enzephalopathien* bzw. Myelopathien zusammengefaßt.

Vor allem chronische Leberaffektionen, z. B. Leberzirrhosen, die bei Vorliegen eines spontanen portokavalen Shunts eine mangelhafte Entgiftungsfunktion der Leber mit erhöhtem Ammoniakgehalt des Blutes bedingen, führen zu einer hepatogenen (hepatoportalen, portokavalen, Shunt-) Enzephalopathie und seltener auch zu einer Myelopathie. In jüngster Zeit wird eine vermehrte GABA-erge Inhibition für das Zustandekommen der hepatischen Enzephalopathie, insbesondere des Coma hepaticum verantwortlich gemacht. Durch den eingeschränkten hepatischen Abbau der von Darmbakterien produzierten Gamma-Aminobuttersäure (GABA) soll dieser wichtigste inhibitorische Neurotransmitter im Serum vermehrt auftreten und von dort über eine pathologisch permeable Blut-Liquor-Schranke zum Gehirn Zugang finden. Diese Patienten zeigen klinisch:

- psychische Veränderungen, welche von wechselnd intensiven Bewußtseinsstörungen mit depressiven Verstimmungen über symptomatische Psychosen bis zum Coma hepaticum reichen;
- „flapping tremor“, seltener choreoathetotische Bewegungsunruhen;
- selten eine reine spinale Strangsymptomatik, evtl. unter dem Bild einer fortschreitenden spastischen Spinalparalyse;
- im Blut: erhöhte Bilirubinwerte, starke Gammaglobulinvermehrung, pathologische Gerinnungswerte, Verminderung der Cholinesterasewerte und erhöhte Ammoniakwerte (auf über 200 μg%);

– im EEG: unspezifische Allgemeinveränderung. Eine Renormalisierung des EEG bei chronischen lebertoxischen Zuständen muß in auffälliger Weise prognostisch als sehr ernst gewertet werden.

5.2.2. Pankreatische Enzephalopathie

Bei der akuten Pankreatitis mit erhöhten Amylasewerten im Serum können herdförmige Demyelinisationen im Gehirn ein enzephalopathisches Syndrom mit Erregungszuständen, Myoklonien, extrapyramidalen Erscheinungen, Pyramidenbahnzeichen und auch epileptischen Anfällen bewirken.

5.2.3. Enterogene Mangelsyndrome

Unter den enterogenen Mangelsyndromen, die in der Regel auf einer gastrointestinalen Malabsorption beruhen, müssen noch zwei wichtige Erkrankungen aufgeführt werden. Ihre Kenntnis und diagnostische Früherkennung sind um so notwendiger, weil hier eine gezielte Therapie den sonst letalen Verlauf abzuwenden vermag.

5.2.3.1. Wernicke-Enzephalopathie

Bei dieser Krankheit, die infolge einer B_1-(Thiamin-)Avitaminose auftritt, finden sich pathologisch-anatomisch hämorrhagische Parenchymnekrosen, betont paraventrikulär von der Thalamusregion an abwärts. Unbekannt ist, wie der Vitamin B_1-Mangel zu diesen Veränderungen führt. Mit einem Vitamin B_1-Mangel muß gerechnet werden insbesondere bei chronischem Alkoholismus, nach Magenresektion, bei Magenkarzinom, bei Leberzirrhose, perniziöser Anämie und auch bei schweren Infektionskrankheiten. Zu den Kardinalsymptomen der Wernicke-Enzephalopathie gehören:

– Augenmotilitätsstörungen (N. abducens-, N. oculomotorius-Lähmungen und auch eine internukleäre Ophthalmoplegie) und Nystagmus;
– psychische Störungen (Apathie, Hypersomnie, Konzentrationsmangel, Somnolenz und schließlich symptomatische Psychosen, vor allem vom Korsakow-Typ);
– zerebellare Ataxie;
– häufig auch Polyneuropathie (alkoholtoxisch).

Therapeutisch kann durch Behandlung mit Vitamin B_1 in hohen Dosen (täglich 1000 mg i. v.) in vielen Fällen eine rasche Besserung erzielt werden.

5.2.3.2. Funikuläre Spinalerkrankung (funikuläre Myelose)

Die funikuläre Myelose ist die neurologische Manifestationsform der Vitamin B_{12}-Avitaminose. Der Mangel dieses Vitamins führt des weiteren zu einer megaloblastischen, hyperchromen Anämie und gelegentlich zu symptomatischen

Psychosen mit depressiven oder mit mehr delirant-paranoiden Ausgestaltungen. Beachtenswert ist, daß die Spinalerkrankung und auch die „Perniziosa-Psychose" den charakteristischen Blutbildveränderungen des Vitamin B_{12}-Mangels vorausgehen können.

Morphologisch findet sich bei der funikulären Myelose zunächst ein multifokaler reversibler Markscheidenschwund in den langen Rückenmarkssträngen, bevorzugt in den Hintersträngen und in den Pyramidenbahnen, seltener in anderen Rückenmarksbahnen und im Gehirn. Später kommt es zu spongiösen Lückenfeldern durch hinzutretenden, irreversiblen Axonzerfall und schließlich zur gliösen Vernarbung. Zu Beginn der Erkrankung ist vorwiegend das Brustmark betroffen.

Als *Ursachen* des B_{12}-Mangels kommen vor allem Resorptionsstörungen, z. B. bei fehlendem „Intrinsic factor" oder bei Dünndarmaffektionen, seltener ein pathologischer B_{12}-Verbrauch, z. B. bei Trägern des Fischbandwurms, oder eine ungenügende Vitaminzufuhr in Betracht.

Das Leiden entwickelt sich schleichend-progredient, nur ausnahmsweise subakut mit Ausbildung schwerer neurologischer Ausfälle bereits nach wenigen Wochen. Schübe treten ebensowenig wie Remissionen in Erscheinung.

Die klinische *Frühsymptomatik* besteht in der Regel in:

- symmetrischen, teilweise schmerzhaften Mißempfindungen an den unteren Extremitäten;
- abnormer Ermüdbarkeit beim Gehen;
- Störungen des Lagesinns und des Vibrationsempfindens.

Mehr oder weniger rasch treten dann als *weitere Symptome* hinzu:

- spinal-ataktische Gangstörungen;
- Pyramidenbahnzeichen mit Paraspastik, jedoch abgeschwächten oder fehlenden Eigenreflexen (durch Mitbefall der Hinterwurzeln!);
- Blasenentleerungsstörungen (Retentio urinae).

Im Gegensatz zur Multiplen Sklerose, die häufig differentialdiagnostisch in Erwägung gezogen werden muß, sind die BHR meist erhalten, kein Nystagmus, keine skandierende Sprache und nur selten Hirnnervenstörungen (Optikusschäden) anzutreffen. Der Liquor bleibt bei der funikulären Myelose in der Regel normal.

Eine wichtige diagnostische Bedeutung kommt dem Vitamin B_{12}-Resorptionstest nach Schilling und dem B_{12}-Serum-Spiegel zu, deren pathologischer Ausfall ebenso wie das Auffinden einer histaminrefraktären Anazidität als obligate Befunde bei der funikulären Myelose zu werten sind.

Therapeutisch ist dringend eine Frühbehandlung mit hochdosierter parenteraler Vitamin B_{12}-Zufuhr (beginnend mit täglich 1000 Gamma (μg) Vitamin B_{12} i. m.) erforderlich, da eine Rückbildung der spinalen Strangsymptome nur solange erwartet werden kann, als noch keine irreversiblen Axonschäden eingetreten sind. Zur Dauerbehandlung reichen einmal 1000 Gamma (μg) Vitamin B_{12} i. m. im Monat.

5.3. Beteiligung des Nervensystems bei Erkrankungen der Niere

Diese wird bedingt insbesondere durch die aus der Niereninsuffizienz resultierenden Elektrolytstörungen. Beim *akuten* Nierenversagen können auftreten:

- psychische Störungen in Form deliranter Episoden bis zum Koma;
- flüchtige Hemiplegien, Amaurosen und Doppelbilder als Ausdruck vaskulärer Krisen;
- Myoklonien und „flapping tremor";
- seltener zerebrale Krampfanfälle;
- im EEG unspezifische Allgemeinveränderungen.

Bei der *chronischen* Niereninsuffizienz stehen mehr chronische enzephalopathische Symptome im Vordergrund:

- Kopfschmerzen;
- Stimmungslabilität, Schlafstörungen, Reizbarkeit, hirnorganische Leistungsminderungen;
- zerebrale Krampfanfälle, vor allem im Endstadium;
- nephrogener Hypertonus mit vaskulären Insulten oder hypertensiven Krisen;
- nephrogene Polyneuropathie, betont symmetrisch an den unteren Extremitäten, die häufig mit „restless legs" beginnt.

Erwähnt sei noch, daß es auch im Rahmen einer Hämodialyse zu akuten enzephalopathischen Reaktionen kommen kann. Vor allem bei zu rasch durchgeführten Dialysen kommen Bewußtseinsstörungen, organische Psychosyndrome, sogar Krampfanfälle und Verschlechterungen eines polyneuropathischen Syndroms zur Beobachtung. Ursächlich wird heute eine Aluminium-Intoxikation angeschuldigt. Diazepam kann Besserung der Symptomatik herbeiführen.

5.4. Beteiligung des Nervensystems bei Endokrinopathien und Stoffwechselkrankheiten

Die verschiedenen Formen der Polyneuropathien beim *Diabetes mellitus* wurden oben (S. 261) ausführlich beschrieben. Zu erinnern bleibt aber auch, daß sowohl hypoglykämische als auch hyperglykämische Zustände stets mit schweren, oft lebensbedrohlichen Hirnfunktionsstörungen einhergehen, und daß bei chronischen zerebrovaskulären bzw. zerebrometabolischen Prozessen auch eine diabetische Stoffwechselstörung als pathogenetischer Faktor stets mit in Betracht zu ziehen ist.

Die häufigste Ursache des *Hypoparathyreoidismus* ist die operative Entfernung oder Zerstörung der Nebenschilddrüse. Das Krankheitsbild wird geprägt durch tetanische Anfälle mit Karpopedalspasmen, Stimmritzenkrampf, Pfötchenstellung, Ängstlichkeit und Reizbarkeit. Die Therapie beim tetanischen Anfall besteht in einer i. v. Injektion von Calcium-Glukonat.

Bei *Hypothyreose* finden sich neurologische Störungen in Form von Parästhesien, Muskelschwäche, verminderter Schweißsekretion und gelegentlich kommt es aufgrund des Myxödems zu einem Karpaltunnelsyndrom.

Die häufigsten neurologischen Symptome bei der *Hyperthyreose* sind Tremor der Hände, Exophthalmus und Muskelschwäche als Ausdruck einer thyreotoxischen Myopathie. Erinnert sei auch an die endokrine Ophthalmopathie (S. 279).

Eine chronische Insuffizienz der Nebennierenrinde, die dem *Morbus Addison* zugrunde liegt, äußert sich in Muskelschwäche mit Hypotonie, Hyperpigmentationen, Übelkeit, Diarrhoe, Reizbarkeit und periodischer Hypoglykämie und Hyponatriämie.

Nebennierenrindentumoren, welche vermehrt Aldosteron sezernieren, bedingen einen *Aldosteronismus* (Conn-Syndrom), der neurologisch durch periodische Adynamie, Tetanie, Crampi und Parästhesien sowie durch Hypertonie, Polyurie und Polydipsie geprägt ist.

Auf die unterschiedlich in Erscheinung tretenden Hypophysenfunktionsstörungen bei Hypophysenadenomen ist auf S. 144 hingewiesen worden. Die Symptome des u. a. auch beim basophilen Adenom auftretenden *Cushing-Syndroms* sind: Adipositas, Hypertrichose, Hypertonie, Hyperglykämie, Akrozyanose und evtl. auch psychotische Erscheinungen.

5.5. Beteiligung des Nervensystems bei Blutkrankheiten und immunologischen Erkrankungen

Hier sollte auf die zerebralen Störungen bei *Leukämien* besonders hingewiesen werden. Dabei zeigen sich Massenblutungen, petechiale Blutungen und auch ischämische Infarkte. In etwa ⅓ der Fälle tritt eine Meningeosis leucaemica auf. Durch leukämische Infiltrate können auch periphere Nerven und Nervenwurzeln geschädigt werden.

Durch die Erhöhung der Blutviskosität bei der *Polycythaemia vera* können zerebrovaskuläre Störungen und Thrombosen von intrakraniellen Gefäßen hervorgerufen werden. Klinisch zeigen sich flüchtige Paresen, Schwindel, Visusstörungen, Tinnitus und Parästhesien.

Auch *Blutgerinnungsstörungen* verschiedenster Genese sind nicht selten von neurologischen Symptomen, die auf zerebralen oder spinalen Blutungen beruhen, begleitet. Bei intrakraniellen Blutungen nach Bagatelltraumen muß daher auch an eine hämorrhagische Diathese gedacht werden.

Unter den immunologischen Erkrankungen sei der bereits mehrfach erwähnte *Lupus erythematodes* (S. 172) nochmals kurz aufgeführt. Bei dieser Kollagenose ist das Nervensystem in etwa ¼ der Fälle beteiligt. Neben Polyneuromyopathien kommen vor allem zerebrale Erscheinungen zur Beobachtung, die in rezidivierenden multilokulären Herdsymptomen bestehen. Neuropsychiatrische Symptome (z. B. Anfälle) gehören nicht selten zu den initialen Krankheitserscheinungen. Differentialdiagnostisch ist eine Unterscheidung von einer embolischen Herdenzephalitis oder einer Multiplen Sklerose manchmal schwierig.

5.6. Beteiligung des Nervensystems bei Malignomen (Paraneoplastische Syndrome)

Maligne Tumoren führen häufig durch eine lokale Kompressionswirkung oder durch eine Metastasierung zu peripheren und/oder zentralen (zerebralen, meningealen und spinalen) neurologischen Störungen. Von diesen direkten Einwirkungen des Tumorgewebes auf das Nervensystem sind die sogenannten *paraneoplastischen Syndrome* zu trennen.

Bei manchen Neoplasien, vor allem bei Bronchial- und Ovarialkarzinomen, aber auch beim Morbus Hodgkin kommt es nicht selten, d. h. bei 5–10% der Fälle, zu Funktionsstörungen des zentralen und peripheren Nervensystems, der neuromuskulären Überleitung und der Muskulatur, die nicht metastatisch oder durch direkte Tumorinvasion verursacht werden. Ihre Ätiologie ist noch weitgehend unbekannt und wahrscheinlich nicht einheitlich. In der Diskussion stehen vor allem autoimmunologische Mechanismen und eine Virusgenese. Paraneoplastische Syndrome treten nicht selten auf, bevor der Primärtumor metastasiert oder überhaupt zu Beschwerden geführt hat. Ihre richtige diagnostische Erfassung ermöglicht daher oft, das Vorhandensein eines malignen Tumors in seinem Frühstadium zu erkennen. Als paraneoplastische Manifestation am Nervensystem und an der Muskulatur kommen vornehmlich in Betracht:

5.6.1. Enzephalopathien

Die zerebrale Lokalisation eines paraneoplastischen Prozesses tritt vor allem als eine progressive herdförmig disseminierte Entmarkung *(multifokale Leukoenzephalopathie)* oder als eine *subakute Kleinhirnrindenatrophie* auf. Beide paraneoplastischen Syndrome zeichnen sich durch einen rasch progredienten Verlauf aus. Bei der multifokalen Leukoenzephalopathie findet sich eine lokalisationsabhängige bunte Symptomatik, bei der verschiedenartige neurologische Herdsymptome und psychische Veränderungen bis hin zu symptomatischen Psychosen sich nebeneinander mit oft stürmischer Progredienz entwickeln können. Gelegentlich resultiert auch das klinische Erscheinungsbild einer Wernicke-Enzephalopathie. Die paraneoplastisch bedingte zerebellare Degeneration entspricht klinisch weitgehend dem Bild der sporadischen Atrophie cérébelleuse, nur verläuft sie wesentlich rascher.

5.6.2. Myelopathien

Paraneoplastische Rückenmarkssyndrome können sich auf dem Boden einer *nekrotisierenden Myelopathie* subakut entwickeln und rasch zu einem mehr oder weniger kompletten Querschnittsbild führen. Jedoch auch *chronische Myelopathien* mit bevorzugtem Befall bestimmter Systemareale kommen zur Beobachtung. So treten symptomatische myatrophische Lateralsklerosen, progressive spinale Muskelatrophien oder auch kombinierte Strangdegenerationen, die dem Bild einer funikulären Myelose gleichen, in Erscheinung.

5.6.3. *Polyneuropathien*

Eine relativ häufige paraneoplastische Komplikation ist die Polyneuropathie, die hierbei betont an den Beinen mit vordergründigen sensiblen Störungen, seltener mit schweren Paresen hervortritt und ziemlich rasch fortschreitet. Bei fast stets anzutreffender Mitbeteiligung der Hinterstränge zeigen sich vor allem auch Störungen des Lage- und Vibrationsempfindens sowie eine sensible Ataxie. Die NLG ist infolge der Markscheidendegeneration deutlich verlangsamt. Noch ausgeprägter als bei den paraneoplastischen Enzephalo- und Myelopathien ist bei den Polyneuropathien in der Regel eine Eiweißvermehrung im Liquor (bis etwa 300 mg%).

5.6.4. *Myopathien*

Vor allem bei kleinzelligen Bronchialkarzinomen kommt paraneoplastisch eine *myastheniforme Ermüdbarkeit* der Muskeln (Lambert-Eaton-Syndrom) vor, die sich meist zunächst im Beckengürtelbereich und an den proximalen Beinmuskeln zeigt. Kennzeichnend für das paraneoplastisch auftretende myasthenische Syndrom ist weiterhin, daß unter Willkürinnervation und auch unter repetitiver Reizung während der elektromyographischen Untersuchung die Kraft bzw. die anfänglich abnorm kleinen Amplituden des Summenpotentials vorübergehend für einige Sekunden zunächst zunehmen. Erst dann treten die typischen myasthenischen Erscheinungen hervor. Außerdem spricht das Lambert-Eaton-Syndrom wie alle symptomatischen Myasthenien auf Cholinesterasehemmer wenig an. Pathogenetisch ist hier – ähnlich wie beim Botulismus und anders als bei der postsynaptischen Membranblockade unter Curarewirkung – ein präsynaptischer Block durch eine gehemmte Freisetzung des Transmitters Azetylcholin anzunehmen.

Eine paraneoplastische Myopathie kann auch unter dem Bild einer *Polymyositis* oder Dermatopolymyositis mit vordergründiger proximaler Muskelschwäche und -atrophie betont im Beckengürtelbereich auftreten. Die Diagnose wird durch Muskelbiopsie und EMG gesichert. Vor allem bei Männern jenseits des 50. Lebensjahres wird ein großer Teil der Polymyositiden durch maligne Tumoren paraneoplastisch ausgelöst.

5.7. Beteiligung des Nervensystems bei exogenen Intoxikationen

Bei einer Vielzahl exogener Gifteinwirkungen treten Schädigungen des Nervensystems isoliert oder in Kombination mit weiteren Organschäden auf. Der Einwirkungsort der verschiedenen neurotoxischen Substanzen ist unterschiedlich. Er kann in zentralen Regionen und/oder am peripheren Nervensystem sowie im Bereich der neuromuskulären Überleitung liegen. Daraus resultieren bei den exogenen Intoxikationen – akut oder chronisch – sehr differente neurologische und psychische Symptome oder Symptomkombinationen, die in manchen Fällen

Tabelle 18 Wichtige exogene Intoxikationen des Nervensystems

Substanz	*Häufige Giftquelle*	*Symptomatik*	*Therapie*
Metalle und Metalloide			
Thallium	Rattengift (meist suizidale Einnahme)	vegetative Störungen, Erbrechen, Koliken, Haarausfall, schwere Polyneuropathien, symptomatische Psychosen (oft als Korsakow-Syndrom)	symptomatisch (Thallium, Arsen, Blei)
Arsen	verschiedene Insektizide und Medikamente	Kopfschmerzen, Schwindel, gastrointestinale Symptome. Später Polyneuropathie mit quälenden sensiblen Reizerscheinungen, jedoch ohne Hirnnervenbeteiligung. Melanotische Hyperkeratose. Meessche Nagelstreifen, evtl. Haut- und Lungenkarzinom	
Blei	gewerblich bei Malern, Schriftsetzern und in der bleiverarbeitenden Industrie	bei chron. Vergiftung: Polyneuropathie (Multiplex-Typ mit symmetrischer Streckparese der Hände), evtl. Bleienzephalopathie	
Phosphate			
Parathion (E 605)	Schädlingsbekämpfungsmittel (gewerbliche, fahrlässige oder suizidale Einnahme)	durch Hemmung der Cholinesterase kommt es zu einer Azetylcholinvergiftung mit Faszikulationen, Tremor, Streckkrämpfen, Speichelfluß, Miosis, Erbrechen, Koliken, Diarrhoe, Bradykardie. Evtl. epileptische Anfälle, Koma, Atemlähmung	Atropin (Sofortdosis je 2 mg i. v. und i. m.) in schwersten Fällen mehrere hundert Milligramm am Tag. Obidoxim (250 mg i. v.) innerhalb der ersten 24 Stunden nach Giftaufnahme
Triarylphosphat	Weichmacher, Lösungsmittel, Bestandteil techn. Öle	rein motor. Polyneuropathie und spastische Symptome (durch Schädigung des zentralmotor. Neurons im Rückenmark)	symptomatisch

Tabelle 18 (Fortsetzung) Wichtige exogene Intoxikationen des Nervensystems

Substanz	*Häufige Giftquelle*	*Symptomatik*	*Therapie*
Pharmaka			
Medikamente mit häufigen neurotoxischen Nebenerscheinungen	Isoniazid, Nitrofurantoin, Zytostatika (z. B. Vincristin), Disulfiram, einige Antibiotika (z. B. Kanamycin, Gentamycin), Hydralazin	Polyneuropathien, evtl. Summationseffekt durch Alkohol oder diabetische Stoffwechselstörungen	symptomatisch
Belladonna-Alkaloide	Atropin-haltige Medikamente	Hautrötung, Schleimhauttrockenheit, Anhidrose, Mydriasis, Hyperthermie, Tachykardie, delirante Psychosen, Krämpfe, Koma	Magenspülung, reichlich Carbo offizin., Prostigmin als Antidot
Psychopharmaka	insbesondere Neuroleptika	Erbrechen, Blutdruckabfall, Bewußtseinsstörungen, Hyperkinesen, Akathisie, Parkinson-Syndrom	Herz-Kreislauf-Therapie Akineton (i. v.)
Schlafmittel	vor allem Barbituratabusus	*akut:* zunehmende Bewußtseinsstörung, Krämpfe, Atemlähmung. *chron.:* zerebellare Ataxie, Nystagmus *bei Entzug:* Anfälle, delirante Psychosen	Magenspülung, forcierte Diurese, klin. Entziehungskur
Phenazetin	chron. Schmerzmittelabusus	diffuse Kopfschmerzen („Phenazetin-Kopfschmerz“), veget. Dysregulationen, später Niereninsuffizienz	Entziehungsbehandlung
Organ. Lösungsmittel			
Benzin, Nitrobenzol, Benzol, Tetrachlorkohlenstoff, Trichloräthylen	gewerblich, evtl. Sucht	akute Rauschzustände, evtl. Krämpfe. Bewußtseinstrübungen, Koma, Atemlähmung bei chron. Einwirkung auch Polyneuropathie	symptomatisch
Kohlenmonoxyd	gewerblich, suizidal, Fahrlässigkeit	Gesichtsrötung, Kopfschmerzen, Schwindel, allgemeine Schwäche, Bewußtseinstrübungen, Streckkrämpfe, Koma. *chron.:* extrapyramidales Syndrom, ängstlich-delirante Psychosen	künstliche Beatmung, $NaHCO_3$-Infusion unter Kontrolle der Säure-Basen-Werte, (bei Krampftätigkeit) Valium i. v.

als recht charakteristisch für bestimmte Giftstoffe anzusprechen sind. Mit einer Reihe von neurotoxischen Substanzen muß bei besonderen beruflichen Tätigkeiten gerechnet werden. Diese Substanzen gelten als gewerbliche Gifte und deren Schädigungen müssen als Berufskrankheiten Berücksichtigung finden.

Die wichtigsten neurotoxischen Substanzen, deren häufigstes Auftreten sowie die dadurch ausgelöste klinische Symptomatik sind mit kurzen Stichworten Tab. 18 zu entnehmen.

6. Spezifische neurologische Syndrome des Kindes- und Jugendalters

6.1. Oligophrenie und Demenz

Als Schwachsinn oder Oligophrenie – anzutreffen bei etwa 5% der Bevölkerung – werden alle stärkeren angeborenen oder früh erworbenen Minderungen der psychischen, insbesondere intellektuellen Entwicklung bezeichnet. Je nach der Ausprägung des intellektuellen Mangels unterscheidet man ohne scharfe Grenzen *drei Stufen,* für die der durch Intelligenzteste ermittelte Intelligenzquotient (IQ) als Richtwert dient:

- Bei der *Debilität* ist der Patient den Anforderungen der normalen Grundschule nicht mehr gewachsen, lernt aber in der Sonderschule noch lesen und schreiben. Er bleibt meist unfähig, einen Beruf zu erlernen. Sein IQ liegt zwischen 50 und 70.
- Bei der *Imbezillität,* mit einem IQ zwischen 30 und 50, ist der Patient nicht in der Lage, sich im praktischen Leben selbständig zurechtzufinden, somit auf ständige Familienbetreuung oder Anstaltspflege angewiesen ebenso wie bei
- der *Idiotie* (IQ unter 30), bei welcher eine völlige Bildungsunfähigkeit vorliegt.

Im fließenden Übergang von der Debilität zum Normbereich sind leichte Schwachsinnsformen anzutreffen, die nicht krankheitsbedingte Variationen der Verstandesanlage darstellen. Hierbei werden – im Gegensatz zu den krankheitsbedingten Intelligenzmängeln – weitere psychopathologische Störungen in der Persönlichkeitsbildung meist nicht beobachtet.

Als *Demenz* bezeichnet man den Verlust von im früheren Leben erworbenen Fähigkeiten durch organische Hirnkrankheiten. Der Begriff wird in der Regel auf irreversible Störungen angewandt. Bei der Demenz sind logisches Denken, Wissen, Urteilskraft und die Anpassungsfähigkeit an neue Situationen und an das soziale Milieu (progredient) beeinträchtigt, der Kranke ist also in seiner Intellektualität verändert. Pathogenetisch sind – wie oben mehrfach erwähnt – vor allem heredodegenerative Erkrankungen und Spätmanifestationen von Stoffwechselstörungen in Betracht zu ziehen.

Ätiologisch gesehen, beruhen die schwereren Schwachsinnszustände, also die Oligophrenien, auf chromosomal bedingten, auf erbbedingten oder auf exogen verursachten Schädigungen des zentralen Nervensystems. Der weitaus größte Teil der Oligophrenien bleibt aber bislang noch ungeklärt.

6.1.1. Chromosomal bedingte Oligophrenien

Die häufigste mit Oligophrenie einhergehende chromosomale Störung ist das *Langdon-Down-Syndrom* (Trisomie 21; Mongolismus; Akromikrie). Ihm liegt eine Chromosomenverteilungsstörung (numerische Chromosomenaberration der Autosomen) zugrunde, die Folge einer frühen exogenen Keimschädigung ist. Die eigentliche Ursache des Mongolismus ist noch nicht bekannt, jedoch besteht ein deutlicher Bezug zum fortgeschrittenen Lebensalter der Mütter dieser Kranken. Bei der Chromosomenanalyse mongoloider Individuen finden sich 47 statt 46 Chromosomen, und zwar durch ein überzähliges drittes 21-Chromosom. Die seltene (in 3–4% der Fälle vorliegende) erbliche Form des Mongolismus ist dadurch gekennzeichnet, daß das dritte Chromosom Nr. 21 sich an eines der Chromosomenpaare Nr. 13, 14 oder 15 anhängt (sog. Translokalisationsmongolismus). Auf eine Störung des Tryptophanstoffwechsels weist bei mongoloiden Kindern der regelhaft stark erniedrigte Serotoningehalt im Blut hin. Das klinische Erscheinungsbild des Mongolismus wird neben einem graduell unterschiedlich ausgeprägten Schwachsinn und einer oft erethischen Verhaltensweise geprägt durch:

- nach hinten steil abfallende Brachyzephalie;
- platte Gesichtsform mit kräftiger Jochbeinregion, weitem Augenabstand, Sattelnase;
- schräge Lidspalten mit sichelförmiger Hautfalte am inneren Augenwinkel (Mongolenfalte, Epikanthus);
- große Faltenzunge im meist offen gehaltenen Mund;
- plump deformierte Ohrmuscheln;
- allgemeinen Minderwuchs mit kurzen Gliedmaßen, tatzenförmigen Händen, Syndaktylie;
- allgemeine Hypotonie der Muskulatur mit Muskelschwäche und Überstreckbarkeit der Gelenke;
- trockene Haut;
- Kryptorchismus;
- rauhe Stimme, undeutliche Sprache.

Therapeutisch sind beim Mongolismus Behandlungen mit der Vorstufe des Serotonins, dem 5-Hydroxytryptophan und mit Vitamin B_6 versucht worden. Darunter läßt sich zwar eine gewisse Besserung der Muskelschwäche, nicht aber eine Beeinflussung des IQ beobachten.

Dem *Klinefelter-Syndrom* liegt eine Chromosomenaberration der Gonosomen zugrunde. Die Chromosomenanalyse zeigt hier charakteristischerweise 47 Chromosomen (normal 46/XY) infolge eines überzähligen X-Chromosoms (XXY). Auch sogenannte Mosaikstrukturen (z. B. XY/XXY) kommen vor. Die phänotypisch männlichen Patienten haben eine meist ausgeprägte Hodenatrophie (primärer Hypogonadismus), Gynäkomastie und eunuchoiden Habitus. Im Urin finden sich eine erhöhte Gonatropin- und 17-Ketosteroidausscheidung.

Noch eine Vielzahl weiterer chromosomenaberrationsbedingter Fehlbildungssyndrome sind bekannt geworden, wobei sich gezeigt hat, daß die gonosomalen Aberrationen in der Regel zu leichteren Fehlbildungen führen als autosomale Störungen. Für die Diagnose ist in jedem Einzelfall eine Chromosomenanalyse erforderlich, aber auch zur genetischen Beratung, da z. B. ein Translokalisationsmongolismus ein hohes Wiederholungsrisiko bedeuten kann.

6.1.2. Erbbedingte (metabolische) Oligophrenien

Als Ursache der metabolisch-genetischen Schwachsinnsformen haben sich in erster Linie autosomal rezessiv vererbte Enzymdefekte in verschiedenen Stoffwechselbereichen auffinden lassen.

Bekanntlich ruht die gesamte genetische Information in den Desoxyribonukleinsäuren (DNA), die in den Chromosomen lokalisiert sind. Hier liegt die Matrize für die Protein- und damit auch für die Enzymsynthese. Bei Fehlen oder Störung eines Gens (DNA-Kette) kann ein bestimmtes Enzym nicht oder nicht funktionstüchtig gebildet werden. Hieraus resultieren dann Stoffwechselstörungen. Ein typisches und relativ verbreitetes (Häufigkeit 1:10000 Neugeborenen) Beispiel für einen derartigen erblichen Enzymdefekt, der über eine Stoffwechselstörung zu schweren Schwachsinnszuständen führt, ist die *Föllingsche Krankheit* (Phenylbrenztraubensäureschwachsinn, Phenylketonurie).

Die hierbei (s. Abb. 76) genetisch gestörte Synthese des Enzyms Phenylalanin-4-monooxygenase in der Leber hat zur Folge, daß das Phenylalanin nicht in

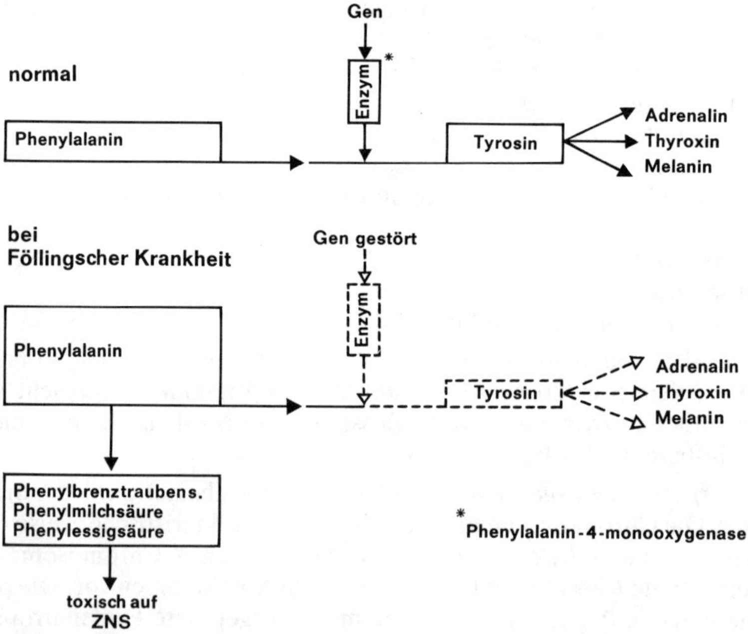

Abb. 76 Stoffwechselblock bei Föllingscher Krankheit (modifiziert nach *Kanig, K.:* Einführung in die allgemeine und klinische Neurochemie. Fischer, Stuttgart 1973)

normaler Weise zum Tyrosin und weiter zum Adrenalin, Thyroxin und Melanin, sondern nur beschränkt und insbesondere aber zu abnormen Metaboliten, vor allem Phenylbrenztraubensäure, abgebaut wird. Diese unphysiologischen Stoffwechselprodukte des Phenylalanins sind es nun, die auf das ZNS toxisch wirken und hier einen Status spongiosus in Rinde und Marklager zur Folge haben. So erklärt sich, daß die an dieser Krankheit leidenden Kinder zwar bei der Geburt körperlich und geistig noch unauffällig sind, jedoch schon im 4.–6. Lebensmonat erste Entwicklungsrückstände erkennen lassen. Unbehandelt entwickelt sich dann mit der Zeit das klinische Vollbild der Erkrankung:

- schwerer Schwachsinn;
- meist hellblonde, blauäugige und weißhäutige Kinder (durch mangelhafte Melaninbildung!);
- kyphotische Körperhaltung mit nach vorn gebeugten Schultern;
- Hyperhidrosis mit muffig riechendem Schweiß;
- epileptische Anfälle;
- extrapyramidale, zerebellare und pyramidale Bewegungsstörungen.

Von der 5. Lebenswoche an läßt sich – sehr einfach und schnell mit dem „Phenistix“-Papierstreifentest – die vermehrte Brenztraubensäureproduktion im Urin nachweisen, mit dem Guthrie-Test (mikrobiologischer Nachweis des Phenylalanins) im Blut des Neugeborenen am 4.–5. Tag nach Nahrungsbeginn. Die frühzeitige diagnostische Erfassung der Krankheit ist vor allem deshalb so wichtig, weil es in vielen Fällen dann durch phenylalaninarme Säuglingsnahrung gelingt, die Entwicklung der schweren zerebralen Schädigungen zu verhindern.

Unter einer Vielzahl von inzwischen aufgedeckten erbbedingten Stoffwechselstörungen, die auf einer Enzymopathie beruhen und mit neurologischen und/oder psychischen Störungen einhergehen, wären als allerdings wesentlich seltenere Erkrankungen noch anzuführen:

- *Ahornsirupkrankheit,* bei der der Leucinabbau blockiert ist und zu deren Frühsymptomen ein süßlicher, maggiartiger „Ahornsirup“-Geruch des Urins gehört. Klinisch: Entwicklungsstillstand, extrapyramidale Symptome, Erbrechen, Hypertonie, Tod nach wenigen Wochen. Therapiemöglichkeit besteht in einer Leucin-, Isoleucin- und Valin-armen Ernährung.
- *Hartnup-Syndrom* mit einem relativ gutartigen Verlauf und einer kennzeichnenden Photodermatose. Ihm liegt eine Tryptophan-Stoffwechselstörung zugrunde. Klinisch: verzögerte Entwicklung, zerebelläre Symptome, Anfälle.
- *Galaktosämie,* eine durch Galaktokinasemangel verursachte Störung im Kohlenhydratstoffwechsel. Klinisch: Kurz nach der Geburt Erbrechen, Diarrhoen, epileptische Anfälle. Wird Galaktosezufuhr vermieden, so bleibt das Kind gesund, sonst schwere Entwicklungsstörungen.

6.1.3. Exogen bedingte Oligophrenien

Die exogen bedingten Oligophrenieformen lassen sich auf eine Vielzahl von Noxen zurückführen, die störend und dauerhaft schädigend auf die embryonale oder frühkindliche Entwicklung einwirken. Eine Übersicht über die hier vornehmlich in Betracht zu ziehenden Faktoren soll Tab. 19 geben.

Tabelle 19 Ursachen der exogen bedingten Oligophrenieformen

Pränatale Faktoren	*Perinatale Faktoren*	*Postnatale Faktoren*
Virus- und andere Infektionskrankheiten der Mutter Strahlenschädigungen Abtreibungsversuche Medikamente Blutgruppenunverträglichkeit	zerebrale Hypoxie unterschiedlicher Genese	Frühgeburtlichkeit Ernährungsstörungen physikalische Faktoren Krampfanfälle Hirninfektionen schwere, frühe Kinderkrankheiten

6.1.3.1. Pränatale Ursachenfaktoren

Bei den intrauterin erworbenen Hirnschädigungen kommt einigen Virus- und anderen Infektionskrankheiten der Mutter während der Schwangerschaft besondere Bedeutung zu. So führen *Rubeolen* (Röteln) der Mutter während der ersten drei Graviditätsmonate mit einer 10%igen Wahrscheinlichkeit zu einer Fetusschädigung, bei der Linsentrübungen, Herzmißbildungen und Taubheit neben zerebralen Entwicklungsstörungen mit epileptischen Anfällen und Schwachsinn im Vordergrund stehen.

Die *konnatale Toxoplasmose* wird durch diaplazentaren Erregerübertritt erworben, wenn die Mutter während der Schwangerschaft eine frische Toxoplasmainfektion acquiriert. Fetaler Parasitenbefall während der ersten drei Fetalmonate führt zum Absterben der Frucht. Erfolgt die Infektion später, kommt es intrauterin zu einer floriden Enzephalitis, deren postenzephalitischer Schaden nach der Geburt mit epileptischen Anfällen, pyramidal-extrapyramidalen oder zerebellaren Herdstörungen, psychischer Retardierung, intrakraniellen Verkalkungen und chorioretinitischen Narben zunehmend evident wird. Die sonst bei der akuten Toxoplasmose sehr wirksame Kombinationsbehandlung mit Daraprim und einem Sulfonamid kommt bei den durch eine konnatale Toxoplasmose geschädigten Säuglingen in der Regel zu spät.

Neben weiteren Viruserkrankungen, wie *Zytomegalie* und *Mumps* sind auch *Lues-* und *Listeriose*-Infektionen in der Lage, eine Miterkrankung des Fetus herbeizuführen und dort schwere Schädigungen des ZNS als Ursache später hervortretender Schwachsinnszustände und neurologischer Störungen zu setzen.

Unter den aufgeführten pränatalen Ursachenfaktoren bedürfen noch einer besonderen Erwähnung die *Antirhesusagglutinine,* welche rh-negative Mütter bei Sensibilisierung mit rh-positivem Blut (entweder durch Bluttransfusionen oder ein erstes rh-positives Kind) entwickeln und diaplazentar in die Blutbahn des Fetus abgeben. Dort führen sie, verstärkt in den ersten pränatalen Tagen – sofern keine Blutaustauschtransfusion stattfindet – zu schwerem Blutzerfall (fetale Erythroblastose), Ikterus, Hypoxie und toxischer Gallenfarbstoffschädigung der Kerngebiete im Hirnstamm, weshalb diese schwere Gelbsucht der Neugeborenen auch „Kernikterus“ genannt wird. Die neuropsychiatrischen Erscheinungen im Gefolge eines Icterus gravis neonatorum sind Meningismus, Bewußtseinsstörungen, epileptische Anfälle, Schwerhörigkeit, Paresen, athetotische oder dystonische Hyperkinesen und Intelligenzstörungen.

6.1.3.2. Perinatale Ursachenfaktoren

Als Ursache perinataler Hirnschädigungen kommen vornehmlich *Geburtstraumen,* die zu Subduralhämatomen sowie intrazerebralen und intraventrikulären Blutungen führen können, in Betracht. Außerdem droht eine zerebrale Hypoxie unter der Geburt durch *Fruchtwasseraspiration, Nabelschnurumschlingungen* und *Geburtsasphyxie.* Begleitende Ödemreaktionen und Stauungsblutungen erweitern das Ausmaß der zerebralen Parenchymschädigung. Morphologisch resultieren später ein Hydrozephalus, elektive Sklerosierungen der Gyri, gekammerte Hohlraumbildungen (Porenzephalie) oder ein Status marmoratus in den Stammganglien.

6.1.3.3. Postnatale Ursachenfaktoren

Auch in der frühen postnatalen Phase setzen Infektionskrankheiten, vor allem wenn sie mit zerebralen Embolien und Thrombosen einhergehen, sowie Traumata, daneben aber auch schwere Ernährungsstörungen, postvakzinale Enzephalitiden und Krampfanfälle den zerebralen Schaden, der einem späteren oligophrenen Zustand zugrunde liegen kann.

6.2. Folgezustände von frühkindlichen Hirnschädigungen

Weitgehend unabhängig vom Zeitpunkt, zu dem die exogene Hirnschädigung erfolgte, jedoch geprägt durch Ort, Schwere und Ausdehnung des Hirnschadens, ist die klinische Symptomatik der *Folgezustände von frühkindlichen Hirnschädigungen.* Hierbei lassen sich isoliert oder in unterschiedlichen Kombinationen folgende Störbilder auffinden:

6.2.1. Bewegungsstörungen

Diese können pyramidalen, zerebellaren oder extrapyramidalen Charakter haben. So kommen spastische Diplegien der Beine (früher als Littlesche Krankheit bezeichnet), spastische Hemiplegien und Zurückbleiben des Gliedmaßenwachstums und Überstreckhaltung der Fingergelenke (sog. Bajonettstellung), Sprechstörungen (Stottern), nicht selten auch athetotische Störungen als Hemiathetose, Athetosis duplex oder Choreoathetose zur Beobachtung.

6.2.2. Residualepilepsien

Sie können schon bald nach der Geburt als BNS-Krämpfe in Erscheinung treten oder später mit fokalen bzw. sekundär generalisierten Anfällen hervortreten.

6.2.3. Schwachsinnszustände und Verhaltensstörungen

Die Intelligenzminderung muß nicht graduell mit den psychischen Verhaltensabweichungen parallel gehen. Die intellektuelle Minderbegabung und Retardierung kann sehr unterschiedliche Oligophreniegrade aufweisen und sich auch auf partielle Leistungssenkungen (z. B. verzögerte Sprachentwicklung oder Rechenstörungen) beschränken. Eine Legasthenie, d. h. die mangelnde Fähigkeit, in der üblichen Zeit und mit den üblichen Methoden das Lesen und Schreiben zu erlernen, kommt auch bei sonst völlig intakter Intelligenz vor. Die Abartigkeit in der Verhaltensweise nach frühkindlichen Hirnschädigungen zeigt sich meist als erethische Verhaltensstörung mit dranghafter Bewegungsunruhe, Impulsivität, Aggressivität, Distanzunsicherheit, Verstimmbarkeit und mit allgemein erhöhter Reizbarkeit. Mit der vordergründigen psychomotorischen Unruhe in diesen frühkindlich exogenen Psychosyndromen vergesellschaftet sind in der Regel eine Aufmerksamkeitsschwäche und Wahrnehmungsbeeinträchtigungen. Doch sind die Verhaltensstörungen oft nicht ausschließlich Folge der Hirnsubstanzschädigung, vielmehr werden sie nicht selten zusätzlich geprägt durch eine Behinderung der Persönlichkeitsentfaltung als Auswirkung der oft gleichzeitig bestehenden schweren motorischen Beeinträchtigungen. Vor allem aber werden die Verhaltensstörungen häufig gefördert durch neurotische Fehlentwicklungen, die aus Wechselwirkungen mit psychosozialen Einflüssen erwachsen.

6.2.4. Therapie

Der Schwerpunkt in der *Behandlung* der frühkindlichen Hirnschädigungen, in Sonderheit der oligophrenen Zustandsbilder liegt neben orthopädischen, krankengymnastischen und medikamentösen (antikonvulsiven) Maßnahmen im heilpädagogischen Bereich, wozu Sonderkindergärten, Sonderschulen, beschützende Werkstätten und Wohnheime zur Verfügung stehen sollten. Bei hochgradigen einseitigen Hirnschädigungen, die zu vollständigen Hemiplegien, Anfällen und schwersten erethischen Verhaltensstörungen geführt haben, kann gelegentlich von einer operativ durchgeführten Hemisphärektomie eine Besserung der Spastik, der Residualepilepsie und auch der psychomotorischen Unruhe erhofft werden. Stereotaktische Eingriffe haben bei ausgeprägten hyperkinetischen Syndromen eine zunehmende Bedeutung erlangt.

7. Allgemeine Therapie neurologischer Krankheiten

Voraussetzung jeder sinnvollen Therapie ist eine genaue und zuverlässige Diagnose. Auf dieser aufbauend, muß unter Berücksichtigung der besonderen individuellen Gegebenheiten im einzelnen Krankheitsfall und nach kritischer Abwägung der sich bietenden therapeutischen Möglichkeiten die Wahl des Behandlungsweges erfolgen. Wo möglich, sollte auch bei neurologischen

Erkrankungen stets eine kausale Therapie, d. h. die Ausräumung der Krankheits-„Ursachen“ angestrebt werden. In vielen Fällen wird sich aber die Behandlung auf symptomatische Maßnahmen beschränken müssen, die lediglich eine Besserung oder Linderung einzelner Krankheitserscheinungen oder die Verhütung weiterer Krankheitsfolgen zum Ziel haben können.

Das indizierte therapeutische Vorgehen bei den verschiedenen neurologischen Krankheiten erfolgt auf sehr unterschiedlichen Wegen. Dabei reicht die Skala der therapeutischen Möglichkeiten und Notwendigkeiten von der medikamentösen Behandlung über krankengymnastische Maßnahmen, Beschäftigungstherapie, Elektrotherapie, neurochirurgische Eingriffe und Strahlenbehandlung bis hin zur Psychotherapie. Des weiteren aufzuführen ist die Beratung hinsichtlich der allgemeinen Lebensführung (Diätetik) in Form der Regelung von Ernährung, Genußmittelkonsum, Arbeit und sozialer Einordnung. Manche Patienten müssen über evtl. Situationsabhängigkeiten ihrer Krankheit (z. B. Anfallskranke, Migränekranke, chronische Enzephalopathien) aufgeklärt werden. Nicht selten ist im Therapieplan das gleichzeitige oder nachgeschaltete Beschreiten mehrerer Behandlungswege erforderlich, ohne dabei in eine unkontrollierbare Polypragmasie verfallen zu müssen.

7.1 Intensivbehandlung

Manche neurologische Krankheitsbilder bedürfen einer Intensivbehandlung auf speziell hierzu eingerichteten Intensivpflegestationen. Eine neurologische Indikation zur Intensivbehandlung bzw. -überwachung stellt sich insbesondere beim zerebralen Koma, d. h. allen Bewußtlosigkeitszuständen, die bei vaskulären, neoplasmatischen, entzündlichen und metabolischen Hirnprozessen auftreten können oder aus traumatischen Hirnschäden resultieren. Notwendigkeit zur Intensivtherapie ergibt sich des weiteren bei Querschnittssyndromen des Rükkenmarks, insonderheit des hohen Halsmarks, bei aszendierenden Polyneuropathien und Polyneuritiden, beim Status epilepticus, bei spontanen Subarachnoidalblutungen und unter den Myopathien bei schweren myasthenischen Reaktionen und bei den paroxysmalen Lähmungen.

In den Grundzügen entspricht die Intensivpflege und -behandlung neurologischer Erkrankungen der Intensivtherapie anderer Krankheiten. So besteht auch hier die Aufgabe der Intensivbehandlung in einer Ausschöpfung aller therapeutischen Möglichkeiten zum temporären Ersatz gestörter oder ausgefallener vitaler Organfunktionen und in einer gleichzeitigen Behandlung des diese Störungen verursachenden Grundleidens. Voraussetzung hierfür ist die ständige, u. U. elektronische Überwachung der zentralen Regulationen, vor allem der Temperatur-, Kreislauf- und Atemfunktionen und der Herztätigkeit. Ebenso wichtig ist die frühzeitige Erfassung von Störungen des Säure-Basen-Haushaltes und des Kohlenhydratstoffwechsels. Besondere Beachtung bei der neurologischen Intensivpflege verdient die Entwicklung einer intrakraniellen Drucksteigerung, der – sofern kein operatives Vorgehen, wie z. B. bei einem epi- oder subduralen Hämatom erforderlich ist – unverzüglich mit einer Entwässerungstherapie

(Mannit- oder Sorbit-Infusionen, Furosemid, Dexamethason) bei ausreichender Flüssigkeitszufuhr zu begegnen ist.

Schließlich ist zu bedenken, daß bei der Intensivpflege bewußtloser Patienten auch die peripheren Nerven durch falsche Lagerung, Quetschung und andere mechanische Schädigungen bedroht sind, weil die schützende Schmerzreaktion in diesem Zustand fortgefallen ist.

In der Regel handelt es sich bei der Intensivpflege auch der neurologischen Erkrankungen um kurzdauernde Hilfeleistungen. Gelegentlich aber kann eine langzeitige, u. U. monatelange neurologische Intensivpflege, z. B. bei der Poliomyelitis, bei hohen Querschnittssyndromen oder bei Polyneuropathien erforderlich werden.

7.2. Schmerztherapie

Für die symptomatische Behandlung von Schmerzzuständen bei neurologischen Erkrankungen steht eine Vielzahl von Analgetika zur Verfügung. Grundsätzlich sollte Wahl und Dosierung der Medikamente von einer kritischen Wertung des Leidenszustandes des Patienten bestimmt werden. In vielen Fällen wird man mit relativ harmlosen Mitteln, worunter das bewährte Novaminsulfon (Novalgin®) besonders genannt sei, befriedigende Wirkung erzielen können. Doch machen manche mit schweren Schmerzen einhergehende Erkrankungen, etwa eine Subarachnoidalblutung, den Einsatz stärker wirkender Medikamente (Dolviran®, Fortral®, selbst Alkaloide) unerläßlich. Eine analgetische Behandlung sollte wegen der häufigen Gewöhnungs- oder gar Suchtgefährdung nie länger als unbedingt notwendig fortgesetzt werden. Bei chronischen Schmerzzuständen kann eine Potenzierung der Analgetikawirkung durch Zugabe von Phenothiazinen genutzt und damit die Dosierung der Schmerzmittel möglichst niedrig gehalten werden.

Schließlich sind bei schweren anhaltenden Schmerzzuständen, die einer kausalen und auch einer medikamentösen Therapie trotzen, auch neurochirurgische Eingriffe zu erwägen (s. Abb. 77). Verschiedene Verfahren stehen hier zur Verfügung:

- *Koagulationen* (mit Alkohol oder Phenollösungen oder elektrischem Strom), *Neurotomie* und *Neurektomie* (Exhärese) peripherer Nerven. Hiermit können schwere Schmerzzustände im Bereich der Spinal- und Hirnnerven (Trigeminusneuralgie!) angegangen werden. Allerdings kommt es hiernach nicht selten zu Schmerzrezidiven.
- *Rhizotomie,* d. h. Durchtrennung sensibler Wurzeln, läßt sich bei chronisch radikulären Schmerzen in Erwägung ziehen.
- *Anterolaterale Chordotomie,* d. h. Durchtrennung oder Hochfrequenzkoagulation des Vorderseitenstrangs. Dieses Verfahren wird heute bei Schmerzen der unteren Körperhälfte (ausgelöst durch maligne Tumoren im Bauch- und Retroperitonealraum) vielfach angewandt, obwohl der Eingriff Sensibilitätsdefekte und oft zusätzlich Blasen-, Mastdarm-, Potenzstörungen, seltener auch spastische Lähmungen hinterläßt.

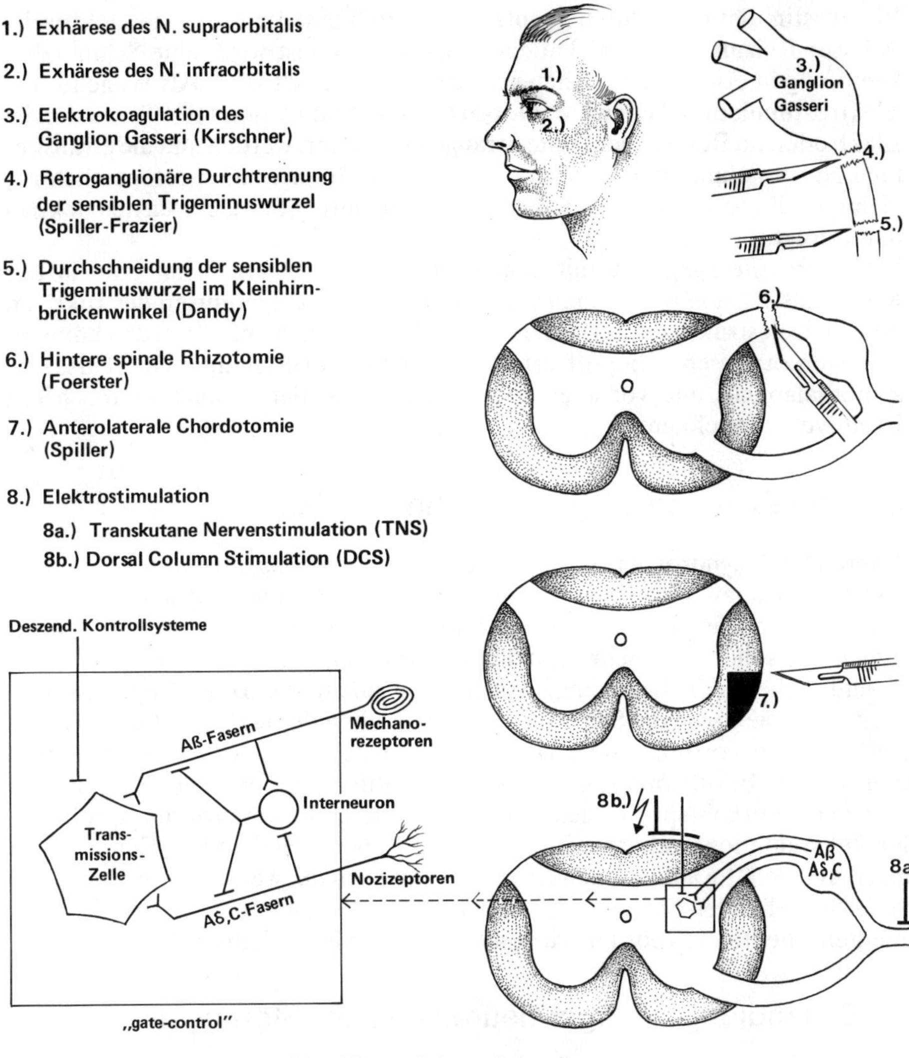

Abb. 77 Neurochirurgische Eingriffe zur Schmerzbehandlung

– *Elektrostimulationen.* Diese nicht destruktiven Methoden sind bei allen gutartigen Prozessen mit unbeeinflußbaren Schmerzen, z. B. Phantomschmerzen, Zosterneuralgien, Kausalgien und Arachnoradikulopathien angezeigt. Das Prinzip dieser Therapie beruht auf der – allerdings in allen Details experimentell noch nicht bestätigten – „gate control theory". Und zwar kann im Hinterhornbereich über eine Stimulation dicker markhaltiger, schnelleitender (30–100 m/sec) Afferenzen, sog. Aβ-Fasern eine Hemmung der Schmerzafferenzen, d. h. der unmyelinisierten, langsam leitenden (2–30 m/sec) Aδ-Fasern und C-Fasern erfolgen. Dieser präsynaptische Hemmeffekt auf die dünnen afferenten Schmerzfasern bringt gewissermaßen eine „Torkontrolle" für die in das Hinterhorn eintretenden Schmerzsignale und wird bei der therapeutischen

Elektrostimulation dadurch genutzt, daß durch eine kontrollierte elektrische A-Faser-Reizung, die vom Patienten selbst ausgelöst wird, eine Schmerzbekämpfung in Form einer „Schmerzverdeckung" erzielt wird. Als Wege für die Elektrostimulation dienen die „Dorsal Column Stimulation" (DCS), zu der die Elektroden im Bereich der Hinterstränge implantiert werden und die „transkutane Nervenstimulation" (TNS), bei der keine Implantation erforderlich ist, vielmehr die Reizung proximaler Nervenabschnitte über Oberflächenelektroden erfolgt.
- *Stereotaktische Eingriffe,* mit denen nicht beeinflußbare Schmerzen in der Kopf-Hals-Region oder Schmerzen, bei denen die aufgeführten destruktiven und nicht-destruktiven Verfahren versagt haben, angegangen werden können. Der stereotaktische Eingriff erfolgt hierzu im Hirnstammabschnitt des Tr. spinothalamicus und vor allem am Thalamus. Leider ist auch hiernach mit Rezidiven zu rechnen.

7.3. Aufgaben und Wege der Rehabilitation

Schwere Defektsyndrome nach neurologischen Erkrankungen machen Rehabilitationsmaßnahmen erforderlich, die dem Kranken eine möglichst optimale Wiedereingliederung in seine Familie und in seine beruflich-sozialen Aufgaben ermöglichen sollen. Als Schwerpunkte im *medizinischen Rehabilitationsverfahren* sind neben der Krankengymnastik vor allem die Beschäftigungs- und Arbeitstherapie sowie die Schulung der Fertigkeiten des täglichen Lebens und – wo erforderlich – orthopädische Hilfen herauszustellen. In der *sozialen Rehabilitation* haben Berufsförderung, Arbeitsvermittlung, Wohnungsfürsorge und Lösung von Verkehrsproblemen sowie nicht zuletzt die Finanzierungsprobleme aller Rehabilitationsmaßnahmen eine vordergründige Bedeutung. Ein in jedem Einzelfall sorgfältig aufzustellender *Rehabilitationsplan,* welcher ausgeht von der Art der bestehenden Störungen bzw. dem verbliebenen Leistungsvermögen des Patienten, dient der Koordinierung aller erforderlichen Hilfsmaßnahmen.

7.4. Behandlung häufiger neurologischer Störungen

7.4.1. Lähmungen

Bei der symptomatischen Therapie von Extremitätenlähmungen ist zu differenzieren zwischen der Behandlung von zentralen Paresen und der von peripherneurogenen bzw. myogenen Lähmungen.

7.4.1.1. Peripher-neurogene und myogene Paresen

Auch bei diesen Lähmungen sind die wesentlichen therapeutischen Erfordernisse zunächst in einer zweckmäßigen *Lagerung* der gelähmten Gliedmaßen zu sehen. Damit sollen Sehnen-, Muskel- und Gelenküberdehnungen vermieden werden. Die *krankengymnastische* Behandlung hat auch bei kompletten Lähmungen frühzeitig mit einem isotonischen und isometrischen Muskeltraining zu beginnen. Gleichzeitig fällt ihr die Aufgabe zu, durch gründliche passive

Bewegungen die Funktionsfähigkeit aller von der Lähmung betroffenen Gelenke zu erhalten. Die Bewegungstherapie kann später unterstützt werden durch *thermische* und *hydrotherapeutische* Maßnahmen (warme Bewegungsbäder). Bei vollständigen peripher-neurogenen Lähmungen ist nach Abschluß der Initialphase der Erkrankung des weiteren eine elektrische *Reizstromtherapie* indiziert. Diese wird, wenn der Muskel mehr oder minder ausgedehnt denerviert ist, mit Exponentialstromimpulsen durchgeführt und dient ausschließlich der Erhaltung der Kontraktilität des Muskels, fördert jedoch nicht die nervale Regeneration. Die Reizstromtherapie sollte nur so lange fortgesetzt werden, bis die Willkürinnervation wiederkehrt, d. h. die physiologischen Reize wieder einsetzen. Bei myogenen Lähmungen kann von einer Elektrotherapie mit dem üblichen faradischen Strom kein Erfolg erwartet werden, ebenso ist diese bei spastischen Lähmungen kontraindiziert, u. U. sogar schädlich.

Auswirkungen von irreversiblen schlaffen Lähmungen lassen sich gelegentlich durch *operative* Muskelverpflanzungen, Gelenkversteifungen oder auch mit orthopädischen Apparaten lindern.

7.4.1.2. Querschnittslähmungen

Der Schwierigkeitsgrad der Behandlung von Querschnittslähmungen wird sehr wesentlich durch die Höhe des Rückenmarkschadens bestimmt. Neben der Behandlung der Extremitätenlähmungen, die – sofern die Paresen spastisch sind – der Therapie bei zerebralen Lähmungen entspricht, stellt die Behandlung der neurogenen *Blasenstörungen* meist eine besonders schwierige Aufgabe dar. Wichtigste Ziele sind dabei die Verhütung oder Eindämmung von Infektionen, die Aufrechterhaltung einer ausreichenden Blasenkapazität und die Wiederherstellung einer periodischen Miktion durch ein systematisches Blasentraining. Die Regulation der Stuhlentleerung gelingt in der Regel leichter und rascher. Weitere Behandlungsaufgaben bei Querschnittslähmungen bestehen in der Prophylaxe und Therapie von *Dekubitalgeschwüren* und in Maßnahmen gegen drohende *Gelenkkontrakturen.* Möglichst frühzeitig sollte dann mit einer aufbauenden *Trainingsbehandlung* (Sitzübungen, Steh- und Gehübungen mit Hilfe von Gipsschienen und Schienen-Schellenapparaten) begonnen werden, bei der – auch durch sportliche Betätigungen – vor allem eine Kompensationsschulung der funktionsfähig gebliebenen Arm-, Schulter- und Rückenmuskulatur angestrebt werden muß.

7.4.1.3. Zerebrale Paresen

Als erste, vordringliche Aufgabe stellt sich hier die zweckmäßige *Lagerung* der gelähmten Gliedmaßen. Bedingt durch eine mehr oder weniger ausgeprägte Spastik mit unterschiedlicher Tonussteigerung von Agonisten und Antagonisten drohen Fehlhaltungen und Kontrakturen, und zwar am Arm Beugekontrakturen und an den Beinen meist Adduktions- und Außenrotationskontrakturen sowie Krallenzehen. Dem ist vor allem vorzubeugen mit einer vorwiegenden Strecklagerung im Ellbogengelenk, einer Dorsalflektion im Handgelenk und einer

Streckung der spastisch gelähmten Finger sowie entsprechenden Bein- und Fußlagerungen. Frühzeitig muß bei zerebralen Paresen auch mit *passiven* und *aktiven Bewegungsübungen* begonnen werden. Diese sind intensiv und regelmäßig fortzusetzen, zunächst mit dem Ziel, die Beweglichkeit der Gelenke freizuhalten. Bessert sich der Lähmungsgrad der Paresen allmählich, so müssen gezielte aktive Bewegungsübungen immer mehr in den Vordergrund treten und vor allem durch Übungen der koordinativen Motorik ergänzt werden. Mit *Lockerungsübungen,* ggf. im warmen Wasser, sowie mit Dehnlagerungen läßt sich eine leichtgradige Spastik meist recht gut beeinflussen. Bei hochgradiger Spastik kann ein spastikdämpfender Effekt auch *medikamentös* (z. B. Valium®, Lioresal® und Dantamacrin®) angestrebt werden. In schwersten Fällen, z. B. bei spastischen Paraparesen, lassen sich manchmal operative Maßnahmen, die darauf abzielen, den die Spastik unterhaltenden Reflexbogen zu unterbrechen, nicht umgehen.

7.4.2. Extrapyramidale Störungen

Neben der bereits (S. 152ff.) erwähnten medikamentösen Therapie der hypokinetisch-rigiden Syndrome liegt ein Schwerpunkt bei der Behandlung aller extrapyramidalen Störungen in der *Krankengymnastik.* Der krankengymnastische Therapieplan baut hier zunächst auf Massagen und passiven Bewegungen, die der Lockerung des Rigor dienen, auf. Es folgen aktive Bewegungsübungen, die Rumpf und Extremitäten gleichermaßen einbeziehen und das Bewegungsausmaß vergrößern sowie die Geschwindigkeit der Bewegungsabläufe steigern sollen. Bei diesen Bewegungs- und Gehübungen ist betont auf eine gelockerte Körper- und Extremitätenhaltung zu achten. An Zeichen- und Schreibübungen läßt sich der Behandlungserfolg vor allem der trainierten Feinmotorik gut verfolgen. Das Therapieprogramm sollte durch Spiele und handwerkliche Tätigkeiten sowie mit Atemgymnastik, Stimm- und Sprachübungen erweitert werden. Die oft schwierige *psychagogische* Betreuung der extrapyramidal-motorisch gestörten Patienten muß insbesondere die Angehörigen einbeziehen, um zu verhindern, daß Hypomimie, Akinese oder hyperkinetische Bewegungsunruhe von der Umgebung des Kranken als Ausdruck einer geistigen „Verblödung" verkannt und eingeschätzt werden. Besondere Schwierigkeiten bereitet allermeist die Behandlung der verschiedenen *Hyperkinesen.* Vor allem der Tremor des Parkinson-Kranken läßt sich medikamentös oft nur unzureichend lindern. Bei komplexeren, vor allem choreoathetotischen Hyperkinesen kann eine Behandlung mit Reserpin und Neuroleptika versucht werden mit dem Ziel, eine „Parkinson-Akinese" zu erzeugen. Neuerdings werden vorwiegend bei choreatischen Dyskinesien – insbesondere im Gesichtsbereich – Erfolge mit Tiaprid (Tiapridex®), das im Tierexperiment die Dopaminrezeptoren von Caudatum und Putamen relativ spezifisch inhibiert, verzeichnet. In Fällen mit schweren und anhaltenden Hyperkinesen bleibt eine stereotaktische Operation mit Ausschaltung bestimmter Areale im Thalamus oder Pallidum in Erwägung zu ziehen.

Auswahl weiterführender Lehrbücher für den Studenten:

1. *Bronisch, F. W.:* Die Reflexe und ihre Untersuchung in Klinik und Praxis. 5. überarb. Aufl. Thieme, Stuttgart 1979
2. *Chusid, J. G.:* Funktionelle Neurologie. Springer, Berlin 1978
3. *Delank, H. W.:* Grundriß der Unfallneurologie. Steinkopff, Darmstadt 1970
4. *Dorndorf, W.:* Schlaganfälle. 2., neubearb. u. erw. Aufl. Thieme, Stuttgart 1983
5. *Duus, P.:* Neurologisch-topische Diagnostik. 3., überarb. Aufl. Thieme, Stuttgart 1983
6. *Flügel, K. A.:* Neurologische und psychiatrische Therapie. 2., überarb. Aufl. Perimed, 1985
7. *Jatzkewitz, H.:* Neurochemie. Thieme, Stuttgart 1978
8. *Jerusalem, F.:* Muskelerkrankungen. Thieme, Stuttgart 1979
9. *Matthes, A.:* Epilepsien. 4., neubearb. u. erw. Aufl. Thieme, Stuttgart 1984
10. *Mumenthaler, M.:* Klinische Neurologie. Thieme, Stuttgart 1973
11. *Mumenthaler, M.:* Neurologie. 7., überarb. u. erw. Aufl. Thieme, Stuttgart 1982
12. *Poeck, K.:* Neurologie. 6., völlig neubearb. Aufl. Springer, Berlin 1982
13. *Poeck, K.:* Klinische Neuropsychologie. Thieme, Stuttgart 1982
14. *Scheid, W.:* Lehrbuch der Neurologie. 5., überarb. Aufl. Thieme, Stuttgart 1983
15. *Schenck, E.:* Neurologische Untersuchungsmethoden. 3. überarb. u. erw. Aufl. Thieme, Stuttgart 1985
16. *Schmidt, R. F.:* Grundriß der Neurophysiologie. 5., neubearb. Aufl. Springer, Berlin 1983
17. *Ulrich, J.:* Grundriß der Neuropathologie. Springer, Berlin 1975
18. *Wackenheim, A.:* Neuroradiologie. Springer, Berlin 1980

Sachregister